Spezielle pathologische Anatomie

Ein Lehr- und Nachschlagewerk

Begründet von Wilhelm Doerr und Erwin Uehlinger

Band 17
2., völlig neubearbeitete Auflage

Herausgegeben von
Professor Dr. Gerhard Seifert, Hamburg

Springer-Verlag Berlin Heidelberg GmbH

Pathologie des Thymus

Von

Herwart F. Otto

Mit 171 Abbildungen in 308 Einzeldarstellungen
teilweise in Farbe

Springer

Professor Dr. G. Seifert
Institut für Pathologie der Universität
20246 Hamburg, Martinistraße 52 UKE

Professor Dr. Dr. h. c. H. F. Otto
Pathologisches Institut der Universität
69120 Heidelberg, Im Neuenheimer Feld 220–221

Die Deutsche Bibliothek – CIP-Einheitsaufnahme

Spezielle pathologische Anatomie : ein Lehr-
und Nachschlagewerk / begr. von Wilhelm Doerr und Erwin Uehlinger.
Hrsg. von Wilhelm Doerr ; Gerhard Seifert. – Berlin ; Heidelberg ;
New York ; Barcelona ; Budapest ; Hong Kong ; London ; Mailand ;
Paris ; Singapur ; Tokio : Springer
Teilw. mit der Angabe: Begr. von Erwin Uehlinger und Wilhelm Doerr

Bd. 17. Otto, Herwart F.: Pathologie des Thymus. – 2. Aufl. – 1998

Otto, Herwart F.:
Pathologie des Thymus / H. F. Otto. – 2. Aufl. – Berlin ; Heidelberg ;
New York ; Barcelona ; Budapest ; Hongkong ; London ; Mailand ;
Paris ; Singapur ; Tokio : Springer, 1998
(Spezielle pathologische Anatomie ; Bd. 17)
ISBN 978-3-642-63791-9   ISBN 978-3-642-58922-5 (eBook)
DOI 10.1007/978-3-642-58922-5

Herstellung: Dora Oelschläger, 69121 Heidelberg
Reproduktion der Abbildungen: Schneider Repro GmbH, 69115 Heidelberg
Satz: Fotosatz-Service Köhler OHG, 97084 Würzburg

SPIN: 10666175   81/3134 – 5 4 3 2 1 0 – Gedruckt auf säurefreiem Papier

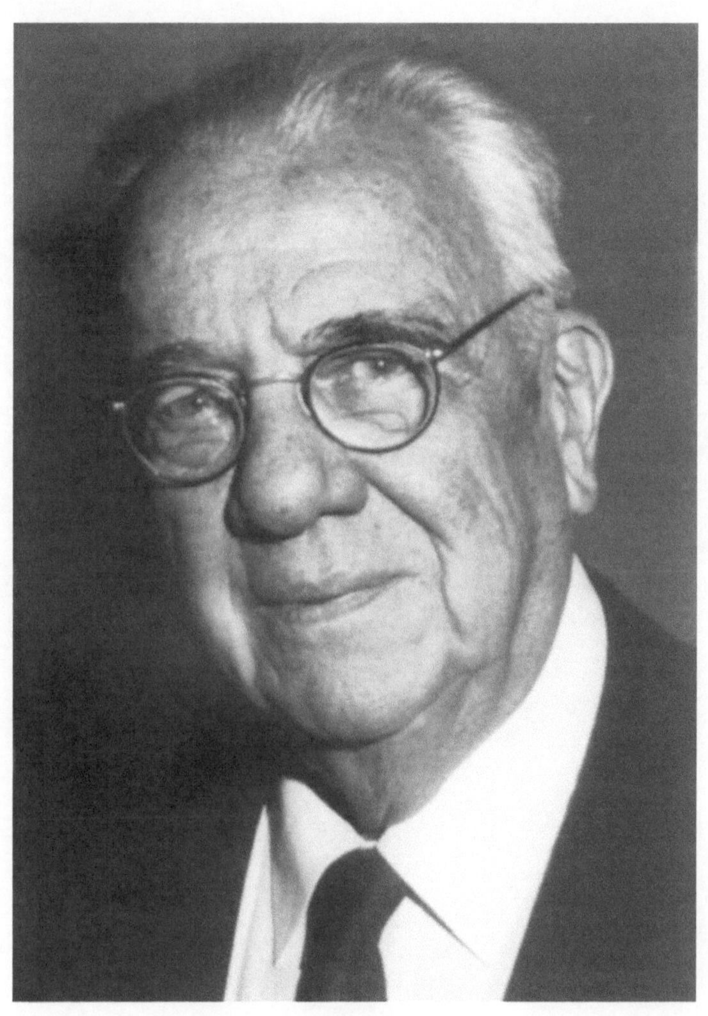

Wilhelm Doerr
25. August 1914 – 21. Mai 1996
Prof. Dr. med. Dr. h. c. mult.
o. Professor emeritus für Pathologie
Ehem. Direktor des Pathologischen Institutes
der Universität Heidelberg

Vorwort des Herausgebers

Während der Vorbereitung für die Drucklegung dieses Bandes verstarb WILHELM DOERR am 21. Mai 1996 nur wenige Monate vor Vollendung seines 82. Lebensjahres. WILHELM DOERR hat gemeinsam mit ERWIN UEHLINGER vor nunmehr über 40 Jahren dieses Lehr- und Nachschlagewerk unter dem Titel „Spezielle pathologische Anatomie" begründet und mit ständigem persönlichen Einsatz, kritischem Sachverstand und unerschütterlicher Zielstrebigkeit erreicht, daß bisher insgesamt 39 Bände zur speziellen Organpathologie erschienen sind. Nachdem der Tod von ERWIN UEHLINGER im Jahre 1980 bereits einen schmerzlichen Einschnitt in die Arbeit der Herausgeber mit sich gebracht hat, ist mit dem Tod von WILHELM DOERR ein tiefgreifender Verlust für die weitere Fortsetzung des Gesamtwerkes entstanden. Mit einem dankbaren Gedenken an sein Wirken für die Pathologie soll daher dieser Band begonnen werden.

WILHELM DOERR war eine universelle Persönlichkeit mit umfassender Bildung, unübertrefflicher Wort- und Sprachgewalt und so großer unerreichbarer „Einmaligkeit", daß er mit seiner Originalität wie ein Monolith die Entwicklung der Pathologie in den letzten Jahrzehnten geprägt hat. Seine Neigung zur humanistischen Lebensauffassung und seine Liebe zur philosophischen Betrachtung waren in idealer Weise mit einer exakten naturwissenschaftlichen Orientierung und einer minutiösen Objektivierung morphologischer Befunde verbunden. Daraus resultiert bei WILHELM DOERR das besondere Spannungsfeld zwischen „Theoretischer Pathologie", „Allgemeiner Pathologie" und organbezogener „Spezieller Pathologie". Die herausragende Bedeutung, die WILHELM DOERR nicht nur für die Pathologie, sondern auch für das gesamte Gebiet der Medizin verkörpert, ist anläßlich seiner früheren Geburtstage in mannigfacher Weise ausführlich gewürdigt worden (u. a. Virchows Archiv 404: 1–5 (1984); 415: 187–189 (1989); Pathologe 15: 247–258 (1994). Daher soll an dieser Stelle seines speziellen Wirkens für das Gesamtwerk der Speziellen pathologischen Anatomie gedacht werden. Die spezielle, auf die einzelnen Organsysteme ausgerichtete Pathologie kann nur in enger Verbindung mit den Methoden der allgemeinen Pathologie und den Fragestellungen der klinischen Medizin einen wesentlichen Beitrag zur Krankheitsforschung leisten. WILHELM DOERR hat sich ein Leben lang mit den Phänomenen der Krankheit intensiv und unter den verschiedensten Aspekten beschäftigt. WILHELM DOERR stand jedoch bei allen Höhen des Geistesfluges stets fest auf dem Boden dieser Erde und hat die Erfahrungen, die er in der Routinearbeit des Sektionssaales und der Biopsiediagnostik gesammelt hatte, in einen klinisch-pathologischen Dialog zum Wohle der Patienten eingebracht.

Die bisher erschienenen Bände zur Organpathologie sind ein Spiegelbild dafür, daß er seine persönlichen Erfahrungen mit einer fundierten Kenntnis der Literatur verbinden und bei der Suche nach geeigneten Autoren die richtige Wahl treffen konnte. So legen die 39 Bände des Gesamtwerkes ein zeitloses Zeugnis für seine Bemühungen ab, sowohl Pathologen als auch Klinikern ein festes Fundament für die tägliche Arbeit am Mikroskop und am Krankenbett zur Hand zu geben. Jeder der bisher erschienenen Bände markiert die weitere Entwicklung der speziellen Pathologie in den vergangenen Jahrzehnten. Auch bei den Bänden, die sich noch in der Vorbereitung befinden, hat WILHELM DOERR mit seiner großen Erfahrung die Disposition und die Wahl der Autoren mitgeprägt. Daher werden auch die in den kommenden Jahren erscheinenden Bände eine über seinen Tod hinausgehende Dokumentation seines Einsatzes für die spezielle Pathologie als Teil seines umfassenden epochalen Lebenswerkes darstellen.

WILHELM DOERR hatte in den 80er Jahren die Gestaltung eines Bandes über die Pathologie des Thymus angeregt, zumal ihm als Schüler des Heidelberger Pathologen ALEXANDER SCHMINCKE die Morphologie des Thymus und der lymphoepithelialen Organe stets ein besonders Anliegen der Forschung war. Daher soll die 2. Auflage des Bandes 17 WILHELM DOERR in steter Verehrung gewidmet sein.

Das Organ „Thymus" ist durch eine rätselvolle Geschichte gekennzeichnet, die bis in die Antike zurückreicht. Die etymologische Einordnung ist nach wie vor umstritten. Wie aus der Geschichte der Thymusforschung hervorgeht, waren immer wieder neue Hypothesen über die Funktion und Bedeutung des Thymus aufgestellt worden. Erst durch die Immunologie, die Ultrastrukturforschung und die Immunhistochemie wurden neue Erkenntnisse über die Entwicklung des Thymus, die Involution im Lebensablauf, die zelluläre Differenzierung und das Mikroenvironment gesammelt, die zu einem besseren Verständnis über die funktionelle Bedeutung und die Reaktionsformen des Thymus geführt haben. Dies gilt besonders für Thymusveränderungen bei Immundefekten und bei Krankheiten mit Autoimmunität.

Seit der 1. Auflage des Thymusbandes im Jahr 1984 sind weitere Forschungsergebnisse erzielt worden. Zusammenfassungen hierzu finden sich in folgenden Werken: H.K. MÜLLER-HERMELINK (ed.) „The Human Thymus. Histophysiology and Pathology" (Current Topics in Pathology vol. 75, Springer-Verlag, Berlin Heidelberg New York Tokyo, 1987). J. ROSAI „The Pathology of Thymic Neoplasia" (Monograph 29, International Academy of Pathology, Williams & Wilkens, Baltimore, 1987), M.D. KENDALL und M.A. RITTER (eds.) „Thymus Update" (Harword Academic Publishers, Chur London Paris New York Melbourne, 1988–1991), E. WALTER, E. WILLICH und W.R. WEBB (eds.) „The Thymus. Diagnostic Imaging, Functions, and Pathologic Anatomy" (Springer-Verlag, Berlin Heidelberg New York London Paris Tokyo Hongkong Barcelona Budapest, 1992), M.J. KORNSTEIN „Pathology of the Thymus and Mediastinum" (Major Problems in Pathology, vol. 33, Saunders, Philadelphia, 1995), A. MARX und H.K. MÜLLER-HERMELINK (eds.) „Epithelial Tumors of the Thymus: Pathology, Biology, and Treatment" (Plenum Press, New York, 1997), sowie Y. SHIMOSATA und K. MUKAI „Tumors of the Mediastinum" (Armed Forces Institute of Pathology, Third Series, Fascicle 21, Washington, 1997).

Die vorliegende 2. Auflage des Thymusbandes hat dankenswerterweise wiederum Professor Dr. Dr. h.c. H.F. OTTO gestaltet. Auf der Basis einer großen Materialsammlung wird eine aktualisierte Pathologie des Thymus vorgelegt, welche die modernen Methoden voll in das diagnostische Repertoire integriert. Dies gilt besonders für die Defektimmunopathien und Immunmangelsyndrome sowie die Thymusveränderungen bei Myasthenia gravis. Für die morphologische Diagnostik spielen die insgesamt seltenen, aber sehr vielgestaltigen Thymustumoren und deren Klassifikation eine besondere Rolle. Um die sehr differenzierte Morphologie der Thymustumoren zu veranschaulichen, wurde auf eine reichliche Bilddokumentation großer Wert gelegt.

Insgesamt stellt die 2. Auflage der Thymuspathologie eine konzentrierte aktuelle Darstellung der vielfältigen Erkrankungen des Thymus unter besonderer Berücksichtigung auch von klinischen Fragestellungen dar. Möge der Band eine breite Beachtung in der ärztlichen Leserschaft finden.

Die Drucklegung dieses Bandes wäre nicht möglich gewesen ohne die ständige Unterstützung durch die Planungs- und Herstellungabteilung des Springer-Verlages in Heidelberg. Der Dank gilt daher in besonderer Weise Frau Dr. AGNES HEINZ, Frau ALEXANDRA HAUNGS und Frau DORA OELSCHLÄGER für ihren Einsatz und die drucktechnisch hervorragende Ausstattung des Bandes.

Hamburg   GERHARD SEIFERT
Frühjahr 1998

Danksagung

Seit der ersten Auflage der *Pathologie des Thymus*, 1984, sind mehr als 10 Jahre vergangen. In dieser Zeit hat sich das Wissen um die funktionelle Bedeutung und um die Pathologie des Thymus beträchtlich erweitert. Neue Tumorentitäten wurden entdeckt, neue Tumorklassifikationen wurden erarbeitet. Allerdings fehlt noch immer eine allgemein akzeptierte Klassifikation thymogener Geschwülste.

Es wurde versucht, die neuen Erkenntnisse in diese Auflage einzuarbeiten. Gleichwohl behält das Statement von THEODOR BILLROTH aus dem Jahre 1882 – *Die Vollständigkeit eines Buches ist eine Illusion* – auch für diese Auflage seine Gültigkeit.

Eine *spezielle pathologische Anatomie des Thymus* ist im Hinblick auf diagnostische Belange in erster Linie eine spezielle pathologische Anatomie der *Thymustumoren*. Unsere eigene Erfahrung, die dem Tumorkapitel zugrunde liegt, beruht inzwischen auf der Auswertung von über 440 epithelialen Thymustumoren, denen überwiegend ein gut dokumentiertes follow-up zugeordnet werden konnte. Eingebunden sind 32 Thymompatienten der Medizinischen Fakultät der Universität Nancy, Frankreich, die Dr. M. FISCHER, Luxembourg, retrospektiv im Rahmen einer Dissertation (Nancy – Heidelberg) nachuntersucht hat. Eingebunden in das vergleichsweise große Tumorkollektiv sind schließlich auch 51 epitheliale Thymustumoren, die uns durch Prof. Dr. B. SZENDE, Direktor des I. Institute of Pathology and Experimental Cancer Research, Semmelweis University Medical School, Budapest, Ungarn, dankenswerter Weise zur Verfügung gestellt wurden.

Für kritische Anmerkungen zum Manuskript, für überlassene Tumorpräparate und Abbildungen sowie für klinisch-anamnestische Daten bin ich vielen Kolleginnen und Kollegen zu großem Dank verpflichtet: Prof. Dr. R. ACHATZY, Hemer, Frau Prof. Dr. I. ANTON-LAMPRECHT, Heidelberg, Dr. U. BOSSE, Osnabrück, Frau Dr. I. BRIGHTMAN, Hemer, Prof. Dr. P. DRINGS, Heidelberg, Prof. Dr. J.-O. GEBBERS, Luzern, Prof. Dr. H. J. GRÖNE, Marburg, Prof. Dr. D. HARMS, Kiel, Prof. Dr. B. HEYMER, Ulm, Dr. H. HÜSSELMANN, Hamburg, Prof. Dr. G. VAN KAICK, Heidelberg, Prof. Dr. D. KRUMHAAR, Berlin, Priv.-Doz. Dr. W.-P. KUNZE, Hemer, Priv.-Doz. Dr. H. G. LABERKE, Leonberg, Prof. Dr. A.-J. LAISSUE, Bern, Prof. Dr. P. MÖLLER, Ulm, Prof. Dr. R. MOLL, Marburg, Prof. Dr. K.-M. MÜLLER, Bochum, Prof. Dr. I. VOGT-MOYKOPF, Heidelberg, Prof. Dr. W. WÖCKEL, Gauting, Frau Dr. C. WUNSCH, Heidelberg.

Mein besonderer Dank gilt natürlich den Mitarbeitern des Heidelberger Instituts, vor allem Herrn Dr. W. J. HOFMANN, Akad. Oberrat und Leitender Oberarzt, der sich jahrelang intensiv mit der Thymuspathologie beschäftigt hat, dem ich viele Ergebnisse und Anregungen zu verdanken habe, Frau Dr. G. MECHTERSHEIMER, den Herrn Dres. F. AUTSCHBACH, H. BLÄKER, V. EHEMANN, R. RIEKER und C. SERGI für präparatorische Arbeiten und Literaturrecherchen, Herrn Dipl.-Volkswirt U. BURKHARDT für die Erstellung von Computergrafiken, Frau I. APPEL und U. STURM für medizinisch-technische Arbeiten, den Herrn Dipl.-Ing. H. DERKS und J. MOYERS für fotographische Arbeiten und Frau H. STEINBECK, die wesentliche Teile des Manuskriptes geschrieben hat.

Dank gebührt schließlich den Herausgebern der „Speziellen pathologischen Anatomie", Herrn Prof. Dr. Dr. h. c. mult. W. DOERR, und meinem verehrten Lehrer, Herrn Prof. Dr. G. SEIFERT, sowie den Mitarbeitern des Springer-Verlages für die stets gute und förderliche Zusammenarbeit.

Heidelberg, Frühjahr 1998   HERWART F. OTTO

Inhaltsverzeichnis

1 Anmerkungen zur Geschichte der Thymusforschung

Θυμός
Dieses seit Jahrtausenden der Anatomie angestammte Wort zu erklären, fällt sehr schwer, da dasselbe sich auf kein bekanntes Etymon bei den Alten zurückführen lässt. Man hat sich, leichtfertiger Weise, allerlei Unmögliches über die Abstammung von Thymus eingeredet, ohne je auf die rechte Fährte gekommen zu sein.

JOSEFPH HYRTL 1880

1.1 Etymologie

Die etymologische Einordnung des anatomischen Begriffes Thymus ist nach wie vor unklar und umstritten (HAUGSTED 1832; HYRTL 1880; KLOSE 1912; SOBOTTA 1914; LIDDELL-SCOTT 1940; FRISK 1960; PASSOW 1970). Die noch immer beste Deutung in der medizinischen Literatur findet sich m. E. bei HYRTL (1880), der über die *„Anwendung des Wortes in der Medicin"* folgende Hinweise gibt:

1. Im Corpus Hippocraticum sei *Thymus = inanis tussiendi pruritus, in quo nihil excernitur,*
2. ist Thymus eine stark riechende Pflanze, *θύμος* bzw. *τό θύμον* (Thymian, Quendel), aus der Familie der Labiaten. *Thymus vulgaris* wurde als Nervinum, Anticatarrhale, auch als Diureticum verwandt,
3. ist Thymus (Thymiosis, Thymioma) eine *Hautkrankheit*, die von GALEN[1] als *„aspera extuberatio, thymis esculentis similis, circa genitale ac sedem"* definiert wurde,
4. schließlich wird mit Thymus das in Rede stehende Organ bezeichnet.

Θύμος, Pflanze, deute auf *θύω* hin (= „opfern", das „Opfer verbrennen"). Das Reisig der Thymuspflanze wurde, ebenso wie die Fruchtbüschel, bei antiken Opferriten verbrannt, offenbar wegen des Wohlgeruches. *„Das körnige Aussehen der Thymusdrüse* [bei den Opfertieren (meist junge Kälber, Schafe oder Ziegen)] *hat etwas mit diesen Blütenköpfchen und Fruchtbüscheln (Capitula s. Corymbi) gemein".* Nach HYRTL hat diese Ähnlichkeit dazu geführt, das Organ ebenso

---

1 GALEN (A. D. 129 – 199). Opera omnia. Editionem curavit C. G. KÜHN. 20. Bde. Lipsiae: C. CNOBLOCH 1821 – 33. Definitiones medicae, Num. CDII.

zu benennen wie die Pflanze. Mit dieser Interpretation wendet sich HYRTL gegen RUFUS EPHESIUS[2], der einen Zusammenhang lediglich mit den *Blättern* des Thymuskrautes vermutet: „*a thymi folii similitudine*" (vgl. auch: HAUGSTED 1832).

Daß die (anatomische) Organbezeichnung etwas mit ϑυμός [Geist, Mut, Zorn, Sinn (animus), Denominativa: (den Geist) sammelnd, zu sich kommend, sich erzürnen (FRISK 1960)] zu tun haben könnte, wird von verschiedenen Autoren bestritten (z. B.: KLOSE 1912; SOBOTTA 1914). HYRTL hält auch diese etymologische Deutung für durchaus möglich: „*Θυμός ist nicht blos Seele und Lebenskraft, sondern auch Gemüth, und dessen verschiedene Erregungen durch Begierden, Leidenschaften und Affecte. Der Sitz dieser Aufregungen war nicht das kalte und feuchte Hirn, sondern das trockene und heisse Herz. Auf dem Herzen und seinen grossen Gefässen, liegt unsere Drüse auf, und konnte ... mit dem im Herzen hausenden Θυμός, in einen, wenn auch nicht klar eingesehenen Nexus gebracht werden, welcher durch den Namen sich ausspricht".* HYRTL sieht sich durch JEAN RIOLAN (1949) in dieser Auslegung des (anatomisch gebrauchten) Wortes Thymus[3] bestätigt: „*Corpus glandosum, molle, seu jucundissimum, quod vernacule fagoüe dicitur, ἀπό τοῦ φαγεῖν. Graeci Θυμον indigitarunt, sive quod is locus caedi admodum opportunus sit, sive quod in perturbationibus animi, sanguis et spiritus, ad eum locum, supra glandem illam, tamquam in scatebra* (Wassersprudel) *ebulliant as effervescant"* (vgl. auch: HAUGSTED 1832). SOBOTTA (1914) hingegen zitiert RIOLAN ausschließlich im Zusammenhang mit der Thymuspflanze (*a similitudine „thymi" herbae*), nicht aber mit ϑυμός = animus.

Synonyma. Glandula thymus, Corpus thymium (thymicum, thymianum). Innere Brustdrüse [the breast glandule, Borst-klier, Brystkjertlen, „Under käl druoz" (HAUGSTED 1832; HYRTL 1880)]. Lactes [Kalbsmilcher (miel, milcher, melik, Milckling, Mückling (?), sweet-bread, ris de veau (HYRTL 1880; SOBOTTA 1914)]. Bries, Briesel [Brose (mica panis, to bruise, briser), Brosam, Brosma (althochdeutsch), Brösel (HYRTL 1880; SOBOTTA 1914)].

1.2 Zur Geschichte der Thymusforschung

Der Thymus ist über Jahrhunderte hinweg ein mystifiziertes Organ gewesen. Insofern waren Vorstellungen zur Morphologie, Physiologie und Pathologie unklar und oft heftig umstritten. Die in diesem Zusammenhang historisch

---

2 RUFUS EPHESIUS (circa A. D. 98 – 117).
   Werkausgaben [u. a. (vgl. auch: HIRSCH 1884 – 88 bzw. 1962)]:
   a) De vesicae renumque morbis. De purgantibus medicamentis. De partibus corporis humani... Nunc iterum typis mandavit Gulielmus Clinch. Londini: J. CLARKE 1726.
   b) Oeuvres, texte collationne sur les MSS., traduit pour la premiere fois en francais avec une introduction. Publication commencee par CH. DAREMBERG, continuee et terminee par CH. EMILE RUELLE. Paris: Bailliere 1879.
3 JEAN RIOLAN (1577–1657). Antropographia, fol. Lib. III, Cap. 12, de tymo (Zit. nach HAUGSTED 1832 and HYRTL 1880).

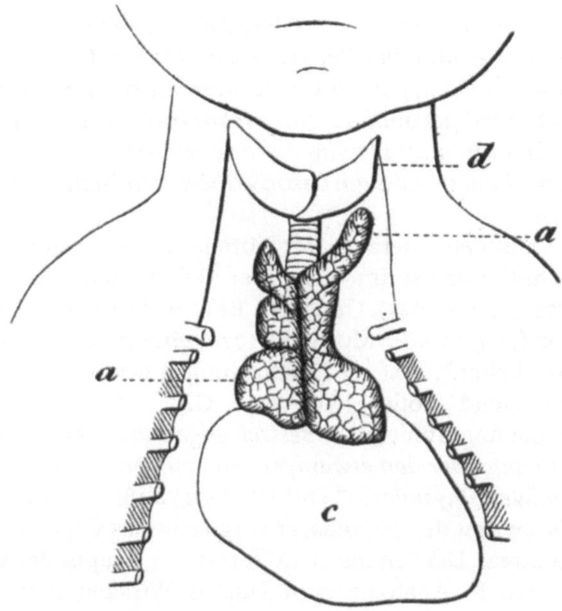

Abb. 1. Thymus foetus humani 6 fere mensium. *a* Thymus. *c* Pericardium. *d* Corpus thyreoideum. (HAUGSTED 1832, Fig. 5)

bedeutsame Originalliteratur[4] ist nur schwer zugänglich. Die „großen" Thymusmonographien, die seit Beginn des 19. Jahrhunderts erschienen, sind in der Wiedergabe und Interpretation der „alten" Befunde widersprüchlich [z.B.: LUCAE 1811; BECKER 1826; HAUGSTED 1832 (Abb. 1); COOPER 1832; SIMON 1845; FRIEDLEBEN 1858].

Die wohl besten Übersichten bringen LUCAE (1811), HAUGSTED (1832), SIMON (1845) und FRIEDLEBEN (1858).

Die frühesten anatomischen „Thymusbefunde" basieren auf Beobachtungen antiker Schlacht- und Opfertiere. Ob bereits HIPPOCRATES das *Organ* Thymus kannte, scheint ungewiß. RUFUS EPHESIUS ist offenbar der erste, der das Organ

---

4 FELIX PLATTER (Platerus) (1536–1614): Observationum in hominis affectibus. Basileae: L. König 1614

JEAN RIOLAN, s. 3

THOMAS BARTHOLINUS (1616–1680): Anatome. Editio quarto renovata. Lugduni Batavorum 1673

FREDERIK RUYSCH (1638–1731): Adversariorum anatomico-medico-chirurgicorum decas secunda. Amstelaedami 1736

REINER (REGNER) DE GRAAF (1641–1673): Disputatio medica de natura et usu succi pancreatici. Lugduni Batavorum, ex off. Hackniana 1664 [Französisch: Paris (1666), Gute Ausgaben: Leyden (1671, 1674)].

erwähnt (LUCAE 1811[5]; HAUGSTED 1832; FRIEDLEBEN 1858). GALEN[5] schrieb dem Thymus eine rein *mechanische Funktion* zu: *„Natura hanc glandulam, maximam simul et mollissimam, partibus retro sternum subjecit, ne os ipsum venam cavam attingeret, simulque omnes ipsius propagines, quae hoc in loco sunt quam plurimae, fultae stabilirentur: id enim naturae est perpetuum, ut, quoties vas sublime dividit, ibi mediam glandulam (μέσον αδένα) divisionem ipsam oppleturam interponat".*

In der anatomischen Literatur des Mittelalters wird der Thymus nur gelegentlich erwähnt, zumeist im Sinne der Galenschen Ansichten (Literatur: HAUGSTEDT 1832; SIMON 1845), GIACOMO BERENGARIO DA CARPI (1470–1550) soll nach Morton („GARRISON-MORTON" 1970) eine erste gute Beschreibung des Thymus gegeben haben[6]. Erst im 17. Jahrhundert gewinnt der Thymus für die Anatomen zunehmend größeres Interesse. G. B. METZGER verfaßt 1679 eine (erste?) Thymusmonographie, die *„Bestreitungen und Vertheidigungen physiologischer Hypothesen über den etwanigen Nutzen der Thymus, angemessen dem Geiste der damaligen Physiologie"* enthält (LUCAE 1811). WHARTON[7] beschreibt 1664 den *lobulären Bau* des Thymus, er vergleicht das Organ mit der lobulären Struktur des Pankreas. Der Thymus wird fortan zur Gruppe der *konglomerierten Drüsen*[8] gerechnet. In Analogie zum Ductus Wirsungianus bzw. zum Ausführungsgang der Glandula submandibularis (Wharton-Gang) wird auch für

---

5 „RUFFUS VON EPHESUS ist, so viel mir bekannt, der Erste, der ihrer erwähnt, und von ihr bemerkt, dass sie sich nicht in den (erwachsenen) Körpern vorfinde. GALEN erwähnt ihrer zuerst mit einiger Ausführlichkeit, und schreibt ihr auch zugleich einen Nutzen zu, ..., nämlich sie unterstütze, befestige und sichere die in das Herz sich einsenkende obere Hohlvene: diesen Nutzen sucht er durch den Satz zu beweisen. „Id vero naturae est perpetuum, ut quoties sublime vas aliquod diuidit, ibi mediam glandulam, diuisionem oppleturam, interserat" (LUCAE 1811).

6 GIACOMO BERENGARIO DA CARPI (1470–1550):
  a) Commentaria cum amplissimis additionibus super anatomia Mindini una cum textu ejusdem in pristinum et verum nitorem redacto. Bononiae, imp. per H. de Benedictis 1521.
  b) Isagogae breves perlucide ac uberime in anatomiam humani corporis a communi medicorum academia usitatem. Bononiae, per B. Hectoris 1522.

7 THOMAS WHARTON (1614–1673): Adenographia: sive, glandularum totius corporis descriptio, Londini, typ. J. G. impens. Authoris, 1656 bzw. Londini, Noviomagi 1664, 12. pag. 73.

8 „Glandulae conglomeratae dicuntur organa singularia, vasorum sanviferorum et lymphaticorum, ductulorum peculiarium et nervorum congerie conflata, textu celluloso involuta, ductu excretorio provisa, et parando alicui humori inservientia" [LENHOSSEK: Institutiones physiologiae, Viennae 1822, Vol. I, §.170. Zit. nach HAUGSTED (1832)]
  „Thymus est glandula conglomerata" [PH. VERHEYEN: Corp. human. anat. 1683. L I.T.III.cap. VI].
  „The thymus is a gland of the conglomerate kind" [WILLIAM HEWSON (1739–1774): Experimental inquiries: Part the second. Containing a description of the lymphatic system in the human subject and in other animals. Together with observations on the lymph, and the changes which it undergoes in some diseases. London: J. Johnson 1774.
  Vgl. auch:
  a) An experimental inquiry into the properties of the blood. Part. III. A description of the red particles of the blood. London: T. Cadell 1771,
  b) The works of WILLIAM HEWSON, F. R. S. Edited with an introduction and notes by G. Gulliver. London: Sydenham Society 1846.

den Thymus ein Ausführungsgang[9] gesucht und die Mündung dieses Ganges verlegt man in den Mund, in den Ösophagus, in die Trachea, auch ins Perikard (Übersichten: LUCAE 1811; HAUGSTED 1832; COOPER 1832; FRIEDLEBEN 1858; HAMMAR 1909; KLOSE 1912).

Von anderen zeitgenössischen Autoren wird ein Ausführungsgang vermißt (z. B. LUCAE 1811). Insofern und wegen gewisser Strukturähnlichkeiten mit Lymphdrüsen wird der Thymus zur Gruppe der *konglobierten* Drüsen gerechnet (Übersichten: HAUGSTED 1821; SIMON 1845; FRIEDLEBEN 1858; HAMMAR 1909). Schon BASSIUS (1731) und HEWSON (1774) hatten in der „Thymusdrüse" eine „Lymphdrüse" gesehen. BECKER (1826) faßte Thymus, Milz, Schilddrüse und Nebennieren zu einer besonderen Drüsengruppe zusammen, die JOHANNES MÜLLER (1830) *Blutgefäßknoten*, F. G. J. HENLE (1841) *Blutgefäßdrüsen* nannte.

Bedeutsame Beiträge zur morphologischen Thymusforschung stammen in der Folgezeit u. a. von:

J. SIMON (1845), der in seiner auch historisch außerordentlich wertvollen Monographie zum ersten Male die vergleichende Anatomie des Organs eingehend berücksichtigt und der in den Cooperschen „reservoirs" (s. unten) nichts weiter als *„artefizielle Gebilde"* sieht.

A. H. HASSALL (1846), der die nach ihm benannten Körperchen („thymic corpuscles") als „Mutterzellen" des Thymus (so zumindest in der deutschen Ausgabe von 1852) beschreibt (Abb. 2).

A. FRIEDLEBEN, der in seiner 1858 erschienenen Monographie auf Grund *„experimenteller Forschung und klinischer Erfahrung"* viele falsche Vorstellungen zur Morphologie und Pathologie des Thymus überwindet. Bedeutsam sein klares Bekenntnis *gegen* das sog. Asthma Koppii: *„Es gibt kein Asthma thymicum"*.

---

9 „Olim juvenis sedulam assiduo operam navavi in excolenda comparativa Anatome tumque equos saepenumero, multoties et boum corpora incidebam investigandi ergo; accidit semel, ut Thymum scrutatus in bove, visus mihi sim detexisse singularem in eo ductum, quo secretus illius humor abduceretur. Persarum mihi videbar Rege beatior. Vena apparebat liquido, quae per Thymum distribuitur, tam pellucidae fabricae et tenuitatis, ac si foret vas lymphaticum sine valvulis, in unam ex venis mammariis se exonerabat, ilico commisi pictori ut xararet ejus icona, cum ipse eo quidem tempore necdum dextra satis pingere possem, feliciter rem expressit figura pictor: quum tamen postea consideratius hoc expanderem negotium erudito orbi impertire nolui rem" (F. RUYSCH 1736, vgl.[4]).
Daß RUYSCH mit großer Wahrscheinlichkeit eine blutleere Thymusvene beschrieben hat, ist in der Literatur mehrfach betont worden (vgl. HAMMAR 1909).
LUCAE (1811): „... die übrigen Hypothesen der älteren Zergliederer lassen sich im Dursschnitte in zwei Classen abtheilen. Nach den Hypothesen der einen Classe erscheint die Thymus als Secretionsorgan, und secerniert nach Einiger Meinung eine Feuchtigkeit, welche durch besondere Wege an eigne Bestimmungsorte gelangt. Die Anhänger dieser Meinung gebrauchten zur Unterstützung derselben die angeblichen Entdeckungen von Ausführungsgängen der Thymus, welche mehrere Zergliederer gemacht haben wollten, und die äussere Aehnlichkeit der Thymus mit conglomerierten Drüsen. Nach Anderer Meinung geht in diesem Secretionsorgane eine innere Secretion einer palpabeln oder impalpabeln Materie vor, da die Vertheidiger dieser Hypothesen das Daseyn von Ausführungsgängen in Zweifel zogen" (S. 12/13).

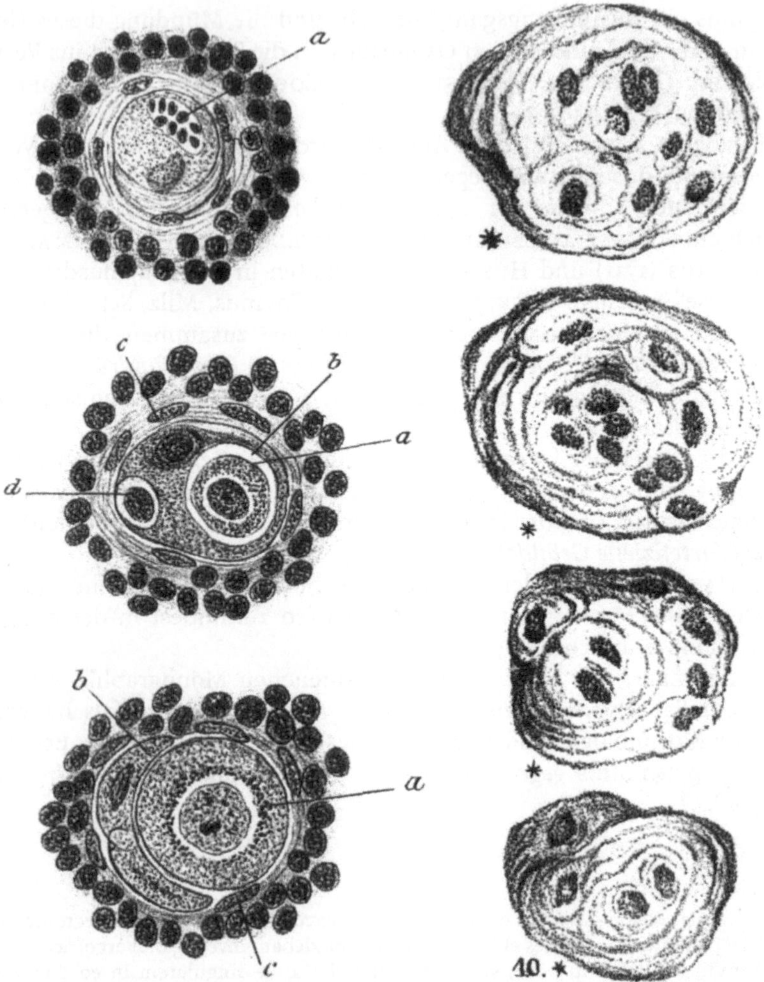

Abb. 2. Hassallsche Körperchen. *Rechts:* Zusammengesetzte (oder Mutter-)Zellen der Thymus unter gleicher Vergrößerung [Arthur Hill Hassall's Mikroskopische Anatomie (deutsche Übersetzung von 1852), Tafel LVII, Fig. 10]. *Links, unten:* Hassallsches Körperchen in der Thymus eines Neugeborenen. *a* sehr große kugelige Zelle mit großem Kern und dunklem, körnigem Protoplasma. Daneben zwei ebenfalls vergrößerte Zellen *b*, der Kugelform der Zelle *a* angepaßt und ineinandergeschoben. Rings um dieses Hassallsche Körperchen ein kontinuierliches Epithel *c*. Nach außen von *c* liegen Thymuszellen. Ocul. 4 Obj. 8. *Links, mitte:* Hassallsches Körperchen der Thymus eines Kindes von sechs Monaten. *a* Kugelige Zelle, vergrößert und von glänzendem Saum begrenzt. Um *a* ein Hohlraum, der von Protoplasma, *b*, allseitig umschlossen ist, dieses wird auf der Seite des Hohlraums ebenfalls von einem glänzenden Saum begrenzt. *d* Freier Kern ohne Protoplasma, in einem Hohlraum liegend, *c* Epithel, welches das Hassallsche Körperchen umgibt, *a* offenbar invaginierte Zelle, *d* vielleicht invaginierter Kern, der bei der Invagination sein Protoplasma abgestreift hat. Ocul. 4 Obj. 8. *Links oben:* Hassallsches Körperchen mit einem 1½jährigen Knaben. *a* Kern in einzelne Chromatinklümpchen zerfallend, die noch von der Kernmembran umschlossen sind. Um den Kern die Zelle, an deren unteren Seite eine lamelläre Schicht angelagert ist. Eine besondere Epithelschicht umgibt das ganze Körperchen. Ocul. 4 Obj. 8. (SCHAMBACHER 1903, Fig. 5, 6 und 7, Tafel XII)

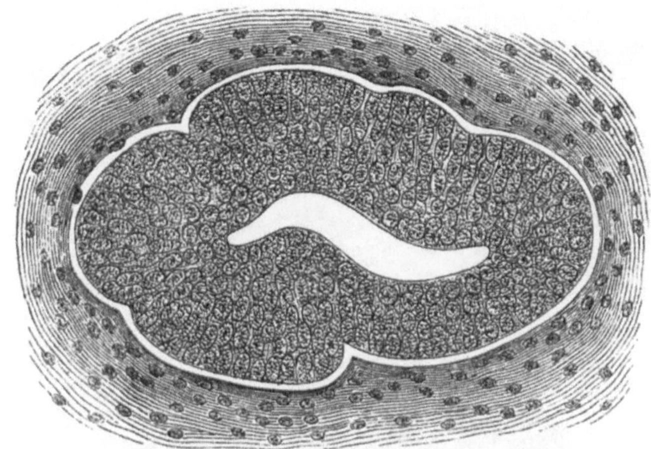

Abb. 3. Querschnitt durch einen Teil der Thymus eines Kaninchenembryo von 14 Tagen. Vergr. 315mal. (KÖLLIKER, Entwicklungsgeschichte des Menschen und der höheren Thiere, 1879, Fig. 535)

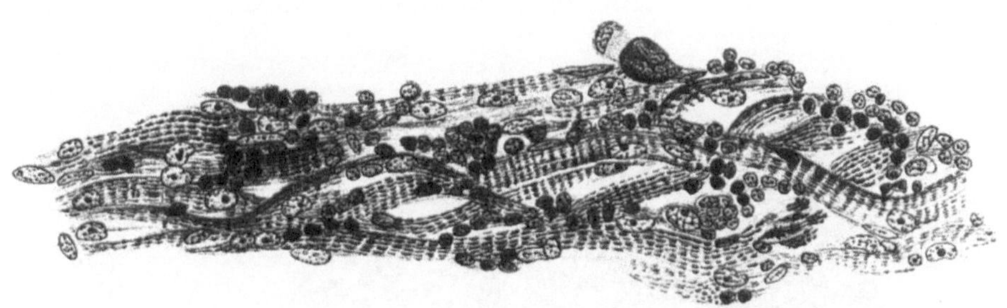

Abb. 4. Gobius niger 90 mm. Geflecht myoider Zellen aus dem Marke. Tell. Flüss., Hämatoxylin, Eosin. Zeiss' Apochr. 2 mm, Ap. 130, hom. Imm., Komp.-Ok. 4. (HAMMAR 1909, Fig. 15, Tafel I)

A. KÖLLIKER (1852, 1861, 1879), der erstmals in der 2. Auflage seiner *„Entwicklungsgeschichte"* den Thymus der primären Anlage nach ein epitheliales Organ nennt (Abb. 3). Mit dieser Erkenntnis wird KÖLLIKER zum „Urheber" einer „histogenetischen Kontroverse" hinsichtlich der fertigen „lymphoepithelialen Organstruktur". Die Frage nach der Herkunft der Thymuslymphozyten bleibt noch etwa 80 Jahre unbeantwortet oder heftig umstritten [*Transformation, Pseudotransformation, Pseudomorphose, Immigration* (Literaturübersichten: HAMMAR 1905, 1909 und 1911; BARGMANN 1943; TESSERAUX 1959)].

Wesentliche Beiträge zur *„feineren Thymusmorphologie"* lieferten außerdem: JENDRASSIK (1856), LEYDIG (z. B. 1852, 1857), HIS [1859–1895 (ausführliche Übersicht bei HAMMAR 1909], TOLDT (1877) und STIEDA (1881). S. MAYER beschrieb 1888 im Thymus von Amphibien *„myogene Körper"*, eine *„Abart von Sarcolyten"*, die später von HAMMAR (z. B. 1905, 1909) ausführlicher untersucht und als *„myoide Thymuszellen"* bezeichnet worden sind (Abb. 4, 5).

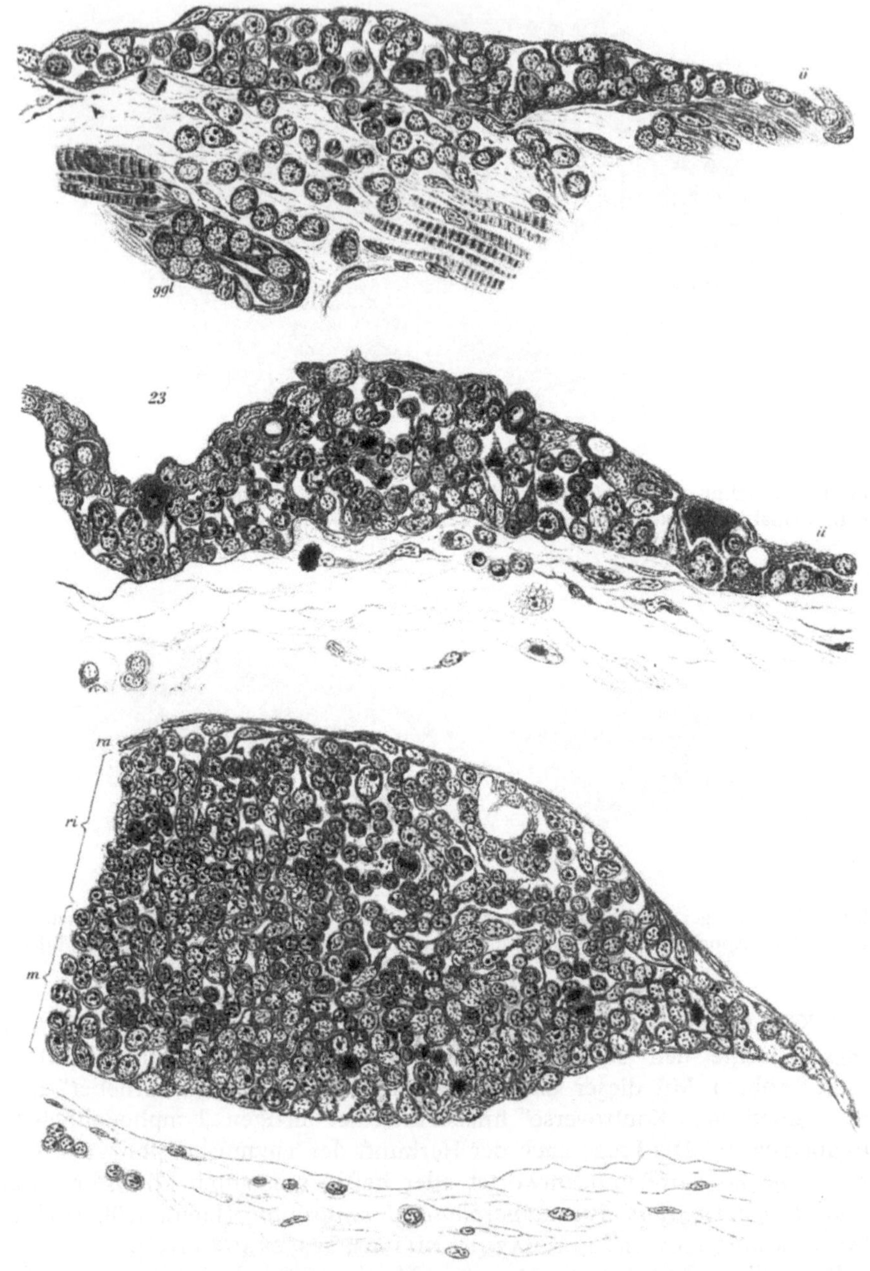

Abb. 5. Siphonostoma typhle. Entwicklungsbilder. *Oben:* Embryo 12 mm. Fortwährende Vermehrung der intra- und subthymischen Lymphozyten. *Mitte:* Embryo 15 mm. Zahlreiche Lymphozyten in der Thymusanlage. Häufige Teilungen der Thymuszellen. Die subthymische Infiltration verringert. *Unten:* Larve von 37,5 mm Länge. Beginnende Markbildung. Die Entfernung der abgelösten Thymus vom Bindegewebe ist in der Figur kleiner dargestellt, als sie im Präparat sich darstellte. *ra* = Randschicht, *ri* = Rinde, *m* = Mark. (HAMMAR 1909, Fig. 22, 23, 24, Tafel II)

J. Aug. Hammar ist die überragende Erscheinung in der „neueren" Thymusforschung. Neben wertvollen historischen Arbeiten wird die Thymusforschung
unter vergleichend anatomischen, entwicklungsgeschichtlichen und histogenetischen Aspekten durch ihn *in einer Weise gefördert, wie durch keinen zweiten
Thymusforscher"*. Hammar betreibt in erster Linie eine *quantitative* Thymusmorphologie. Er liefert erstmals verläßliche *„größen- und gewichtsanalytische
Daten"* zur Marko- und Mikromorphologie des Thymus. „Maß und Zahl" sind
die Bezugspunkte seiner Thymusforschung. Er ist der erste, der den spekulativen
Vorstellungen einer krankheitswertigen Thymushyperplasie (Thymus ingens,
„periodische Turgescenz", „Laryngismus", „Asthma Koppii") exakte morphologische Daten entgegenstellt. Insofern hat Hammar die ersten entscheiden-
den Beweise erbracht gegen die *„zweite große Irrlehre"*, die das Organ Thymus
betraf.

1.3 „Centrale Cavitäten"

Das zentrale, das gewissermaßen alles beherrschende Thema der älteren
morphologischen Thymusforschung sind sog. *„Organ-innere Höhlungen"*,
„centrale Cavitäten" „reservoirs". Reinier (Regner) de Graaf berichtet 1671
anläßlich der *„Dissektion"* eines Kalbsthymus in *„ihr"* einen Gang gefunden zu
haben. *„Notabilem ductum, humore limpido repletum, quem aliquandiu prosecuti
sumus, sed quia inter denudandum continuo effluebat ejus liquor, integer ductus
evanuit antequam exitum ejus attingere potuimus"*. Zwei Jahre später, 1673, heißt
es bei Thomas Bartholinus: *„Cavitatem manifestam et capacem in medio
thymi Hafniae 1652 observavi. Quae etiam visa Graefio humore limpido repleta"*.
Bartholinus gilt fortan als der „eigentliche" Entdecker der zentralen Thymus-
höhle, die in den folgenden 200 Jahren von namhaften Autoren immer wieder
und oft mit äußerster Sorgfalt beschrieben und abgebildet wird (z.B.: F.B.
Bellinger [10]; J.G. du Vernoy 1740; J.F. Meckel [11]; F.G. Becker 1826; A.H.

---

10 „I have often wonder'd how so accurate and diligent an observer as Dr. Wharton should not
be able to find out the Pelvis or receptaculum of this gland. However Monsieur Dionis, Dr.
Drake and others have discover'd and describ'd it, and it is very easely discernible in a large
foetus, espicially before the birth" (Tractatus de foetu nutrito or a discourse concerning the
nutrition of the foetus in the womb by ways hitherto unknown. London: W. Innys 1717. 8vo.
pag. 67).

11 „In der That glaube ich der letzten Meinung (cavum majorem in thymo adesse) beytreten
zu müssen, indem ich widerholentich bey Untersuchungen ganz frischer Brustdrüsen, selbst
beym blossen Einschneiden und dem leisesten Einblasen von Luft in jedem der beiden
Seitenlappen eine grosse Höhle fand. Einigemahl fand ich dieses weniger deutlich, und es ist
daher möglich, dass die Anordnung nicht immer genau dieselbe ist; bisweilen namentlich
die grösseren Seitenhöhlen durch Zwischenwände in mehrere kleinere abgetheilt sind"
(Handbuch der menschlichen Anatomie, Bd. 4, pag. 455. § 2339. Halle u. Berlin: In den Buchhandlungen des Hallischen Waisenhauses 1815–1820).

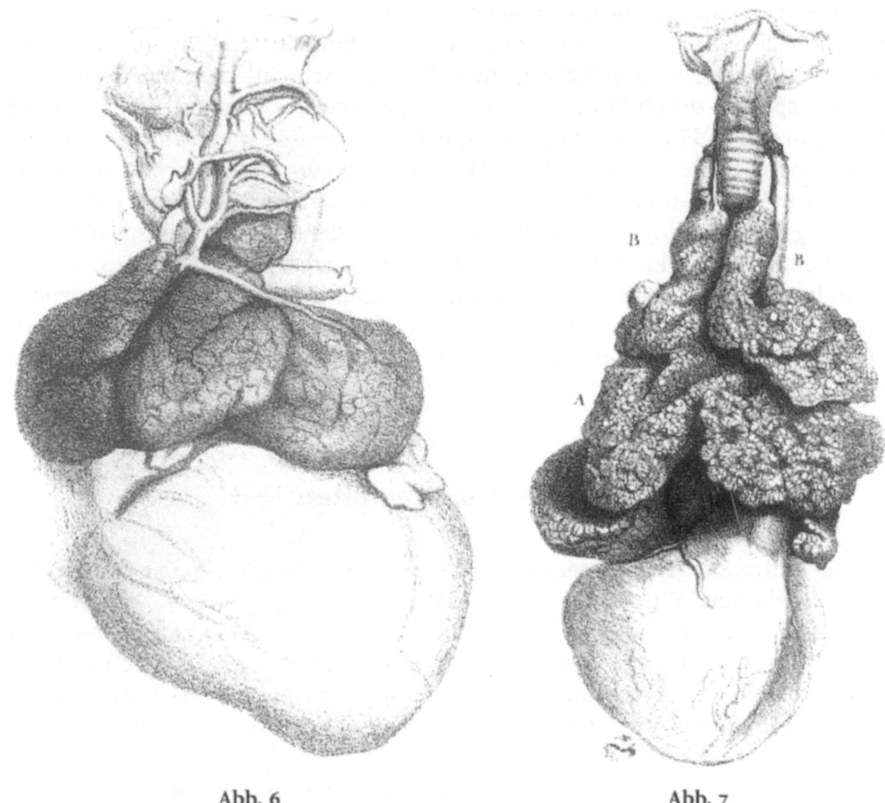

Abb. 6   Abb. 7

Abb. 6. View of the Thymus Gland of the Human Foetus. At the nineth month. (COOPER 1832, Fig. 9, Plate III)

Abb. 7. The Thymus Gland of nine month injected with wax to shew its lobes and cells. *A.A.* Thoraci. *B.B.* Cervical portion. (COOPER 1832, Fig. 9, Plate V)

HASSALL 1846; Fr. LEYDIG 1857; A. KÖLLIKER[12]. – Literatur: HAUGSTED 1832; FRIEDLEBEN 1858; WATNEY 1883; HAMMAR 1909).

Sir ASTLEY COOPER (1832) beschreibt gleichsam die *Idee* einer zentralen Cavität der Thymusdrüse (Abb. 6–9): Ein zentrales Reservoir, an dessen Innen-

---

12 „… allein nichts destoweniger bin ich der Ansicht, dass es wirklich Thymus gibt, die im Leben eine grössere centrale Höhle enthalten, indem ich eine solche, durch die ganze Thymus oder nur durch einzelne Abschnitte derselben sich erstreckend, auch in Fällen wahrgenommen habe, wo keinerlei Präparation oder Injection vorausgegangen war. Ich halte das Vorkommen eines engeren centralen Kanales für das ursprüngliche und gewöhnliche, glaube aber, dass derselbe in gewissen Fällen bei reichlicher Bildung des Secretes sich ausdehnen und schliesslich zu einem grossen Cavum sich gestalten kann (Mikroskopische Anatomie oder Gewebelehre des Menschen. Zweiter Band: Specielle Gewebelehre. Zweite Hälfte. 1. Abtheilung. Von den Verdauungs- und Respirationsorganen. pag. 335. Leipzig: Wilhelm Engelmann 1852).

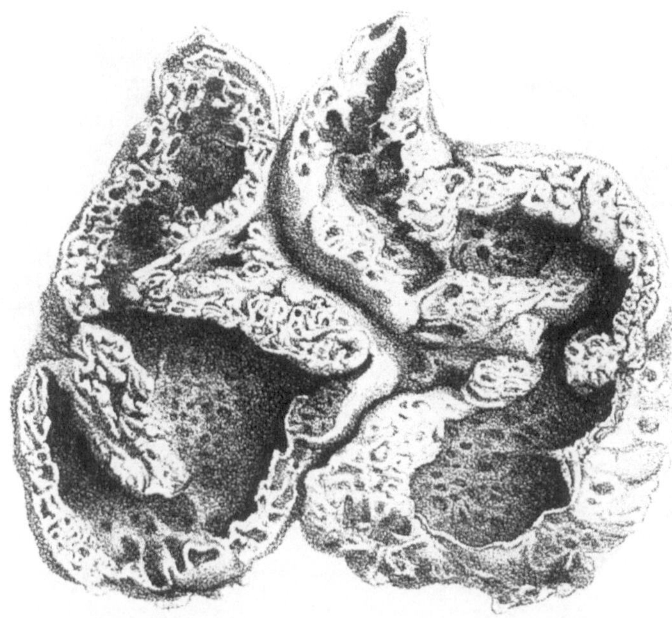

Abb. 8. Thymus Gland of a full grown foetus filled with alcohol and hardened in it, shews the form, course and size of the reservoirs. The mouth of the pouches proceeding from them, and the secretory cells in the walls of the Gland. (COOPER 1832, Fig. 6, Plate IV)

seite mit zahlreichen Öffnungen die Läppchen und sekretorischen Cavitäten einmünden. Jeder Thymuslappen bestehe aus zahlreichen sekretorischen „Zellen" und aus größeren Cavitäten, jeder Hautlappen sei verbunden mit dem nächsten durch ein in Windungen gelegtes Rohr, das einem „dick-knotigen Faden" sehr ähnlich sei. Einen Eindruck von dem, was mit einem derartigen Faden (Abb. 10) gemeint sein könnte, vermittelt KÖLLIKER mit der Fig. 294 (S. 341) in seiner 1852 erschienenen „*Mikroskopischen Anatomie*".

Die Wand der Bläschen und diejenigen der zentralen Höhlung wurde von COOPER als Schleimhaut beschrieben: „... *this lining membrane is found to be of the mucous kind*". Andere sprechen lediglich von einer „*Zellgewebsmembran*", von einer „*limitary membrane*".

Die centrale Cavität wurde vielfach als Chylusbehälter, als „*reservoir*" einer „*klebrichten*" weißen Flüssigkeit[13] („*Thymussekret*"), interpretiert (Literatur: HAMMAR 1909). Der wahrscheinlich erste, der diese Flüssigkeit auch histologisch untersuchte, war HEWSON (1771, 1774). Er fand „*numberless small particles precisely corresponding with those found in the fluid of the lymphatic vessels passing from the thymus and with those found in the fluid of lymphatic glands*".

---

13 „Die Hypothesen der zweiten Classe stellen die Thymus bloss als Reservoir oder Diverticulum irgend einer tropfbaren Flüssigkeit des Körpers dar" (LUCAE 1811).

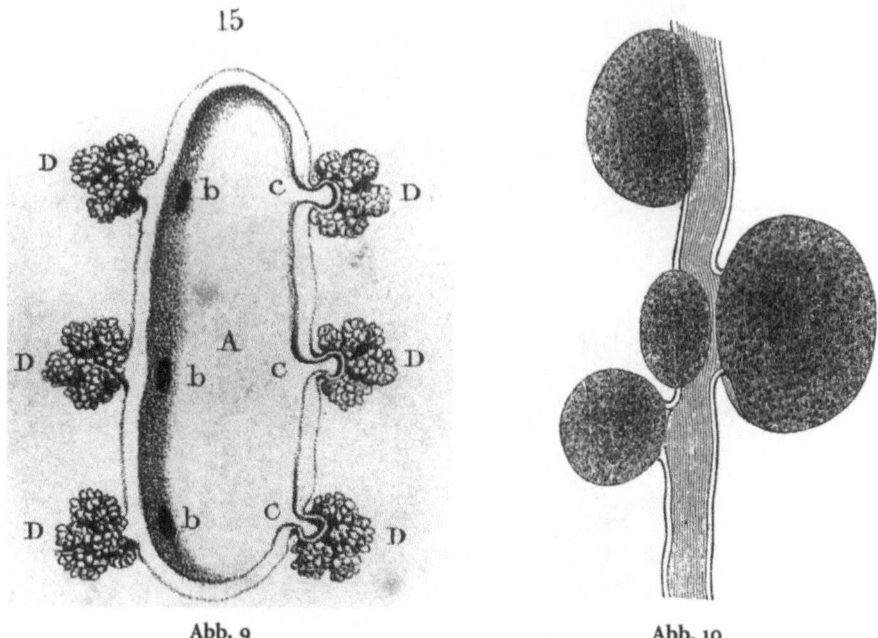

Abb. 9. Diagram to convey a general idea of the structure of the Gland. *A.* Reservoir. *B.B.* Pouches. *C.C.* Pouches cut open. *D.D.* Lobes and secretory cavities or cells, only a few lobes and pouches introduced, to make it more perspicuous. (COOPER 1832, Fig. 15, Plate V)

Abb. 10. Ein Stück des Hauptkanales einer Kalbsthymus mit ansitzenden isolierten Follikeln, 45mal vergr. (KÖLLIKER, Mikroskopische Anatomie oder Gewebelehre des Menschen, 1852, Fig. 294)

Erste Zweifel an der „Konstanz centraler Cavitäten" hat wahrscheinlich HEINRICH BASSIUS (1731) geäußert. Auch HALLER, der in der zentralen Höhlung zunächst eine „präformierte Struktur" sah, bezeichnet sie später (1766) als Artefakt: *„Antequam enim thymum vulneraris nihil veri cavi adest praeter intervalla labulorum: ubi laesisti aer in cellulosam telam subiens cavum facit, quam natura non praeparavit. Quae vero caven videtur loborum id intervallum est".* Schließlich diskutiert auch LUCAE (1811) die artefizielle Natur [14] der „geräumigen Höhlen". Er beschreibt statt dessen „secernierende Bläschen" und „kleinere Höhlungen", die später von KÖLLIKER (1852) eine gleichsam „klassische Illustration" erfuhren (Fig. 292, „Mikroskopische Anatomie").

---

14 „BARTHOLIN, DE GRAAF, DUVERNOY, MAYER, BLUMENBACH reden von einer grossen Höhle in der Substanz der Thymus, die ich aber in Menschen und Thieren nie fand. Sollten sich vielleicht diese grossen Höhlen erst beim Einschneiden in die Substanz der Thymus widernatürlich gebildet haben, da der innere Zellstoff der Thymus ... so äusserst zart ist, dass beim Einschneiden einzelne Läppchen und Körnchen vermöge der Klebrichkeit jenes Saftes an dem Messer anhängen und auf diese Weise gewaltsam aus ihrer Lage gebracht werden?" (LUCAE 1811).

HAMMAR hat u.a. 1909 in seiner *„Kritischen Übersicht der normalen (Thymus-)Morphologie"* versucht, die Gründe aufzuzeigen, die der „Irrlehre" von der „centralen Cavität" des Thymus zugrunde liegen könnten.

Schlußendlich findet auch HAMMAR keine befriedigende Erklärung dieses *„grandiosen und lange andauernden Irrtums"* der morphologischen Thymusforschung.

Den *„etwa zweihundertjährigen Streit über die Centralhöhe"* allein präparationstechnisch erklären zu wollen, muß aus verschiedenen Gründen scheitern. Die Art und Weise der Organfixierung[15] und -präparation [z.B.: Alkohol, Gelatine, Wachs, Luftinsufflation (COOPER 1832). Osmium-/Chromsäure (WATNEY 1883)] haben für die Befunderhebung und Interpretation fraglos eine große Rolle gespielt. Die oft aber mit äußerster Sorgfalt beschriebenen oder abgebildeten „centralen Cavitäten" stehen dennoch in eklatantem Gegensatz zu den groben und sicher artefiziellen Methoden, schließlich auch zu anderen Thymusbefunden. Man gewinnt den Eindruck, daß nicht der tatsächlich gesehene, sondern ein idealisierter, gewissermaßen einer Idee verpflichteter Befund abgebildet wurde. Wahrscheinlich sind aber auch zu verschiedenen Zeiten von den jeweiligen Autoren *„sehr verschiedene Dinge"* mit dem Begriff der „centralen Cavität" bezeichnet worden [z.B. COOPER (*„reservoir", central cavity"*), SIMON (*Centrakanal*), KÖLLIKER (Thymuskanal, Hauptkanal, centrale Höhle)].

1.4 „Ueber den reticulären Bau der Thymus"

Schon 1852 hatte KÖLLIKER darauf hingewiesen, daß die sog. *„Drüsenkörner"* oder *„Acini"* des Thymus solide Bildungen seien mit einer geringen Menge *„einer faserigen, bindegewebeartigen Substanz, so dass ein Bau, nicht unähnlich dem des Inhaltes der Peyerschen Follikel zu Tage kömmt"*. Auch JENDRASSIK (1856), vor allem aber LEYDIG (1857), betonen, *„dass das Bindegewebe innerhalb der letzten Lobuli ein ähnliches Netzwerk erzeugt wie solches von den Peyerschen Follikeln, in den Lymphdrüsenfollikeln beschrieben wurde und dass die dazwischen frei bleibenden Lücken von einer weissgrauen zelligen Pulpa eingenommen werden. Letztere besteht aus anscheinend freien Kernen, farblosen Zellen (Lymphkügelchen) und zuweilen sind runde geschichtete Körper eingemengt"*.

---

15 „If a pipe be introduced into the Gland, and alcohol be injected, and the organ immersed in strong spirits, or a solution of alum, a large cavity will be filled, which I shall call the reservoir of the Thymus. This reservoir forms a general communication between the different lobes ... When the reservoir if floated in water, a number of small openings appear upon its internal surface, and if a probe be introduced into these, it passes into the pouch at the roots of the lobes, so that by these apertures, the secreted fluid escapes into the reservoir ... Pass an unjecting pipe into the interior of the Gland and fill the reservoir with alcohol, and not only it, but many of its secretory cavities, will be distended. Put it for two days into spirits of wine or a solution of alum, and it will become hardened so as to preserve the general form of the organ, its reservoir, its pouches, and secretory cavities ... I have also, in the same manner, filled the reservoir and many of the lobes with coloured gelatin, so as readily to dissect and render them conspicuous to other" (Cooper 1832).

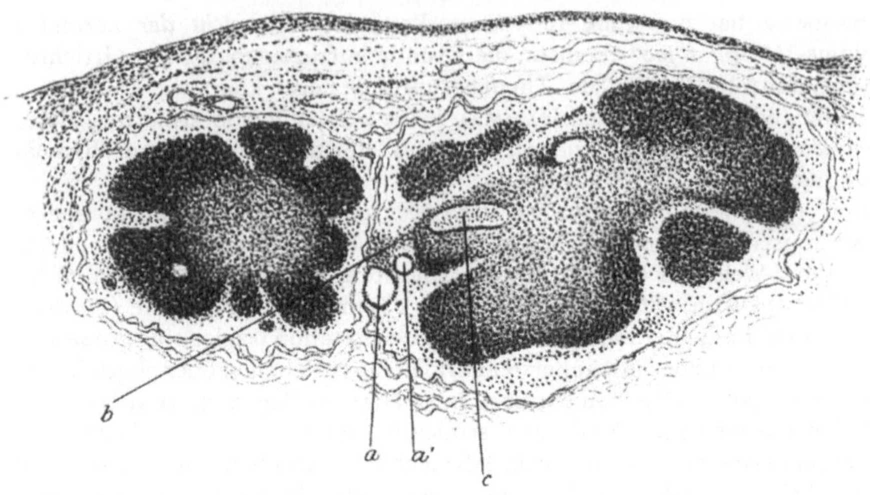

Abb. 11. Fötus von 9 cm Länge. Zwischen zwei Thymuslappen im Bindegewebe ein größerer Kanal *a*, daneben ein kleinerer *a′*; neben diesen beiden im Querschnitt getroffen ein dritter Kanal *b*, der, längs getroffen, in den Lappen hineinzieht und sich in den schräg verlaufenden offenen Gang *c* fortsetzt. Im Lumen von *c* liegen körnige Massen und Thymuszellen. Ocul.1 Obj.1. (SCHAMBACHER 1903, Fig. 3, Taf. XII)

Wesentliche Beiträge zur retikulären Struktur des Thymusparenchyms lieferten ab 1860 HENLE, vor allem aber HIS („Pinselmethode").

Ungeklärt blieb zunächst die Natur, die histogenetische Zuordnung (mesenchymal-epithelial) des Thymusretikulums. WATNEY (1883), der ein doppeltes Retikulum, ein zelliges und ein faseriges annahm, faßte, obwohl gerade er wesentliche Beiträge zur Thymusmorphologie lieferte (s. unten) und gelegentlich auch von „epitheloiden Zellen" sprach, das Thymusretikulum insgesamt noch als „bindegewebig" auf. Offenbar unter dem Einfluß der bedeutsamen Entdeckung KÖLLIKERS (1879), daß der Thymus ein primär epitheliales Organ sei, wird auf Grund embryologischer Untersuchungen am Schaf 1893/94 von PRENANT entschieden auch die epitheliale Natur des Thymusretikulums betont. Die Ergebnisse PRENANTS blieben aber weithin unbeachtet. Nach VON EBNER (1902) ist das weitmaschige, gleichsam distendierte Markretikulum epithelialer, das engmaschige Rindenretikulum mesenchymaler Natur [16].

---

16 „Schwieriger und nicht ohne weiteres zu bejahen ist die Frage, ob auch die sternförmigen Gerüstzellen epithelialer Natur sind. Doch ist der allmähliche Uebergang solcher Epithelinseln in das Netzgerüste dadurch, dass zwischen die Epithelzellen mehr und mehr Leukocyten sich einschieben, einer solchen Auffassung günstig … Die Rindensubstanz … Da eine Beziehung dieser Reticulumzellen zur ursprünglichen epithelialen Thymusanlage mit ziemlicher Sicherheit auszuschliessen ist, so müssen sie wohl, trotzdem sie den Sternzellen der Marksubstanz sehr ähnlich sind, als Bindegewebszellen angesehen werden" (VON EBNER 1902).

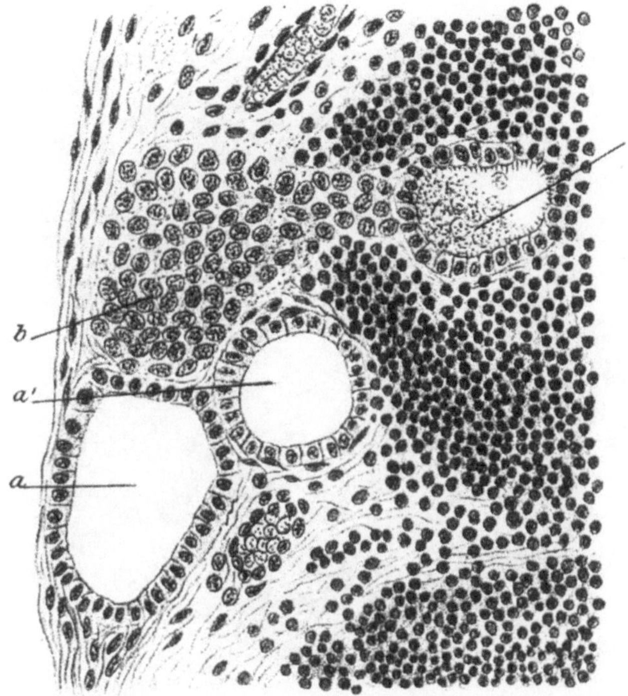

Abb. 12. Dieselbe Stelle wie Fig. 3, vorhergehender Schnitt, bei stärkerer Vergrößerung. *a* und *a′* im Bindegewebe gelegene Kanäle mit kubischem Epithel; *b* Kanal im Längsschnitt (bei wechselnder Einstellung gezeichnet), der sich in das Thymusgewebe fortsetzt und dort als offener, mit Flimmerepithel versehener Kanal in der Markzone des Lappens schräg gerichtet weiterzieht. Ocul.1 Obj.6. (SCHAMBACHER 1903, Fig. 4, Taf. XII)

Erst die grundlegenden Untersuchungen von HAMMAR (1905–1936), von MAXIMOW (1909) und von JOLLY (1911, 1913, 1914/15, 1924) bringen den endgültigen Beweis der epithelialen Natur des Thymusretikulums (Abb. 11–14).

1.5 Rinde und Mark

Einer der ersten, der den Bau des Thymus (bei Haussäugetieren) richtig erkannte, war REMAK, der 1855 innerhalb der Thymusläppchen u. a. einen deutlichen Gegensatz zwischen Rinden- und Marksubstanz beschrieb. Obwohl von KÖLLIKER mehrfach zitiert, blieben die Ergebnisse von REMAK weitgehend unbeachtet.

Erst 1877 wurde durch TOLDT das Problem *„verschiedener Strukturgebiete"* des Thymus erneut zur Diskussion gestellt: *„Die Beschaffenheit des adenoiden Gewebes ist nicht in dem ganzen Bereich der Thymusläppchen dieselbe, insoferne, als in den peripheren Teilen das Zellennetz viel dichter, die Zahl der eingelagerten Lymphzellen viel grösser ist, als in der Mitte des Läppchens. Aus diesem Grunde*

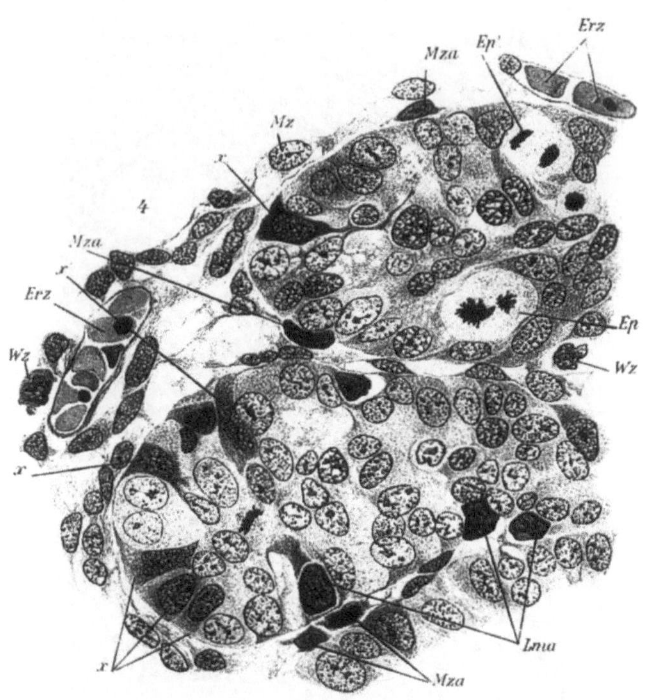

Abb. 13. Kaninchen. Embryo von 14,5 mm Körperlänge. Teil eines Sagittalschnittes durch den Körper der Thymus. Beginnende Läppchenbildung. Die Einwanderung (*Lma*) neuer Lymphozyten, besonders in den Septen, dauert fort; *x* = kontrahierte, dunkle Epithelzellen mit Mitosen (*x′*). *Ep* = Epithelzellen der Thymus. *Ep′* = ihre Mitosen. *Erz* = Erythrozyten innerhalb der Gefäße. *Mz* = Mesenchymzellen. *Mza* = Mesenchymzellen im Zustande der Kontraktion und Verwandlung in bewegliche Elemente. *Wz* = polymorphe Wanderzellen mit blassem Protoplasma. Eosin-Azur gefärbtes Zelloidinschnittpräparat von mit Zenker-Formol fixiertem Objekt. (Maximow 1909, Fig. 4, Tafel XXVI)

erscheint auf Durchschnitten eine mehr weniger breite und ziemlich scharf begrenzte, periphere Zone der Läppchen auffallend undurchsichtiger als die centralen Partien. Man kann nach Analogie mit anderen Organen ganz wohl die erstere als Rindenzone, die letzteren als Markanteil der Läppchen bezeichnen".

1878 berichtete Watney vor der *Royal Society of London* von Strukturunterschieden der sog. Thymusfollikel: *„Each follicle consists of a cortical and a medullary portion. The follicle is composed (a) of a reticulum of nucleated cells, and (b) of [lymphoid] cells. The cells forming the reticulum in the cortical part of the follicle consist of a disk-shaped nucleus, a cell body very little larger than the nucleus, and of very long, fine, branching processes. The reticulum of the medullary portion is composed of cells with coarse, short processes; the body of the cell is more than twice, or even three times, as large as the nucleus, and contain one, or at times, two nuclei".*

Watney (1878, 1881, 1882, 1883) ist u. W. der erste, der den Unterschied zwischen Thymusrinde und -mark nicht nur in einer unterschiedlich dichten Lym-

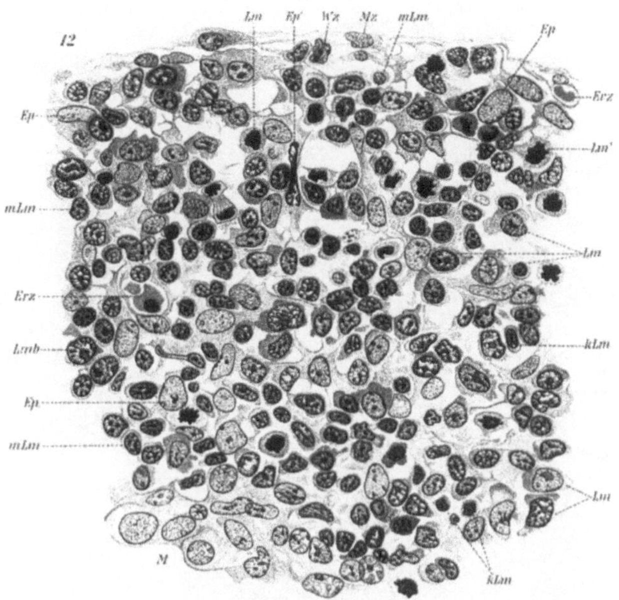

Abb. 14. Ratte. Embryo von 22 mm. Sagitalschnitt, peripherer Teil eines Läppchens am Perikard. Oben äußere Grenze der Rinde, unten Mark (*M*). Die Rinde besteht aus einem lockeren epithelialen Retikulum (*Ep*), infiltriert mit großen, mittleren und kleinen Lymphozyten (*Lm, mLm, kLm*). *Erz* Erythrozyten innerhalb der Gefäße. *Lm* große basophile Lymphozyten, *Lm'* ihre Mitosen. *Lmb* im Thymusepithel liegende große Lymphozyten. *Mz* Mesenchymzellen. *Wz* polymorphe Wanderzellen mit blassem Protoplasma. Eosin-Azur gefärbtes Zelloidinschnitt-präparat von mit Zenker-Formol fixiertem Objekt. (MAXIMOW 1909, Fig. 12, Tafel XXVIII)

phozytenbesiedlung, sondern auch in der unterschiedlichen Beschaffenheit und Strukturierung des „Retikulums" selbst begründet sieht [vgl. dagegen KÖLLIKER (1879), der die Gliederung des Parenchyms lediglich *„in der verschiedenen Menge der Kerne (Zellen?) und vielleicht auch der Gefäße begründet"* sieht].

Überhaupt hat WATNEY manches der modernen Thymusmorphologie vorweggenommen: *„There are no lymphatic vessels in the cortex of the follicle, although perivascular sheates are found on the vessels during the period of involution … Concentric corpuscles of various size … are formed of two parts – a central position, and a peripheral position formed of flattened epitheloid cells continuous with the reticulum"*.

In seiner großen Thymusarbeit in den *„Philosophical Transactions of the Royal Society of London"* aus dem Jahre 1882 (publiziert 1883) beschreibt WATNEY 2 ungewöhnliche Zellformen: 1. *„granular cells"* and 2. *„giant cells"*. Beschreibung und Abbildungen (Abb. 15–17) deuten darauf hin, daß mit den „granular cells" makrophagozytäre/histiozytäre Zellformen beschrieben worden sind. Die funktionelle und histogenetische Deutung dieser Zellen durch WATNEY selbst geht indessen völlig andere Wege, und die sonst klaren Konzeptionen „seiner" Thymusmorphologie verlieren an Folgerichtigkeit. Gleiches gilt

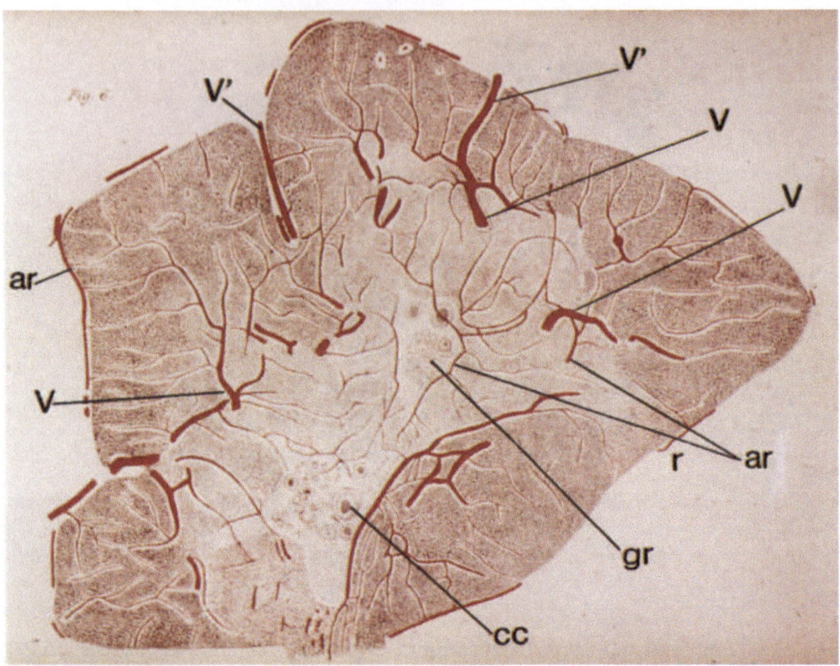

Abb. 15. Camera lucida, obj.2, ×75, oc.III., obj.4. From Calf four days old. Section of follicle. The thymus was injected with carmine and gelatine, and hardened in alcohol. *V′* Veins which lie just within the medullary portion. *V′* Veins passing out of the follicle in the interfollicular connecitive-tissue. *ar* Arteries. *gr* Granular cells. *cc* Concentric corpuscle. (WATNEY 1883, Fig. 6)

für die „giant cells", die auch im nachhinein nur schwer zu interpretieren sind. Ungeachtet dessen ist WATNEY einer der ersten, der eine tatsächlich moderne Thymusmorphologie erarbeitet hat.

1.6 Anmerkungen zur Physiologie und Pathologie des Thymus

„Die Thymus ist ein Organ, welches während des Wachsthums des Körpers der Ernährung und Blutbereitung, somit dem Anbilden der Gewebe dient. Sie sezerniert reichlich ein Secret, welches morphotisch aus einer durchsichtigen klaren Intercellularflüssigkeit und zahlreichen runden Kernen besteht gemischt mit einzelnen Zellen". So faßt FRIEDLEBEN, dem *„Standpunkte positiver Forschung getreu"* und fern allen leeren Spekulationen 1858 seine Auffassung von der Bedeutung des Thymus zusammen [17].

---

17 Es ist unmöglich, im Rahmen dieses Beitrages die außerordentlich umfangreiche Literatur zu Vorstellungen der Physiologie, der „chemischen Constitution" und der Krankheiten des Thymus zusammenfassend darzustellen. Es muß deshalb auf größere Monographien verwiesen werden, z.B. von MECKEL (1812, 1815–20), HAUGSTED (1832), COOPER (1832), SIMON (1845), FRIEDLEBEN (1858), KLOSE (1912), HAMMETT (1928), HAMMAR (1926, 1936) und TESSERAUX (1959).

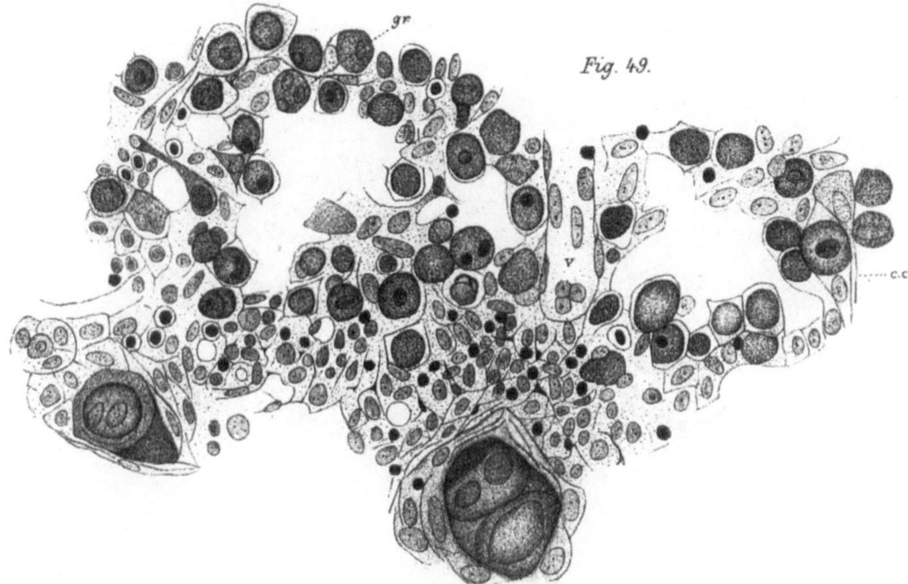

Abb. 16. Camera lucida, obj.7, × 450, oc.III, obj.9. Section of thymus of foetal Lamb six inches long. The tissue was hardened in osmic and chromic acids. In the lower part of the figure two concentric corpuscles are seen; above them, lymphoid and epitheloid cells; and in the upper part of the figure, many granular cells. *cc* Commencing concentric corpuscle. *gr* Granular cell with three nuclei. *v* Blood vessel. (WATNEY 1883, Fig. 49)

Während GALEN dem Thymus eine ausschließlich mechanische Funktion zuschrieb, wurden relativ früh, etwa seit 1650, Beziehungen des Organs zur Ernährung (im weitesten Sinne) vermutet (*„Glandula nutritia"*). REGNIER DE GRAAF (1685) z.B. glaubt, der „Saft" des Thymus werde, entsprechend conglomerierter Drüsen, ergossen *„per ductus peculiares in varias corporis cavitates, ubi reliquis homoribus alendo corpore necessariis cum permisceatur"*.

GALEN war offensichtlich der Ansicht, der Thymus sei ein „typisches Foetalorgan" [J.B. CRUVEILHIER (1828–1842): *„Un organe propre au foetus"*], das sich nach der Geburt sehr schnell verkleinere und zurückbilde. Auch als Foetalorgan wurden dem Thymus z.T. nutritive (Blutbereitung), z.T. rein mechanische („Ausgleich des Thorax zufolge noch nicht entfalteter Lungen") Funktionen zugeschrieben.

Als wahrscheinlich erster hat bereits 1671 GLISSON der Ansicht GALENS von einer unmittelbar postnatalen Organinvolution[18] widersprochen: *„Thymus in*

---

18 Vgl. u. a. auch MECKEL (1812):
   „Die Thymus ist bis zum dritten Monat des Embryolebens nur unbedeutend, selbst verhältnissmässig zum Körper kleiner als später, wächst aber von dieser Periode an beträchtlich und hat um die Zeit der Geburt ein sehr bedeutendes Volumen. Nach der gewöhnlichen Meinung verkleinert sie sich von nun an; allein meine Erfahrungen haben mich gelehrt, daß VERHEYEN (Anat.c.h.t.I.p. 160) und HEWSON (Inquiries p.3.p.86) mit Recht ein, völlig dem Wachsthum des Körpers selbst analoges Fortwachsen derselben während des ersten Lebensjahres annehmen und kürzlich hat Lucae (Ueber die Thymus 1810.S.15) dasselbe Resultat seiner Untersuchungen bekannt gemacht" (Handbuch der pathologischen Anatomie. Erster Band. S. 485–486).

Fig. 50.

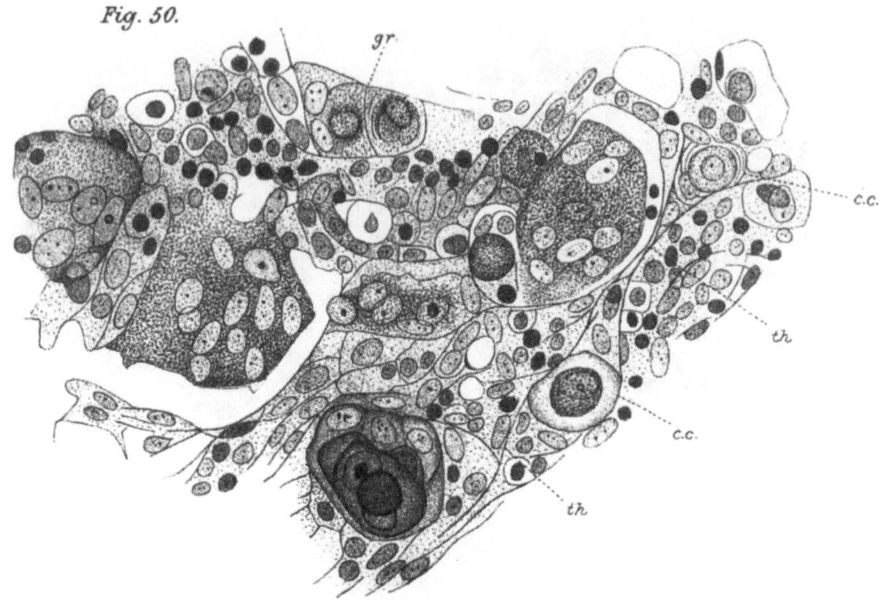

Abb. 17. Camera lucida, obj.7, × 450, oc.III., obj.9. Section of thymus of foetal Lamb eleven inches long. The tissue was hardened in osmic and chromic acids. In the lower part of the figure of a concentric corpuscle is seen. To the left of the figure, two giant cells; to the right, at (*cc*) commencing concentric corpuscles. *gr* Granular cells, probably forming a giant cell. *th* Coarse threads attached to the concentric corpuscles. (WATNEY 1883, Fig. 50)

puerili aetate semper magnus solet deprehendi" (vgl. LUCAE 1811; HAUGSTED 1832 und FRIEDLEBEN 1858).

„Der gänzliche Mangel der Thymus, ihre Trennung in mehrere kleine Lappen, ihre Kleinheit beim reifen Fötus und ihre Persistenz, Grösse und Succulenz beim älteren Menschen scheinen mir die regelwidrigen Bedingungen dieses Organs zu seyn, welche ein Stehenbleiben desselben auf einer früher normalen Bildungsstufe andeuten... Am interessantesten ist das Nichtverschwinden der Thymus zu der normalen Zeit, weil es gewöhnlich unter Bedingungen Statt findet, welche die oben erwähnte Function dieses Organs sehr wahrscheinlich machen. Gewöhnlich nämlich erhält sie sich bei Krankheiten der Lunge, oder bei Bildungsfehlern des Herzens, welche die Oxydation des Blutes verhindern, oder unter ähnlichen Umständen, oder es fanden sich wenigstens während des Lebens Respirationsbeschwerden" (MECKEL 1812).

MECKEL widmet in seinem *Handbuch der pathologischen Anatomie* der *„Grösse und Persistenz der Thymus"* immerhin $3\frac{1}{2}$ Seiten (S. 488–491, Bd. I), während z.B. die Schilddrüse auf gut einer Seite abgehandelt wird. Schon diese Tatsache zeigt, welche Bedeutung dem *„Thymus magnus"* zugestanden wurde. Obwohl es an kritischen Stimmen[19] nie gefehlt hat, wurde die Thymus-„Hypertrophie" (Hyperplasie) und die ihr zugedachte klinische Wertigkeit (mors thymica/mors subita) für über 100 Jahre *das* Thema der pathologischen

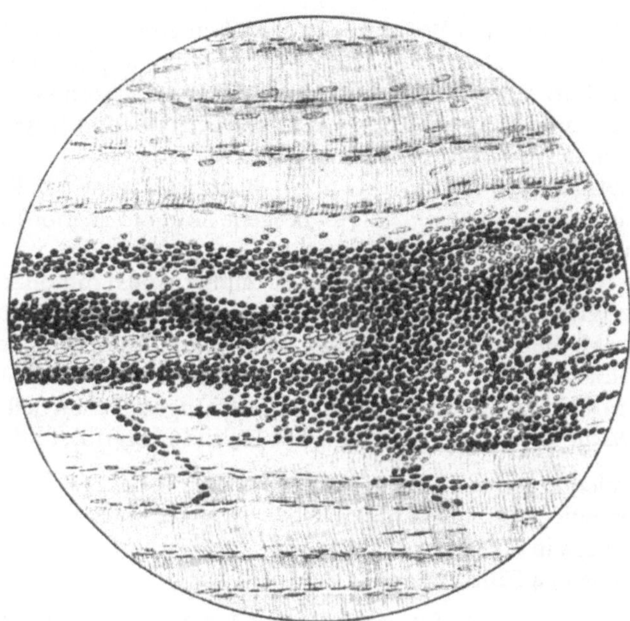

Abb. 18. Section from the rectus abdominis muscle in Case 3, cut longitudinally and stained by logwood and eosin. Large focus of lymphocytes, healthy muscle fibres and, in the midst of the focus, a capillary vessel presented by a layer of endothelial cells. (BUZZARD 1905/06, Fig. 1, Plate II)

Anatomie dieses Organs. Der erste, der entsprechende Konstellationen (Thymus magnus-mors subita) bereits 1614 beschrieb, war FELIX PLATTER (vgl. H. Thymushyperplasie). 1830 beschreibt JOHANN HEINRICH KOPP das sog. *Asthma thymicum: „Ich nenne diese eigentümliche Art von Engbrüstigkeit nach ihrem ursächlichen Verhältnisse Asthma thymicum. Das Krankhafte der Thymusdrüse lag in den gegebenen Fällen offenbar in ihrem allzugroßen Umfange".*

---

19 Vgl. u. a. FRIEDLEBEN (1858):
„Nach allen diesen Untersuchungen steht fest, dass die überwiegende Mehrzahl s. g. hypertrophischer Thymen ganz normale Organe waren und dass, wie früher schon bemerkt wurde, die Zahl der Beobachtungen wirklich „übergrosser" Thymen eine ganz beschränkte ist".
FRIEDLEBEN fährt bzgl. des sog. Asthma thymicum fort:
„Nach diesen anatomischen und physiologischen Erfahrungen halte ich mich für vollkommen berechtigt, den Satz aufzustellen:
Die Thymus vermag weder in ihrem normalen noch hypertrophischen Zustande den Laryngismus zu erzeugen; es gibt kein „Asthma thymicum." Diese Benennung hat nur mehr ein historisches Interesse; sie ist hervorgegangen aus einer irrigen Vorstellung über das Wesen der Krankheit, gegründet auf irrige (man muss es wohl sagen) voreilige Interpretation anatomischer Befunde und auf eine ganz ungenügende und mangelhafte Erforschung der physiologisch normalen Verhältnisse" (Die Physiologie der Thymusdrüse in Gesundheit und Krankheit vom Standpunkte experimenteller Forschung und klinischer Erfahrung. S. 201 und 246).

Die vielfach diskutierten Beziehungen zwischen einer vermeintlichen Thymushyperplasie und plötzlichen Todesfällen sind im Kapitel über die Thymushyperplasie kurz zusammengefaßt. Eine sorgfältige Zusammenstellung der älteren Literatur findet man bei KOPP (1830) und FRIEDLEBEN (1858) (vgl. auch: Klose 1912; Hammar 1929 und Tesseraux 1959).

Die Konzeption eines *„Status thymico-lymphaticus"* geht auf R. PALTLAUF (1889, 1890), die des *„Status thymicus"* (thymogene Autointoxikation) auf C. HART (1912 – 1915) zurück.

In der sog. *lymphatischen Konstitution* (Lymphatismus) mit oder ohne *Thymuspersistenz* (Hyperthymisation, Dysthymisation) wurde gelegentlich sogar das wichtigste Moment der *„organischen Selbstmorddisposition"* vermutet. In einer 1912 publizierten Untersuchung aus der Prosektur des Militärleichenhofes in Wien fand MILOSLAWICH unter 110 größtenteils jugendlichen Selbstmördern eine *„lymphatische Konstitution"* in 80 % der Fälle (88 von 110), und zwar:

Status thymico-lymphaticus in 52 Fällen = 47 %
Status lymphaticus in 23 Fällen = 21 %
Status thymicus in 9 Fällen = 8,5 %
Teilsymptome in 4 Fällen = 3,5 %.

Es ist bemerkenswert, daß thymogene Geschwülste in der älteren Literatur praktisch keine Rolle spielen. Das, was BECKER 1826 als *„tumor insignis"* im vorderen Mediastinum eines 20jährigen Mannes beschreibt, ist nach FRIEDLEBEN (1858) *„ein in verschiedenen Stadien tuberculisiertes enorm geschwelltes Drüsenconglomerat"*. Wahrscheinlich hat 1832 Sir ASTLEY COOPER bei einer „jungen Person von 19 Jahren" erstmals einen Thymustumor beschrieben: *„The Thymus appeared of a yellowish white colour, and was divided into several large lobes. The trachea was involved in the tumour, and its sides were compressed by it, so that its transverse diameter was somewhat diminished. The arteria innominata was placed behind it, and the left subclavian, and left carotid arteries to its left side, it surrounded the vena innominata, and upon cutting into the vein, the diseased Gland was found projecting into its cavity, and upon making an incision into the swelling, the reticular texture of the Gland was found to be filled by a white pulpy substance"*.

1892 wurde durch H. H. HOPPE zum ersten Mal bei einem an Myasthenia gravis erkrankten Patienten ein Thymustumor beschrieben. HOPPE allerdings interpretierte den Tumor als *„Tuberculom"* (vgl.: H. Thymushyperplasie, Fußnote 11). FERDINAND ERNST SAUERBRUCH führte 1912 eine *„Thymektomie bei einem Fall von Morbus Basedowi mit Myasthenie"* durch (SCHUMACHER u. ROTH 1913). Die chirurgische Behandlung der Myasthenia gravis (Thymektomie) ist seit 1936 vor allem von ALFRED BLALOCK propagiert worden (BLALOCK et al. 1939).

In Anlehnung an LAQUER u. WEIGERT (1901) wurden die thymogenen Geschwülste z. T. als metastasierende Lymphosarkome fehlinterpretiert, und zwar wegen der gelegentlich nachweisbaren lymphatischen Infiltrate in der Skelettmuskulatur, die erstmals 1905/06 von BUZZARD als *„Lymphorrhagien"* richtig gedeutet wurden (Abb. 18).

1.7 Über das sog. lympho-epitheliale Gewebe

> Die Eigentümlichkeit der Thymus in mor-
> phologischer Beziehung liegt nur darin, dass
> hier zwei Gewebe, die sonst immer streng
> geschieden erscheinen, Epithel und Mesen-
> chym, sich innig durchwachsen.
> ALEXANDER MAXIMOW 1909

JOLLY (u. a. 1911, 1913, 1914/15, 1924) hat anläßlich vergleichender anatomischer Untersuchungen über die lymphatischen Gewebe der Wirbeltiere, besonders der *Bursa Fabricii* und des *Thymus*, den Begriff des *lympho-epithelialen
Gewebes* geprägt, der von MOLLIER (1913) auch auf das Rachengewebe (Epithel
mit lymphatischer Komponente) ausgedehnt wurde. JOLLY (1914/15) unterschied:

1. *„Organes lymphoides simples,* dans lesquels le tissu lymphoide, situé en plein mésen-
chyme, est seulement pénétré par un réseau capillaire sanguin.

2. *Organes lympho-lymphatiques,* dans lesquels le tissu lymphoide est rassemblé sur le
cours de la lymphe autour d'un lymphatique ou d'un réseau lymphatique fonctionnel qui en
règle l'architecture: ganglions, dont les plus simples sont les ganglions tubulés des Anatides.

3. *Organes lympho-sanguins,* dont le tissue lymphoide se modèle sur un réseau sanguin
fonctionnel et dont l'exemple le plus typique est la rate.

4. *Organes lympho-epithéliaux,* dans lesquels le tissu lymphoide se juxtapose à un revêtement épithélial qu'il pénètre et auquel il s'associe plus ou moins (formations amygdaliennes
et surtout bourse de Fabricius et thymus)" (Abb. 19–23).

Der Konzeption JOLLYS lag der Gedanke zugrunde, daß zwischen beiden
Strukturelementen lymphoepithelialer Gewebe (Organe) eine biologische Wechselwirkung, eine Symbiose[20], bestehe. Die *„innige wechselseitige Durchdringung
von Epithel- und Lymphgewebe"* könne kein Zufall sein (DOERR 1956). Nach
MOLLIER (1913) *„gehört zum Begriff eines lymphoepithelialen Organes*
  1. *das lymphzellendurchsetzte Epithel und*
  2. *das lymphzellenbildende Reticulum ausserhalb des Epithels".*
ALEXANDER SCHMINCKE und CLAUDE REGAUD[21] beschrieben 1921 die *„Lymphoepithelialen Geschwülste"* des Rachenringes. Die *„histologische Eigentüm-*

---

20 Bzgl. des Thymus sprach bereits 1909 MAXIMOW von einer Symbiose zwischen Epithelzellen und Lymphozyten:
   „Die Wechselbeziehungen der beiden Zellarten könnte man hier eher als eine Art Symbiose
   von Zellen verschiedener Keimblätter bezeichnen. Die Epithelzellen werden durch die
   massenhafte Invasion der Lymphozyten keineswegs alteriert, sondern wuchern weiter. Die
   Lymphozyten finden andererseits zwischen den Epithelzellen sehr günstige Existenz-
   bedingungen, was durch ihre ausserordentlich ergiebige Wucherung beweisen wird."

21 Der Beitrag REGAUDS besteht „lediglich" in einer Diskussionsbemerkung anläßlich eines
   von REVERCHON und COUTARD gehaltenen Vortrages über „Lymphoepitheliome de l'hypopharynx traité par le roentgentherapie". Die aus der Regaudschen Klinik stammenden
   Autoren beschrieben einen außerordentlich radiosensitiven Hypopharynxtumor, der aus
   anaplastischen, synzytial formierten Epithelzellen und zahlreichen Lymphozyten aufgebaut
   war. Der histologische Aufbau des Tumors und seine Lokalisation in einer Region, die durchaus den lymphoepithelialen Geweben zugerechnet werden kann, veranlaßten REVERCHON
   und COUTARD von eine „Lymphoepitheliom" zu sprechen.

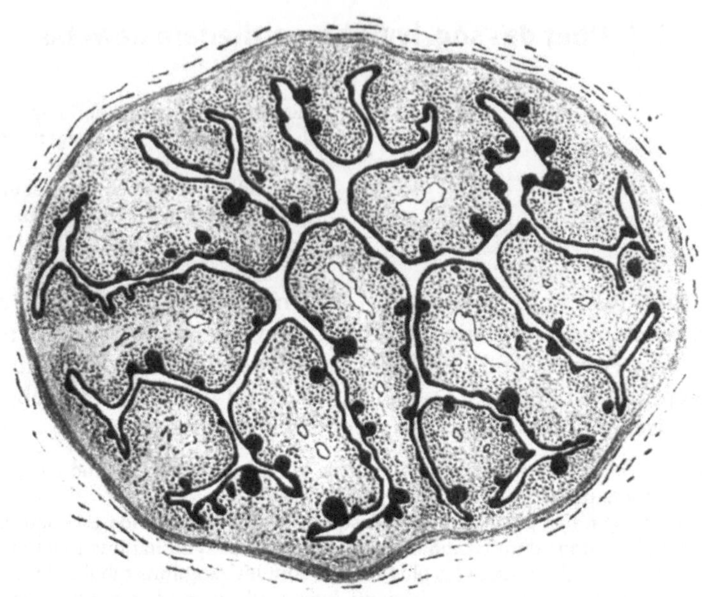

Abb. 19. Embryon de Poulet du 14ᵉ jour. – Coupe transversale de la bourse. Apparition des ébauches folliculaires épithéliales. (JOLLY 1914/15, Fig. L.)

lichkeit" dieser *„branchiogenen entodermal-epithelialen"* Tumorgruppe besteht nach SCHMINCKE *„in einer innigen Verbindung blastomatös wuchernden Epithels mit Lymphozyten. Klinisch bieten sie trotz bedeutender Größe und der in den histologischen Bildern zutage tretenden Proliferationstendenz insofern eine relativ günstige Prognose, als sie bei therapeutischer Röntgen- und Radiumbestrahlung einen überaus raschen Rückgang erleiden, der bei der Mehrzahl der beobachteten Fälle zum totalen Schwund und zur klinischen Geschwulstfreiheit geführt hat".*

In der Diskussion seiner Tumorbefunde anerkennt SCHMINCKE, auf der Grundlage der Jollyschen Konzeption, folgende Gewebe bzw. Organe als lympho-epitheliale: *„... die gehäuften Follikel im Kaninchendarm (A. HARTMANN 1914) und insbesondere Thymus und Tonsillen. Der diesbezügliche Nachweis ist für die Thymusdrüse durch HAMMAR (1910) und MAXIMOW (1909), für die Tonsillen durch MOLLIER (1913) geführt. Das für unsere Erwägungen aus den Untersuchungen der erwähnten Autoren Wichtige ist das Charakteristische der histologischen Struktur ..., in welcher Epithelzellen und Lymphozyten gewissermaßen in inniger Symbiose vereinigt erscheinen".*

SCHMINCKE (1921, 1926) betont mehrfach *„die epitheliale Natur der Geschwülste"* (vgl.: MUIR u. SHANMUGARATNAM 1967; MADRI u. BARWICK 1982 sowie MIETTINEN et al. 1982). Die lymphoepithelialen Geschwülste seien *„als Karzinome anzusprechen und histogenetisch entsprechend ihrem Entstehungsort auf entodermales Epithel zurückzuführen".* Die Lymphozyten seien *„hämatischen Ursprungs".* Dennoch ist SCHMINCKE bezüglich der „lymphozytären

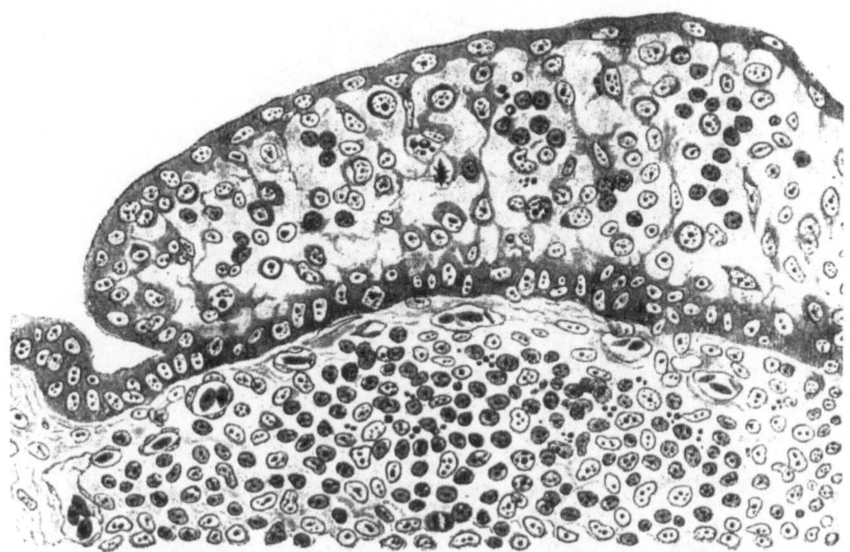

Abb. 20. Chouette effraie. – Bourse de Fabricius. Coupe passant par un follicule dont on ne voit qu'une portion. Remarquer la zone limitante épithéliale superficielle, la substance médullaire avec son réticulum cellulaire et ses lymphocytes, la zone bordante se continuant à gauche avec l'épithélium cavitaire. Au-dessous de la zone bordante, la substance corticale, purement lymphoïdie. Dans, celle-ci, juste au contact de la zone bordante, mais ne pénétrant pas la substance médullaire, un réseau vasculaire qui, bien que non injecté, est extrêment visible. C'est un type de follicule éversé. – Grossissement de 450/1. (JOLLY 1914/15, Fig. XVI)

Tumorkomponente" vielfach mißverstanden und fehlinterpretiert worden. Das gilt übrigens auch für die Anwendung dieses Tumorbegriffes für gewisse primäre Thymustumoren: 1923 beschrieben KNERINGER u. PRIESEL erstmals ein sog. *"Lymphoepithelioma thymi"*, eine thymogene *"Mischgeschwulst"* (Thymom), *"die sich aus Bindegewebe und kleinen Thymusrindenzellen einerseits, epithelialen Formationen andererseits"* zusammensetzt. Um die ausschließlich epitheliale Natur der "lymphoepithelialen Geschwülste" zu betonen, sprach PAULA DERIGS (1923) von *"lymphoepithelialen Carcinomen"* (des Rachens)[22].

Die Eigenständigkeit der primär im nasopharyngealen Bereich beschriebenen "Schmincke-Regaud-Tumoren" ist von jeher befürwortet, aber auch kate-

---

22 „Es scheint deshalb, daß das Epithel einen besonderen Einfluß auf die Lymphozyten ausübt und sie zum Einwandern veranlaßt, daß also die Anwesenheit der Lymphozyten abhängig ist von der des Epithels. Daher ist es wohl berechtigt, diese Tumoren als epitheliale, carcinomatöse aufzufassen und sie nicht als eine besondere Art von Mischgeschwülsten anzusehen, wie es nach der Darstellung von SCHMINCKE scheinen könnte. Man müßte also von lympoepithelialen Carcinomen sprechen in dem Sinne, daß eine atypische epitheliale Neubildung die Eigentümlichkeit der Retikulierung besitzt und die Einlagerung von Lymphozyten durch besondere Chemotaxis bewirkt" (DERIGS 1923).

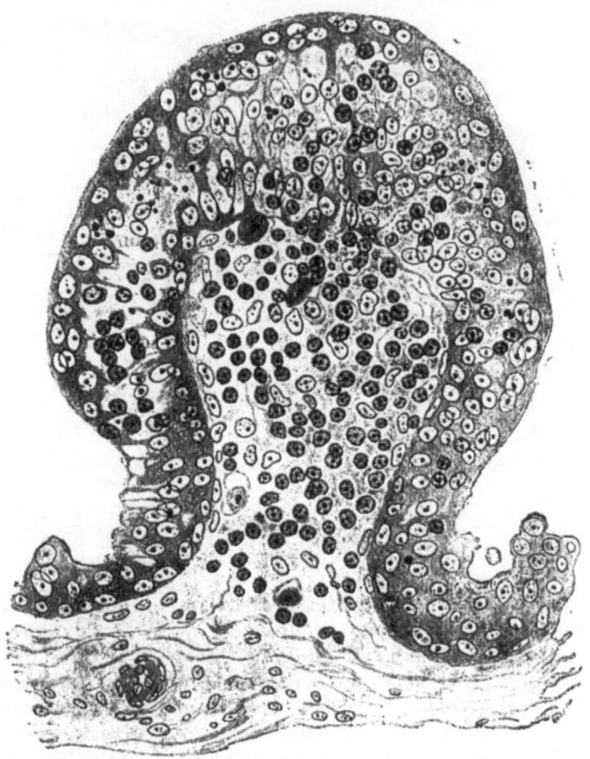

Abb. 21. Nandou. Bourse de Fabricius. Coupe passant par l'axe d'un petit follicule. Disposition éversée. La substance médullaire (lympho-épithéliale) enveloppe la substance corticale (purement lymphoïdie). Comme dans le thymus en plaque des Téléostéens, la zone limitante épithéliale superficielle est bien marquée, tandis que la zone bordante proprement dite (au contact de la corticale) n'existe pas ou est peu formée. – Grossissement de 500/1. (JOLLY 1914/15, Fig. XIX)

gorisch abgelehnt worden[23]. (Ausführliche Literaturübersicht bei: CAPPELL 1934, 1938; DOERR 1956, 1979; YEH 1962; MUIR 1967 und DÖHNERT 1977). Schon 1928 konstatieren NEW u. KIRCH: „… *lymphoepithelioma and transitional cell carcinoma*[24] *are in reality squamous cell epitheliomata, grade 4*". Auch von der WHO (SHANMUGARATNAM u. SOBIN 1978) werden die sog.„Schmincke-Regaud-Tumoren" als undifferenzierte Karzinome (*„undifferentiated carcinoma of*

---

23 „Lymphoepithelioma … Furthermore, the admixture of lymphoid tissue often tends to mask the presence of malignant epithelial cells. The almost invariable intermingling of lymphocytes and epithelial cells in this tumour has led to one of the sharpest controversies in the history of pathological histology" (FRIEDMANN u. OSBORN 1966).

24 1927 beschrieben QUICK und CUTLER, offenbar ohne die Arbeiten von SCHMINCKE (1921), REGAUD (1921) sowie von REVERCHON und COUTARD (1921) zu kennen, strahlensensible Rachengeschwülste, die sie als „transitional cell epidermoid carcinoma" bezeichneten.

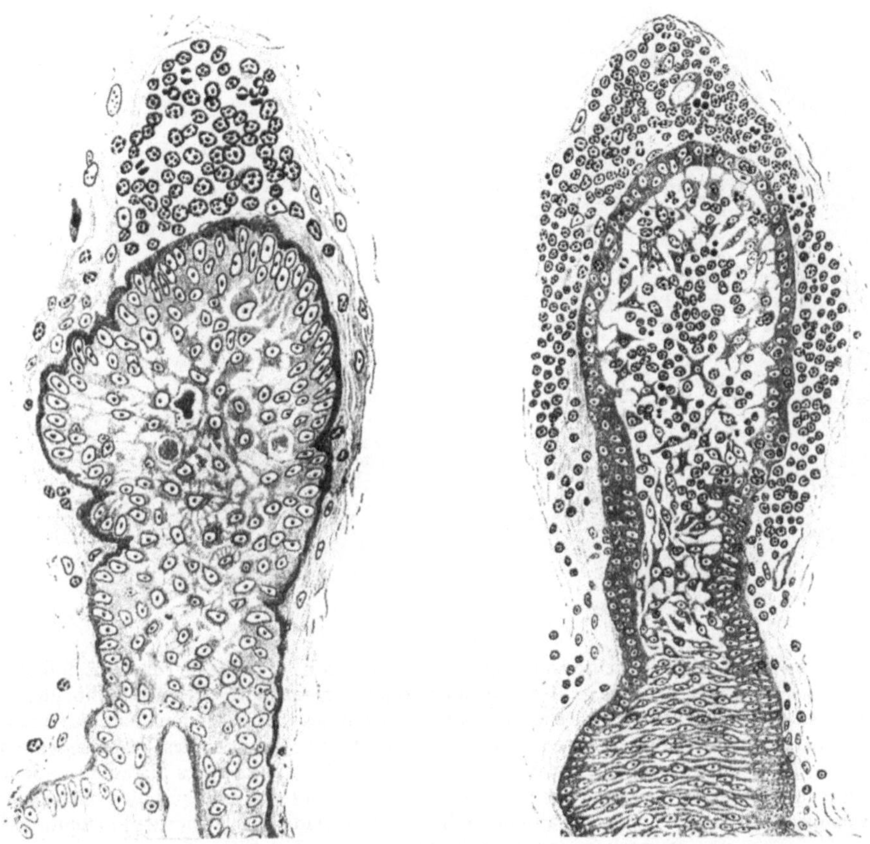

Abb. 22. **a.** Canard ♂ age de 8 mois et demi. – Bourse de Fabricius. Follicule en voie d'involution. On voit très nettement la constitution de la substance médullaire formée par un réticulum
épithélial soutenant des lymphocytes et limitée par une zone bordante très régulière, qui se
continue avec les cellules du revêtement de la cavité de l'organe. Remarquer la manière dont les
cellules du reticulum reconstituent progressivement un épithélium régulier. – Grossissement de
550/1. (Jolly 1914/15, Fig. LXXIV.) **b** Canard ♂ age de 8 mois et demi. – Même préparation que
figure LXXIV. Follicule à un stade plus avancé de l'atrophie. La substance corticale est réduite à
un petit nodule lymphoïdie au contact du fond de la substance médullaire. Celle-ci ne contient
plus de lymphocytes. Les cellules du réticulum se sont rapprochées et ont reconstituées un
épithélium. La substance médullaire n'est plus qu'un bourgeon épithélial en continuité directe
avec l'épithélium de revêtement; une basale très épaissie la sépare du nodule lymphoïdie
qui constitue le seul vestige de la substance corticale. – Grossissement de 750/1. (JOLLY 1914/15,
Fig. LXXV)

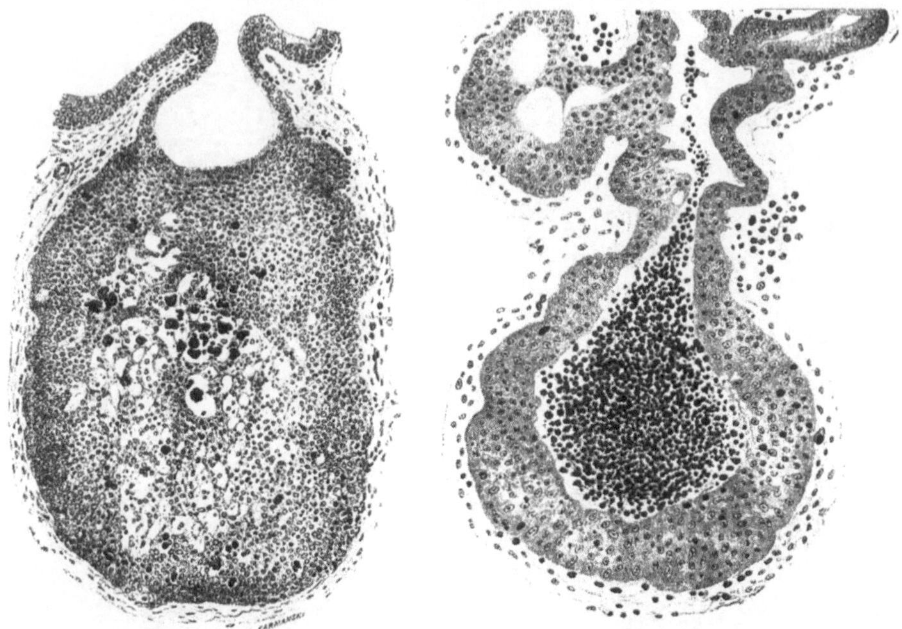

Abb. 23. **a** Pigeon (n° 30), sacrifié 17 heures après l'irradiation. – Bourse de Fabricius; follicule sectionné suivant son grand axe. Il est presque complètement privé de ses lymphocytes et réduit à sa charpente épithéliale. De place en place, on voit des amas fortement colorés en noir l'hématoxyline au fer et qui sont des produits de destruction de lymphocytes. – Grossissement de 225/1. (JOLLY 1914/15, Fig. CI). **b** Pigeon ♂ (n° 20) sacrifié 5 jours après l'irradiation de la bourse. – Follicule involve en train d'éliminer ses lymphocytes détruits (granules colorés par l'hématoxyline au fer). En haut de la figure, follicules à un stade plus avancé de l'involution. – Grossissement de 180/1. (JOLLY 1914/15, Fig. CIII)

nasopharyngeal type"[25]) klassifiziert (vgl. auch: MUIR u. SHANMUGARATNAM 1967; SHANMUGARATNAM et al. 1979; KRUEGER et al. 1981; GASTPAR et al. 1981).

Außer der von SCHMINKE (1921) und REGAUD (1921) bzw. von REVERCHON COUTARD (1921) beschriebenen histologischen und klinischen Charakteristika der lymphoepithelialen Karzinome des Nasopharynx ist in den letzten Jahren für eben diese Tumoren eine weitere Besonderheit mehr und mehr in den Mittelpunkt der Diskussion getreten: die fast obligate Assoziation mit dem *Epstein-Barr-Virus* (EBV). EBV ist ein B-lymphotropes Virus. Mit verschiedenen Hybridisierungstechniken (WOLF 1981) ist es gelungen, virale DNA auch in (epi-

---

25 „The term *„lymphoepithelial carcinoma"* [lymphoepithelioma] is used to describe non-keratinizing and undifferentiated nasopharyngeal carcinomas in which numerous lymphocytes are found among the tumour cells. The lymphoid elements in such tumours are not neoplastic. Lymphoepithelial carcinomas, like other undifferentiated carcinomas of the nasopharynx, show ultrastructural evidence of squamous differentiation" [International Histological Classification of Tumours, No. 19 (SHANMUGARATNAM u. SOBIN 1978)].

thelialen) Zellen des (undifferenzierten) Nasopharynxkarzinoms nachzuweisen. Auf welche Weise das vermutlich onkogene Virusmaterial in die epithelialen Tumorzellen, die keine EBV-Rezeptoren besitzen, gelangt [evgl. über Zellfusionen (WOLF et al. 1981)], ist nicht genau bekannt. Die virologischen (bzw. immunologischen) Aspekte der nasopharyngealen Karzinome sind 1981 anläßlich der 65. Jahrestagung der Deutschen Gesellschaft für Pathologie und eines Internationalen Symposiums (GRUNDMANN et al. 1981) ausführlich diskutiert worden. In beiden Verhandlungsbänden ist die aktuelle Literatur sorgfältig zusammengestellt.

Da EBV einerseits ein B-lymphotropes Virus ist und begründete Anhaltspunkte dafür vorliegen, daß es an der Induktion der (undifferenzierten) Nasopharynxkarzinom beteiligt ist, da einerseits EBV-DNA in den Karzinomzellen nachgewiesen werden kann, sei im Rahmen dieses historischen Rückblicks der Hinweis erlaubt, daß die von JOLLY (1911–1924) postulierte biologische Wechselwirkung zwischen Lymphozyten und Epithelzellen innerhalb der lymphoepitelialen Gewebe eine gewisse Bestätigung erfahren hat. Für die sog. lympho-epithelialen *Thymome* liegen vergleichbare Ergebnisse nicht vor. Allerdings darf auch für dieses Organ eine besondere Wechselwirkung zwischen Thymus-epithelzellen und Lymphozyten angenommen werden, insofern, als die Epithelzellen des Thymus am „Aufbau" eines spezifischen „microenvironments" beteiligt sind, das für die intrathymische Lymphozytenreifung („thymic education") von grundsätzlicher Bedeutung ist. Insofern ist das lymphoepitheliale Gewebe nicht mehr nur „phänomenologisch" zu begreifen (DOERR 1956), sondern durchaus als eine funktionell charakterisierbare Gewebsformation.

Literatur: s. S. 295–298

2 Anatomie

2.1 Anmerkungen zur Topographie des Mediastinums und der mediastinalen Tumoren

Als Mediastinum [„*quod in medio (per mediam) stat*" bzw. „*medium intestinum*"] wird der mittlere Teil der Brusthöhle, lateral begrenzt durch die Pleura mediastinalis, bezeichnet (HOFMANN u. OTTO 1991). Die komplizierte Raumstruktur wird bei einer sagittalen (= axialen) Gliederung in ein *vorderes, mittleres* und *hinteres* (= Holzknecht- oder prävertebraler Raum und paravertebrale Region) Mediastinum untergliedert (Abb. 24). Üblicherweise unterscheidet man zudem ein *oberes* (oberhalb des Herzbeutels gelegen) und ein *unteres* (kaudal durch das Diaphragma abgeschlossen) Mediastinum (Einzelheiten zur mediastinalen Topographie: HAFFERL 1957; HEITZMAN 1977; TÖNDURY 1981; ROSENBERG 1993). Die innerhalb der jeweiligen mediastinalen Kompartimente gelegenen anatomischen Strukturen sind in Tabelle 1 zusammengefaßt.

Primäre Mediastinaltumoren sind selten (Tabelle 2; HERLITZKA u. GALE 1958; LEVASSEUR et al. 1976; BESZNYAK et al. 1984; HARPER u. ADDIS 1988; VERLEY u. HOLLMANN 1992; MARCHEVSKY u. KANEKO 1992; KORNSTEIN 1995). Andererseits findet man eine bemerkenswert große Heterogenität bzw. Vielgestaltigkeit mediastinaler Neoplasien (SHIMOSATO u. MUKAI 1997). Das Mediastinum ist ein Ort, an dem alle zur Tumorbildung fähigen Gewebe auf relativ engem Raum zusammengedrängt sind (WASSNER 1970). Die mediastinalen Organe und geweblichen Strukturen entwickeln sich aus allen 3 Keimblattanlagen, wobei in der Organogenese sich gegenseitig induzierende Entwicklungsprozesse häufig gleichzeitig ablaufen. Diese Situation erklärt, warum neben histogenetisch unterschiedlichen Geschwülsten teratoide Tumoren (ekto-, ento-, mesodermal) und zahlreiche Fehlbildungen (*„tumor-like non-neoplastic conditions of the mediastinum"*) im Mediastinum zu finden sind (GONZALES-CRUSSI 1982). Aus topographischen Besonderheiten des Blut- und Lymphflusses wird schließlich die Häufigkeit mediastinaler Metastasen aus praktisch allen Organregionen verständlich.

Mediastinalorgane und Halseingeweide gehen z. T. ohne scharfe Grenze ineinander über. Die distale Begrenzung des mediastinalen Raumes durch das Zwerchfell ist teilweise offen. Lateral wird das Mediastinum durch die *„weichen, verschiebbaren"* Blätter der Pleura mediastinalis begrenzt. Aus der Topographie dieses mediastinalen Raumes wird verständlich, warum primär nicht mediastinale Geschwülste in das Mediastinum gleichsam verlagert werden können

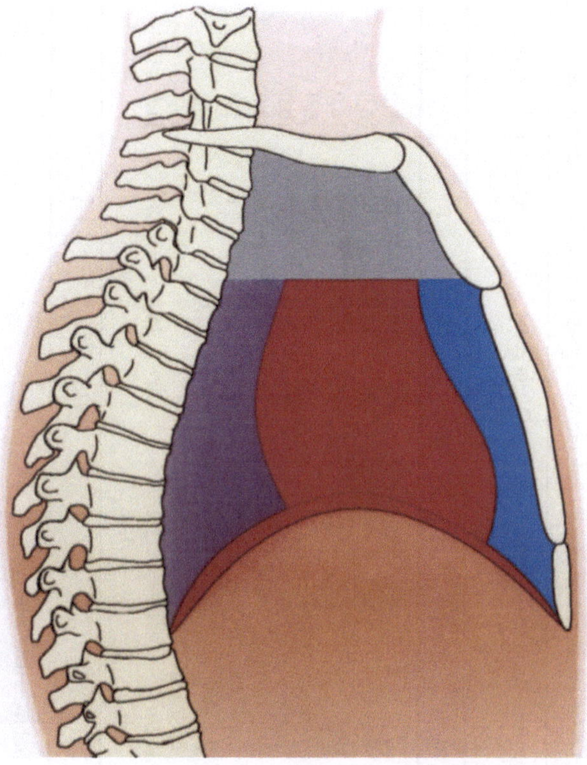

Abb. 24. Schematische Darstellung der verschiedenen Kompartimente des Mediastinums. Vorderes Mediastinum: blau; oberes Mediastinum: grau; mittleres Mediastinum: rot; hinteres Mediastinum: pink (Computergraphik)

Tabelle 1. Die Lokalisation anatomischer Strukturen innerhalb der mediastinalen Kompartimente

Oberes Mediastinum	*Hinteres Mediastinum*
Aorta und große Gefäße	N. sympathicus
Thymus	N. vagus
Lymphknoten	Ösophagus
	Ductus thoracicus
	Lymphknoten
Vorderes Mediastinum	Absteigende Aorta
Aufsteigende Aorta	
Vena cava und Vena azygos	
Thymus	*Mittleres Mediastinum*
Lymphknoten	Herz und Perikard
Fett- und Bindegewebe	Trache und Hauptbronchien
	Pulmonalgefäße
	Lymphknoten
	Fett- und Bindegewebe

Tabelle 2. Häufigkeiten mediastinaler Geschwülste und tumorähnlicher Läsionen, zusammengestellt anhand von 5 größeren Untersuchungs-Serien

Tumor	MORRISON[a] (1958)		LEVASSEUR et al. (1976)		BESZNYAK et al. (1984)		DAVIS et al.[a] (1987)		VERLEY u. HOLLMANN (1992)	
	n	%	n	%	n	%	n	%	n	%
Thymogene Tumoren[b]	114	11,0	142	19,1	84	13,0	458	19,0	200	26,0
Maligne Lymphome[c]	106	10,0	115	15,5	176	27,3	301	13,0	196	26,0
Neurogene Tumoren[d]	305	29,0	111	15,0	26	4,0	496	21,0	119	16,0
Keimzelltumoren	171	16,0	71	9,6	22	3,6	239	10,0	44	6,0
Endokrine Tumoren[e]	72	7,0	110	15,0	132	20,5	154	6,0	77	10,0
Mesenchymale Tumoren	84	8,0					143	6,0	26	4,0
Karzinome							111	5,0	8	1,0
Sonstige maligne Tumoren			53	7,1	31	4,8	58	2,0		
Sonstige benigne Tumoren			47	6,2	31	4,8				
Mediastinale Zysten	203	19,0	93	12,5	60	9,2	439	18,0	81	11,0
Sonstige tumorähnliche Läsionen					113	17,6				
Total	1055		742		644		2399		751	

[a] Sammelstatistiken unter Einschluß der von SABISTON u. SCOTT (1952) publizierten Fälle.
[b] Thymome, Thymus-Karzinome, thymogene Zysten, hyperplastische Thymi.
[c] Morbus Hodgkin, Non-Hodgkin-Lymphome.
[d] eingeschlossen sind z. T. neuroendokrine Tumoren.
[e] Tumoren der Schilddrüse und der Nebenschilddrüse.

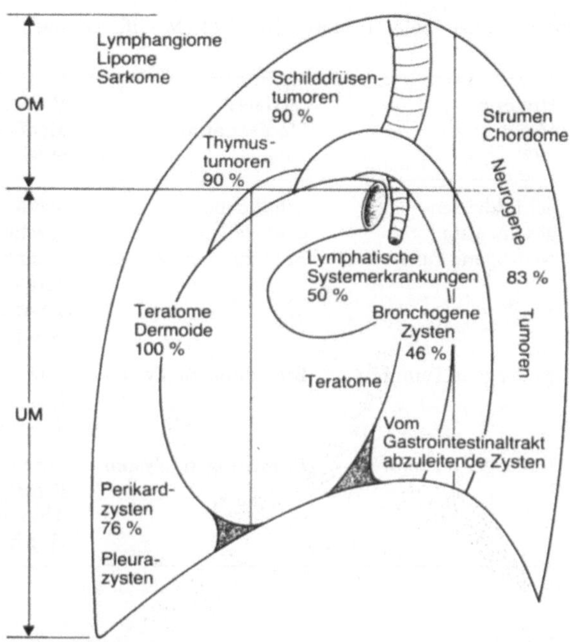

Abb. 25. Lokalisation und Häufigkeit der verschiedenen Mediastinaltumoren. *OM* oberes Mediastinum, *UM* unteres Mediastinum (Aus Krumhaar 1985; mit freundlicher Genehmigung des Autors)

und zumindest in den bildgebenden Verfahren der Diagnostik das differential-diagnostisch ohnehin problematische Spektrum mediastinaler Geschwülste erheblich erweitern, naturgemäß auch erschweren.

Der topographische Begriff „*Mediastinaltumor*" beinhaltet also eine Fülle histogenetisch und histologisch unterschiedlicher Geschwülste und tumor-ähnlicher Läsionen. Eine sinnvolle Klassifikation mit klaren Vorgaben für therapeutische Implikationen kann nur auf *histomorphologischen Kriterien* beruhen. Dabei erfordern die häufig auch in der Histomorphologie auftretenden differentialdiagnostischen Probleme (vgl. S. 261) den Einsatz aller aktuell zur Verfügung stehenden Methoden. Ein grobes, aber durchaus brauchbares dif-ferentialdiagnostisches Raster ergibt sich allerdings schon aus der Tumorloka-lisation (Abb. 25). Es hast sich gezeigt, daß bestimmte Geschwülste entspre-chend ihrer geweblichen Abstammung, typische Lokalisationen „bevorzugen" (Tabelle 3).

Literatur: s. S. 298–299

Tabelle 3. Topographie mediastinaler Tumoren [n = 742 (Modifiziert nach LEVASSEUR et al. 1976)]

	Hinteres Mediastinum 20%	„Axiales" Mediastinum 13%	Vorderes Mediastinum 69%
Oberes Mediastinum 48%	Schilddrüsen-geschwülste Neurogene Tumoren	Schilddrüsen-geschwülste Bronchiogene Zysten	Schilddrüsen-geschwülste Lymphome Teratome Thymogene Geschwülste
Mittleres Mediastinum 33%	Neurogene Tumoren	Bronchiogene Zysten	Thymogene Geschwülste Teratome
Unteres Mediastinum 19%	Neurogene Tumoren	Bronchiogene Zysten	Lipome Pleuroperikard-Zysten Thymogene Geschwülste

2.2 Anmerkungen zur embryonalen Entwicklung des Thymus

Der Thymus ist ein branchiogenes, paarig angelegtes Organ, das sich beim Menschen aus den ventralen Abschnitten vorwiegend der III. Schlundtasche (Thymus III), inkonstant auch aus der IV. Schlundtasche [Thymus IV (POLITZER u. HANN 1935)], entwickelt. Insofern besitzt der Thymus, entwicklungsgeschichtlich gesehen, eine metamerale, eine branchiomere Struktur (HAMMAR 1905, 1909, 1911a, b; SOBOTTA 1914; BARGMANN 1943; LANGMAN 1981). Allerdings dürfte beim Menschen ein der IV. Schlundtasche entstammender Thymus nur selten (evtl. *akzessorisches* Thymusgewebe) und wahrscheinlich nur vorübergehend entwickelt sein (GROSCHUFF 1990; JEDLICKA 1928; POLITZER u. HANN 1935).

Die Anlage des sog. *Thymuskomplexes,* aus dem sich schließlich der Thymus selbst und die Glandula parathyreoidea III entwickeln, ist nach WELLER (1933) erstmals bei Embryonen von 3–4 mm Länge (etwa 10 Ursegmente) nachweisbar. Nach NORRIS (1938) ist der menschliche Thymus eine Bildung des entodermalen Epithels der III. Schlundtasche und des Ektoderms des Sinus bzw. der Vesicula cervicalis, also *ento-ektodermaler* Herkunft. Auch GILMOUR (1938) beschreibt einen kurzfristigen Kontakt der III. und IV. Schlundtasche mit dem Ektoderm des Sinus cervicalis. Diese Beobachtung ist insofern wichtig, als sie *„ein Einwandern ektodermalen Zellmaterials in die Schlundtaschen möglich erscheinen läßt"* (ALTENÄHR 1981) und das Auftreten (neuro-) ektodermaler Zellen (Kultschitzky-Zellen) im Thymus erklären könnte. Vergleichende Untersuchungen an normalen Mäusen und an sog. Nacktmäusen haben die ento-ektodermale Herkunft des Thymus wohl weitgehend bestätigt (CORDIER u. HAUMONT 1980). HAMMAR

(1905, 1911 a, b) hingegen diskutiert eine ausschließlich entodermale Herkunft des menschlichen Thymus.

LE DOUARIN und JOTEREAU (1981) vermuten, daß auch mesenchymales Material, *Mesektoderm* der Neuralleiste, zur Thymusbildung beiträgt.

Bei 8 mm großen Embryonen stellt die Thymusanlage eine schlauchförmige Ausstülpung der III. Schlundtasche dar [*Primordialstadium* nach NORRIS (1938)], die über den *Ductus entobranchialis* [sog. Thymusgang, Ductus pharyngo-branchialis, Ductus thymo-pharyngicus, Canalis pharyngo-thymicus (BARGMANN 1943; TESSERAUX 1959)] mit dem Ektoderm der Branchialmembran in Verbindung steht. Im sog. *Branchialkomplex-Stadium* nach NORRIS (1938), bei 14–15 mm großen Keimlingen, ist der stielartige Ductus thymo-pharyngicus bereits wieder unterbrochen. Duktusreste können persistieren und möglicherweise zum Ausgangspunkt von thymogenen Zysten werden (SCHAMBACHER 1903; HAMMAR 1905; GILMOUR 1937; KRECH et al. 1954; SHIER 1953, 1981; vgl. auch S. 256).

Im Thymus gelegene, epithelial begrenzte Hohlräume sind u. a. bei Amphibien (HAMMAR 1905), Vögeln (HAMMAR 1905; FRAZIER 1973) und bei verschiedenen Säugetieren (u. a. HAMMAR 1905; DEARTH 1928; KOSTOWIECKI 1967) beschrieben worden. Ihre entwicklungsgeschichtliche und auch funktionelle Deutung ist umstritten [Residuen der *Thymusinvolution* (HAMMAR 1905), *Reste des undifferenzierten Schlundtaschenepithels* (GILMOUR 1937; KRECH et al. 1954), besondere *Formen* bzw. mögliche *Matrix Hassallscher Körperchen* (SCHAMBACHER 1903; DEARTH 1928; FRAZIER 1973; SHIER 1963, 1981), *akzessorische innersekretorische Drüsenkomplexe* (KOSTOWIECKI 1967)].

Epithelial begrenzte Hohlräume sind auch bei homo- und heterozygoten *nude*-Mäusen beschrieben worden, die im vorderen Mediastinum ein zweilappiges, rein epithelial aufgebautes Thymusrudiment erkennen lassen (CORDIER 19874, 1975; CORDIER u. HEREMANS 1975; CORDIER u. HAUMONT 1980; vgl. auch: GROSCURTH u. KISTLER 1975 a, b; GROSCURTH et al. 1975). Aus diesen Befunden geht u. a. hervor, daß auch der rudimentäre Thymus der *nude*-Mäuse ento-ektodermalen Ursprungs ist (RYGAARD 1973).

Bei 20–30 mm großen Keimlingen vollzieht der Thymus eine gewisse Drehung um seine Längsachse, gleichzeitig „verschmilzt" er mit der Vesicula cervicalis [„*Verschmelzungsstadium*" nach NORRIS (1938)]. Das dem Zervikalbläschen entstammende ektodermale Zellmaterial bildet nach NORRIS (1938) an der Außenseite der menschlichen Thymusanlage eine „*primitive Rindenzone*".

Der Thymus ist bis zur 8. Schwangerschaftswoche ein ausschließlich epitheliales Organ. Die Organanlage ist bis zu diesem Zeitpunkt avaskulär.

Der zuerst von KÖLLIKER (1879)[1] beim Kaninchen erhobene Befund, daß der Thymus seiner primären Anlage nach ein epitheliales Organ sei, mußte im

---

1 „*... dass dieselbe ein epitheliales Organ ist und aus einer Schlundspalte hervorgeht*" (Entwicklungsgeschichte des Menschen und der höheren Thiere. 2. Aufl., S. 875). In der ersten Auflage (1861) dagegen notiert KÖLLIKER: „*Die allererste Entwicklung dieses Organes ist noch in tiefes Dunkel gehüllt, doch ist nicht im Geringsten zu bezweifeln, dass dasselbe nicht aus dem Darmdrüsenblatte, sondern aus dem mittleren Keimblatte und zwar vielleicht aus der Faserschicht des Anfangsdarmes seinen Ursprung nimmt.*" Andererseits wird in der 1852 erschienenen Mikroskopischen Anatomie von KÖLLIKER in der Diskussion der Arnold'schen [Salzb. med.-chirur. Zeitung, 1831, II St., 273 (zit. n. KÖLLIKER 1852)], vor allem aber der Remak'schen Befunde [Entwicklung der Wirbelthiere, pg. 39, Tab. IV.V (zit. nach KÖLLIKER 1852)] eine epitheliale Organanlage zumindest nicht gänzlich verworfen: „*Da ich mit Bezug auf das, was ich über den Bau abgegeben, sicher zu sein glaube, so wäre ich fast geneigt, die*

Hinblick auf die lymphoepitheliale Struktur des sozusagen „fertigen" Organs fast zwangsläufig die Frage nach der Herkunft der lymphoiden Zellelemente (Organogenese) aufwerfen (HOSHINO et al. 1969; HIROKAWA u. HATAKEYAMA 1969; KAY et al. 1970; PAPIERNIK 1972; HAYWARD u. EZER 1974; GATIN et al. 1974; RÖPKE et al. 1977). Mit der Erkenntnis des epithelialen Ursprungs des Thymus war für das Verständnis der Histo- bzw. Organogenese desselben eine bislang unbekannte Schwierigkeit entstanden, nämlich *„die Entwicklung und den Bau der embryonalen Thymus mit der Struktur des älteren und fertigen Organs in Einklang zu bringen"* (KÖLLIKER 1879). In der epochalen Entdeckung KÖLLIKER war der Keim einer heftig geführten *„histogenetischen Kontroverse"* enthalten (ausführliche Diskussion und Literatur bei: HAMMAR 1905, 1909, 1911a, b; WIESEL 1912; SOBOTTA 1914; BARGMANN 1943; TESSERAUX 1959). Die seinerzeit diskutierten Theorien (Pseudomorphose, Immigration, Transformation, Pseudotransformation) besitzen zumeist nur noch historisches Interesse. Als bewiesen gilt heute die (dualistische) Immigrations-Theorie (FORD et al. 1966; MOORE u. OWEN 1967; OWEN u. RITTER 1969; OWEN 1970; BRYANT 1971; STUTMAN u. GOOD 1971; HEMMINGSSON u. ALM 1973; ZIMMERMANN et al. 1975; LEDOUARIN u. JOTEREAU 1975; KENDALL 1980; STUTMAN 1982).

Zwischen der 8. und 10. Schwangerschaftswoche beginnen mesenchymale Septen gegen die epitheliale Thymusanlage vorzuwachsen. Die Organanlage erfährt einen Umwandlungsprozeß (*„Organisationsstadium"* nach HAMMAR), der zur endgültigen Thymusstruktur überleitet. Der solide Epithelkomplex der Thymusanlage wandelt sich durch das Auftreten basophiler *„Stammzellen"* und lymphoider Rundzellen in einen retikulär formierten Epithelschwamm (sog. *„epitheliales Retikulum im Sinne eines Raumnetzes"*). Diese nicht-epithelialen Zellen entstammen zunächst der Dottersackwand, der Leber, spätfetal und postnatal dem Knochenmark (STUTMAN u. GOOD 1971).

Zwischen der 14. und 16. Schwangerschaftswoche ist mit einer fortgeschrittenen mesenchymalen Septierung (Lobulierung) und der Entwicklung sog. perivaskulärer Spalträume (vgl. S. 68) die Differenzierung von Rinde und Mark weitgehend abgeschlossen (PINKEL 1968; HIROKAWA 1969; HIROKAWA u. HATAKEYAMA 1969; HAAR 1974; VON GAUDECKER u. MÜLLER-HERMELINK 1980; VON GAUDECKER 1986, 1993). Zu diesem Zeitpunkt sind neben Hassallschen Körperchen alle Zellformen des postnatalen Thymus nachweisbar. Der Thymus wandert schließlich medio-kaudalwärts in das vordere Mediastinum.

Phylogenetische Aspekte und vergleichende Anatomie des Thymus: HAMMAR (1909), SOBOTTA (1914), BARGMANN (1943), HESS (1970) und WRIGHT (1976).

Literatur: s. S. 299–301

Remak'schen Angaben zu bezweifeln und anzunehmen, dass die Thymus, wenn auch in der Form und an dem Orte, wie Remak beschreibt, doch nicht aus dem Epithel der Visceralspalten, sondern aus dem Blastem, in dem die Aortenbogen sich bilden, selbständig, etwa wie die Lymphdrüsen sich entwickeln: doch halte ich es auf der anderen Seite für zu misslich, aus aprioristischen Gründen über wirkliche Beobachtungen den Stab zu brechen und beschränke mich daher darauf, zu sagen, dass, wenn Remak und ich recht gesehen haben, die Thymus eine ganz andere Entwicklung als andere Epithelialgebilde nehmen muß" [Bd. II. Zweite Hälfte. 1. Abt., S. 344 (vgl. auch: V. EBNER 1902)].

2.3 Topographie und makroskopische Anatomie des Thymus

Der Thymus des Menschen liegt zur Hauptsache im vorderen (oberen) Mediastinum (*„Thorakalthymus"*, *„Brustthymus"*, *„innere Brustdrüse"*), hinter der pleurafreien Fläche des Manubrium sterni, seitlich z. T. überlagert durch die Sinus bzw. Recessus costo-mediastinales. Das Organ besteht aus 2 sog. Lappen (*Corpora thymica, Lobus dexter et sinister thymi*), deren mediale Flächen einander berühren, jedoch nur unvollständig „verschmelzen" (Abb. 26). Eine isthmusartige Verbindung beider Corpora thymica scheint, wenn überhaupt, nur sehr selten entwickelt zu sein (HAMMAR 1911). Der Thymus wird von einer dünnen bindegewebigen Kapsel begrenzt und septiert (*Lobuli thymi*). Kranialwärts ist der Thymus gelegentlich hornartig gebogen und verjüngt (*„Thymushörner"*, *Processus superior thymi*). Der kaudale Abschnitt des Organs (Basis) liegt mit seiner Dorsalfläche dem Perikard auf. Jeder Thymuslappen hat etwa die Form einer *„ventro-dorsal abgeplatteten Keule"* [Einzelheiten zur Thymustopographie: WIESEL (1912) und SOBOTTA (1914)]. Eine konstante Eigenform scheint nicht zu bestehen. Die Vielfalt der Thymusformen erklärt sich nach WAHEED (1936) und BARGMANN (1943) *„aus dem wechselnden Verhalten der Nachbarorgane und dem Ausmaß normaler oder krankhafter Umbauvorgänge im Thymus*

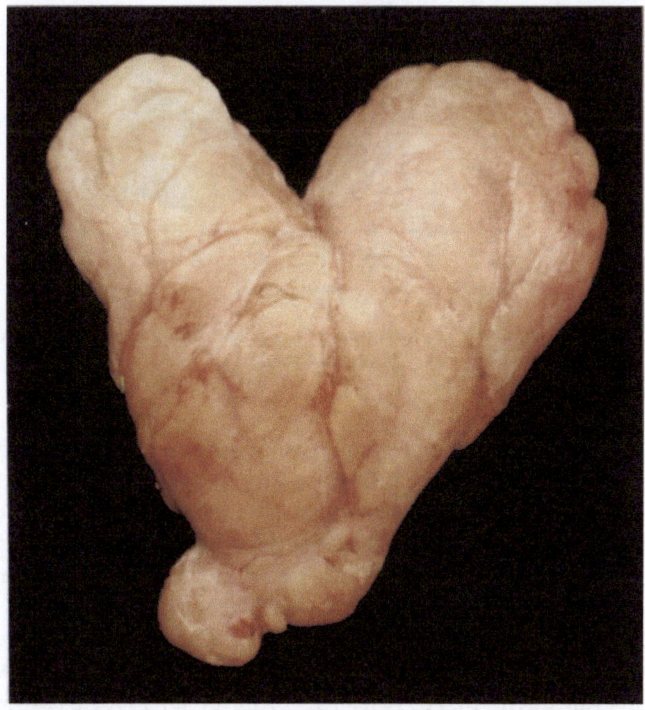

Abb. 26. Normaler Thymus (24 g) eines 10 Wochen alt gewordenen Säuglings. Obduktionspräparat. Scheinbare „Verschmelzung" beider Thymuslappen im unteren Polbereich

Tabelle 4. Alterskorrelierte Thymusgewichte, zusammengestellt nach Angaben von HAMMAR (1909, 1936)

Lebensalter	Gewicht in Gramm			
	Kompakter Thymuskörper	Reines Thymusparenchym	Thymusrindengewebe	Thymusmarkgewebe
Neugeborene	13,26	12,33	9,69	2,63
01–05 Jahre	22,98	19,26	13,63	5,63
06–10 Jahre	26,10	22,08	12,71	9,37
11–15 Jahre	37,52	25,18	11,63	12,08
16–20 Jahre	25,58	12,71	2,12	10,46
21–25 Jahre	24,73	4,95	0,74	4,20
26–35 Jahre	19,87	3,87	0,89	2,98
36–45 Jahre	16,27	2,89	1,55	1,33
46–55 Jahre	12,85	1,48	Mark und Rinde nicht mehr	
56–65 Jahre	16,08	0,73	deutlich unterscheidbar	
66–75 Jahre	6,00	0,03		

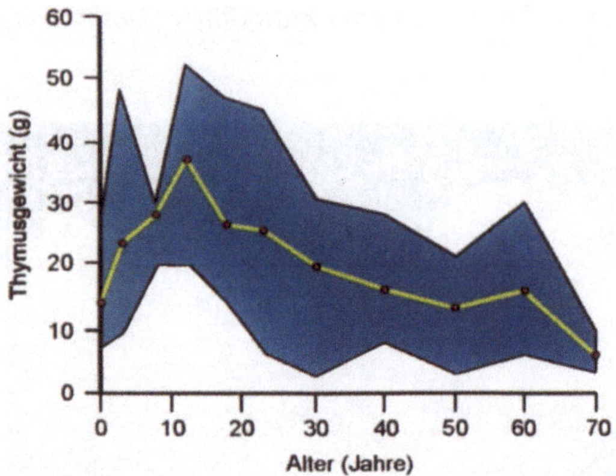

Abb. 27. Streubreite normaler Thymusgewichte (Zusammengestellt nach Angaben von HAMMAR 1926)

selbst" (vgl. auch: HAMMAR 1926, 1929, 1936; GRUBER 1932). Insofern sind Angaben über *Organdurchmesser* (z. B. HAMMAR 1929) von nur geringem Wert. Aber auch die *Thymusgewichte* sind umstritten, breit gestreut in den Normwerten, individuell stark schwankend, zudem altersabhängig (sog. *„Lebenskurve"* des Thymus). Immerhin gibt es seit den grundlegenden größen- und gewichtsanalytischen Untersuchungen von HAMMAR (1911, 1926, 1929, 1936) gewisse Richtwerte (Tabelle 4, Abb. 27). Einzelheiten, auch bezüglich der sog. Parenchymwerte (Abb. 28), müssen den Publikationen von HAMMAR entnommen werden (vgl. auch: BOYD 1932; KENDALL et al. 1980; STEINMANN 1986; KENDALL 1990). Auf die in diesem Zusammenhang viel diskutierte *Thymuspersistenz (,,Rückfall in infantile Verhältnisse der Thymusgestaltung", „Revi-*

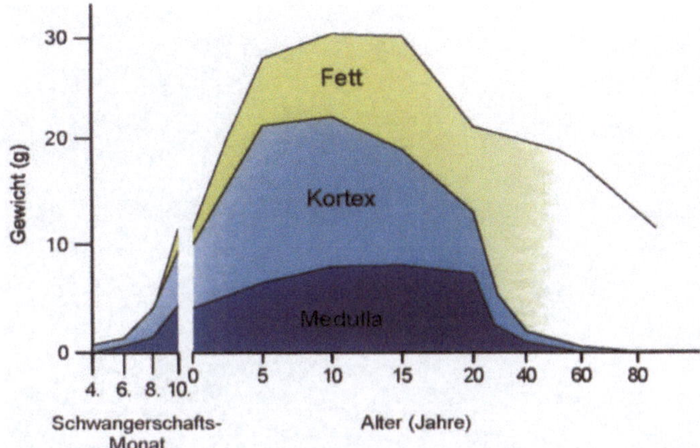

Abb. 28. Zum Lebensalter korrelierte Thymusgewichte (Umgezeichnet nach HAMMAR 1936)

veszenz", *Thymushyperplasie*, „*enlarged thymus*") wird im Kapitel über die Thymushyperplasie näher eingegangen (vgl. S. 114).

Die *Arterien* des Thymus, die Rami thymici, entstammen den Aa. thoracicae internae bzw. deren Rami mediastinales ventrales, den Aa. thyroideae inferiores, ferner den Aa. pericardiacophrenicae und der A. thyroidea ima. Zwischen den Gefäßen des Thymus und der Schilddrüse bestehen ausgedehnte Anastomosen. Der *venöse Abfluß* erfolgt über postkapilläre Venolen, interlobuläre Venen und den Vv. thymicae, die in die Vv. brachiocephalicae bzw. in die Vv. thyroideae inferiores münden. Die *lymphatische Drainage* (*efferente* Lymphgefäße) erfolgt in die peritrachealen und bronchialen sowie in die vorderen mediastinalen Lymphknoten. Afferente Lymphbahnen sollen fehlen (GOLDSTEIN u. MACKAY 1969; WEISS 1977). In der Thymuskapsel findet man ein gut entwickeltes Geflecht von Nervenfasern. Die intrathymische Nervenversorgung (Äste des N. vagus, N. phrenicus, N. recurrens sowie der Ansa nervi hypoglossi) folgt den Blutgefäßen. Dabei sollen die Nervenfasern vorzugsweise von dorsal her in den Thymus eintreten (SOBOTTA 1914; BARGMANN 1943; WULFHEKEL u. DÜLLMANN 1985).

Literatur: s. S. 302

2.4 Funktionelle Histologie

Der Thymus ist seiner Anlage nach ein epitheliales, seiner „fertigen" Struktur nach ein lymphoepitheliales Organ (vgl. S. 35), das im Laufe des Lebens einer relativ früh einsetzenden Involution (physiologische Atrophie) anheimfällt (vgl. Abb. 27 und 28). Spezifische Strukturen des Thymusparenchyms bleiben aber bis ins hohe Lebensalter erhalten (vgl. S. 75).

Der Thymus wird von einer dünnen Faserkapsel allseits begrenzt. Argyrophile und kollagene Kapselfasern strahlen trabekel- oder septenartig in das Innere ein und führen so zu einer organtypischen *Lobulierung* (Abb. 29 – 31). Die etwa 0,5 – 2,0 mm großen Lobuli lassen eine Lymphozyten-reiche Rinde (= *Cortex*) und ein an Lymphozyten ärmeres Mark (= *Medulla*) erkennen. Das Ver-

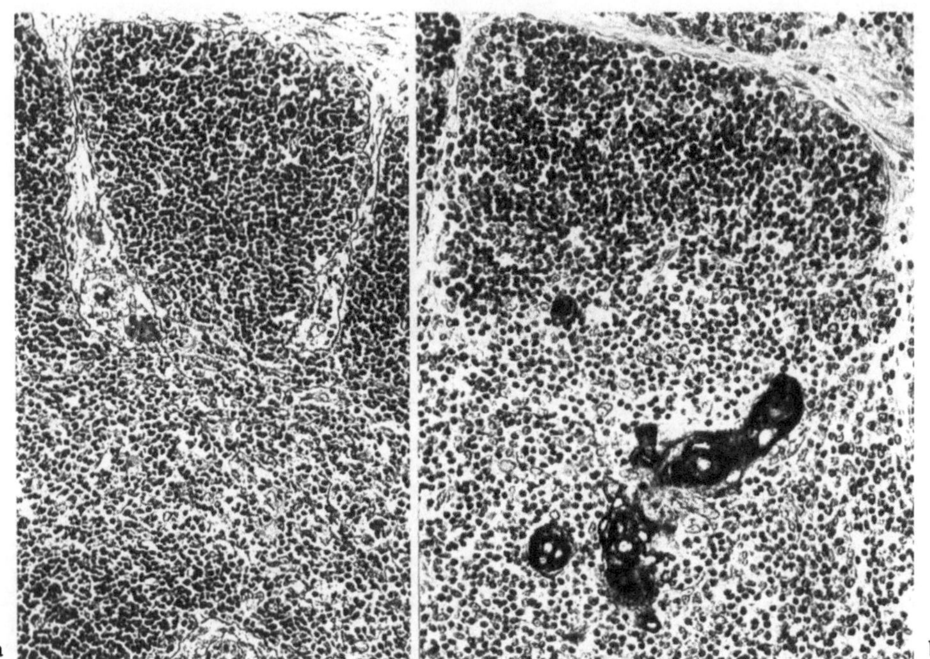

Abb. 29 a, b. Normales Thymusgewebe. **a** Rinden-Mark-Anschnitt. Scharfe und kontinuier-
liche Begrenzung des lymphoepithelialen Parenchyms zum angrenzenden Kapselgewebe
und zum fibrovaskulären Gewebe der Septen durch Retikulinfasern. Retikulinfaser-Färbung
nach Pap, × 125. **b** Im Markbereich kompakte Hassallsche Körperchen. PAS, × 140

hältnis von Thymozyten (T-Lymphozyten) zu Epithelzellen soll nach Untersuchungen von GOLDSTEIN et al. (1968) im kortikalen Thymus 6:1, im medullären 2:1 betragen. Das Verhältnis der Epithelzellen der Rinde zu denen des
Markes beträgt 1:2, das der Thymozyten 2:1 (GAD u. CLARK 1968). Charakteristische Formelemente des Markes sind die asymmetrisch (= sphärisch) kon-
figurierten Hassallschen Körperchen.

Cortex und Medulla konstituieren nach LEVINE und BEARMAN (1980) das
sog. *intraparenchymale Kompartiment*, das eigentliche thymische Parenchym,
während das septierende Bindegewebe einschließlich der hier gelegenen Blutgefäße das sog. *extraparenchymale Kompartiment* darstellt.

Auf Grund einer graduell unterschiedlichen Besiedlung mit kleinen und
großen (= blastisch transformierten) Lymphozyten unterscheidet man gewöhnlich eine *innere* von einer *äußeren Rindenzone* (VON GAUDECKER u. HINRICH-
SEN 1965; HINRICHSEN 1965; CLARK 1973, HWANG et al. 1974; VON GAUDECKER
1977, 1978; JANOSSY et al. 1980, 1981). Die *äußere Rindenschicht* (= subkapsuläres
Kompartiment) wird wegen des blastischen Aspektes der Lymphozyten oder
der gehäuft auftretenden Mitosen auch als thymogene *Keimschicht* bezeichnet
(HINRICHSEN 1965).

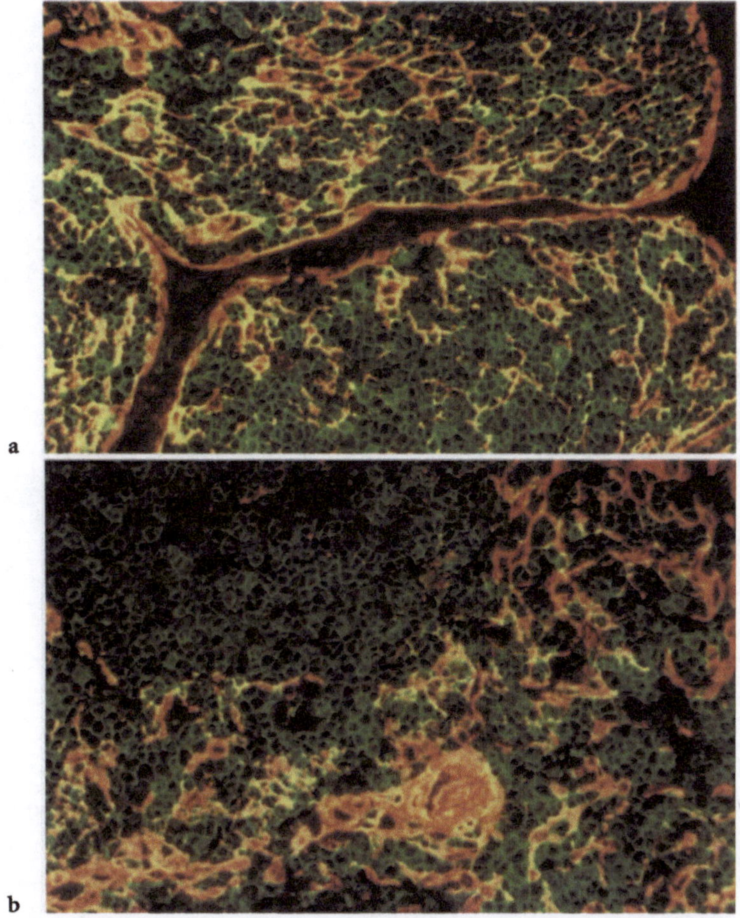

Abb. 30 a, b. Normales menschliches Thymusgewebe. Doppelimmunfluoreszenz mit der Darstellung Zytokeratin-positiver Thymusepithelzellen (rot-gelbe Fluoreszenz, Streptavidin-Cy 3) und CD3-positiver Thymozyten (grüne Fluoreszenz, Cy 2). **a** Eine durchgehend intakte Lage Zytokeratin-positiver Epithelzellen im Bereich der fibrovaskulären Septen und der Kapselregion. **b** Medullärer Thymusbereich unter Einschluß eines Hassallschen Körperchens. × 100 (Abbildungsmaßstab) (Aufnahme: Dr. F. AUTSCHBACH, Pathologisches Institut der Universität Heidelberg)

Ausgehend von elektronenmikroskopischen Befunden unterscheidet CLARK (1963, 1966, 1968, 1973) vier Kompartimente:

1. die äußere (subkapsuläre) Rindenzone,
2. die innere Rindenzone,
3. die Medulla,
4. die sog. perivaskulären Spalträume.

Nach Untersuchungen von BAAK et al. (1975, 1976, 1978) soll z. B. bei Meerschweinchen auch das Thymusmark in mehrere Kompartimente untergliedert werden können [*„extra cortical*

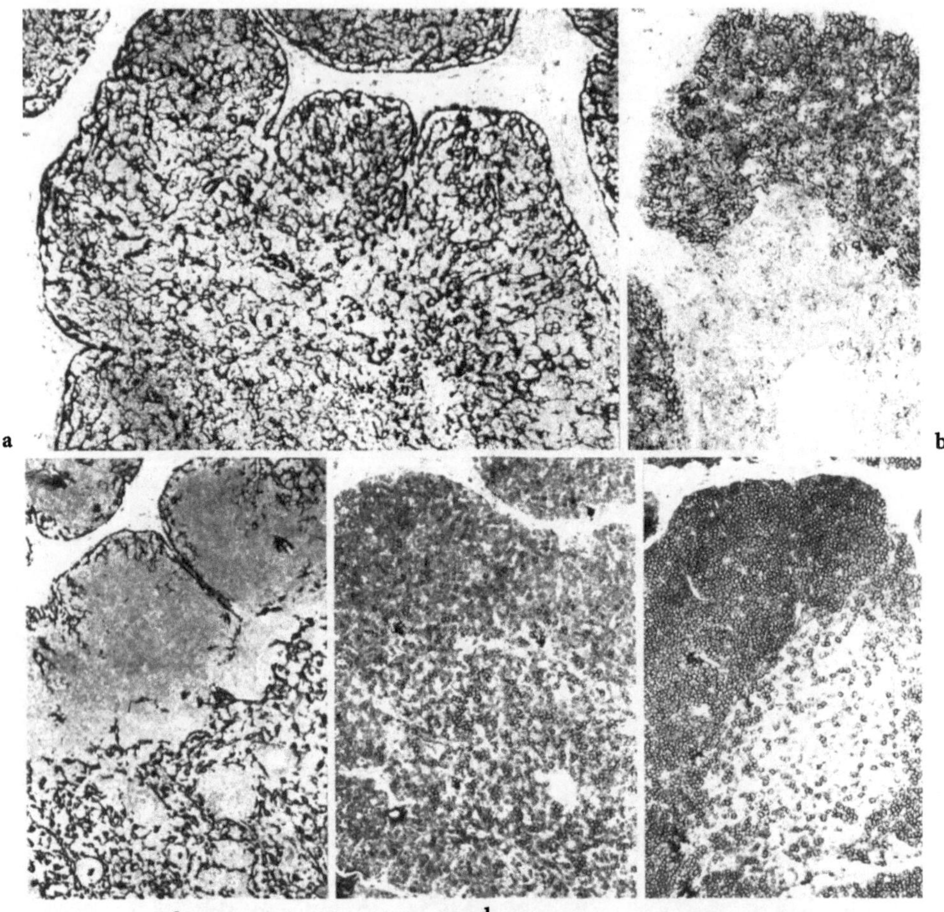

Abb. 31 a, b. Immunhistologische Befunde am normalen Thymusgewebe des Menschen, dargestellt mit monoklonalen Antikörpern gegen epitheliale (a – c) und T-lymphozytäre (d, e) Differenzierungsantigene. **a** Das gesamte epitheliale Netzwerk der Medulla, des Cortex und der subkapsulären Region ist dargestellt mit KL1. **b** Ausschließlich kortikale Epithelzellen reagieren mit T2/30. Die subkapsulären Epithelzellen zeigen einen negativen Reaktionsausfall. Nur sehr wenige medulläre Epithelzellen zeigen einen ebenfalls positiven Reaktionsausfall. **c** Gleichsam komplementäre Reaktion zu **b** mit dem Antikörper RFD-4. Ausschließlich die medullären und subkapsulären Epithelzellen zeigen einen positiven Reaktionsausfall. **d** Darstellung des T-Zell-Rezeptors mittels des monoklonalen Antikörpers F101.01: Deutliche Expression der medullären Thymozyten. **e** Das CD1a Antigen ist dagegen ganz überwiegend auf kortikalen Thymozyten und nur vereinzelt auf medullären Thymozyten und auf dendritischen Zellen der Medulla exprimiert. (Aus HOFMANN et al. 1989)

central area" (ECCA), *„inter cortical central area"* (ICCA), *„spindle-shaped-cell area"* (SSCA), *„third area"*]. Eines dieser Areale (ECCA) soll einen beträchtlichen Anteil (etwa 25%) an B-Lymphozyten enthalten (vgl. S. 60).

2.4.1 Epithelzellen

Die Epithelzellen des Thymus bilden durch tentakelartig verzweigte Zytoplasmafortsätze ein retikulär formiertes Netzwerk, einen *„Epithelschwamm"*, in dessen *„Maschen"* zahlreiche lymphoide Rundzellen liegen (GOLDSTEIN et al. 1968; HIROKAWA 1969; BLOODWORTH et al. 1975; BEARMAN et al. 1978; LEVINE u. BEARMAN 1980). Wegen der maschenartigen Durchflechtung wurde der Begriff des *„epithelialen Retikulums"* geprägt. Beziehungen zu mesenchymalen Retikulumzellen bestehen nicht (WEISS 1972).

Die Epithelzellen des Thymus stellen eine heterogene Zellpopulation dar (VAN DE WIJNGAERT et al. 1984). Sie sind ultrastrukturell (Abb. 32) und immunhistologisch (Abb. 30, 31) grundsätzlich durch 7–11 nm durchmessende Intermediärfilamente vom Zytokeratintyp (Tabelle 5) und durch Desmosomen charakterisiert (BLOODWORTH et al. 1975; BEARMAN et al. 1978; DRENCKHAHN et al. 1979; NABARRA u. ANDRIANARISON 1987). Die Intermediärfilamente bilden perinukleär gelegentlich ein korbartig formiertes „Fasergeflecht".

Eine epitheliale Basalmembran ist offensichtlich nur inkonstant entwickelt. Sie ist als 50–60 nm breite, laminäre Struktur vor allem dort zu finden, wo Thymusepithelzellen unter Einschluß von Hemidesmosomen das extraparenchymale, subkapsuläre und perivaskuläre Bindegewebe kontaktieren (BEARMAN et al. 1978). Auf diese Weise wird nach CLARK (1973) ein bestimmtes Milieu (*„microenvironment"*) geschaffen, das für die Proliferation und Maturation der Thymozyten von offenbar entscheidender Bedeutung ist (vgl. S. 71: „The thymic microenvironment"). Neben den Intermediärfilamenten vom Zyto-

Tabelle 5. Zytokeratin-Expression in normalen Epithelzellen des Thymus (vgl. OCHS et al. 1986 und GROMMISCH et al. 1997)

Thymus-Region	Einfache-epitheliale Zytokeratine					Stratifizierungs-spezifische Zytokeratine										
	7	8	18	19	20	1	2e	4	5	6	9	10	13	14	15	17
Subkapsuläre Thymusregion	–	+	(+)	++	–	–	–	–	++	(+)	–	–	–	++	+	+
Cortex	–	++	+	++	–	–	–	–	(+)	–	–	–	–	++	(+)	(+)
Medulla	(+)	+	+	++	(+)	(+)	(+)	(+)	++	(+)	(+)	(+)	(+)	++	++	+
Hassallsche Körperchen	(+)	+	+	++	(+)	++	+	+	(+)	+	+	++	(+)	(+)	–	+

++ Konstant und homogen, in praktisch allen Epithelzellen positiv.
+ Inkonstant und heterogen mit einer interindividuellen Variabilität positiv.
(+) Selten positiv (bis etwa 20% der epithelialen Thymuszellen).
– Negativ.

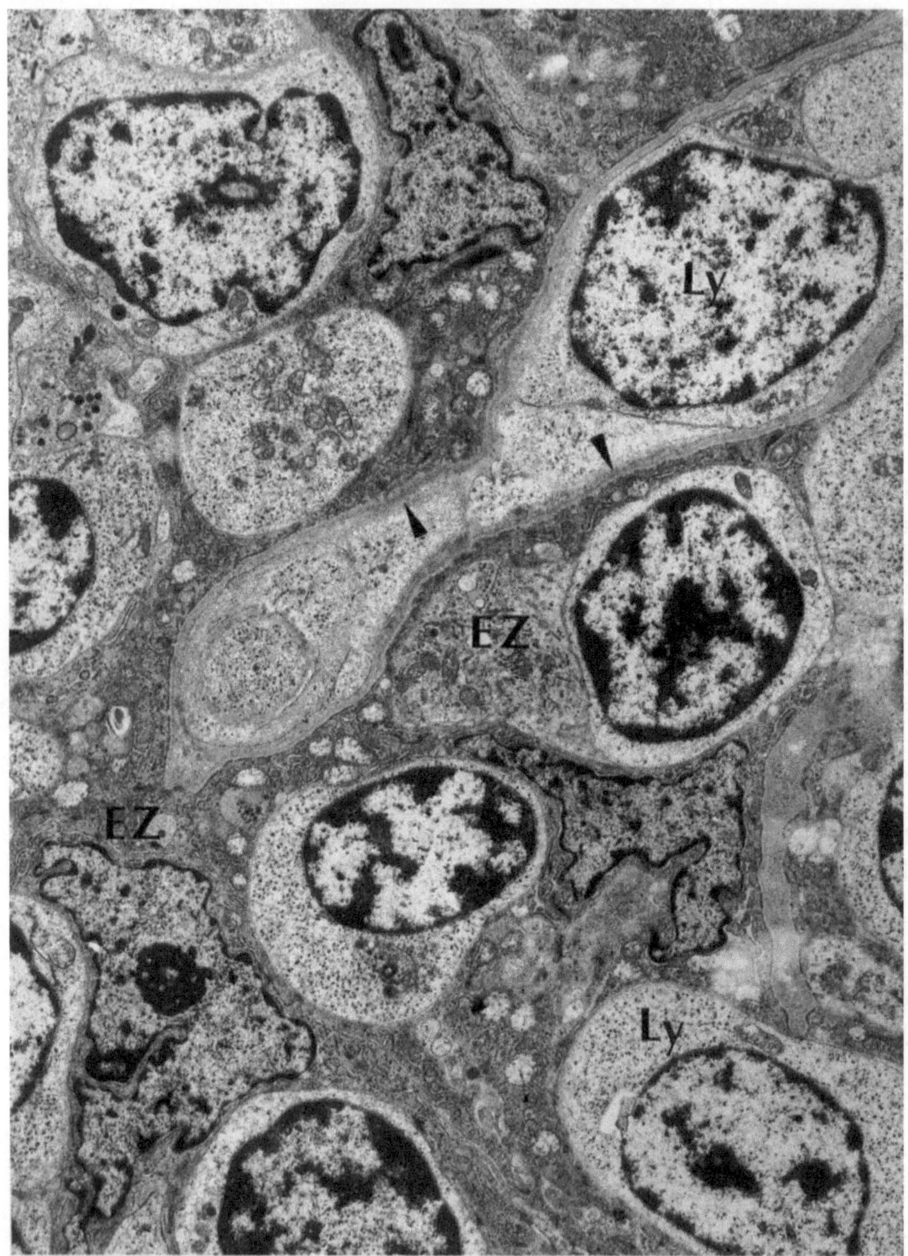

Abb. 32. Rindenregion eines normalen menschlichen Thymus. Epithelzellen (*EZ*) mit „tentakelartigen" Zytoplasmaausläufern, die, je nach Anschnitt, von einer Basalmembran umgrenzt werden (*Pfeilspitzen*). Zwischen den Epithelzellen reichlich Thymozyten (*Ly*). Fixierung: Glutaraldehyd-OsO$_4$. Kontrastierung: Bleizitrat und Uranylazetat. × 7800

Tabelle 6. Immunphänotypische Charakterisierung epithelialer Thymuszellen durch monoklonale Antikörper (mAK)

mAK	Epithelzellen[a]		
	Subkapsulär	Kortikal	Medullär
KL1 (Dianova, Hamburg)	+	+	+
TE-4 (HAYNES 1984)	+	+	+
BG3C8 (PALLESEN 1987)	+	–	+
RFD-4 (BOFILL 1985)	+	–	+
T2/30 (TAKACS 1987)	+	+	–
M20 (= CK8)	+	+	+
2D7 (= CK13)	+/–	–/+	–/+
RGE53 (= CK18)	–	–	–/+
K8.12 (= CK13/16)	+	+	+
BA17 (= CK19)	+	+	+
MR10[b]	+	–	+
MR14	+	–	+
MR3	–	+	–
MR6	–	+	–
Thymushormone[c]			
Thymic maturation factor	+		+
Thymopoitin	+		+
Thymulin	+		+
Thymosin α	+		+
Thymosin β_2	+		+

[a] In weitergehenden Untersuchungen zur Expression von Zytokeratinpolypeptiden (z. B. Zytokeratin 1, 4–8, 10, 11, 13–14, 17–19) mittels der indirekten Immunfluoreszenz und der zweidimensionalen Gelelektrophorese fand sich ein außerordentlich komplexes Zytokeratinmuster, das dahingehend zusammengefaßt werden kann, daß die stratifizierungsspezifischen Zytokeratine vom Kortex über die Medulla zu den Hassallschen Körperchen zunehmen (OCHS et al. 1986).

[b] Vgl.: DE MAAGD et al. (1985).

[c] Vgl. auch Seite 71 „The thymic microenvironment".

keratintyp findet man bis zu 5 nm durchmessende Mikrofilamente vom Aktin-Typ (DRENCKHAHN et al. 1979). Das *„epitheliale Retikulum"* reagiert außerdem mit dem sog. tissue polypeptid antigen sowie mit Antiseren gegen glattmuskuläres Myosin (vgl.: Abb. 36a, b der 1. Auflage) (DRENCKHAHN et al. 1979, SCHOLEY et al. 1982).

Hinsichtlich der Tatsache, daß innerhalb des Thymus humorale/hormonale Substanzen (vgl. Tabelle 6) gebildet werden, die für die T-lymphozytäre Differenzierung von Bedeutung sind, ist auf ultrastruktureller Ebene wiederholt nach morphologischen Korrelaten sowohl einer Synthese- als auch einer Sekretionsleistung der epithelialen Thymuszellen gesucht worden. Intrazytoplasmatische Zysten (*„gland-like spaces"*) bzw. zytoplasmatische Vakuolen innerhalb einzelner epithelialer Thymuszellen sind bei verschiedenen Versuchstieren ein offenbar häufiger, in humanen Thymi ein dagegen seltener Befund (Abb. 33).

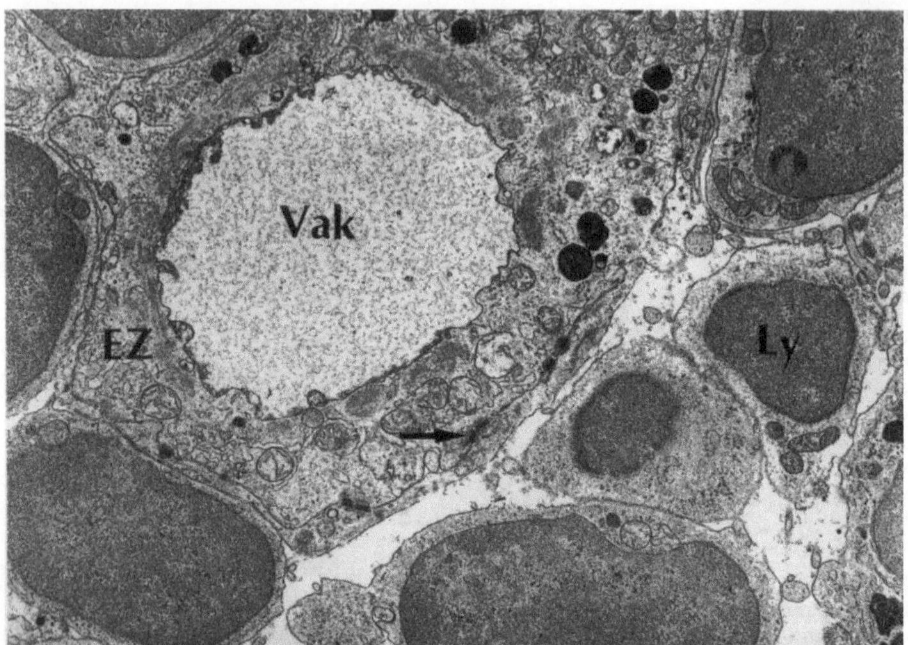

Abb. 33. Normales menschliches Thymusgewebe. Epithelzellen (*EZ*) mit sog. zytoplasmatischen Vakuolen (*Vak*). Desmosomen (*Pfeil*). Lymphozyten (*Ly*). Fixierung nach Dalton. Kontrastierung: Bleizitrat und Uranylazetat. × 7800

Ob es sich bei diesen Strukturen tatsächlich um das morphologische Korrelat einer sekretorischen Leistung handelt, erscheint eher fraglich, zumindest nicht bewiesen.

In verschiedenen Untersuchungen ist wiederholt versucht worden, Epithelzellen der Rinde und des Markes auch ultrastrukturell zu unterscheiden (z.B.: BLOODWORTH et al. 1975; NABARRA u. ANDRIANARISON 1987). Die ältere Literatur zur anstehenden Problematik ist in der ersten Auflage dieses Thymusbuches ausführlich diskutiert worden.

BLOODWORTH et al. (1975) unterscheiden auf ultrastruktureller Ebene drei gewissermaßen *prinzipielle* und eine Gruppe *„verschieden spezialisierter, infrequent"* auftretender Zellen:

1. *Synzytiale Epithelzellen* als dominierender Zelltyp des Cortex. Die Zellen besitzen bis zu 25 nm lange *„dendritische"*, d.h. tentakelartige Zellfortsätze. Die synzytialen Epithelzellen werden gelegentlich noch untergliedert in elektronendichte (*„dark reticular epithelial cells"*) und in elektronentransparente Zellen.

2. *Epitheloide Epithelzellen* als dominierender Zelltyp des Thymusmarkes. Da diese Zellen gelegentlich Vakuolen (*„microvillous cysts"*, *„gland-like spaces"*) enthalten, wurden sie auch als *„cystic"* bzw. *„villous epithelial cells"* bezeichnet.

3. *Squamoide Epithelzellen*, die ausschließlich im Bereich des Thymusmarkes zu finden sind und Ursprungszelle der Hassallschen Körperchen sein sollen.

Infrequent auftretende Sonderformen [*„spindle epithelial cells"*, *„clear epithelial cells"*, *„fibrillary epithelial cells"*, *„potentially secretory epithelial cells"*, *„true secretory cells"*, *„undifferentiated epithelial cells"* (FRAZIER 1973)] sollen nach BLOODWORTH et al. (1975) Varianten der epitheloiden Epithelzellen sein.

NABARRA und ANDRIANARISON (1987) unterscheiden auf ultrastruktureller Ebene die folgenden Zelltypen:

1. Typ I-Zellen: *„Classical" epithelial cells*, die sowohl in der kortikalen als auch in der medullären Thymusregion gefunden werden, die andererseits im Cortex die einzig vorkommende epitheliale Zellform sein sollen.
2. Typ II-Zellen: *„Alveolar labyrinth" epithelial cells*, die ausschließlich nur in der medullären Thymusregion gefunden werden.
3. Typ III-Zellen: *„Intracytoplasmic cavity" epithelial cells*, die ebenfalls nur in der medullären Thymusregion gefunden werden und offenbar sehr selten sind.

KENDALL (1990) unterscheidet anhand ultrastruktureller Befunde 6 verschiedene Epithelzellen des Thymus (vgl. auch: VAN DE WIJNGAERT et al. 1984):

1. Typ 1-Zellen: *„Subcapsular-perivascular" epithelial cells*, die einen desmosomal geschlossenen Epithelverband subkapsulär, entlang der interlobulären Septen und der Blutgefäße im kortikalen Bereich und im kortikomedullären Übergangsbereich bilden (*„blood-thymus barrier"*). Sie sitzen, extra-thymisch, einer Basalmembran auf. Sie sind spindelförmig abgeflacht und häufig triangulär angeordnet. Man findet rauhes endoplasmatisches Retikulum, elektronendichte Granula und mikropinozytotische Vesikel. Innerhalb dieser Zellen werden verschiedene Thymushormone gefunden (vgl. S. 72).
2. Typ 2-Zellen: *„Pale" epithelial cells*, die sowohl in der Medulla als auch im Cortex, vorwiegend im äußeren Cortex, vorkommen.
3. Typ 3-Zellen: *„Intermediate" epithelial cells*, die im mittleren und inneren Cortex und in der Medulla gefunden werden.
4. Typ 4-Zellen: *„Dark" epithelial cells*, die typischerweise in den tieferen Cortexregionen und in lockerer Apposition zu den Hassallschen Körperchen auch im medullären Bereich gefunden werden. Sie sind häufig assoziiert mit pyknotischen (apoptotischen) Thymozyten.
5. Typ 5-Zellen: *„Undifferentiated" epithelial cells*, die vor allem in der Medulla und im kortiko-medullären Bereich vorkommen.
6. Typ 6-Zellen: *„Large-medullary" epithelial cells*, die ausschließlich in der Medulla und in unmittelbarer Nachbarschaft zu den Hassallschen Körperchen vorkommen. Innerhalb dieser Zellen findet man verschiedene Thymushormone (vgl. S. 72).

Die Typ 2- und Typ 3-Zellen der Kendallschen Klassifikation sind wahrscheinlich die sog. *„thymic nurse cells"* (SCHUURMAN u. KATER 1985).

Die Epithelzellen des Thymus exprimieren *Histokompatibilitäts-Antigene* (ROUSE u. WEISMAN 1981). Dabei werden offensichtlich Klasse I- (HLA-A, B, C) *und* Klasse II- (HLA-DR) Antigene exprimiert (vgl. S. 71).

2.4.2 „Thymic nurse cells"

Es handelt sich um eine besondere Form epithelialer Thymuszellen. 1980 beschrieben WEKERLE u. KETELSEN bzw. WEKERLE et al. nach mechanischer Zerkleinerung und fraktionierter Trypsinbehandlung muriner Thymuspräparate große epitheliale Zellen, die in einer zentralen Caveole jeweils etwa 25 kleine bis mittelgroße, sich teilende, aber auch apoptotische Lymphozyten enthalten. Dieser ausschließlich im Rindenbereich gelegene Zelltyp, der inzwischen auch in histologischen Schnittpräparaten bzw. immunhistologisch und elektronenmikroskopisch nachgewiesen werden konnte, wird mit der Differenzierung und Maturation der Thymozyten in Verbindung gebracht und als *„thymic nurse cell"* bezeichnet (RITTER et al. 1981; NABARRA u. ANDRIANARISON 1987; NABARRA u. PAPIERNIK 1988; LEENE et al. 1988; BRELINSKA 1989; HIRAMINE et al. 1990; TOUSSAINT-DEMYLLE et al. 1991; DEFRESNE et al. 1994; HIRAMINE et al. 1996).

Die außerordentlich enge Assoziation von epithelialen *„nurse"*-Zellen und Lymphozyten erinnert an die sog. *„Clark-packet's"*, bei denen es sich um Nester proliferierender T-Lymphozyten im Sinne einer strukturell gegliederten cortikalen Funktionseinheit mit gewissermaßen streng kontrolliertem *„microenvironment"* handelt (BURNET 1969). Für die formale Interpretation dieses morphologisch besonders charakterisierbaren Lymphozyten-Epithel-Komplexes kann zudem der Begriff der *Emperipolesis* [HUMBLE et al. (1956): *„Inside round about wandering"*][2] verwandt werden.

Die *„thymic nurse cells"* exprimieren neben den *klassischen Transplantationsantigenen* auch die *Ia-Determinanten* und dürften für die Diversifikation und Maturation der T-Lymphozyten eine besondere Rolle spielen. Da innerhalb der zentralen Caveole auch apoptotische Lymphozyten gefunden werden, spielen die lymphoepithelialen Funktionseinheiten im Sinne der *„thymic nurse cells"* wahrscheinlich auch im Rahmen der sog. *negativen Selektion* autoreaktiver Thymozyten eine nicht unerhebliche Rolle (DIPASQUALE u. TRIDENTE 1991; HIRAMINE et al. 1996). Dabei sind neben Makrophagen auch die *„thymic nurse cells"* an der Digestion und Clearance der apoptotischen Thymozyten beteiligt (HIRAMINE et al. 1996).

---

2 Περι-πόλησις bedeutet „Herumwandern", ebenso wie περιπόλεν. Das Präverb „en" (bzw. „em") bedeutet „in". Εμπεριπόλησις hieße demnach „das in einem (bestimmten) Raum Herumwandern". Angewandt auf zelluläre Interaktionen besagt εμπεριπόλησις, daß eine Zelle in einer anderen Zelle herumwandert, sie „durchquert". Dieses Durchqueren aber nicht im Sinne der Cytopempsis bzw. der Diacytose, sondern im Sinne des Hin- und Herwanderns. Zudem impliziert das Stammverb πόλεν eine (aktive) Bewegung, nicht ein nur simples Sichbefinden. Εμπεριπόλησις setzt, ebenso wie das einfache Kompositium περιπόλεν einen Raum voraus, innerhalb dessen sich die Bewegung vollzieht.

2.4.3 Hassallsche Körperchen

Konzentrisch geschichtete, sog. Hassallsche Körperchen („*thymic corpuscles*"),
1846 erstmals von Arthur Hill HASSALL (vgl. S. 6) als „*Mutterzellen*" des Thymus
beschrieben und abgebildet, stellen charakteristische, organotypische Strukturen des Thymusmarkes dar (Abb. 34–37). Es handelt sich um *epitheliale Gebilde*, die hinsichtlich der Form, der Größe und der Zahl erheblich variieren (KOH-
NEN u. WEISS 1964; BLAU et al. 1968; KATER u. VAN GORP 1969; BEARMAN
et al. 1978; LEVINE u. BEARMAN 1980). Wie aus Gewebekultur-Untersuchungen

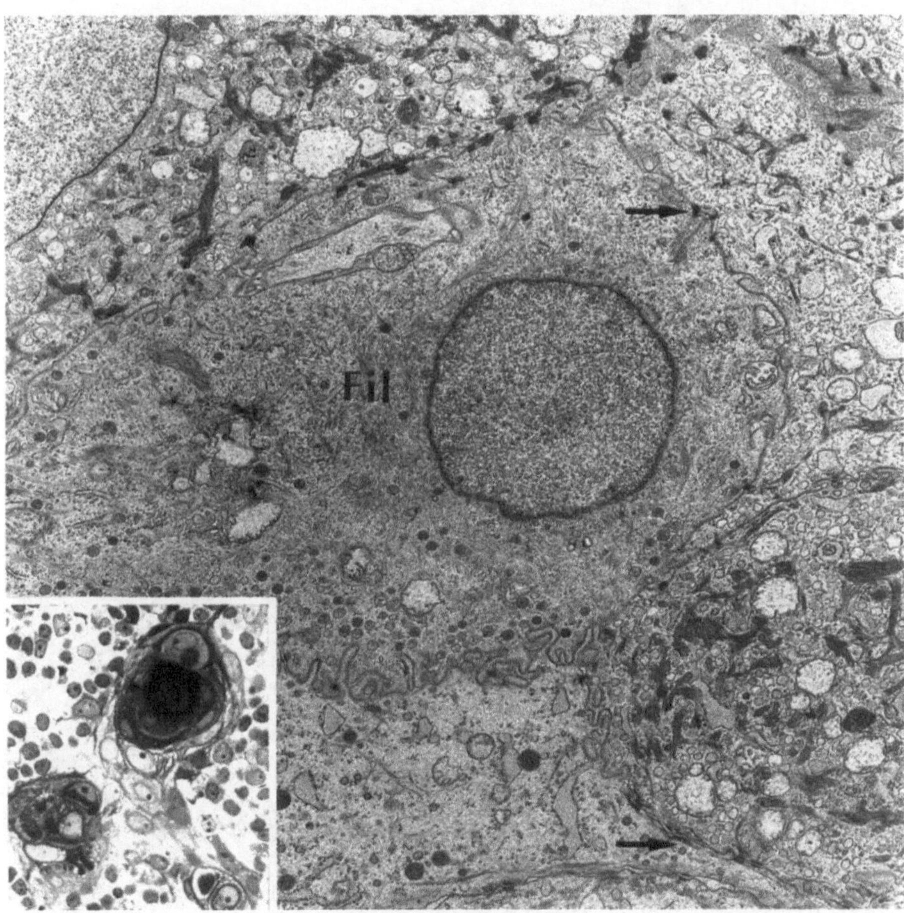

Abb. 34. Normales menschliches Thymusgewebe, Markregion. Ausschnitt aus einem soliden
Hassallschen Körperchen. Die am Aufbau beteiligten epithelialen Zellen sind durch Desmosomen (*Pfeile*) verbunden, z. T. mäanderartig verzahnt. Innerhalb der Epithelzellen Tonofilamente (*Fil*), z. T. auch Tonofibrillen sowie sog. „membrane-coating granules", die durchaus
an Keratinosomen erinnern. Fixierung: Glutaraldehyd-OsO$_4$. Kontrastierung: Bleizitrat und
Uranylazetat. ×11300. *Inset:* Drei z. T. konzentrisch geschichtete Hassallsche Körperchen.
Semidünnschnitt, Toluidinblau. ×720

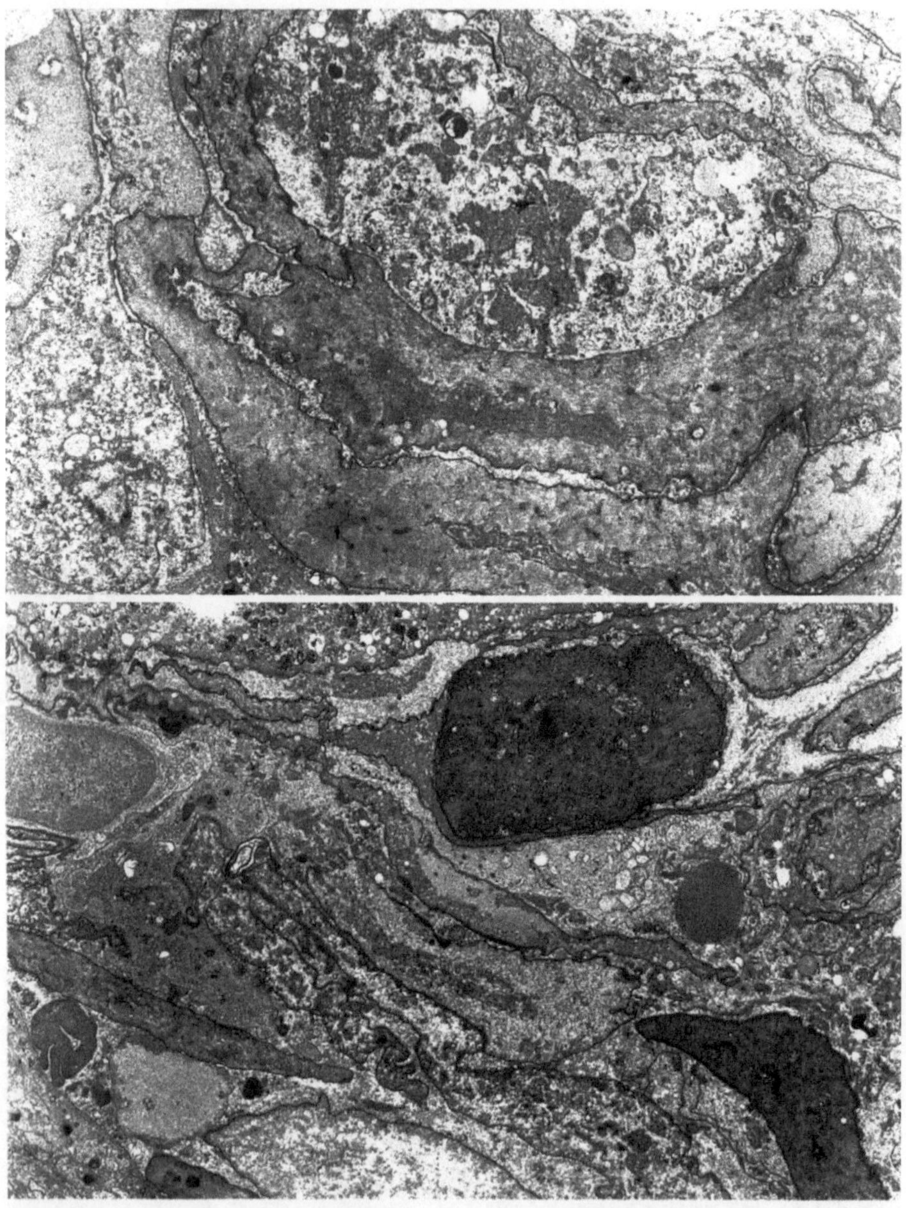

Abb. 35. Ausschnitt aus einem Hassallschen Körperchen mit „dachziegelartig" formierten Epithelzellen. Fixierung: Glutaraldehyd-OsO$_4$. Kontrastierung: Bleizitrat und Uranylazetat. × 9200

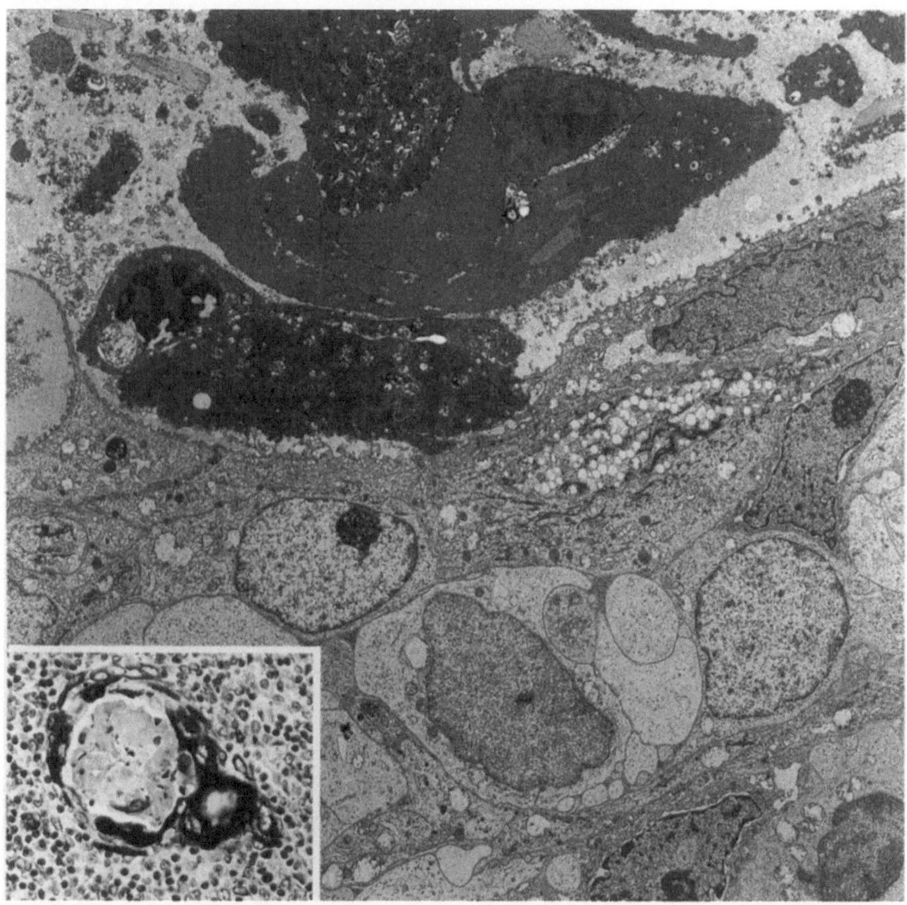

Abb. 36. Zystische, sog. regressive Form eines Hassallschen Körperchens. Innerhalb der „zentralen Lichtung", die durch konzentrisch formierte Epithelzellen begrenzt wird, liegen solide, total keratinisierte Korpuskel („Hornschuppen") und Zelldetritus. Die unmittelbar an die Lichtung angrenzenden Epithelzellen zeigen z. T. mikrovillöse Membrandifferenzierungen. Fixierung: Glutaraldehyd-OsO_4. Kontrastierung: Bleizitrat und Uranylazetat. × 9100. *Inset:* Keratindarstellung, Antikörper gegen Keratine mit einem Molekulargewicht von 67 kD. Indirekte Immunperoxidase-Technik. × 320

hervorgeht, dürfte es sich um strukturell besonders charakterisierbare Differenzierungsprodukte medullärer Thymusepithelien handeln (ITOH et al. 1982).

In der älteren Literatur ist vielfach zwischen *kompakt-soliden* (= progressiven) und *zystischen* (= regressiven) sowie zwischen *unizellulären*[3] und *konglomerierten multizellulären* Formen unterschieden worden (HAMMAR 1905–1926).

---

3 In der älteren Literatur (Übersicht und kritische Wertung: HAMMAR 1908) wurden unizelluläre Hassallsche Körperchen z. T. mit den 1888 von S. MAYER entdeckten „*myogenen Körpern*" (= Sarcolyten) gleichgesetzt [vgl. auch BARGMANN (1943) sowie PUCHTLER et al. (1975), die den Begriff der „*myoepithelialen Thymuszelle*" prägten].

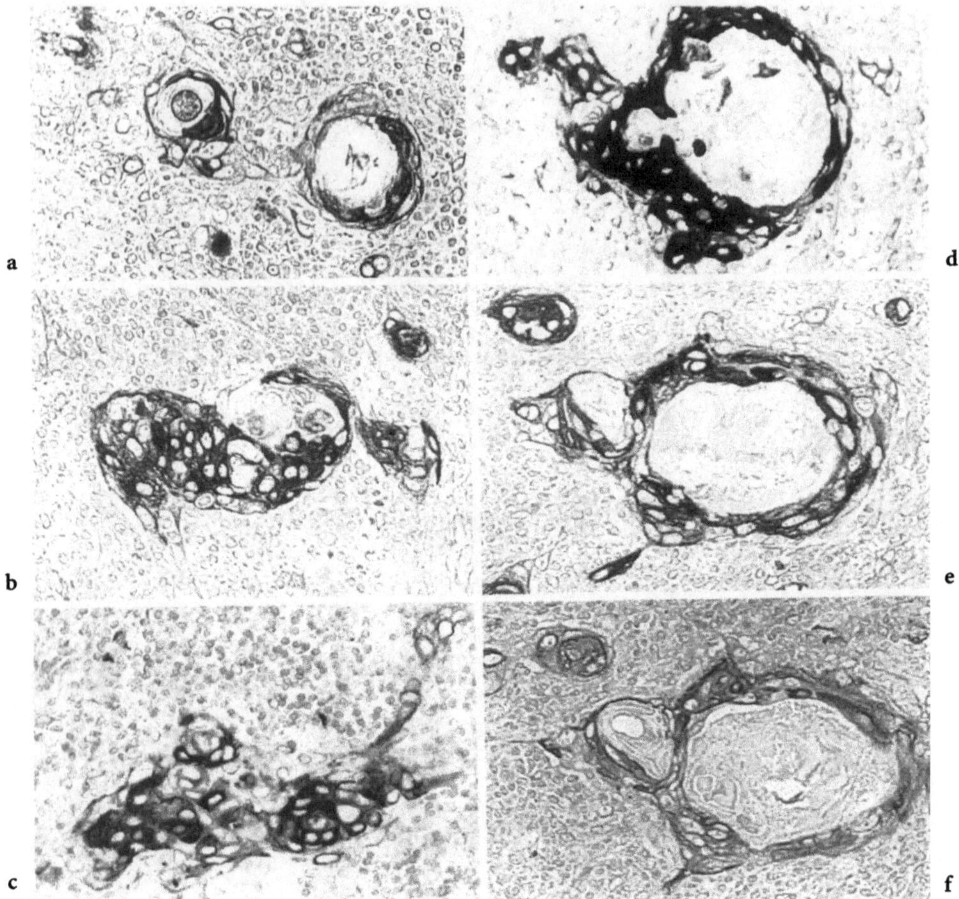

Abb. 37 a – f. Keratindarstellung in kompakten (a–c) und zystischen (d–f) Hassallschen Körperchen. Überschichtung mit Antikörpern gegen Keratinfilamente verschiedener Molekulargewichte: **a, d** 67 kD, **b, e** 55 kD, **c, f** 48 kD. × 310

Im Zentrum der *kompakten* Formen findet man häufig ein eosinophil tingiertes, keratinisiertes Material, das an eine Hornperle[4] erinnert (Abb. 34, Inset). Dieser *„Kern"* wird häufig in sphärischer bzw. asymmetrischer Anordnung von Zellen mit ausgesprochen azidophil gefärbtem Zytoplasma lamellen- oder auch hornschuppenartig umlagert (Abb. 35). An der Bildung der konglo-

---

4 Schon Rudolf VIRCHOW (1851) weist auf die Ähnlichkeit hin, die zwischen den Hassallschen Körperchen und konzentrischen Zellanhäufungen in *„Epidermoidal-Cancroiden"* besteht. Er rechnet die Hassalschen Körperchen zu den sog. *„Physaliden"* bzw. zu den *„Physaliphoren"*, d. h. zu jenen Zellen, die seiner Meinung nach in ihrem Inneren „Bruträume" für die Bildung neuer Zellelemente enthalten (1858).

Tabelle 7. Hassallsche Körperchen: „Quantitative Morphologie" nach HAMMAR (1926)

Alter	Hassallsche Körperchen		
	Gesamtzahl	pro mg Parenchym	pro mg Mark
3. Fetalmonat	42	6,6	84,0
4. Fetalmonat	470	23,1	72,3
5. Fetalmonat	12405	85,6	248,0
6. Fetalmonat	53833	97,9	328,3
7. Fetalmonat	160490	89,6	348,8
8. Fetalmonat	406832	107,3	415,2
9. Fetalmonat	411793	81,4	307,4
10. Fetalmonat	698203	75,6	310,3
Neugeborene	1059197	88,9	332,1
1– 5 Jahre	1409127	75,2	279,1
6–10 Jahre	1391618	63,5	174,3
11–15 Jahre	1551979	73,9	196,7
16–20 Jahre	704135	50,9	108,1
21–25 Jahre	492591	49,0	102,5
26–30 Jahre	378516	64,3	129,4
31–35 Jahre	305622	62,9	129,6
36–45 Jahre	262482	69,3	143,4
46–55 Jahre	91767	74,7	195,3
56–65 Jahre	97425	71,5	143,1
66–90 Jahre	53573	52,5	157,6

merierten Formen der Hassallschen Körperchen sind durchschnittlich 20–50, durch Desmosomen verbundene Epithelzellen beteiligt (KOHNEN u. WEISS 1964; BLOODWORTH et al. 1975). In gewisser Weise erinnert die strukturelle Gliederung der Hasallschen Körperchen an das Plattenepithel der Epidermis.

Die *zystischen* Formen der Hassallschen Körperchen werden zur zentralen Lichtung hin durch abgeflachte und zum Teil dachziegelartig formierte Epithelzellen begrenzt, die gelegentlich unterschiedlich lange Microvilli erkennen lassen (Abb. 36). Innerhalb der zentralen Lichtung findet man nekrotische Epithelzellen, osmiophile „Hornschuppen", Zelldetritus, gelegentlich Granulozyten und makrophagozytäre Zellformen.

Die „Verbindung" der Hassallschen Körperchen zum epithelialen Grundgerüst des Thymusmarkes wird nach BLOODWORTH et al. (1975) durch die sog. *squamoiden Epithelzellen* hergestellt.

Die Größe der Hassallschen Körperchen schwankt im Mittel zwischen 50 und 200 µ, wobei vor allem zystische Formen eine extreme Größe erreichen können (vgl.: Akzidentelle Involution). Mit der quantitativen Erfassung der Hassallschen Körperchen hat sich vor allem HAMMAR (1924, 1926) beschäftigt (Tabelle 7). Er unterscheidet 10 Größengruppen in den Durchmessergrenzen von 10–1100 µ.

Neben 0,5–1,0 µ großen, polymorphen und elektronendichten Keratohyalingranula enthalten die am Aufbau der Hassallschen Körperchen beteiligten Zellen auch kleinere (100–200 nm), membranbegrenzte vesikuläre Strukturen, die durchaus an Keratinosomen („*membrane-coating granules*") erinnern. Das Innere dieser Strukturen ist zumeist homogen, elektronendicht [„*dense-core granules*", „*secretory-like granules*" (VETTERS u. MACADAM 1973)] und reich an hydrolytischen Enzymen (FENNELL u. PEARSE 1961; KOUVALAINEN 1964).

Charakteristisch für die Zellen der Hassallschen Körperchen ist die zumeist stark ausgeprägte Entwicklung von Intermediärfilamenten vom Zytokeratintyp, wobei stratifizierungs-spezifische Zytokeratine überwiegen (Abb. 37; BONNE-FOY et al. 1984; LOBACH et al. 1985; OCHS et al. 1986; LASTER u. HAYNES 1986; LASTER et al. 1986; HEID et al. 1988; MOLL 1993; GROMMISCH et al. 1997; vgl. auch Tabellen 5, 6). Vergleichende immunhistologische Untersuchungen mit Zyto-keratin-Antikörpern haben gezeigt, daß im Bereich der Hassallschen Körper-chen weitgehend identische Keratinfraktionen gefunden werden wie im mehr-schichtigen Plattenepithel der Haut. Elektronenmikroskopische Untersuchun-gen haben gezeigt, daß die Intermediärfilamente oft in breiten, geflechtartig formierten Bändern (Tonofibrillen) angeordnet und in z. T. trajektorieller Ausrichtung mit Desmosomen assoziiert sind. Außer Zytokeratinfilamenten wurden in den Epithelzellen der Hasallschen Körperchen auch Aktinfilamente gefunden (Drenckhahn et al. 1979).

Die funktionelle Bedeutung der Hassallschen Körperchen ist nach wie vor umstritten. Fest steht lediglich, daß es sich weder um statische, in der Form unwandelbare Strukturen, noch um die Endprodukte eines „degenerativen Prozesses" handelt (Blau 1967 a, b, 1973; Blau et al. 1968; Kater 1973). Hassallsche Körperchen unterliegen offenbar einem ständigen Auf- und Abbau, der gleich-sam in zentripedaler Richtung abläuft (periphere Apposition – zentrale Zyto-lyse). Hassallsche Körperchen durchlaufen einen „*Lebenszyklus*", der nach Untersuchungen von KOTANI et al. (1981) wesentlich durch eine makrophago-zytäre Dissolution bestimmt wird. Vermutungen, daß Hassallsche Körperchen „*funktionslose Rest der Thymusanlage*" oder rudimentäre Strukturen des Ductus thymo-pharyngeus seien, können nicht mehr ernsthaft in Erwägung gezogen werden. Verschiedene Autoren sahen in den Hassallschen Körperchen „*Friedhöfe*" der Thymuslymphozyten (PINKEL 1968; IRVINE 1970). HENRY (1966) diskutiert eine mögliche sekretorische Funktion der Hassallschen Körperchen (saure Mukopolysaccharide).

Möglicherweise handelt es sich bei den Hassallschen Körperchen um Spei-cherorte verschiedener Antigene und Antikörper (SHERMAN et al. 1965; BLAU 1967 b; GILHUS et al. 1985). GITLIN et al. (1953), MARSHALL und WHITE (1961), WHITE und MARSHALL (1962) und KOUVALAINEN (1964) fanden innerhalb der Hassallschen Körperchen hohe Konzentrationen an Gammaglobulinen und homologem Albumin. TOMASI und YURCHAK (1972) konnten innerhalb der Hassallschen Körperchen die sog. sekretorische Komponente nachweisen. Neuere immunhistologische Untersuchungen deuten darauf hin, daß auch die Hassallschen Körperchen an der Konstituierung des thymischen „*microenviron-ments*", insofern an der Maturation der Thymuslymphozyten, beteiligt sein könnten (VIAC et al. 1980; SCHMITT et al. 1980; KATO et al. 1981; RITTER et al. 1981). In Verbindung mit Injektionsversuchen (z. B. Trypanblau, Tetanustoxoid, bovines Serumalbumin, Peroxidase) wurden die Hassallschen Körperchen auch im Zusammenhang mit der von MARSHALL und WHITE (1961) postulierten *„Blut-Thymus-Barriere"* gesehen (RAVIOLA u. KARNOVSKY 1972; KATER 1973).

2.4.4 Kultschitzky-Zellen (neuroendokrine Zellen)

Zellen mit den morphologischen Charakteristika neuroendokriner Zellen sind im Thymus u. W. erstmals 1906 von CIACCIO als *chromaffine Zellen* beschrieben worden.

REGGIANI (1946), QUARONI (1956), VIALLI und QUARONI (1956) u. a. haben die Befunde von CIACCIO weitgehend bestätigen können. In einer späteren Arbeit hat CIACCIO (1942) gezeigt, daß das histochemische Verhalten der intrathymischen Kultschitzky-Zellen weitgehend identisch ist mit dem der enteroendokrinen Zellen. CIACCIO fand, speziesabhängig, eine positive *Diazo-Reaktion*, eine *Formaldehyd-induzierte Fluoreszenz* sowie eine positive *argentaffine Reaktion nach Masson-Hamperl*. Über *argyrophile* (prä-chromaffine) Zellen (Bodian-Technik) haben QUARONI (1956) und GERVASO (1969) berichtet (Vögel, Reptilien).

In der älteren Literatur (zusammengestellt bei HAKONSON et al. 1974) wird teils von chromaffinen, teils von argentaffinen Zellen bzw. von *„granulated cells"* (CLARK 1966; FRAZIER 1973; VETTERS u. MACADAM 1973) gesprochen, wobei vor allem der aus der Elektronenmikroskopie stammende Begriff der *„granulated cells"* keineswegs immer im Sinne der Kultschitzky-Zellen gebraucht worden sein dürfte. KAMEDA hat 1971 im Thymus parafollikuläre C-Zellen bzw. C-Zellkomplexe nachgewiesen, die im Gefolge der branchiogenen Entwicklung wahrscheinlich als zelluläre Ektopien angesehen werden müssen.

Detaillierte histochemische und elektronenmikroskopische Befunde an Thymuspräparaten von Hühnern wurden schließlich 1974 von HAKONSON et al. vorgelegt, die in den *„juxtakortikalen"* Bereichen des Thymus 2 Typen endokriner Zellen (*„endocrine-like cells"*) fanden:

1. Zellen, die in zytoplasmatischen Granula *5-Hydroxytryptamin* enthalten und eine positive *argentaffine, chromaffine* und *argyrophile* Reaktion ergaben;
2. *5-Hydroxytryptamin-freie* Zellen mit *positiver Argyrophilie*, jedoch negativen argentaffinen und chromaffinen Reaktionen.

In beiden Zellarten war die Reaktion auf *„maskierte"* Carboxylgruppen positiv. Im Zytoplasma konnten 2000–3000 Å große, teils irregulär geformte, teils runde bzw. discoide elektronendichte Granula nachgewiesen werden.

Auf Grund histochemischer und immunhistologischer Befunde werden derzeit drei neuroendokrine Zelltypen im Thymus angenommen (GALANTE et al. 1968; KAMEDA 1971a, b; ROSAI u. HIGA 1972):

1. argentaffine und chromaffine Zellen, die 5-Hydroxytryptamin synthetisieren,
2. argyrophile Zellen,
3. Kalzitonin-positive (parafollikulär-ähnliche) Zellen.

Die funktionelle Bedeutung der im Thymus gelegenen neuro-endokrinen Kultschitzky-Zellen ist unklar. Mit der Produktion der Thymushormone (vgl. S. 72) dürften sie nichts zu tun haben.

2.4.5 Myoide Thymuszellen

S. MAYER beschrieb 1888 im Thymus von Amphibien große Zellen mit einer *„Art von Quer-streifung, die sich als identisch mit der Streifung quergestreifter Muskelfasern"* herausstellte. MAYER sah in diesen Formelementen eine *„Abart von Sarcolyten"*, er nannte sie *„myogene Körper"*. Diese *„myoiden Zellen"* wurden später ausführlich vor allem von HAMMAR (z. B. 1905, 1909) untersucht (vgl. Abb. 4, 5 a im historischen Rückblick). Mit der von HAMMAR eingeführten Benennung (*„myoide Zelle"*) sollte einerseits auf die schon von MAYER (1988) betonte Ähnlichkeit zur quergestreiften Muskulatur hingewiesen werden, andererseits sollte aber auch zum Ausdruck gebracht werden, daß beide Zellarten (myoide Thymuszellen – quergestreifte Muskelzellen) durchaus wesensverschieden sind.

Die um die Jahrhundertwende erhobenen lichtmikroskopischen Befunde sind durch eine inzwischen umfangreiche elektronenmikroskopische und immunhistologische Literatur weithin bestätigt worden (z. B.: RAVIOLA u. RAVIOLA 1967; VAN DE VELDE u. FRIEDMAN 1970; CURTIS et al. 1972; HAYWARD 1972; GILMORE u. BRIDGES 1974; PUCHTLER et al. 1975; BEARMAN et al. 1978; DRENCK-HAHN et al. 1978, 1979; SATO u. TAMAOKI 1989).

Myoide Zellen kommen vor allem im Thymusmark und im medullo-kortikalen Grenzbereich vor. DRENCKHAHN et al. (1979) fanden sie vereinzelt auch in den interlobulären Septen. Myoide Zellen wurden auffallend häufig bei Reptilien und Amphibien gefunden (HAMMAR 1909). Ihre Existenz im fetalen Thymus des Menschen ist gut belegt (PAPPENHEIMER 1910; HENRY 1966; VAN DE VELDE u. FRIEDMAN 1966, 1970; HAYWARD 1972; HENRY 1966; VON GAUDECKER u. MÜLLER-HERMELINK 1979). Ob sie unter physiologischen Konditionen auch im postnatalen Thymus des Menschen vorkommen, war lange Zeit umstritten, gilt heute aber als weitgehend gesichert (FELDKAMP-VROOM 1966; HENRY 1968, 1972; ITO et al. 1969; PUCHTLER et al. 1975; BEARMAN et al. 1978; DRENCKHAHN et al. 1978, 1979).

Die Form myoider Thymuszellen ist ausgesprochen variabel. Neben lang-gestreckten (elongierten) Zellen kommen häufig auch rundlich-ovale Zellen vor. Im Zytoplasma finden sich die für quergestreifte Muskelzellen typischen Myosin- und Aktinfilamente unter Einschluß „primitiver" Z-Streifen (vgl. Abb. 53 a – c und Abb. 54 a, b in der 1. Auflage). Regulär entwickelte Sarkomeren sind extrem selten. Die myofilamentären Strukturen erscheinen eher ungeordnet (LEVINE u. BEARMAN 1980). Immunhistologisch reagieren myoide Thymus-zellen mit Antikörpern gegen Myoglobin, Aktin, Desmin, gegen die M-Komponente der Kreatinkinase und gegen β-Enolase (DRENCKHAHN et al. 1979; SATO u. TAMAOKI 1989).

Die Herkunft der myoiden Thymuszellen ist umstritten. Zum einen wird vermutet, daß sie Derivate der Neuralleiste seien (NAKAMURA u. AYER-LE LIEVRE 1986). SEIFER u. CHRIST (1990) diskutieren eine Herkunft aus dem prächordalen Mesenchym. Auf Grund immunhistologischer (Doppelex-pression von Zytokeratinfilamenten und Desmin) und elektronenmikro-skopischer Befunde (desmosomale Haftpunkte mit Epithelzellen) wird anderer-seits die Differenzierung der myoiden Zellen und der Thymusepithelzellen aus einer gemeinsamen Vorläuferzelle angenommen (HENRY 1981; ZOLTOWSKA 1991).

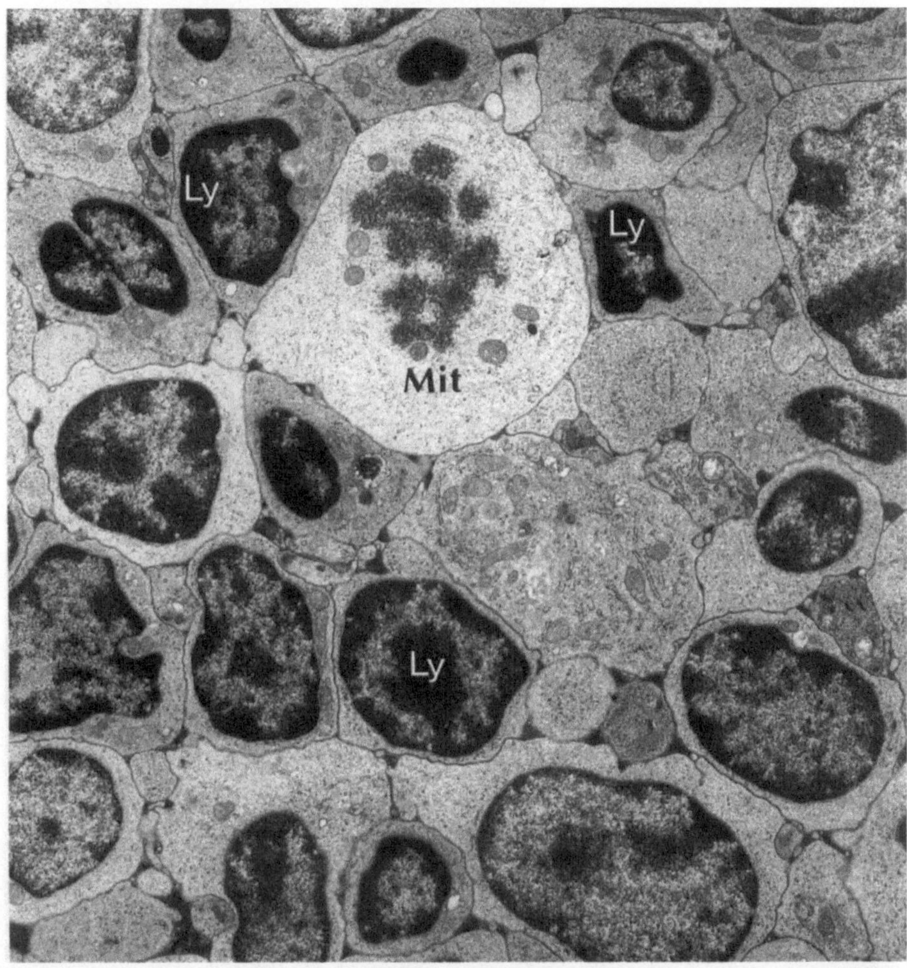

Abb. 38. Normales menschliches Thymusgewebe, Rindenregion. Zahlreiche kleine (*Ly*) und blastenartig transformierte Lymphozyten (Thymozyten), z.T. in Mitose (*Mit*). Zwischen den Thymozyten Anschnitte epithelialer Thymuszellen. Fixierung: Glutaraldehyd-OsO$_4$. Kontrastierung: Bleizitrat und Uranylazetat. × 14000

Strittig und letztlich ungeklärt ist die funktionelle Bedeutung der myoiden Thymuszellen. Bei Myasthenie-Patienten und bei Patienten mit einer numerischen Thymushyperplasie (*„true" thymic hyperplasia"*; vgl. S. 114) soll ihre Zahl deutlich erhöht sein (VAN DE VELDE u. FRIEDMAN 1970; PALESTRO et al. 1983). Myoide Thymuszellen reagieren bei Myasthenie-Patienten, aber auch bei Patienten mit rheumatischem Fieber mit zirkulierenden Autoantikörpern gegen quergestreifte Muskulatur und gegen Azetylcholin-Rezeptoren. KAO und DRACHMAN (1977) sowie ENGEL et al. (1977) fanden sowohl an myoiden als auch an epithelialen Thymuszellen α-Bungarotoxin-bindende Azetylcholin-Rezeptoren.

Auf Grund dieser Befunde wurde vermutet, daß myoide Thymuszellen in der Pathogenese der Myasthenia gravis (intrathymische Autosensibilisierung gegen Endplattendeterminanten?) eine entscheidende Rolle spielen könnten (vgl. S. 127).

2.4.6 T-Lymphozyten (Thymozyten)

T-Lymphozyten (Thymozyten) sind die zahlenmäßig dominierenden Zellen des Thymus. Ihre kortikale Akkumulation ist seit langem bekannt. Etwa 90 % des Organgewichtes entfallen z. B. bei den sog. AKR-Mäusen auf die kortikalen T-Lymphozyten (METCALF 1966). Die T-Lymphozyten sind, lokalisationsabhängig (Cortex – Medulla), in Form und Größe sowie in der Organellenausstattung variabel (Abb. 38 – 41). Ihre Durchmesser schwanken zwischen 5 und 15 µ. Man kann die T-Lymphozyten in *kleine* (5 – 7 µ), *mittelgroße* (7 – 11 µ) und *große* (> 11 µ) Formen untergliedern. Auf ultrastruktureller Ebene sind hinsichtlich der Kernform, der Chromatinstruktur, der Art und Menge zytoplasmatischer Organellen gewisse Unterscheidungen der T-Lymphozyten durchaus möglich

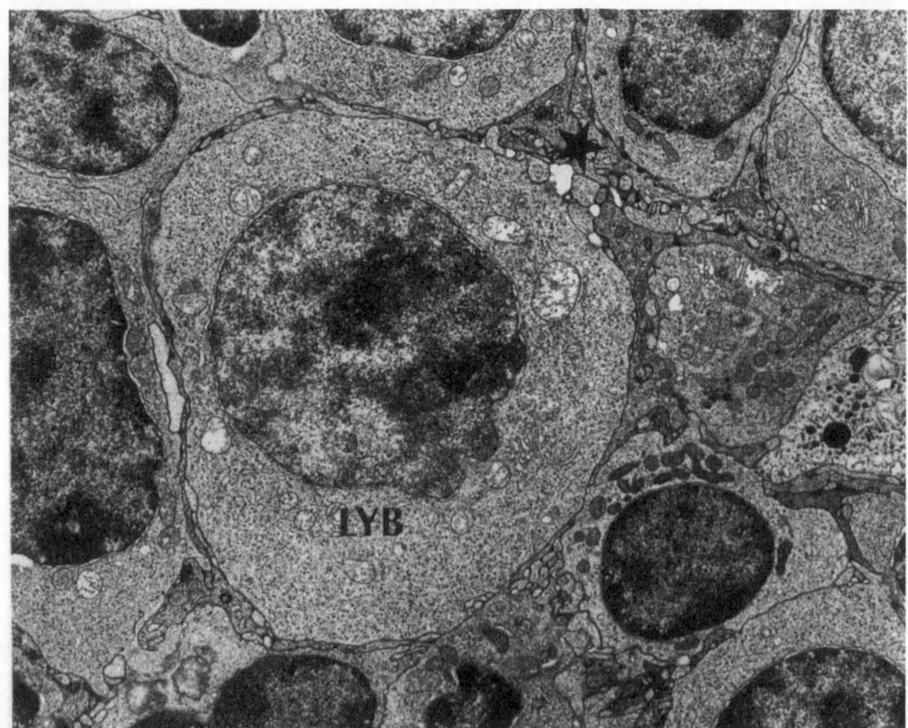

Abb. 39. Normales menschliches Thymusgewebe, Rindenregion. Großer, blastenartig transformierter Lymphozyt (Thymozyt) (*LYB*). Daneben kleine Thymozyten. Zwischen den lymphoiden Rundzellen zytoplasmatische Ausläufer von Epithelzellen (z. B. *). Fixierung: Glutaraldehyd-OsO_4. Kontrastierung: Bleizitrat und Uranylazetat. × 14 200

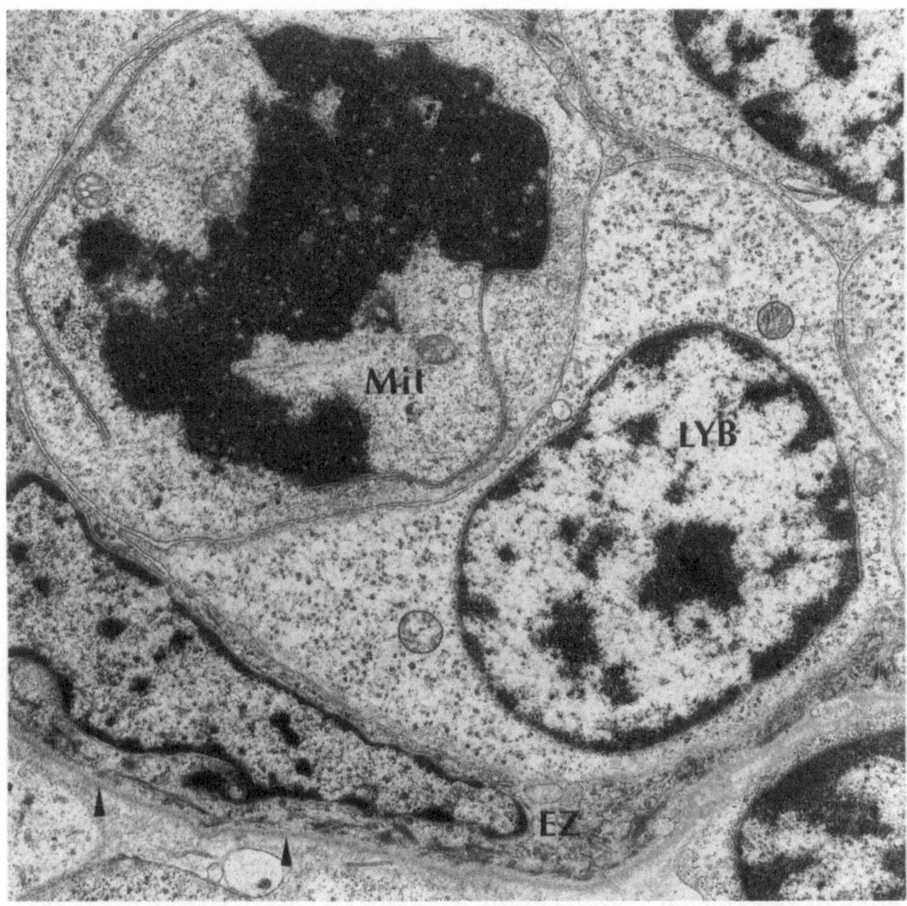

Abb. 40. Normales menschliches Thymusgewebe, Rindenregion. Große, blastenartig transformierte Thymozyten (*LYB*), einer davon in Mitose (*Mit*). Epithelzelle mit Tonofilamenten (*EZ*). Basalmembran (*Pfeilspitze*). Fixierung: Glutaraldehyd-OsO$_4$. Kontrastierung: Bleizitrat und Uranylazetat. × 20 000

(HEINIGER et al. 1967). Der größte Teil der T-Lymphozyten zeigt das typische Bild inaktiver Zellen mit kleinen Kernen und Kernmembran-assoziiertem Heterochromatin, spärlichem Zytoplasma, elektronendichten Mitochondrien und Monoribosomen (Abb. 39–40; BEARMAN et al. 1978). Große, transformierte T-Lymphozyten, sog. Thymoblasten, mit euchromatischen Zellkernen und zahlreichen Polyribosomen sind besonders im subkapsulären Kompartiment der Thymusrinde zu finden. Der Mitose-Index ist in diesem Bereich auffallend hoch (GAD u. CLARK 1968). In fetalen Thymozyten sind gelegentlich *nuclear blebs* beschrieben worden. Sie sind in T-Lymphozyten des postnatalen Thymus offenbar selten. Ein Teil der Lymphozyten ist degenerativ verändert, man findet Apoptosen (Abb. 41; vgl. auch: *„thymic nurse cells"*).

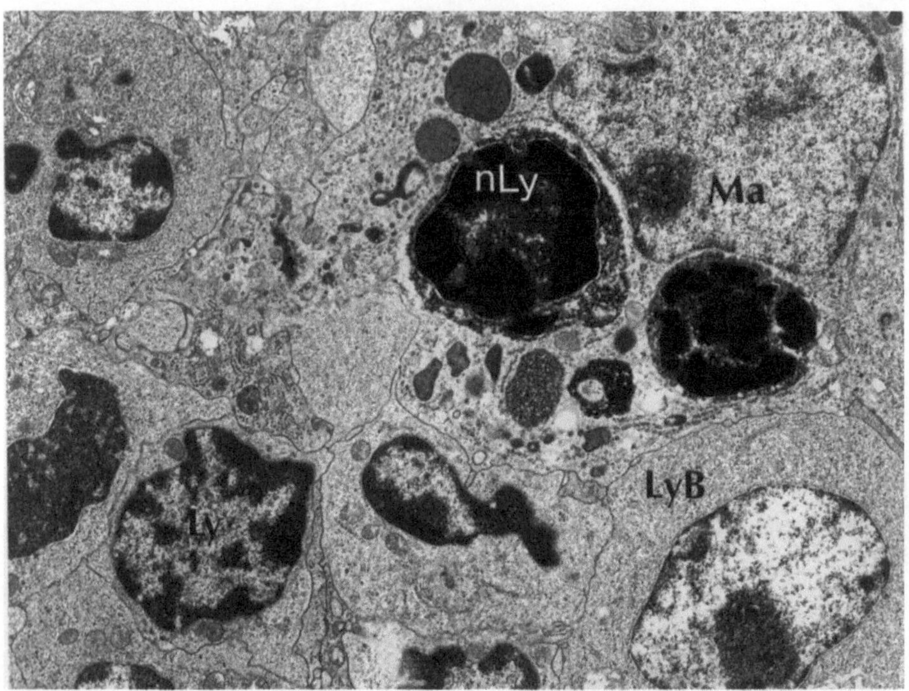

Abb. 41. Normales menschliches Thymusgewebe. Apoptotische Lymphozyten (*nLy*) in enger Assoziation zu Makrophagen (*Ma*). Kleine Lymphozyten (*Ly*), Lymphoblasten (*LyB*). Fixierung: Glutaraldehyd-OsO$_4$. Kontrastierung: Bleizitrat und Uranylazetat. × 9100

Zusammenfassende Literatur zu ultrastrukturellen Befunden: OLAH et al. (1975), BEARMAN et al. (1978), LEVINE u. BEARMAN (1980), HENRY u. FARRER-BROWN (1981).

Mit modernen Methoden einer immunphänotypischen Charakterisierung können die intrathymischen T-Lymphozyten entsprechend ihrer intrathymischen Maturation in verschiedene Typen untergliedert werden. Man unterscheidet derzeit große, subkapsulär gelegene Thymozyten mit hoher mitotischer Aktivität (*„large thymic blasts"*), kortikale Thymozyten (*„common cortical thymocytes"*) und medulläre Thymozyten (*„mature medullary thymocytes"*). Mit 60–70 % stellen die kortikalen Thymozyten die größte intrathymische Lymphozytenpopulation dar. Die immunphänotypischen Charakteristika der verschiedenen Thymozyten sind in Abb. 48 zusammengefaßt (vgl. auch Kap. 3: Anmerkungen zur Funktion des Thymus).

2.4.7 B-Lymphozyten

Erste Befunde zu intrathymischen B-Lymphozyten in normalen menschlichen Thymuspräparaten wurden 1986 von EIMOTO et al. publiziert. Durch den Einsatz monoklonaler Antikörper wurde schließlich das orthologe Vorkommen

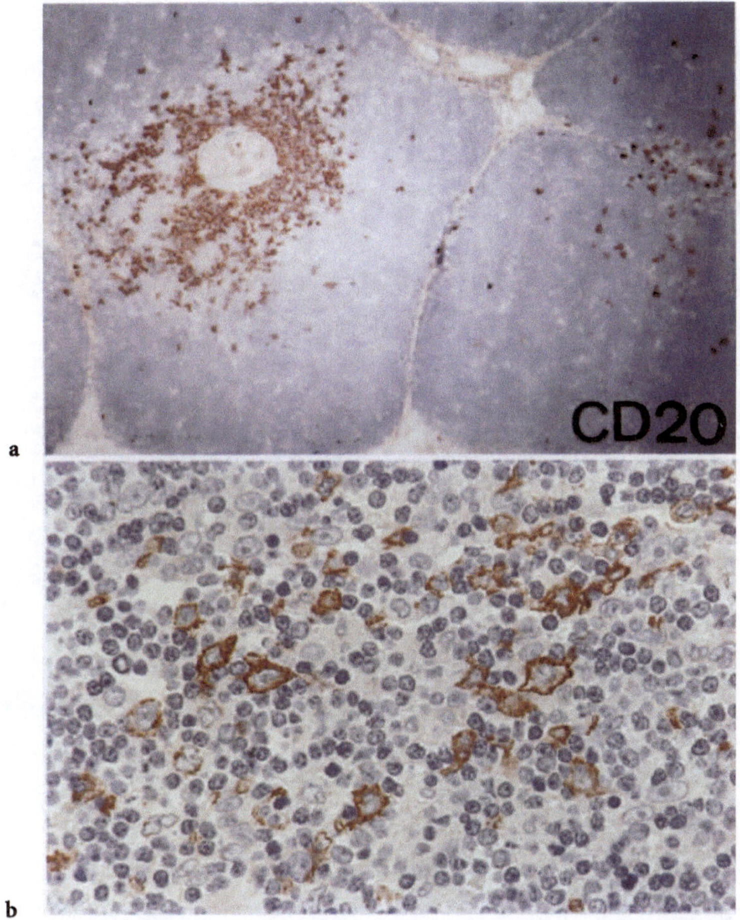

a

b

Abb. 42 a, b. Kryostatschnitt eines infantilen Thymus. **a** Der B-Lymphozyten-spezifische monoklonale Antikörper L26 markiert B-Lymphozyten, die in diesem Alter überwiegend in der
Umgebung von Hassallschen Körperchen angesiedelt sind. Die B-Lymphozyten sind teils
rund, teils von asteroider Gestalt (vgl. Abb. 43). AEC/Hämalaun. × 87. **b** Asteroide Variante
der intrathymischen B-Lymphozyten, dargestellt durch den monoklonalen Antikörper L26.
AEC/Hämalaun. × 320

intrathymischer B-Lymphozyten bewiesen (ISAACSON et al. 1987; HOFMANN
et al. 1988 a, b). B-Lymphozyten kommen vorwiegend in der Umgebung der
Hassallschen Körperchen, seltener im medullo-kortikalen Grenzbereich und
ganz vereinzelt auch in der kortikalen Region vor (Abb. 42, 43). Gelegentlich
findet man B-Lymphozyten-adhärente T-Zell-Rosetten. Man kann 2 Zellformen
unterscheiden: eine kleinere, runde (*„lymphozytäre"*) und eine mittelgroße
asteroide Variante. Beide exprimieren konstant die B-Zell-restringierten Dif-
ferenzierungsantige CD20 und CD22. Nach Untersuchungen von SPENCER et al.
(1992) beträgt die proliferierende Fraktion der intrathymischen B-Lymphozyten

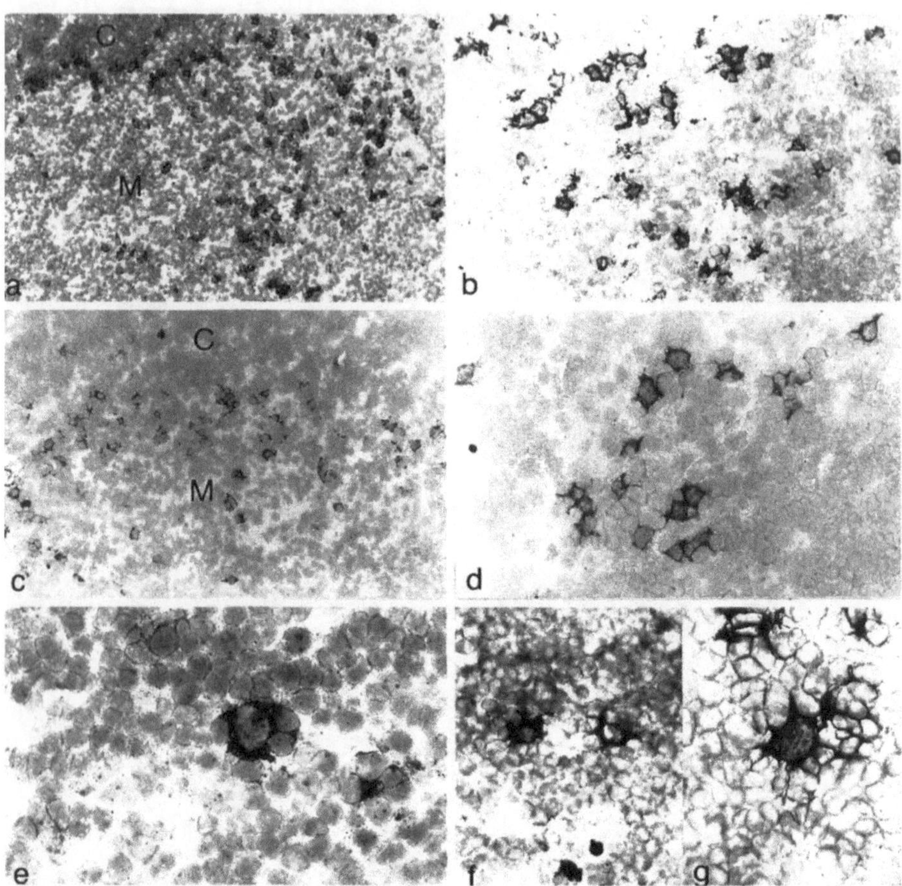

Abb. 43 a – g. Fetales Thymusgewebe. Kryostatschnitte, Immunhistologie mit monoklonalen Antikörpern gegen B-Lymphozyten-Differenzierungsantigene und IgM. Gegenfärbung: Hämalaun. Medulla (*M*), Cortex (*C*). **a** Übersicht. CD20-positive Lymphozyten sind einerseits im medullären Bereich, andererseits in der kortio-medullären Grenzregion lokalisiert. CD20 (B1). × 115. **b** Ausschnittsvergrößerung aus a. Man erkennt zum einen die runde („lymphoide"), zum anderen die asteroide Variante der intrathymischen B-Lymphozyten. × 276. **c** IgM-Expression in den gleichen Zellpopulationen, wie in **a, b**. R1/69. × 184. **d** Ausschnittsvergrößerung aus **c**. × 230. **e–g** Die asteroide Variante exprimiert CD23-Antigen. Rosettenformation der umliegenden Lymphozyten. CD23 (HD50). × 580. (Aus Hofmann et al. 1988b)

etwa 10 % (vgl. auch: Yokono et al. 1993). Intrathymische B-Lymphozyten synthetisieren IgG, IgM und IgD (Isaacson et al. 1987; Hofmann et al. 1988a; Yokono et al. 1993).

2.4.8 Makrophagozytäre und dendritische Zellen

Im intraparenchymalen Kompartiment des Thymus sind *phagozytierende (histiozytische) Retikulumzellen, interdigitierende Retikulumzellen* und *Lan-*

Tabelle 8. Lokalisation, immunphänotypische, histochemische und elektronenmikroskopische Charakteristika von interdigitierenden Zellen (dendritische Retikulumzellen, Langerhans-Zellen) und Makrophagen (Zusammengestellt nach: SMINIA et al. 1986; BARTHELEMY et al. 1986; PELLETIER et al. 1986; JANOSSY et al. 1986; TIMENS et al. 1988; NABARRA et al. 1988; NAKAHAMA et al. 1990)

	Dendritische Zellen Interdigitierende Retikulumzellen Langerhans-Zellen	Makrophagen
Lokalisation	Medulla Kortiko-medulläre Region	Medulla Cortex Fibrovaskuläre Septen
Histochemie	ATPase	Esterase, Lysozym, ATPase (schwach, inkonstant), saure Phosphatase
Immunhistologie	HLA-DR, S-100-Protein (S-100 β), MAC-2, CD1[a], LN2, RFD-1	HLA-DR (schwach und inkonstant), MAC-1, MAC-2, RFD-7
Elektronen-mikroskopie	Tentakelartige Zyptoplasma-fortsätze, tubulo-vesikuläre Zytoplasma-Strukturen, Birbeck-Granula (Langerhans-Zellen)	Lysosomen, Phygolysosomen

[a] CD1-Expression vor allem in der Gewebekultur (BARTHELEMY et al. 1986).

gerhans-Zellen beschrieben worden (SMINIA et al. 1986; PELLETIER et al. 1986; TIMENS et al. 1988; NAKAHAMA et al. 1990). Phagozytierende Retikulumzellen gehören mehrheitlich zum mononukleären Phagozytensystem und werden gewöhnlich als Makrophagen bezeichnet. Interdigitierende Retikulumzellen und Langerhans-Zellen gehören zur Gruppe der dendritischen Zellen. Sie entwickeln sich wahrscheinlich aus einer gemeinsamen Progenitor-Zelle des Knochenmarkes und exprimieren z. T. identische Antigenstrukturen (NABARRA et al. 1988). Die intrathymische Lokalisation, die immunphänotypischen Charakteristika und ultrastrukturelle Befunde sind in Tabelle 8 und 9 zusammengefaßt.

Es wird derzeit allgemein angenommen, daß Blutmonozyten im Bereich der kortiko-medullären Region in den Thymus penetrieren und dort zu Makrophagen differenzieren. Es wird weiterhin angenommen, daß sich ein Teil dieser Zellen in die kortikale Region verlagert und hier schließlich den Pool der kortikalen Makrophagen konstituiert. Ein anderer Teil soll sich in die Medulla verlagern und hier zu interdigitierenden Retikulumzellen differenzieren (SMINIA et al. 1986; KENDALL 1991). Allerdings sind Angaben zum jeweiligen Lokalisationsmuster makrophagozytärer und dendritischer Zellen z. T. widersprüchlich (s. unten).

Tabelle 9. Morphologische, immunhistologische und funktionelle Charakteristika dentritischer Zellen (einschließlich Monozyten/Makrophagen) in der Haut und in lymphatischen Organen. (Zusammengestellt nach Angaben von THORBECKE et al. 1980)

Lokalisation	LC	IDC	IRC	Monozyten Makrophagen	FDRC	SC
	Plattenepithel Lymphgefäße Lymphknoten Thymus Lunge	Plattenepithel Lymphgefäße Lymphknoten (Marginal-Sinus)	Milz (PALS) Thymus (Medulla) Lymphknoten (Parakortex)	Milz (Rote Pulpa) Lymphknoten (Sinus und Medulla) Peritoneum Lunge, Thymus	Mantelzone der lymphoiden Follikel	Milz (Weiße Pulpa) Lymphknoten Peyersche Plaques
Langerhans Zell-Granula	+/+++	–	(+)	–	–	–
Apposition/Lymphozyten	(+)	(+)	+	+	+	+
Glas-Adhärenz	+			+		+
Phagozytose	(+)		(+)	+++	–	–
Pinozytose	+		+	+	(+)	(+)
Antigenbindung	+			+	+	–
Antigenpräsentation an Lymphozyten	+			+		
Induktion von „mixed lymphocyte" Reaktionen	+			+		+
Strahlenresistenz	Hoch		Mittel	Hoch	Niedrig	Niedrig
Herkunft: Knochenmark	+			+		+
Fc-(IgG)Rezeptor	+	(+)	(–)	+	+	–
C3b-Rezeptor	+		(+)	+	+	–
Ia-Antigen	+	+	+	+ (8–15%)		+
T-Zellmarker	–			–		–
Membran-IgM	–			–		–
ATPase	+	+/–	+	+	–/+	–
Aminopeptidase	–/+			+		
Unspez. Esterase	+		(+)	++	+	
5'-Nukleotidase			–	+	+/–	
Peroxidase	(–)		(+)	+	–	–
Saure Phosphatase	(+)		(+)	+/+++	–	(+)

LC	Langerhans-Zelle	*FDRC*	Nossal's follicular dendritic reticulum cells
IDC	„Interdeterminate dendritic cells" (= alpha-dentritic cells, = type 3 dentritic cells)	*SC*	Steinman-Cohns dendritische Zelle
		PALS	Periarteriolare Lymphgefäßscheiden
IRC	Interdigitierende Retikulumzelle		

2.4.8.1 *Makrophagen*

Makrophagen sind nach BLOODWORTH et al. (1975) „*the third basic cell type of the thymus*". Sie gehören zum mononukleären Phagozytensystem (s. oben). Die meisten dieser Zellen enthalten PAS-positive Granula, einige auch lipochrome, autofluoreszierende Pigmente (Phagolysosomen). Gelegentlich, vor allem nach Kortikosteroidmedikation findet man histiozytäre Schaumzellen oder auch Cholesterin-"Granulome" als Ausdruck regressiver Veränderungen (Abb. 44, 45).

BLOODWORTH et al. (1975) unterscheiden auf Grund ultrastruktureller Befunde und hinsichtlich der Lokalisation im Thymus 4 verschiedene makrophagozytäre Zelltypen, die aber wohl nur eine unterschiedliche funktionelle (phagozytotische) Aktivität repräsentieren (vgl. auch: BEARMAN et al. 1978). Makrophagen findet man überwiegend im kortikalen Thymusbereich. Sie enthalten α-Naphthyl-Acetat-Esterase und saure Phosphatase. Die intrathymischen Makrophagen exprimieren keine Histokompatibilitäts-Antigene (HLA-DR) (LOBACH et al. 1985).

2.4.8.2 *Dendritische Zellen*

Interdigitierende Retikulumzellen und Langerhans-Zellen gehören zu den dendritischen Zellen, die konstant in der medullären Region des Thymus nachweisbar sind (LAURIOLA et al. 1984; BOFILL et al. 1985; NAKAHAMA et al. 1990; KONDO et al. 1990). Interdigitierende Retikulumzellen und Langerhans-Zellen exprimieren S-100 (S-100β), CD1, LN2, LN3, CD4, CD45, Vimentin, HLA-DR (WEISS 1992). Sie enthalten zudem Adenosin-Triphosphatase und α-Naphthylacetat-Esterase (WEISS 1992). Die Langerhans-Zellen sind elektronenmikroskopisch zudem durch die typischen Bierbeck-Granula charakterisiert (Abb. 144; vgl. auch: BARTHELEMY et al. 1986; JANOSSY et al. 1986).

2.4.9 Sonstige Zellformen

Mastzellen, eosinophile Granulozyten [vgl. auch S. 49 (Hassallsche Körperchen)] und *Plasmazellen* sind regelmäßig innerhalb der perivaskulären Spalträume zu finden (KENDALL 1989). Eosinophile Granulozyten sollen häufiger in kindlichen als in adulten Thymuspräparaten vorkommen. Granulozyten und erythropoetische Vorläuferzellen sind vereinzelt auch in fetalen und neonatalen Thymuspräparaten beschrieben worden (TAYLOR u. SKINNER 1976). Plasmazellen sind in normalen menschlichen Thymuspräparaten extrem selten. Gleiches gilt für Mastzellen.

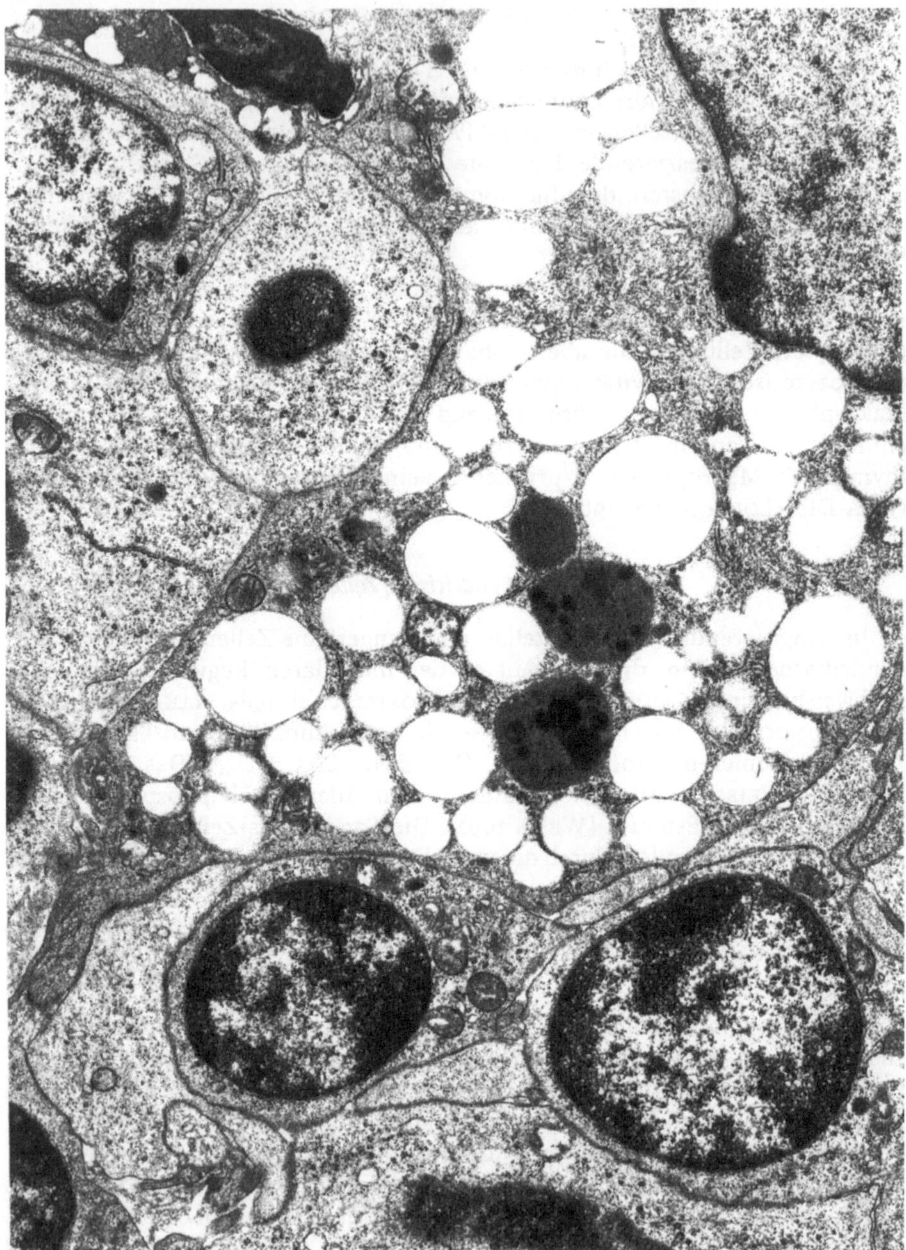

Abb. 44. Anschnitt eines intra-thymischen Makrophagen mit zahlreichen elektronentransparenten Lipideinschlüssen („lipopigment cells") und wenigen Phagolysosomen, umgrenzt von Thymozyten. Fixierung: Glutaraldehyd-OsO$_4$. Kontrastierung: Bleizitrat und Uranylazetat.
× 11000

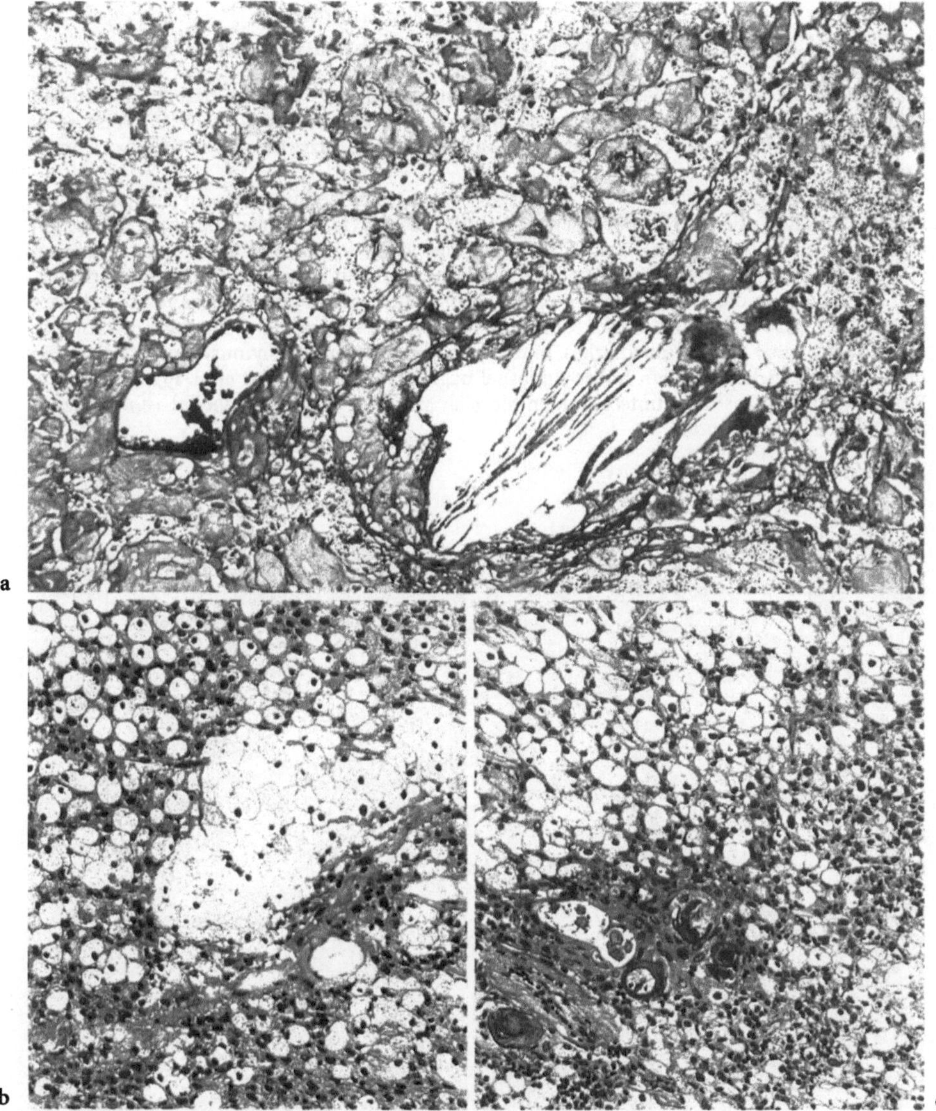

Abb. 45 a – c. Thymektomiepräparat bei Myasthenia gravis und Zustand nach präoperativer Kortikosteroidmedikation. **a** Ausgeprägte regressive Veränderungen mit Cholesterin-"Granulomen". In zahlreichen histiozytären bzw. makrophagozytären Zellen PAS-positive bzw. chromolipoide Einschlüsse. PAS. × 320. **b, c** Kleine, dicht liegende histiozytäre Schaumzellen im Randbereich Hassallscher Körperchen. PAS. × 200

2.4.10 Perivaskuläre Spalträume
[„Separate (fourth) compartment of the thymus" (Clark 1973)]

Befunde zur Gefäßarchitektur des Thymus stammen zum Teil aus tierexperimentellen Untersuchungen, z. T. aus Untersuchungen menschlicher Thymuspräparate (z. B. Weiss 1963; Clark 1963; Raviola u. Karnovsky 1972; Bearman et al. 1975; Levine u. Bearman 1980; Kendall 1989).

Der Thymus ist ein relativ gut vaskularisiertes Organ. Die Gefäße verlaufen zunächst innerhalb der lobulierenden Bindegewebssepten (interlobuläre Arterien, Arteriolen bzw. Venen). Im Gegensatz zu Lymphknoten besitzt der Thymus keine Hilusstrukturen. Aus Arteriolen (10 – 15 µ) des kortiko-medullären Grenzbereiches entspringen Kapillaren (äußerer Durchmesser: 4 – 8 µ), die in die Thymusrinde aufsteigen und, subkapsulär, anastomosierende Arkaden bilden. Von dort erfolgt der Rückstrom in postcapilläre Venolen (10 – 50 µ nach Raviola u. Karnovsky 1972) des Thymusmarkes. In normalen menschlichen Thymuspräparaten werden diese Venolen nicht durch ein hohes Endothel begrenzt (Söderström et al. 1970; Levine u. Bearman 1980). Insofern unterscheiden sie sich von den *high endothelial venules* zum Beispiel der Lymphknoten.

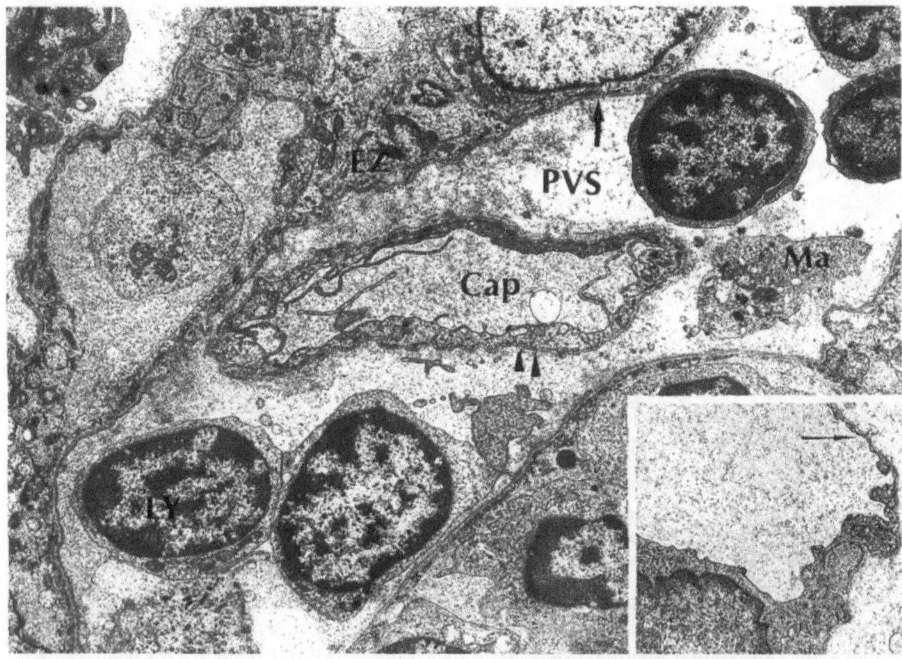

Abb. 46. Normales menschliches Thymusgewebe, kortiko-medulläre Grenzregion (12 Jahre altes Mädchen, Aortenstenose, 27 g schweres Thymektomie-Präparat). Anschnitt eines weiten perivaskulären Spaltraumes (*PVS*) mit kleinen Lymphozyten (*Ly*) und Makrophagen (*Ma*). Im Zentrum des perivaskulären Spaltraumes eine Kapillare (*Cap*) mit tentakelartigen Zytoplasmafortsätzen der Endothelzellen. Der perivaskuläre Spaltraum wird allseits sowohl von einer endothelialen (*Pfeilspitzen*) als auch von einer epithelialen (*Pfeil*) Basalmembran begrenzt. Epithelzellen (*EZ*). × 9100. *Inset:* Schmale Fenestrationen (*schmaler Pfeil*) der Endothelzellen einer im perivaskulären Raum gelegenen Kapillare. × 9850. Fixierung: Glutaraldehyd-OsO$_4$. Kontrastierung: Bleizitrat und Uranylazetat

Die Blutgefäße des Thymus liegen innerhalb eines perivaskulären Spalt-raumes (Abb. 46), der nach CLARK (1963, 1973) ein separates Kompartiment dar-stellt. Die Spalträume werden sowohl von einer endothelialen als auch von einer epithelialen Basalmembran begrenzt. Zwischen beiden Basalmembranen ist ein Netz retikulärer und kollagener Fasern ausgespannt. In septalen und me-dullären Bereichen sind die perivaskulären Spalträume auffallend weit und angefüllt mit zahlreichen Lymphozyten, aber auch mit einzelnen Plasmazellen, Granulozyten, Mastzellen und makrophagozytären Zellformen. In der Thymus-rinde findet man zumeist nur spaltförmig enge Perivaskularräume, in denen nur selten Lymphozyten liegen.

Die perivaskulären Spalträume gehören zum extraparenchymalen Kompar-timent. Sie entwickeln sich im Rahmen der frühen embryonalen Septierung aus der mesenchymalen Matrix, die die zunächst epitheliale und avaskuläre Thymus-anlage umgibt (vgl. S. 36). Nach Untersuchungen von PEREIRA und CLERMONT (1971) gehen die perivaskulären Spalträume kontinuierlich in das para-thymi-sche Mesenchym über.

Die perivaskulären Spalträume sind Bestandteil der erstmals von MARSHALL und WHITE (1961a, b) diskutierten *Blut-Thymus-Barriere* (Literatur: WEISS 1963, 1977; RAVIOLA u. KARNOVSKY 1972; BEARMAN et al. 1975; RANGA et al. 1981). Die Thymuslymphozyten sind durch folgende Strukturdifferenzierungen von den Gefäßlumina und damit von zirkulierenden immunogenen Substanzen separiert:

1. *Endothelzellen,* die im allgemeinen nur wenige pinozytotische Vesikel er-kennen lassen, die aber tentakelartig in die Gefäßlichtung hineinragende Zytoplasmafortsätze aufweisen. Fenestrationen sind unter normalen Be-dingungen in menschlichen Thymuspräparaten selten. Interendotheliale Junktionen nach Art desmosomaler Haftpunkte sind allenthalben nachweis-bar. Gelegentlich findet man Perizyten. Nach BEARMAN et al. (1975) sollen in größeren Arteriolen und Venen subendothelial vereinzelt auch glatte Muskelfasern vorkommen.
2. *Endotheliale Basalmembran,*
3. *Perivaskulärer Spaltraum,*
4. *Epitheliale Basalmembran,*
5. *Thymusepithelzellen,* die den perivaskulären Spaltraum allseits und offenbar lückenlos, z. T. allerdings mit nur schmalen Zyotoplasmaausläufern, um-schließen.

Die Bedeutung der perivaskulären Spalträume liegt wahrscheinlich in einer doppelten *„Schleusenfunktion"* im Rahmen der Thymozyten-Migration: 1. Epithel/epitheliale Basalmembran → perivaskulärer Spaltraum. 2. Perivas-kulärer Spaltraum → endotheliale Basalmembran/Endothel → Gefäßlumina.

Immerhin fällt auf, daß in den oft erstaunlich weiten perivaskulären Spalt-räumen des Thymusmarkes zahlreiches Lymphozyten zu finden sind. Mög-licherweise findet in diesem Raum durch erste Antigenkontakte eine gewis-sermaßen letzte „Prägung" der Thymuslymphozyten statt (*„Diversifikation III. Ordnung"*). Tierexperimentelle Untersuchungen mit verschiedenen Tracer-

substanzen (z. B. Peroxidase) haben gezeigt, daß die Marshall-Whitesche Thymus-
barriere in verschiedenen Gefäßabschnitten offenbar inkomplett ist. Die
kortikalen Kapillaren sind im wesentlichen impermeabel für partikuläre Substanzen, während im Bereich der Venolen eine Permeabilität durchaus zu
beobachten ist (RAVIOLA u. KARNOVSKY 1972).

HWANG et al. (1974) fanden bei rasterelektronenmikroskopischen Untersuchungen am
Rattenthymus Interruptionen der epithelialen Basalmembran. Diese Ergebnisse stehen im
Widerspruch zu transmissionselektronenmikroskopischen Befunden (BEARMAN et al. 1975).
Nach eigenen Untersuchungen ist die epitheliale Schleusenseite in allen Abschnitten des
Thymus impermeabel. Insofern könnte tatsächlich von einer besonderen Form einer *Blut-
Thymus-Barriere* gesprochen werden.

Literatur: s. S. 302–308

3 Anmerkungen zur Funktion des Thymus
„The human thymic microenvironment"

Der Thymus ist von grundsätzlicher Bedeutung für die prä- und postnatale Entwicklung der lymphoretikulären Gewebe. Er spielt eine entscheidende Rolle vor allem in der Maturation (Proliferation und Differenzierung: *„thymic education"*) der T-Lymphozyten bzw. ihrer Vorläuferzellen (Übersicht: INGHIRAMI u. KNOWLES 1992).

Die funktionelle Bedeutung des Thymus war lange Zeit unklar, zumindest umstritten. Ein entscheidender Durchbruch im funktionellen Verständnis des Thymus erfolgte vor allem durch die klassischen Experimente von J. F. A. P. MILLER und seiner Arbeitsgruppe (Übersicht: MILLER u. DUKOR 1964). Perinatal thymektomierte Mäuse entwickelten ein sog. *„post-thymectomy wasting syndrome"*, ein Kachexie-ähnliches Krankheitsbild mit z. T. blutigen Diarrhoen, mit einer quantitativen Reduktion der lympho-retikulären Organe bzw. ihrer lymphoiden Zellelemente, mit der Unfähigkeit, humorale Antikörper zu bilden oder homologe Hauttransplantate abzustoßen.

Die intra-thymische Differenzierung der T-Lymphozyten steht unter einer genetischen Kontrolle durch das HLA-System und sie ist abhängig von lokal wirksamen humoralen bzw. hormonalen Faktoren. Außer den derzeit diskutierten Thymushormonen, die in Tabelle 10 zusammengestellt sind, spielen bestimmte Neuropeptide mit Homologien zu Oxytocin und Vasopressin und Neurophysin-ähnliche Peptide, die in subkortikalen und medullären Epithelzellen und in den sog. *„nurse"*-Zellen des Thymus immunhistologisch nachgewiesen wurden, eine offenbar entscheidende Rolle am Aufbau des *„human thymic microenvironment"* bzw. des *„neuroendocrine-immune microenvironment of the thymus"* (JANOSSY et al. 1980, 1981; HAYNES 1984; MCFARLAND et al. 1984; BOFILL et al. 1985; DE MAAGD et al. 1985; LOBACH et al. 1985; LASTER et al. 1986; GEENEN et al. 1986 – 1989, 1991, 1992, 1996; MOLL et al. 1988; MARKERT et al. 1997).

Außer humoralen bzw. hormonalen Faktoren, die von Epithelzellen des Thymus gebildet werden, werden die intra-thymischen Reifungsprozesse unter anderem auch durch verschiedene Lymphokine (z. B.: IL-1, IL-2), von Makrophagen und reifen T-Zellen sezerniert, gesteuert.

Die T-lymphozytäre Entwicklung verläuft in 3 Phasen (Übersicht: STUTMAN 1982):

1. *Prä-thymische Phase.* In dieser Phase entstehen aus pluripotenten Stammzellen des Dottersacks, der Leber und des Knochenmarkes T-Zell-restringierte prä-thymische Vorläuferzellen (Progenitor-Zellen) (HAYNES et al. 1988). Sie sind immunphänotypisch charakterisiert durch Pan-T-Zell-Antigene (CD7, [CD34,

Tabelle 10. Thymushormone Zusammengstellt nach Angaben der Literatur (Auswahl)

Thymosin
(Heterogene Polypeptidfraktionen)
  Fraktion 5
  Thymosin α 1, 4, 5, 7, 11
  Thymosin β 1, 3, 4, 8–10, 15
  Literatur: GOLDSTEIN et al. (1970, 1976), SAVINO u. DARDENNE (1984), FABIEN et al. (1988), CARPINTERIO et al. (1995), VOELTER et al. (1995), BONNET et al. (1996)

Thymopoietin
  Thymopoietin I und II
  Thymopentin (TP 5)
  Literatur: FRIEDMAN (1975), WEBER et al. (1990), TALLE et al. (1991), QUICK et al. (1992)

Thymic humoral factor (THF)
Thymic humoral factor (THF) γ2
  Literatur: ROTTER u. TRAININ (1979), OHGA et al. (1983), KONINKX et al. (1984), OPHIR et al. (1990), INDIG et al. (1991), BARAK et al. (1992)

Thymic factor (TFX)
Thymomodulin, Thymosin
  Literatur: GORSKI et al. (1983)

Homeostatic thymic hormone (HTH)
  Literatur: CASO 1976

Facteur thymique serique (FTS)
Thymulin (ZN-FTS)
  Literatur: JAMBON et al. (1981), LAUSSAC (1990), GOYA et al. (1993), SAVINO et al. (1995), MOCCHEGIANI et al. (1995)

Thymosterin (Factor S, Thymosterin B)
Lymphocytopoietic factor (LSH r, LSH h)
Hypocalcemic and lymphopoietic substances (TP 1, TP 2)
Thymic-epithelial supernatant (TES)
Polypeptide extracts (TP)
Protein fraction from human plasma fraction 4
Thymus-dependent human serum factor (SF)
Thymic microenvironmental factor (TMF)
Thymolymphotropin
Thymohexin (TH)
Thymic plasma recirculating factor (TPRF)

Zusammenfassende Übersichten: COMSA (1971), LUCKER (1973), TRAININ (1974), SCHULOF et al. 1981), SCHULOF (1985).

in 30 %]) (HAYNES et al. 1989). 85 % dieser Progenitor-Zellen exprimieren zytoplasmatisch zudem CD3 (cCD3). Sie sind bezüglich Membran-gebundener CD-Strukturen *„triple-negativ"* (TCR⁻, CD3⁻, CD4⁻, CD8⁻) (INGHIRAMI u. KNOWLES 1992). Wahrscheinlich aufgrund chemotaktischer Einflüsse durch Substanzen, die möglicherweise von den subkortikalen Epithelzellen gebildet werden, kommt es zu einer Immigration der prä-thymischen Vorläuferzellen in den Thymus.

2. *Intra-thymische Phase.* Innerhalb des Thymus, vor allem in der kortikalen Region, kommt es, Antigen-unabhängig, zur Proliferation und Differenzierung der präthymischen Vorläuferzellen (*„thymic education"*). Im allgemeinen werden folgende Reifungsstadien unterschieden: *„early thymocyte"* – *„common thymocyte"* – *„late thymocyte".* Während der frühen Phase der intra-thymischen

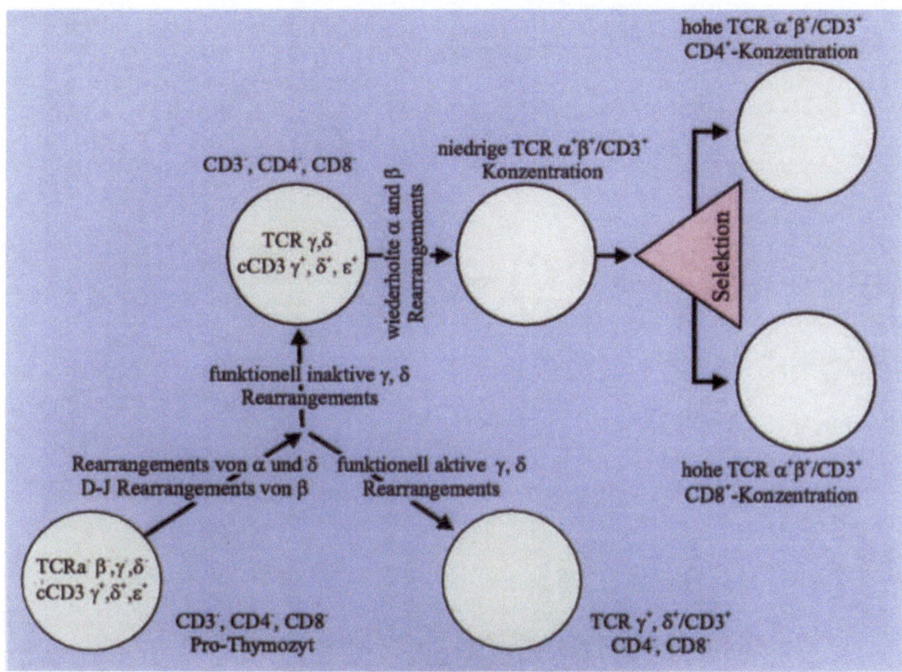

Abb. 47. Schematische Darstellung der intrathymischen T-Zell-Differenzierung. (Zusammengestellt nach Angaben der Literatur, umgezeichnet nach CLEAVERS et al. 1988 und INGHIRAMI u. KNOWLES 1992)

Reifung der Thymozyten erfolgt eine Umlagerung (Rearrangement) der T-Zell-Rezeptor- (TCR) Gene, und zwar in der Reihenfolge γ, δ, β, α (WEISMAN 1967; ACUTO u. REINHERZ 1985; HURWITZ et al. 1988, FERRICK et al. 1989). Einzelheiten der intra-thymischen Reifungsphase sind in Abb. 47 und 48 dargestellt. Parallel zum „gene-rearrangement" laufen während der intra-thymischen Reifungsphase Selektionsprozesse ab, die dazu führen, daß potentiell autoreaktive Thymozyten eliminiert, d. h. negativ selektioniert und MHC-restringierte Thymozyten positiv selektioniert werden. Die intra-thymische Reifungsphase führt zu einer Toleranzinduktion gegenüber körpereigenen MHC-Structuren. Man geht davon aus, daß eine Interaktion antigener Strukturen mit TCR-Strukturen bei reifenden T-Zellen eine irreversible Paralyse, eine sog. Deletion verursacht. Andererseits „lernen" T-Lymphozyten während der intra-thymischen Reifung MHC-Strukturen als Restriktionselemente zu benutzen (ZINKERNAGEL 1979).

Als sog. *post-thymische*, CD4⁺ bzw. CD8⁺ Vorläuferzellen verlassen reife T-Lymphozyten schließlich den Thymus.

3. *Periphere Phase.* In den T-Zellregionen der peripheren lymphatischen Organe erfolgen, nunmehr Antigen-abhängig, die Proliferation und Differenzierung zu immunregulatorischen T-Lymphozyten und zu T-Effektorzellen.

Während der intra-thymischen Reifungsphase wandern die kortikalen Thymozyten in zentripedaler Richtung in den kortiko-medullären Grenzbereich

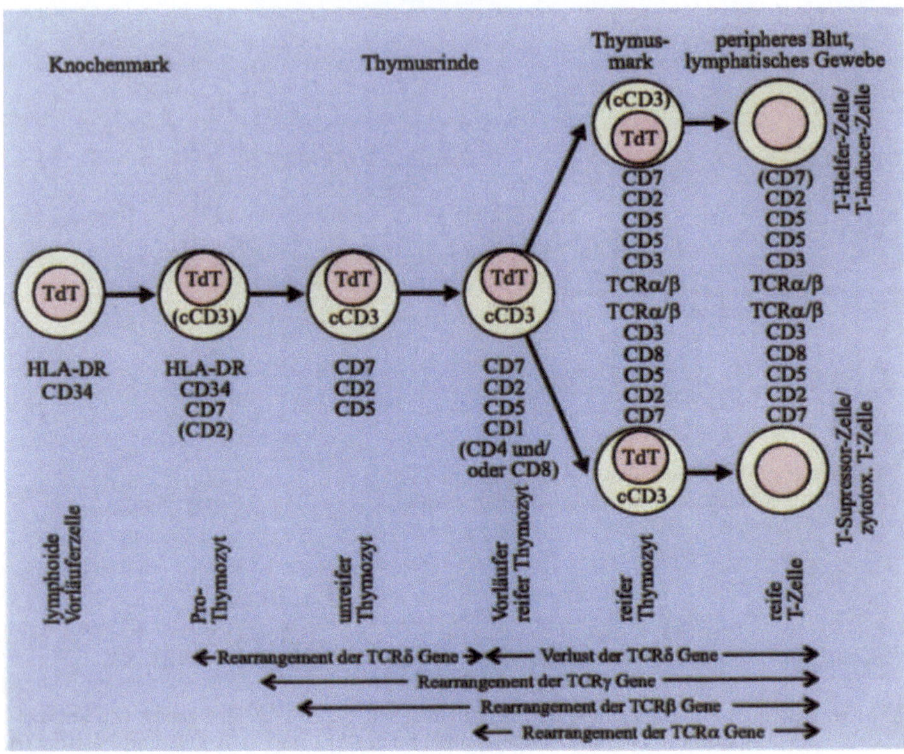

Abb. 48. Schematische Darstellung der intra-thymischen T-Zell-Entwicklung mit Angaben zur immunphänotypischen Charakterisierung der jeweiligen Differenzierungsstufen und mit Angaben über die Umlagerung der T-Zell-Rezeptorgene. (Zusammengestellt nach Angaben der Literatur, umgezeichnet nach KNOWLES et al. 1992)

und gelangen von dort, so jedenfalls wird vermutet, über die perivaskulären Spalträume in die Peripherie.

Die Herkunft der medullären T-Lymphozyten ist nach wie vor umstritten. Möglicherweise stellen sie eine eigene T-lymphozytäre Population dar, die morphologisch und funktionell sowie in ihrem Immunprofil den reifen, d.h. immunkompetenten T-Lymphozyten gleichen (JORDAN u. ROBINSON 1981; JANOSSY et al. 1986). Zufolge der offenbar langen medullären Verweildauer, werden sie auch als *"seßhafte Marklymphozyten"* bezeichnet (STUTMAN 1982). Medulläre T-Lymphozyten produzieren Interleukin 2 (IL-2), während auf kortikalen Thymozyten Rezeptorstrukturen für IL-2 gefunden wurden. Insofern könnte IL-2 als *"T cell growth factor"* (TCGF) bzw. als *"thymocyte differentiation factor"* (TDF) im Sinne einer weiteren Signalsubstanz an der Proliferation und Differenzierung der unreifen kortikalen Thymozyten beteiligt sein. Möglicherweise ist IL-2 als diffusible Substanz auch an der Immigration der prä-thymischen Vorläuferzellen in den Thymus beteiligt.

Literatur: s. S. 309–311

4 Thymusinvolution

Der Thymus unterliegt einer vergleichsweise früh einsetzenden physiologischen Involution, die unter bestimmten Bedingungen dramatisch akzeleriert werden kann. Insofern müssen physiologische und pathologische Involutionsprozesse unterschieden werden.

4.1 Physiologische Thymusinvolution

Die physiologische Thymusinvolution beginnt zwischen dem 10. und 15. Lebensjahr und schreitet progredient bis zur Entwicklung eines retrosternal gelegenen *thymischen Fettgewebekörpers* fort, der gewissermaßen das Endstadium der lipomatösen Involution bzw. Atrophie darstellt. Eine lymphopoetische Restaktivität ist aber bis ins hohe Lebensalter hinein nachweisbar. TDT-positive (terminale Desoxynucleotidyl-Transferase) Lymphozyten sind noch bei 90jährigen nachweisbar und in der vermeintlich medullären Region des atrophischen Thymus findet man hormonbildende und -sezernierende (z. B. Thymulin) Epithelzellen (HIROKAWA et al. 1982; KENDALL 1991).

Bis zur Pubertät zeigt der Thymus im allgemeinen eine deutliche Gewichtszunahme (vgl. Abb. 28). Danach setzt eine langsam fortschreitende Gewichtsabnahme ein, die auch mit histologisch faßbaren Organveränderungen einhergeht (Abb. 49, 50). Die von Edith BOYD (1936) ermittelten Gewichtskurven sind in Abbildung 51 dargestellt. Sie zeigen, daß die allmählich fortschreitende Altersinvolution mit einer beträchtlichen Zunahme des periseptalen und interstitiellen Fett-Bindegewebes einhergeht. Dieser Prozeß führt schließlich zur Entwicklung des retrosternal gelegenen thymischen Fettgewebekörpers. Die Zahl der Lymphozyten geht mehr und mehr zurück; es kommt zu einer lymphozytären Depletion und zu einer Verschiebung des sog. Rinden-Mark-Index. Bei Neugeborenen beträgt nach Untersuchungen von GOLDSTEIN und MACKAY (1969) der Rindenanteil etwa 60%, bei 70jährigen allenfalls noch 30%. Ebenso ändert sich das Parenchym-Mesenchym-Verhältnis zugunsten einer mesenchymalen Progression: Neugeborene 5:1, 20jährige 3:2, 40jährige 1:40. Das epitheliale Netz- bzw. Maschenwerk „kollabiert", spindelförmige Epithelzellen dominieren. Gelegentlich findet man kompakte Epithelinseln. Die z. T. kalzifizierten Hassallschen Körperchen sind zystisch umgewandelt. Auffallend häufig sieht man PAS-positive histiozytäre Zellformen. Das interlobuläre Bindegewebe kann hyalinisiert sein.

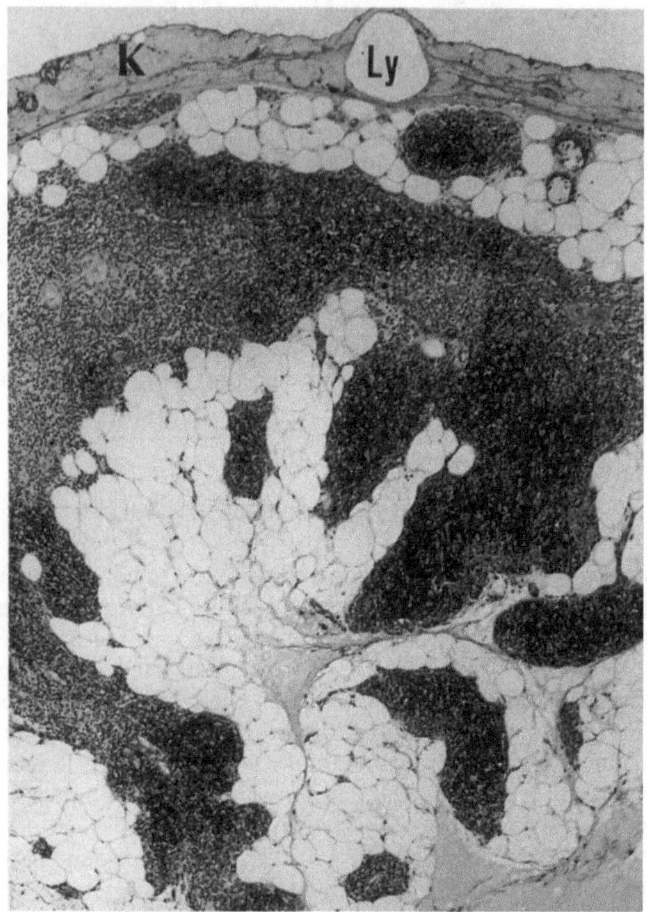

Abb. 49. Normales menschliches Thymusgewebe, physiologische Organinvolution (27jährige Patientin, Myasthenia gravis). Deutliche Reduktion und erhebliche Fettgewebsdurchsetzung des lymphoepithelialen Parenchyms. Organkapsel (*K*) mit kleiner Lymphzyste (*Ly*). PAS. × 50

Die Mechanismen, die der physiologischen Thymusinvolution zugrunde liegen, sind nach unserer Literaturkenntnis noch weitgehend ungeklärt [immunregulatorische α-Globuline mit einer möglicherweise thymo-suppressiven Wirkung? (CONSTANTIAN et al. 1977; MEYER u. MEYER 1977, 1978)].

4.2 Pathologische Thymusinvolution

Der Prozeß der physiologischen Thymusinvolution kann im Verlauf verschiedener Erkrankungen, durch Traumata oder auch therapiebedingt gleichsam dramatisch akzeleriert werden. Man spricht von einer akzidentellen,

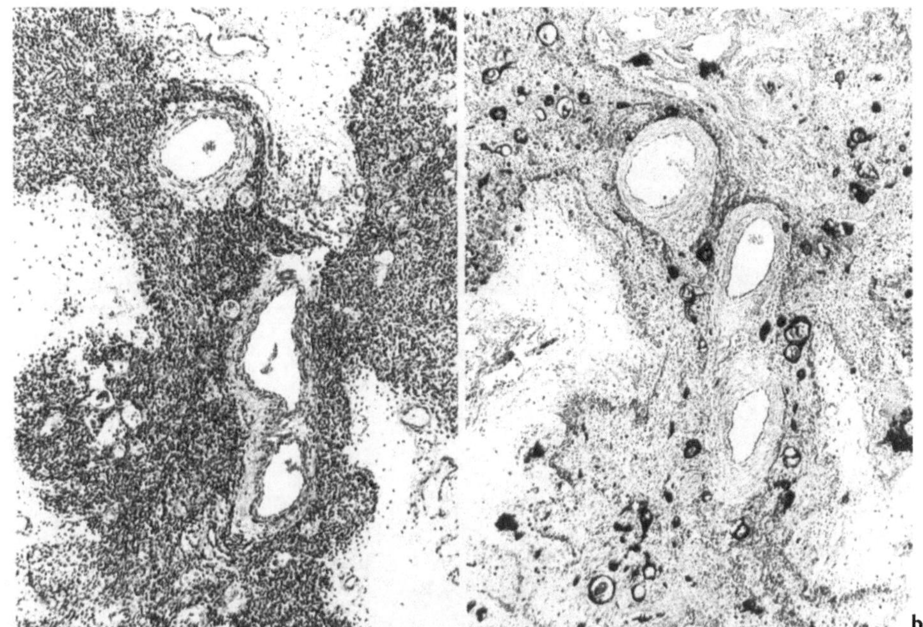

Abb. 50 a, b. Physiologische Alters-Involution des Thymus (41jähriger Patient). **a** Lymphozytäre Depletion, Zunahme des interstitiellen Fett-/Bindegewebes. HE. × 125. **b** Keratindarstellung (KL 1). Korrespondierender Schnitt zu **a**: Markierung der Epithelzellen und der z. T. zystisch-regressiv veränderten Hassallschen Körperchen. × 125

akuten (oder auch chronischen) Streß- bzw. *Hyperinvolution* (LINDER 1987; VAN BAARLEN et al. 1988). Derart akzelerierte Involutionen werden z. T. durch eine übermäßige Sekretion von Kortikosteroiden vermittelt, die über entsprechende Steroidrezeptoren eine *Apoptose* kortikaler Thymozyten induzieren (COWAN u. SORENSON 1964). Die akute Streß-Involution ist vor allem durch eine massive Lymphozytolyse bzw. durch eine diffuse Apoptose kortikaler Thymozyten und durch eine Phagozytose der apoptotischen Thymozyten durch Makrophagen (*„starry sky pattern"*) gekennzeichnet. Die medullären Thymusbereiche werden weit weniger tangiert, da reife T- und B-Lymphozyten Steroidresistent sind. Therapieinduzierte akute Involutionen können mit ausgeprägten zystisch-regressiven Organveränderungen unter Einschluß von Cholesteringranulomen einhergehen (*„lipoide Transformation"*, *„cholesteatomatöse Umwandlung mit Lipophagie"*).

Schon HAMMAR (z. B. 1905) hatte verschiedene pathologische Involutions-typen herausgearbeitet: Hungertypus (Abb. 52, 53), Infektionstypus, Intoxika-tionstypus, Röntgentypus, Graviditätstypus, Saisontypus.

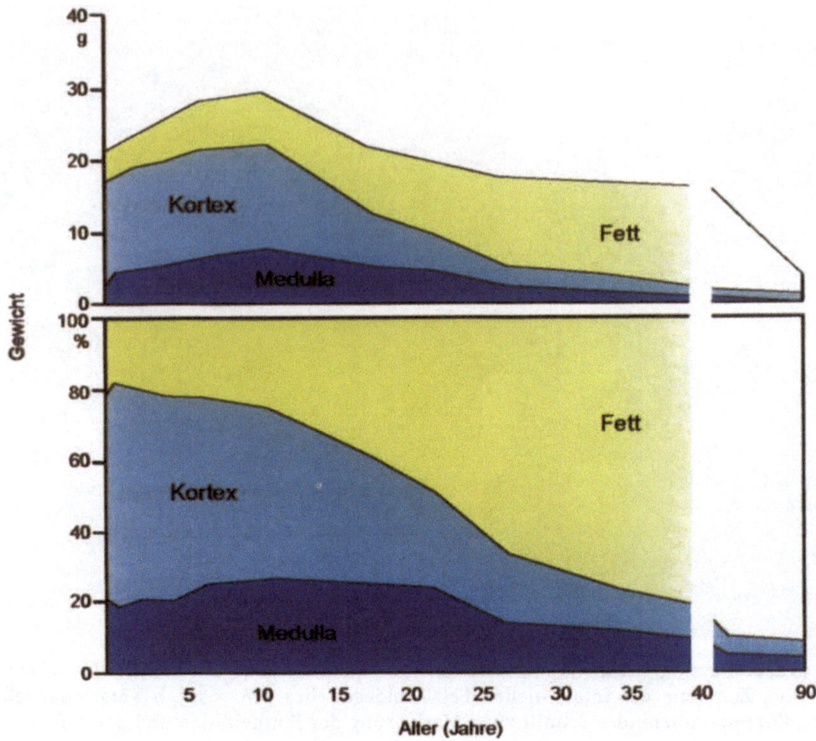

Abb. 51. Absolute und relative Gewichtswerte des Thymus und seiner geweblichen Bestandteile, alterskorreliert. (Umgezeichnet nach E. BOYD 1936)

4.2.1 Erworbene Immundefekte
HIV-Infektionen (AIDS)

Zur Thymusmorphologie von AIDS-Patienten liegen inzwischen zahlreiche, z. T. allerdings widersprüchliche Befunde vor (z. B.: REICHERT et al. 1983; SEEMAYER et al. 1984; JOSHI u. OLESKE 1985; GRODY et al. 1985; JOSHI et al. 1986; SAVINO et al. 1986; SCHUURMAN et al. 1989). Generell werden eine erhebliche lymphozytäre Depletion, ein Verlust der kortiko-medullären Differenzierung und degenerative Veränderungen der Hassallschen Körperchen in Form zystischer Dilatationen und Kalzifikationen beschrieben. Die AIDS-assoziierten Thymusbefunde sind, abhängig von der Krankheitsphase, zum einen vergleichbar mit denen einer akuten Streß- bzw. Hyperinvolution (LINDER 1987), zum anderen mit Befunden der chronisch-akzelerierten Involution (Abb. 54).

In Biopsiepräparaten frühkindlicher AIDS-Patienten (6 – 36 Monate) fanden Joshi et al. (1986) drei AIDS-assoziierte bzw. -typische Befundkonstellationen:

1. Schwere, streßähnliche Involutionen (*„precocious involution"*) mit einer erheblichen lymphozytären Depletion, einem Verlust der kortiko-medullären

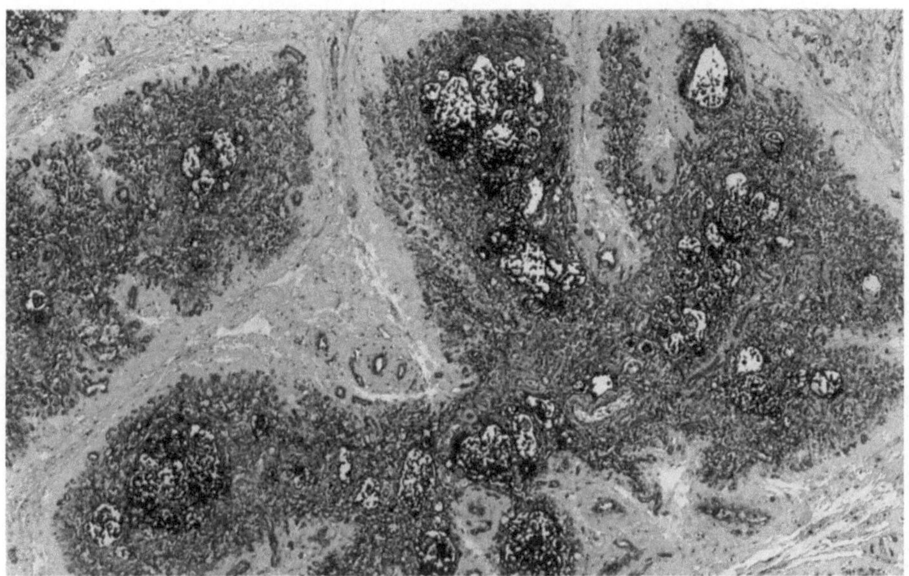

Abb. 52. Akzidentelle Involution des Thymus infolge eines chronischen Hungerzustandes (2 Jahre alt gewordenes Mädchen). Hochgradige lymphozytäre Depletion (Thymusgewicht: 2 g), jedoch keine lymphozytolytischen Reaktionen. Ausgeprägte zystische Regression der Hassallschen Körperchen. Erhebliche Verbreiterung und bindegewebige Induration der fibrovaskulären Septen. PAS, × 80

Differenzierung und mikrozystischen Regressionen der Hassallschen Körperchen.

2. Thymusinvolutionen, die hinsichtlich der morphologischen Befunde an Befundkonstellationen verschiedener kongenitaler Immundefekte (vgl.: S. 91) erinnern und die als *„Dysinvolution"* beschrieben wurden. Bei diesen Patienten waren Hassallsche Körperchen nicht (mehr) nachweisbar.

3. *„Thymitis"* mit lymphofollikulärer Hyperplasie, plasmazellulären Infiltraten und mehrkernigen Riesenzellen.

Joshi et al. (1986) diskutieren hinsichtlich der unterschiedlichen Involutionsbefunde eine sequentielle Entwicklung (*„Thymitis"* – *„precocious involution"* – *„Dysinvolution"*) einer AIDS-assoziierten Organschädigung.

In verschiedenen Autopsiestudien konnten die bioptisch erhobenen Thymusbefunde von Joshi et al. (1986) z. T. bestätigt werden. Außerdem zeigen die intrathymischen Blutgefäße oft eine adventitielle Hyalinose mit einem sog. *„onion-skin"* Pattern. Man findet mehrkernige Riesenzellen, fokal betonte Fibrosen und sog. epitheliale Rosetten (Elie et al. 1983; Reicher et al. 1983; Seemayer et al. 1984; Joshi et al. 1984; Guarda et al. 1984; Welch et al. 1984; Grody et al. 1985). Bemerkenswert ist, daß in Autopsiestudien Hassallsche Körperchen in hohem Prozentsatz nicht mehr nachweisbar sind (Elie et al. 1983; Seemayer et al. 1984; Grody et al. 1985). Mikrozystische Dilatationen und Kalzifikationen

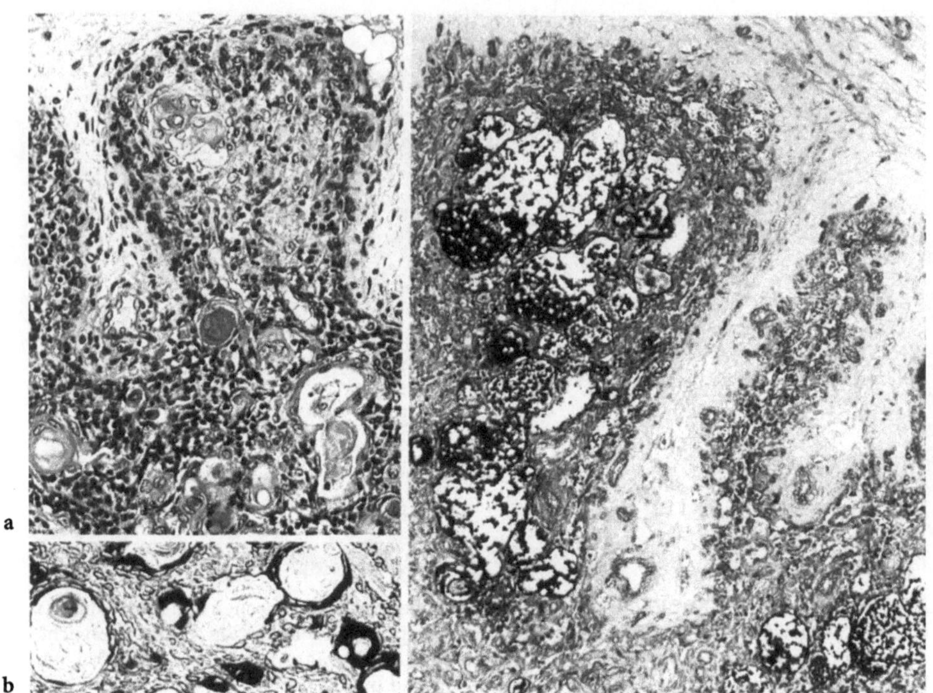

Abb. 53 a – c. Akzidentelle Involution des Thymus, Ausschnitte aus Abb. 52. a HE. × 320.
b Keratin (KL-1). × 320, c PAS. × 320

der Hassallschen Körperchen wurden vor allem in pädiatrischen Autopsiestudien beschrieben (JOSHI et al. 1984; JOSHI u. OLESKE 1985). Die Autopsiebefunde
stellen zumeist die Endstadien einer akzidentellen Thymusinvolution dar und
unterscheiden sich nach Untersuchungen von SCHUURMAN et al. (1989) nicht
von akzidentellen Involutionen, die aus anderer Ursache heraus zu beobachten
sind (z. B.: Malassimilation, Knochenmarktransplantation). AIDS-spezifische
Thymusdestruktionen scheinen nicht zu bestehen. SUSTER und ROSAI (1991)
sowie MISHALANI et al. (1995) beschrieben im Zusammenhang einer HIV-
Infektion eine *multilokulär-zystische Degeneration* des Thymus, bei der die
einzelnen zystischen Läsionen durch Plattenepithel ausgekleidet waren (vgl.
auch: S. 256).

Immunhistologisch findet man als wahrscheinlich früheste Manifestation der
AIDS-assoziierten Involution einen Verlust unreifer kortikaler Lymphozyten
(SCHUURMAN et al. 1988). Befunde zum immunhistochemischen Nachweis verschiedener Thymushormone in Epithelzellen sind z. T. widersprüchlich. Im
Thymus HIV-infizierter Patienten konnten Thymosin-positive Zellen nicht mehr
gefunden werden und Thymulin-positive Epithelzellen sind offenbar stark reduziert (SAVINO et al. 1986; SCHUURMAN et al. 1988, 1989). In wenigen Epithelzellen
und in Endothelzellen der fribro-vaskulären Septen konnte zudem virales Genom
nachgewiesen werden (PEKOVIC et al. 1987; SCHUURMAN et al. 1988, 1989).

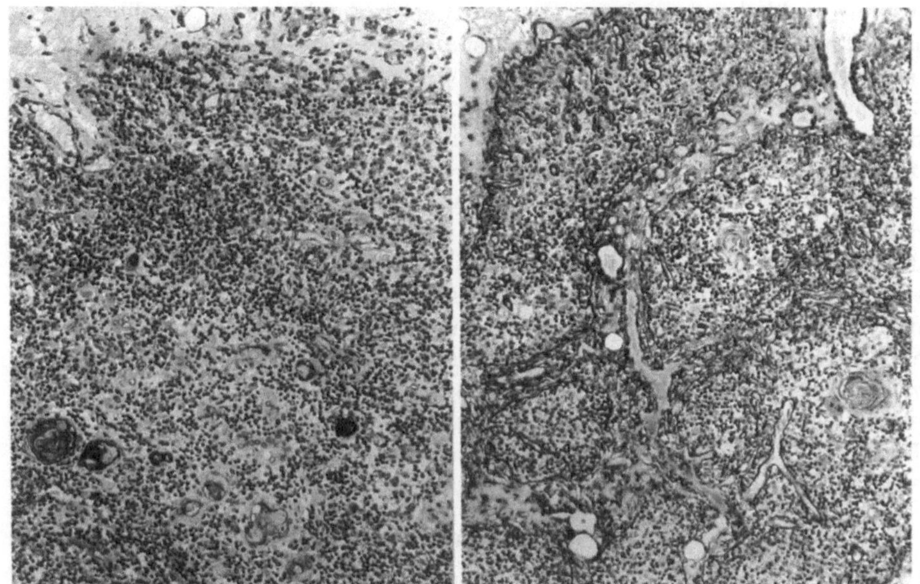

Abb. 54 a, b. Akzidentelle Involution des Thymus bei manifester AIDS-Erkrankung (Obduktionspräparat). Exitus letalis infolge einer ausgeprägten Pneumocystis carinii-Pneumonie. **a** „Verwischte" Rinden-Mark-Grenze mit lymphozytärer Depletion. Hassallsche Körperchen weitgehend intakt. PAS. × 180. **b** Abschnittsweise eine deutliche perivaskuläre Fibrose. PAS. × 180

4.2.2 Thymusbefunde bei anderen Infektionen

Entzündliche Begleit- und/oder „Mit"-Reaktionen des Thymus bei schweren fieberhaften Allgemein- bzw. Infektionskrankheiten (z. B.: Diphtherie, Masern, Scharlach, Tuberkulose, septische Krankheitsbilder) sind hinlänglich bekannt. Morphologisch gut dokumentierte Befundkonstellationen indessen sind selten. Sie sind bezüglich ihrer klinischen Bedeutung zumindest in der älteren Literatur überschätzt worden. Die entzündlichen „Mit"-Reaktionen des Thymus sind z. T. begleitet von mehr oder weniger ausgeprägten Zirkulationsstörungen (Hyperämie, „Tardieusche Flecken"). Größere Blutungen, hämorrhagische Infarzierungen [*Apoplexia thymica* (TESSERAUX 1959)] sind extrem selten und wohl eher geburtstraumatisch bedingt.

4.2.2.1 *Virusinfektionen*

Bei zahlreichen viralen Infektionen zeigt der Thymus „Mit"-Reaktionen, die im allgemeinen einer akuten Streßinvolution entsprechen. Systematische Untersuchungen zu morphologischen Thymusbefunden bei viralen Infektionen liegen indessen nicht vor. Die gelegentlich in der Literatur gemachten Angaben, daß der Thymus bei viralen Infektionen nur extrem selten involviert sei, dürften insofern wohl eher spekulativer Natur sein. Aus den bisherigen Publikationen scheint hervorzugehen, daß es Thymusspezifische Befunde bei viralen Infektionen nicht gibt (SMITH u. OSSA-GOMEZ 1981). In wenigen Kasuistiken ist über zytomegale und adenovirale Inklusionen auch im Thymus berichtet worden. Bei letalen Varicella-Infektionen wurden sog. *spongiolytische* Epithelläsionen beschrieben. Eine akzidentelle Thymusatrophie wurde im Gefolge einer Masernpneumonie beobachtet. Die infektiöse Mononukleose kann zu ausgeprägten lympho-histiozytären Thymusinfiltraten mit einer weitgehenden kortiko-medullären Demarkierung führen. Intrauterine Rötelinfektionen können, abhängig von der Entwicklungsphase des Thymus, zu persistierenden Immundefekten führen (BERRY u. THOMPSON 1968; LINDER 1987; MOENCH et al. 1988; NUMAZAKI et al. 1989; WATRY et al. 1991; SAVINO 1990; SAVINO et al. 1992; KING et al. 1992; vgl. auch: HIV-Infektionen und Thymusbefunde nach Knochenmark-Transplantationen). Intrauterine Virusinfektionen führen offensichtlich auch zur Toleranz-Induktion (KING et al. 1992).

4.2.2.2 *Lues connata*

Die früher häufig erwähnten Duboisschen Abszesse bei Lues connata (DUBOIS 1850) sind keineswegs spezifisch für diese venerische Erkrankung (JACOBI 1888; OLIVER 1917; BENJAMIN 1930; vgl. auch: S. 256]). Bei konnataler Lues findet man einen atrophischen Thymus mit weitgehender lymphozytärer Depletion, mit einem Verlust der kortikomedullären Differenzierung und einer interlobulären Fibrose (JACOBI 1888). Die Hassallschen Körperchen sind (groß-) zystisch dilatiert, angefüllt mit neutrophilen Granulozyten und Zelldetritus (= Duboissche „Abszesse").

4.2.2.3 *Echinokokkus-Zysten*
(Hydatid disease)

In Gegenden endemischer Krankheitsverbreiterung können praktisch alle Organe betroffen sein. GIRAUD et al. (1963) beschrieben eine *isolierte*, mandarinengroße Echinokokkus-Zyste des Thymus. Nach Angaben dieser Autoren sollen 2 % aller Echinokokkus-Zysten ausschließlich im Mediastinum vorkommen, wobei isolierte Thymus-Manifestationen extrem selten sind (VON SINNER et al. 1990).

4.2.2.4 *Tuberkulose*
(Thymus-Tuberkulom)

Tuberkulöse Entzündungen des Thymus (miliare Streuung, Landouzy-Sepsis) wurden offenbar auch früher selten beobachtet (Literatur: TESSERAUX 1959). DUPREZ et al. (1962) beschrieben ein 10 cm durchmessendes *Thymus-Tuberkulom* bei einem 17 Jahre alten Jungen, dessen Vater eine offene Lungentuberkulose hatte. Die histologische Untersuchung des grob-knotigen, mit den parathymischen Mediastinalstrukturen verbackenen Operationspräparates ergab eine epitheloidzellig-granulomatöse, zentral verkäsende Entzündung *innerhalb* des Thymus. Eine Lungentuberkulose konnte bei dem Jungen nicht verifiziert werden. Tuberkulöse Thymuserkrankungen sind extrem selten (FITZGERALD et al. 1992).

4.2.3 Thymusbefunde nach Knochenmarktransplantation

Die pathologischen Thymusbefunde nach Knochenmarktransplantation sind offenbar komplexer Natur und durch unterschiedliche Faktoren verursacht. Einerseits dürften die der Transplantation vorausgehenden Grunderkrankungen und deren Therapie eine Rolle spielen. Zum anderen führen die zytoablative Konditionierung, die therapeutisch induzierte Immunsuppression [z. B.: Cyclosporin A, FK-506 (s. unten)], endogene Kortikosteroide (*„stress response"*) und mögliche Graft-versus-Host- (GvH-) Reaktionen zu schweren Alterationen des Thymusgewebes. Zur Prophylaxe einer möglichen und oft tödlich verlaufenden GvH-Reaktion wird T-Zell-depletiertes Knochenmark transplantiert.

Grundsätzlich zeigt der Thymus Veränderungen, die einer Streßinvolution (Hyperinvolution) entsprechen. In Autopsiestudien wurden eine erhebliche lymphozytäre Depletion, ein völliges Fehlen der kortiko-medullären Differenzierung und eine erhebliche intrathymische Lipomatose gefunden (Bockman et al. 1972; Beschorner et al. 1978; Thomas et al. 1986; Müller-Hermelink et al. 1987). Die Hassallschen Körperchen sind z. T. zystisch dilatiert, auch kalzifiziert. In der Umgebung der Hasallschen Körperchen sind Makrophagen nachweisbar. Innerhalb des atrophischen Thymus und im parathymischen Weichgewebe findet man Plasmazellen. In immunhistologischen Untersuchungen konnte gezeigt werden, daß es sich bei den wenigen intrathymischen Lymphozyten um kleine, mature Lymphozyten handelt. Immature Lymphozyten waren nicht nachweisbar (Beschorner et al. 1978; Müller-Hermelink u. Sale 1983; Müller-Hermelink et al. 1987).

Die strukturelle und funktionelle Restitution des Thymus nach Knochenmarktransplantation setzt voraus, daß die strukturellen Elemente, die das *„thymic microenvironment"* konstituieren, weitgehend intakt sind. Die Struktur des Thymus darf hinsichtlich dieser Situation nicht so schwer geschädigt sein, daß im Rahmen der Knochenmarktransplantation eine Besiedlung des Thymus durch prä-thymische Vorläuferzellen und eine intra-thymische Maturation (*„thymic education"*) unmöglich wird. Die zu diesem Problem vorliegenden experimentellen Befunde scheinen diese Annahme zu bestätigen (Übersicht: Müller-Hermelink u. Sale 1983). Die nach allogener Knochenmarktransplantation bei einem Teil der Patienten nachweisbare immunologische Restitution spricht dafür, daß auch beim Menschen die *„Strukturen des microenvironments"* weitgehend erhalten bleiben (Witherspoon et al. 1982; Müller-Hermelink et al. 1987).

Befunde zur lymphatischen Restitution des Thymus nach allogener oder semiallogener Knochenmarktransplantation sind spärlich und lassen derzeit sicher kein abschließendes Urteil zu (Übersicht: Müller-Hermelink u. Sale 1983).

Aus tierexperimentellen Untersuchungen und aus Beobachtungen humanen Materials ist hinlänglich belegt, daß auch der Thymus Zielorgan einer GvH-Reaktion sein kann (Seemayer et al. 1977; Seemayer 1979; Seddik et al. 1980; Müller-Hermelink u. Sale 1983; Fukushi et al. 1990). Das morphologisch faßbare Schädigungsmuster des Thymus ist offensichtlich abhängig vom *„Grad*

der allogenen Reaktivität des übertragenen Markes" (MÜLLER-HERMELINK u.
SALE 1983). In menschlichen, autoptisch gewonnenen Thymuspräparaten sind
bei GvH-Reaktionen eine massive Akkumulation von histiozytären Zellen in der
kortikalen Thymusregion und eine plasmazelluläre Infiltration des parathymischen Weichgewebes und des Thymus beschrieben worden (BESCHORNER et al.
1978). Die Epithelzellen des Thymus zeigen ausgeprägte degenerative Veränderungen. Eine Restitution des Thymus mit einer Besiedlung von lymphozytären
Zellen findet offenbar nicht statt. Der Thymus bleibt atrophisch. Er zeigt eine
progredient fortschreitende Fibrose. Die Atrophie kann gelegentlich so ausgeprägt sein, daß selbst in En-bloc-Dissektionen und Schnittserien residuelles
Thymusgewebe kaum nachweisbar ist (SEEMAYER et al. 1977). Die GvH-asso-
ziierten Thymusveränderungen erinnern z.T. an die Thymusmorphologie bei
congenitalen Immundefekten (SEEMAYER u. BOLANDE 1980); GARTNER 1991).

4.2.4 Thymusbefunde bei Zustand nach Chemotherapie und/oder Radiatio

Die nach Chemo- und/oder Radiotherapie zu beobachtenden Thymusbefunde entsprechen weitgehend denen einer akuten Streßinvolution (REVELL
1974; BAINS u. SUNDARAM 1979; LINDER 1987).

Cyclosporin A inhibiert als immunsuppressive Substanz die Produktion von
Interleukin-2 (IL 2) und von IL2-Rezeptoren. Pharmakologische Dosen führen
im Tierexperiment zu einer Thymusinvolution (BESCHORNER et al. 1987a, b;
DAMOISEAUX et al. 1997). Innerhalb einer Woche reduziert sich das Thymusgewicht um etwa 70%. Betroffen ist vor allem die medulläre Thymusregion mit
einer deutlichen Verminderung der medullären Thymozyten, mit einer Elimina-
tion medullärer Epithelzellen, dendritischer Zellen und der Hassallschen Körperchen. Toxische Dosen führen zu einer Nekrose der medullären Epithelzellen
(THOMSON et al. 1981; BLAIR et al. 1982). Offensichtlich ist auch der Übergang von
kortikalen (*„double positive"*) zu medullären (*„single positive"*) Lymphozyten
blockiert (RITTER u. LADYMAN 1991). Nach Absetzen der Therapie sind die
Thymusveränderungen innerhalb von etwa 4 Wochen reversibel. FK-506, eine
andere immunsuppressive Substanz, die vor allem in der Transplantationsmedi-
zin eingesetzt wird, führt zu vergleichbaren Thymusalterationen, wie Cyclosporin (THOMSON u. PUGH-HUMPHREYS 1991).

4.2.5 Thymusbefunde bei Malassimilations-Syndromen

Es ist seit langem bekannt und experimentell gut belegt, daß eine anhaltende
Fehl- und Mangelernährung zu unterschiedlich schweren Alterationen des
Thymus führen kann, die überwiegend einer chronischen Streß-, bzw. Hunger-
Atrophie entsprechen *„early barometer of nutrition"* (SIMON 1845, zitiert nach
KORNSTEIN 1995; Übersicht: DOUROV 1986).

Bei der durch Hunger verursachten Atrophie (= chronische Streß-Involution) sind lymphozytolytische Reaktionen kaum nachweisbar. Der Thymus
ist hinsichtlich seiner lymphozytären Komponente nahezu entspeichert (Abb.
52, 53). Rinde und Mark sind nicht mehr gegeneinander abgrenzbar. Die Has-

sallschen Körperchen sind auffallend groß, zytisch dilatiert, oft angefüllt mit Zelldetritus. Der Nachweis Hassallscher Körperchen ist u. M. n. bedeutsam in der differentialdiagnostischen Abgrenzung defektimmonopathischer Thymusdysplasien. Die lobuläre Architektur bleibt erhalten. Die interlobulären, fibrovaskulären Septen sind erheblich verbreitert und fibrosiert. Hinsichtlich der funktionellen Ausfälle (s. unten) spricht WATTS (1969) von einer *„nutritional thymectomy"*.

Bei der Kwashiorkor-Krankheit (*„protein-calorie-malnutrition"*) wird gelegentlich von einem *„acute nutritional stress"* gesprochen (DOUROV 1986), obwohl der Thymus im wesentlichen gleichartige Befunde zeigt, wie bei chronischen Hungerzuständen (MUGERWA 1971).

SMYTHE et al. (1971) und SCHONLAND (1972) diskutieren eine sequentielle Entwicklung der nutritiv bedingten Thymusveränderungen: „normale Histologie" – akute Involution – chronische Atrophie als Endstadium.

Infolge der z. T. ausgeprägten Thymusatrophie ist die immunologische Homoiostase erheblich beeinträchtigt. Die betroffenen Patienten entwickeln eine besondere Anfälligkeit gegenüber verschiedenen pathogenen Keimen mit der Manifestation schwerer, rekurrierender und polytoper Infektionen (SMYTHE et al. 1971; MUGERWA 1971).

4.2.6 Toxische Substanzen

Zahlreiche toxische Substanzen, wie beispielsweise Herbizide, aromatische Hydrokarbone, mit suppressiver und/oder karzinogener Wirkung auf das Immunsystem führen auch zu erheblichen Alterationen des Thymus in Form einer ausgeprägten Atrophie mit teils medullärem, teils kortikalem Schädigungsmuster. Bezüglich der einzelnen Substanzklassen und Schädigungsmuster wird auf die von KENDALL und RITTER (1991) herausgegebene Übersicht *„Thymus Update 4"* verwiesen.

Literatur: s. S. 312–314

5 Fehlbildungen

Die klinische Relevanz kongenitaler Fehlbildungen des Thymus ist außerordentlich variabel. Die *schweren Fehlbildungssyndrome* (Aplasie, Hypoplasie, Dysplasie) werden im nachfolgenden Kapitel (*Defektimmunopathien*) beschrieben, *thymogene Zysten*, die z. T. wenigstens auf embryonalen Fehlbildungen beruhen (persistierende Rudimente des Ductus thymopharyngeus) im Kapitel über *"Tumorartige Thymus-Läsionen"* (S. 256).

Unter den gewissermaßen belanglosen Anomalien wären *ektope* und *akzessorische* Thymusdrüsen zu nennen (GRUBER 1920; 1932; SCHMINCKE 1926; TESSERAUX 1959). Ektopes, nicht selten im lateralen Halsdreieck gelegenes Thymusgewebe [zervikaler Thymus, „Jugularthymus", „Halsthymus" (GILMOUR 1937; ARNHEIM u. GEMSON 1950)] ist unter formal-pathogenetischen Aspekten die Folge eines unvollständigen oder fehlenden Descensus (WELLER 1933). In dieser Lokalisation sind erworbene zystische Thymusdegenerationen und entwicklungsgeschichtlich bedingte thymogene Zysten oder persistierende Gangrudimente und solide „Epithelknospen" auffallend häufig zu beobachten (Abb. 55). Zystische Parenchymdegenerationen manifestieren sich z. T. in Form palpabler, prall elastischer oder fluktuierender „Geschwülste", die bis in den Bereich der Glandula submandibularis hinaufreichen können. Die sich daraus ergebenden differentialdiagnostischen Implikationen umfassen die zerviko-mediastinalen Thymuszysten (vgl. S. 256), das Lymphagioma colli und laterale bzw. branchiogene (lympho-epitheliale) Halszysten (BHASKAR u. BERNIER 1959). HAGENS (1932) fand ektobes Thymusgewebe sogar an der Schädelbasis bei gleichzeitig bestehenden schweren Fehlbildungen des Gehörapparates.

Eine ausführliche Zusammenstellung und Literaturübersicht über ungewöhnliche Gewebsektopien (z. B.: Tonsillen, Ileum, Dermoidzysten der Ovarien) und über seltene intrathymische Gewebseinschlüsse (z. B.: Knorpel, „Schleimzellen", Gewebe des telebranchialen Körpers) findet man in den Publikationen von GRUBER (1932) und TESSERAUX (1959).

Nicht allzu selten findet man im Verlauf der linken V. brachiocephalica einen sog. *Sanduhrthymus*. Über *Fragmentationen* des Thymus und über eine sog. Thymoptose haben SCHMINCKE (1926) und GRUBER (1932) berichtet. Lageanomalien und „morphologische Variationen" des Thymus (*Dsymorphia/Dystopia thymica*) sind ausführlich von GRUBER dargestellt worden (vgl. auch: GILMOUR 1937; LAAGE-HELLMAN 1952). Akzessorisches Thymusgewebe entwickelt sich möglicherweise aus Anteilen der IV. Schlundtasche.

Eine besondere Rolle spielen die in den Thymus dislozierten Epithelkörperchen (Abb. 56) als Folge eines gemeinsamen embryogenetischen Ursprungs

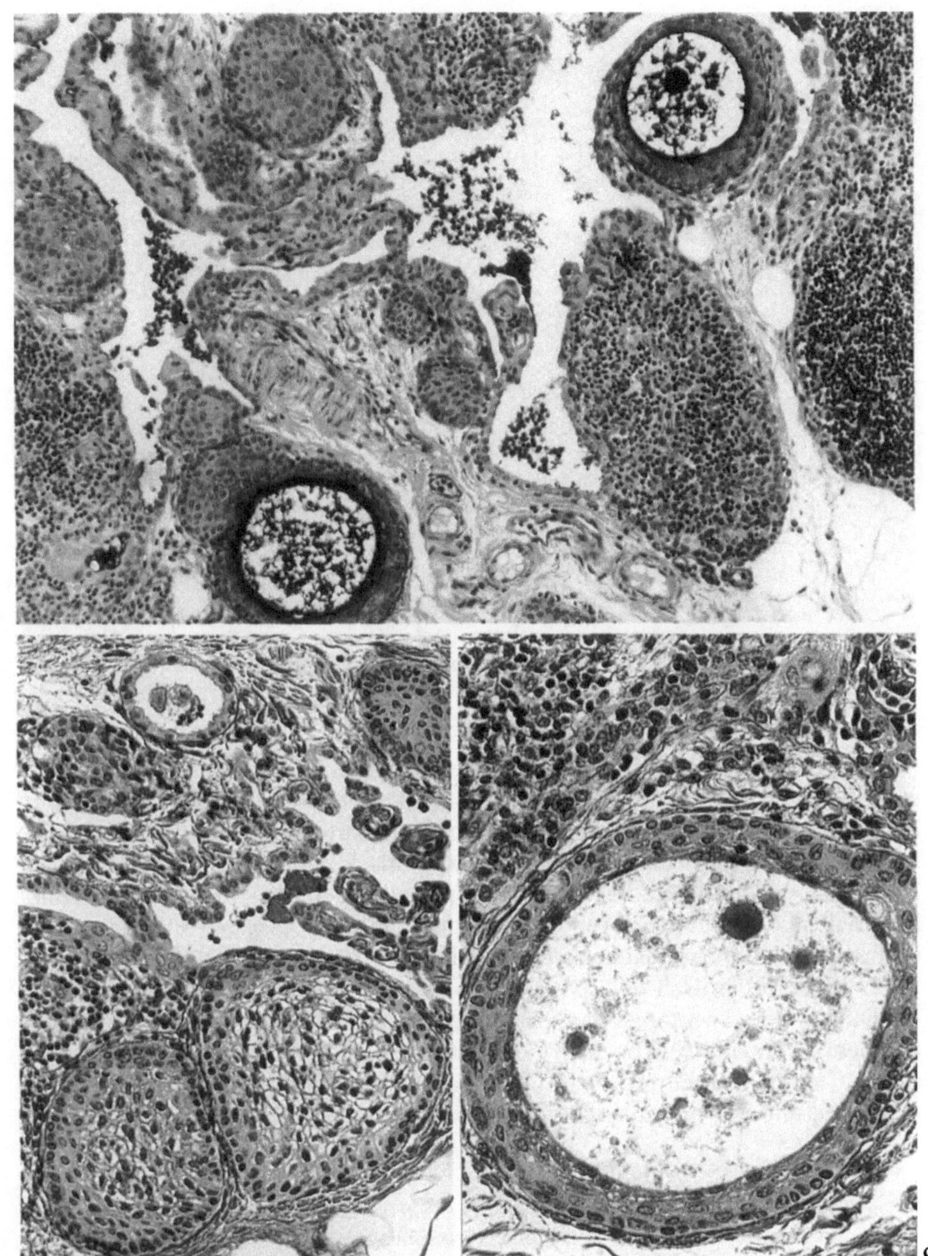

Abb. 55 a – c. Ektopes Thymusgewebe, sog. Jugular- oder Halsthymus. 4 Monate alter Junge mit „weicher Schwellung" im rechten Halsbereich. **a** Lymphoepitheliales, lobulär formiertes Thymusgewebe. Daneben von mehrschichtigem Epithel begrenzte Gangrudimente und solide, epidermoide Epithelknospe (**b**). In der Lichtung der Gangrudimente ein z.T. globuläres, PAS-positives Material (**c**). PAS. **a** × 80, **b** × 320, **c** × 320

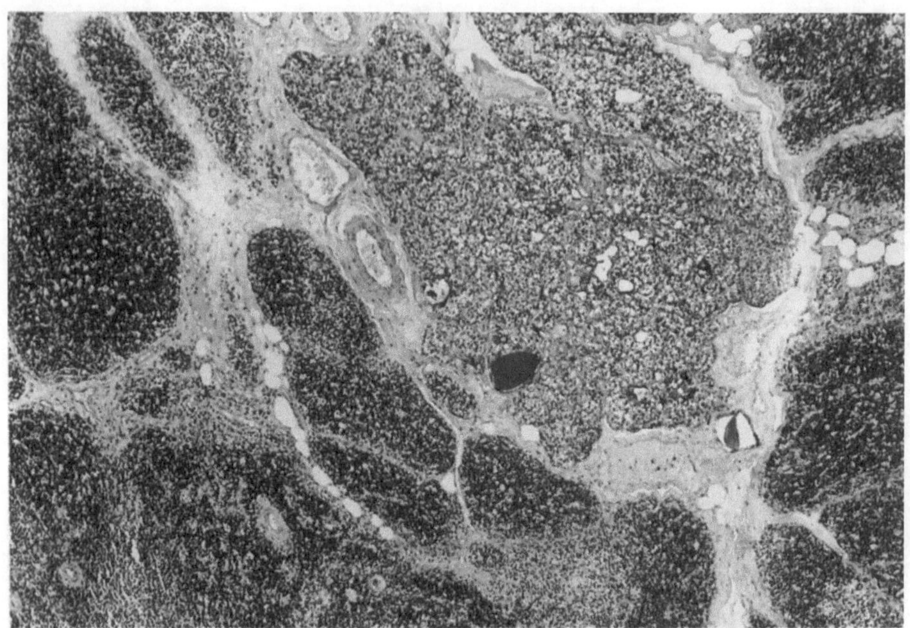

Abb. 56. Thymus unter Einschluß von ektopem Epithelkörperchengewebe. PAS, × 65

(Parathyreoidea II) und Descensus (GROSCHUFF 1900; ERDHEIM 1904; KURTAY
u. CRILE 1969; NATHANIELS et al. 1970; TSUCHIYA et al. 1971; MARUTA et al. 1972;
FREEMAN 1976). WANG (1971, 1976) fand in einer Autopsiestudie, daß immerhin
20 % der unteren Epithelkörperchen intrathymisch liegen. Uns erscheint dieser
Prozentsatz relativ hoch. Bezüglich der Epithelkörperchen-Adenome waren im
Material (n = 220) des Eppendorfer Instituts lediglich 3 (= 1,36 %) mediastinal
und parathymisch, im Material des Heidelberger Instituts (n = 183) lediglich ein
Adenom intrathymisch lokalisiert. Die operativen Implikationen, die sich aus
derartigen Gewebsektopien bei der Behandlung des Hyperparathyreoidismus
ergeben, sind evident. Umgekehrt kann ektopes, akzessorisches und/oder aber-
rantes Thymusgewebe innerhalb der Epithelkörperchen und/oder der Schilddrüse[1] gefunden werden, nach GILMOUR (1937) in immerhin bis zu 20 %. Der

---

1 Die Theorie der *„thyreo-parathyreo-thymischen Metaplasie"* postuliert die mögliche Um-
wandlung von Schilddrüsen- und Epithelkörperchengewebe in Thymusgewebe und um-
gekehrt (Literatur: HAMMAR 1936; TESSERAUX 1959). Ihr liegt die Idee einer *„geweblichen
Kontinuität"* und damit einer *„weitgehend einheitlichen Reagibilität"* der branchiogenen
Derivate zugrunde (z.B.: DUSTIN u. GERARD 1921; VAN DYKE 1941–1953). Auch die von
POLITZER und HANN (1935) diskutierte *„Plastizität"* der Schlundtaschen ist weitgehend im
Sinn der van Dyke'schen und Dustin'schen Theorie der *„thyreo-parathyreo-thymischen
Metaplasie"* zu interpretieren.
Diese Theorie hat nurmehr historisches Interesse. Sie hat allerdings die Thymusforschung
nachhaltig beeinflußt.

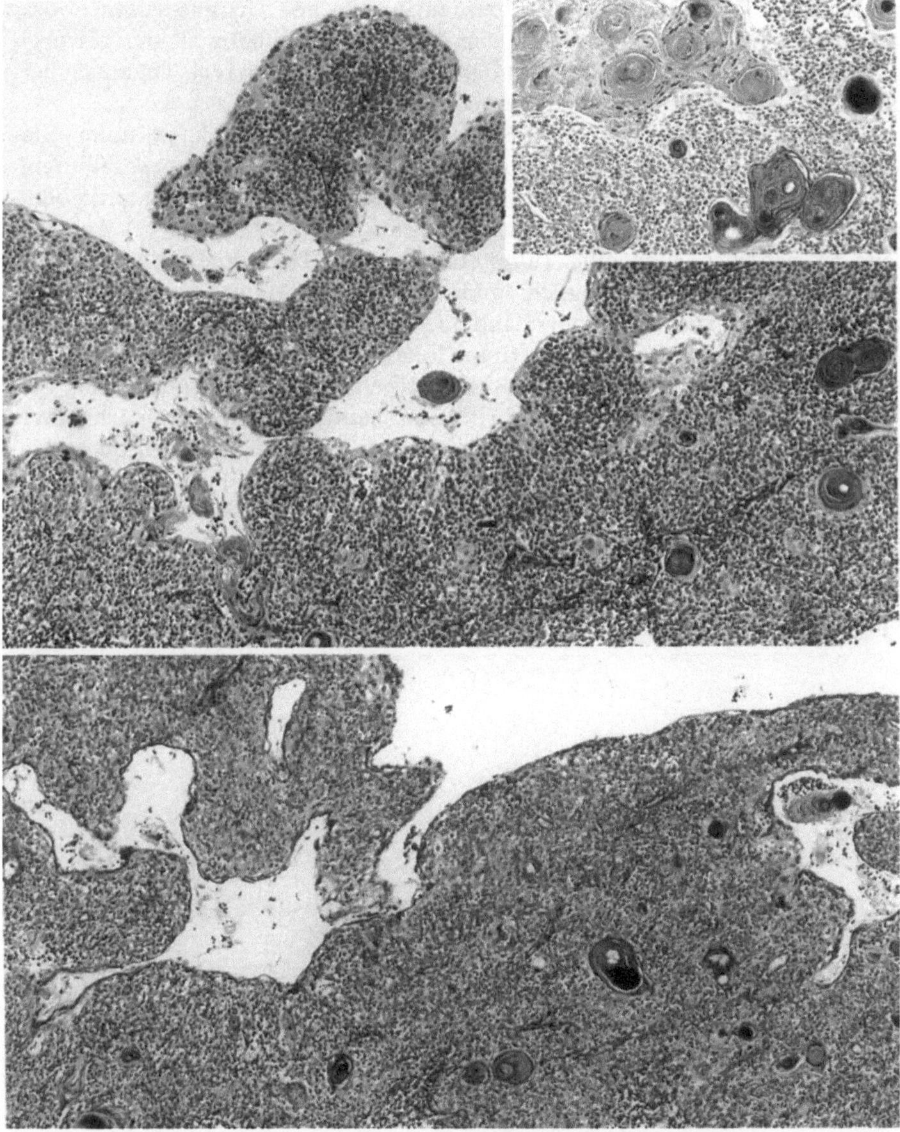

Abb. 57. Ektopes Thymusgewebe. Teilweise spindelzellig differenziertes Thymom mit ausgeprägten zystischen Regressionen. Eingeschlossen sind große, gleichsam konfluierte Hassallsche Körperchen (*Inset*). HE, × 85. Klinisch: Lymphknoten aus einem „Kieferwinkel"-Bereich. Im Schnellschnitt: Verdacht auf die Lymphknotenmetastase eines verhornenden Plattenepithelkarzinoms. 72jährige Patientin ohne sonstigen Primärtumor

relativ hohe Prozentsatz ektoper bzw. akzessorischer Thymusdrüsen erklärt möglicherweise die gelegentlich zu beobachtende Ineffektivität der chirurgischen Behandlung (Thymektomie) der Myasthenia gravis [vgl. Thymushyperplasie und Thymome (extended thymectomy)].

Ektopes Thymusgewebe mit Hassallschen Körperchen kann unter Umständen in der bioptischen (Schnellschnitt-)Diagnostik (z. B. Hyperparathyreoidismus) Schwierigkeiten insofern bereiten, als vermeintliche Lymphknotenmetastasen epidermoider Karzinome vorgetäuscht werden (Abb. 57). Andererseits ist natürlich auch eine Tumorentwicklung (Thymome) innerhalb von ektopem Thymusgewebe möglich. Immerhin sollen 4 % aller Thymome im Zervikalbereich, bis zur Region der Glandula submandibularis, sowie im mittleren, inferioren und posterioren Mediastinum lokalisiert sein (ROSAI u. LEVINE 1976). RIDENHOUR et al. haben 1970, einschließlich einer eigenen Beobachtung, fünf sog. *Zervikal-Thymome* aus dem Schrifttum zusammengestellt (vgl. auch: LEWIS 1962). In dieser Zusammenstellung ist allerdings auch das sog. „Thymoma intratracheale" von WADON (1934) enthalten. Selbst wenn man berücksichtigt, daß die topographischen Angaben in der RIDENHOURSCHEN Arbeit nicht immer korrekt im Sinne der zervikalen Lokalisation und wohl auch unvollständig sind, zeigen sie dennoch, daß *Zervikalthymome* sehr selten sind.

Literatur: s. S. 315 – 316

6 Kongenitale Defektimmunopathien
Immunmangel-Syndrome

Es gibt ... kaum eine Behauptung, die nicht
auf Erfahrungen gegründet und wieder
durch Erfahrungen widerlegt wäre. Unter
diesen Umständen wird man der Theorie
raten, zu warten, bis die Erfahrungen reifer
sind; aber ich glaube vielmehr, daß die
Erfahrungen, um zu reifen, des Lichtes einer
vernünftigen Theorie bedürfen.

Jacob HENLE 1840

Zu den Abwehrsystemen des menschlichen Organismus gehören die *natürliche Resistenz*, das *unspezifische, myelo-monozytäre Immunsystem* und das *spezifische, klonal organisierte Immunsystem*.

„Eine Defektimmunopathie im weitesten Sinne des Begriffes ist durch die Unfähigkeit des Organismus gekennzeichnet, auf eine antigenische Stimulation mit einer normalen immunbiologischen Reizbeantwortung zu reagieren" (HESS 1970). Definitionsgemäß unterscheiden sich Defektimmunopathien also von Zuständen der Immuntoleranz (COTTIER 1980).

In pathogenetischer Hinsicht spielt der Thymus insofern eine besondere Rolle, als seine strukturelle und funktionelle Integrität entscheidend ist für die Entwicklung des peripheren lymphoretikulären Gewebes und damit für die immunologische Reagibilität und Integrität des menschlichen Organismus überhaupt (COTTIER et al. 1991). Es darf heute allerdings auch als gesichert angesehen werden, daß die funktionelle Ausreifung des Thymusepithels wesentlich von der Präsenz ausreifender T-Lymphozyten abhängt (LE et al. 1990; SHORES et al. 1991). Insofern dürfte eine gestörte Thymusmorphologie bei verschiedenen Defektimmunopathien zumindest nicht die alleinige Ursache des Immundefektes sein (MÜLLER-HERMELINK u. MÜLLER 1991). In diesem Sinne läßt sich auch die Restitution immunologischer Funktionen nach Knochenmarktransplantationen bei schweren kombinierten Immundefekten interpretieren (z.B.: FISCHER et al. 1986, 1990; INCEFY et al. 1990).

Über 30 verschiedene klinische Zustandsbilder von Immundefekten (phänotypische Manifestationen) wurden bislang beim Menschen beschrieben. Sie sind in hohem Prozentsatz assoziiert mit lympho-proliferativen Syndromen und Autoimmunerkrankungen (GOOD et al. 1966; CHANDRA et al. 1979; PURTILO 1981). Versuche einer systematischen Einordnung der einzelnen Krankheitsbilder basieren auf klinischen, histologisch-zytologischen, immunhistologischen, immunserologischen, genetischen und molekular-biologischen Kriterien.

Eine befriedigende Einordnung aller Beobachtungen ist bis heute nicht möglich (*„varied immunodeficiencies, common and largely unclassified"*). Mehrfach wurde auch versucht, die kaum noch überschaubare Fülle dieser Beobachtungen in *theoretische Systeme* einzuordnen. Unter klinischen Aspekten hat die sog. *„Zwei-Komponenten-Theorie"* der Arbeitsgruppe um GOOD (COOPER et al. 1968 a) eine gewisse Bedeutung erlangt. Danach lassen sich Immundefekte in 3 große Gruppen untergliedern: 1. in *kombinierte Immundefekte* (Stammzellendefekte), 2. in *Immunmangelsyndrome mit vorherrschender T-Zellen-Defizienz* und 3. in *Immunglobulin-Mangelsyndrome* (B-Zellen-Defekte) (COOPER et al. 1973). Die Komplexität immunologischer Reaktionen läßt zumindest unter theoretischen Aspekten vermuten, daß immundefekte Reaktionen ein ebenso komplexes Ursachenspektrum aufweisen. Hinsichtlich dieser Situation wird die *„Zwei-Komponenten-Theorie"* der phänotypischen Vielfalt defekter Immunreaktionen kaum noch gerecht. Insofern wird verständlich, daß in den seit 1967 von der WHO publizierten *Immuno Deficiency Meting Reports* Klassifikationen primärer Immundefekte immer wieder überarbeitet, ergänzt und diversifiziert wurden (z. B.: 1983, 1989).

JANEWAY publizierte 1968 eine pathophysiologisch begründete Einteilung der Immunmangel-Syndrome, die jedoch auch das weite Spektrum der *„verminderten Resistenz gegenüber Infektionen"* umfaßt (Tabelle 11). PETER (1991) klassifiziert die Immundefekte unter mehr klinisch-pragmatischen Aspekten in *physiologische, primäre, sekundäre* und *iatrogen/kuratogene Defekte* (Tabelle 12).

In diesem Kapitel werden nur die primären Immundefekte dargestellt, die mit einer Störung der zellvermittelten Immunität einhergehen. Ergänzend sei auf Übersichten der letzten Jahre und auf die jeweiligen Meeting Reports der WHO verwiesen (z. B.: ROSEN et al. 1986; NEZELOF 1986; AMMAN et al. 1987; COOPER u. BUTLER 1989; MÜLLER-HERMELINK u. MÜLLER 1991). Die derzeit aktuelle WHO-Klassifikation primärer Immundefekte ist in Tabelle 13 zusammengefaßt. Die bislang vorliegenden chromosomalen Alterationen bei primären Immunmangel-Syndromen sind in Tabelle 14, S. 97 zusammengestellt.

Tabelle 11. Einteilung der Immunmangel-Syndrome nach JANEWAY (1968, modifiziert nach HITZIG 1974)

---

1. *Störungen des sog. Abfang-Systems*
   a) der mobilen Zellen, besonders der Neutrophilen [Neutropenie, Phagozytose-Störungen]
   b) Milz-Insuffizienz

2. *Störungen der Antigen-Erkennung und des sog. immunologischen Gedächtnisses [Zelluläre Ausfälle]*

3. *Antikörpermangel-Syndrome (humorale Ausfälle)*
   a) Transitorisch
   b) Kongenital
   c) Erworben

Tabelle 12. Einteilung der Immundefekte nach ätiologischen Gesichtspunkten (PETER 1991)

1.	*Physiologische Immundefekte*
	Neonatalperiode
	Alter
2.1.	*Primäre spezifische Immundefekte*
	Agammaglobulinämien
	Dysgammaglobulinämien
	T-Zell-Defekte
2.2.	*Primäre unspezifische Immundefekte*
	Granulozytendefekte
	Komplementdefekte
	Zyotkindefekte
3.1.	*Sekundäre spezifische Immundefekte*
	Lymphome
	Leukämien
	Immundefekte nach Virusinfektionen
3.2.	*Sekundäre unspezifische Immundefekte*
	Unter-/Überernährung
	Polytrauma, Verbrennungen
	Renaler und/oder enteraler Eiweißverlust
	Streß
	Tumoren
	Infektionen
4.	*Iatrogene/kuratogene Immundefekte*
	Immunsuppressive Therapie
	Chemotherapie
	Radiotherapie
	Operative Eingriffe
	Knochenmark-Transplantation (GvHR[a])

[a] Graft versus host reaction.

6.1 Kombinierte Immundefekte (Combined immunodeficiences, CID)

Bei kombinierten Immunmangel-Syndromen findet man tiefgreifende Defekte sowohl der zellgebundenen als auch der humoralen Immunität (COTTIER 1980). Es handelt sich um eine heterogene Gruppe T-Zell-defekter Krankheitsbilder, die eine durchaus ähnliche klinische Symptomatik bieten. Zwischen dem 3. und 6. Lebensmonat treten bei den Säuglingen Gedeih- und Entwicklungsstörungen sowie rekurrierende und polytope Infektionen, häufig durch opportunistische Keime, auf. Impfungen mit BCG-Lebendvakzine führen zu einer generalisierten BCG-itis mit sepsisartigen Krankheitsverläufen. Durch diaplazentar übertragene mütterliche T-Lymphozyten oder durch allogene T-Lymphozyten im Gefolge von Bluttransfusionen können Graft-versus-Host-Reaktionen auftreten. Zudem werden lymphoretikuläre Symstemerkrankungen (Omenn-Syndrom) mit zumeist tödlichem Ausgang beobachtet.

Tabelle 13. Klassifikation der primären Immunmangel-Syndrome (WHO 1989)

Immunmangel-Syndrom	Serum-Ig	Zirkulation		Pathogenese	Erbgang	Assoziierte Defekte
		B-Zellen	T-Zellen			
1. Kombinierte Immundefekte						
1.1. Schwere kombinierte Immundefekte (SCID)						
a) X-chromosomal gebunden	Vermindert	Normal erhöht	Erheblich vermindert	Primärer Maturationsdefekt der T-Lymphozyten	XL	–
b) Autosomal rezessiv	Vermindert	Erheblich vermindert	Erheblich vermindert	Maturationsdefekt von T- und B-Lymphozyten	AR	–
1.2. Adenosin-Desaminase-Mangel	Vermindert	Progressiv vermindert		T- und B-Zell-Defekte durch toxische Metaboliten	AR	Kartilaginäre Defekte
1.3. Purin-Nukleosid-Phosphorylase-Mangel	Normal vermindert	Normal	Progressiv vermindert	T-Zell-Defekte durch toxische Metaboliten	AR	Anämie
1.4. MHC-Klasse-II-Defizienz	Normal vermindert	Normal	Normal	Defekte auf regulatorischen Genen für die Transkription von MHC-Klasse-II Molekülen	AR	–
1.5. Retikuläre Dysgenesie	Vermindert (maternal)	Erheblich vermindert	Erheblich vermindert	Stammzell-Defekte	AR	Panzytopenie
2. Immunmangel-Syndrome mit prädominantem Antikörper-Mangel						
2.1. X-chromosomal gebundene Agammaglobulinämie	Alle Isotypen vermindert	Erheblich vermindert		Intrinsischer Defekt der B-Zell-Differenzierung (prä-B – B)	XL	–

Tabelle 13 (Fortsetzung)

Immunmangel-Syndrom	Serum-Ig	Zirkulation		Pathogenese	Erbgang	Assoziierte Defekte
		B-Zellen	T-Zellen			
2.2. X-chromosomal gebundene Hypogammaglobulinämie mit einem Mangel an Wachstumshormonen	Alle Isotypen vermindert	Ver-mindert	–	Unbekannt	XL	Wachstums-retardierung
2.3. Ig-Mangel mit erhöhtem IgM („Hyper-IgM-Syndrom")	IgM erhöht IgD erhöht Andere Isotypen vermindert	IgM-/ IgD-Zellen normal Andere Zellen fehlen	–	Isotypen-Switch-Defekt	XL, AR Unbek.	Autoimmune Neutropenie, Thrombo-zytopenie, Hämolytische Anämie
2.4. Chromosomale Deletion Ig schwere Ketten	IgG1 oder IgG2 und IgG4 fehlen. In einigen Fällen fehlen IgE und IgA2	Normal	–	Chromosomale Deletion, 14q32	AR	–
2.5. Kappa-Ketten-Defizienz	Ig (kappa) vermindert	Normal od. vermindert kappa+ B-Zellen	–	Punktmutation, 2p11	AR	–
2.6. IgA-Mangel	IgA1/IgA2 vermindert	Normal	–	Ausbleiben der terminalen Differenzierung zu IgA+ B-Lymphozyten	AR Unbek.	Autoimmune, allergische Krankheiten
2.7. Selektiver Mangel von IgG-Subklassen (mit oder ohne IgA-Mangel)	IgG-Isotypen vermindert	Unbekannt	–	Defekte der Isotypen-Differenzierung	Unbek.	–

Tabelle 13 (Fortsetzung)

Immunmangel-Syndrom	Serum-Ig	Zirkulation		Pathogenese	Erbgang	Assoziierte Defekte
		B-Zellen	T-Zellen			
2.8. Variable Hypogammaglobulinämien	Vermindert	Normal vermindert	–	Fehlerhafte B-Zell-Maturation. Intrinsische B-Zell-Defekte. Fehlerhafte T-Helfer-Funktion. Autoantikörper gegen B-Lymphozyten	AR, AD Unbek.	s. Text
2.9. Transitorische Hypogammaglobulinämie der Neugeborenen	IgG, IgA vermindert	Normal	–	Differenzierungsdefekte	Unbek.	Häufig in Fam. mit anderen Immundefekten
3. *Andere, gut definierte Immunmangel-Syndrome*						
3.1. Wiskott-Aldrich-Syndrom	IgM vermindert	Normal	Progr. vermindert	s. Text	XL	s. Text
3.2. Ataxia teleangiectatica	IgA, IgE, IgG vermindert IgM-Monomere erhöht	Normal	Vermindert	Unklar. Defekte DNA-Repair-Mechanismen (?)	AR	s. Text
3.3. Syndrom der 3. und 4. Schlundtasche (Di George-Syndrom)	Normal oder vermindert	Normal	Vermindert	Embryopathie s. Text	Unbek.	s. Text

Tabelle 14. Zusammenstellung bislang bekannter chromosomaler Alterationen bei primären Immunmangel-Syndromen (Lau u. Levinsky 1988; Who 1989)

Immunmangel-Syndrom	Lokalisation chromosomaler Alterationen
Adenosin-Desaminase-(ADA-)Mangel	20q13 – ter
Purin-Nukleosid-Phosphorylase-(PNP-)Mangel	14q13.1
Kappa-Ketten-Defizienz	2p11
Ig-Schwerketten-Deletion	14q32.3
Ataxia teleangiectatica	11p22.3
X-chromosomal gebundene Agammaglobulinämie	Xp21 · 3–22
X-chromosomal gebundene SCID	Xq13
X-chromosomal gebundene Hypergammaglobulinämie M	Xq24–q27
X-chromosomal gebundene lymphoproliferative Syndrome	Xq24–q27
Wiskott-Aldrich-Syndrom	Xp11
Di George-Syndrom[a]	22q11, 10p13, 18q21.33
X-chromosomal gebundene chronische Granulomatose	Xq21 · 1
Properdin-Defizienz	Xq21 · 1 – con

[a] (Greenberg et al. 1988; Wilson et al. 1993; Ryan 1996; König 1997).

6.1.1 Schwere kombinierte Immundefekte (Severe combined immunodeficiency, SCID)

Die meisten Erkrankungsfälle treten sporadisch auf, andere zeigen entweder einen autosomal-rezessiven oder einen X-chromosomal gebundenen Erbgang. Es handelt sich um eine heterogene Gruppe immundefekter Krankheitsbilder, bei der es wahrscheinlich mehr differente Entitäten gibt, als in der WHO-Klassifikation (1986, 1989) aufgeführt (Übersichten: Gerritsen et al. 1988; Cottier et al. 1991). Aus klinischen und therapeutischen Gründen plädieren Cottier et al. (1991) zu Recht dafür, daß der Terminus „SCID" nur für die Situationen reserviert bleiben sollte, die schwere und tiefgreifende Defekte der zellulären und humoralen Immunität erkennen lassen [„*classical SCID*", „*Swiss type*" (Cottier et al. 1991)].

Infolge des komplexen Immundefektes entwickeln sich kurz nach der Geburt schwere und rekurrierende Infektionen, wie oben dargestellt.

Die Erstbeschreibung dieses kombinierten Immunmangel-Syndroms erfolgte 1950 durch Glanzmann und Riniker (Glanzmann-Riniker disease), die bei gewissen frühkindlichen und familiär gehäuft auftretenden Todesfällen eine extreme Lymphopenie fanden (Übersichten und Literatur: Hess 1970; Hess et al. 1971; Hitzig et al. 1968; Hitzig 1974).

Die Ursache der Lymphopenie, die sowohl im peripheren Blut als auch in den lymphoretikulären Organen beobachtet werden kann, sahen Glanzmann und Riniker zunächst in einem massiven Zellverlust infolge einer besonderen „Verletzlichkeit" der Lymphozyten (*essentielle Lymphozytophthise*"). Das Syndrom wurde 1957 durch Cottier insofern neu definiert, als ein primärer Entwick-

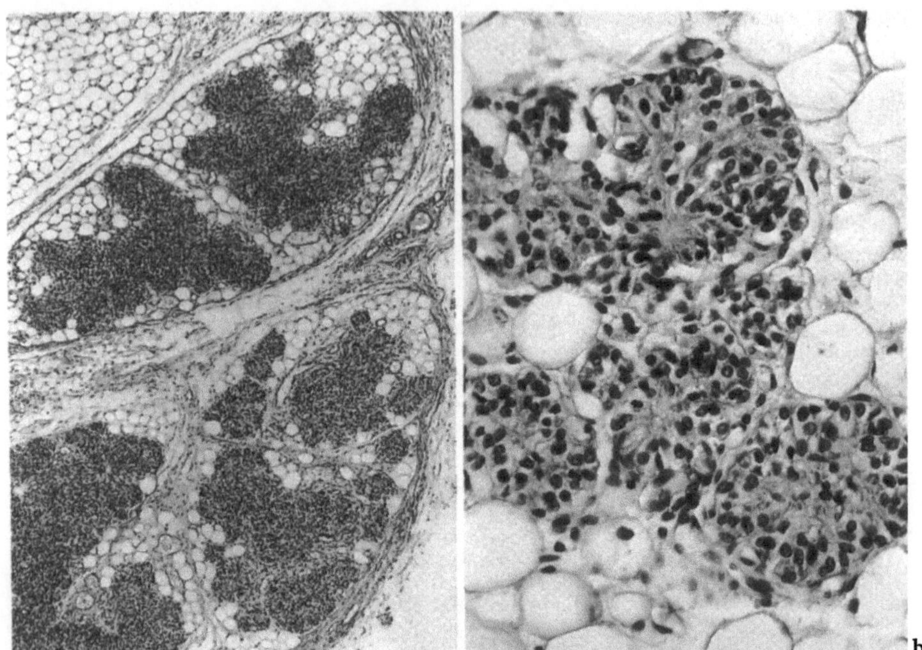

Abb. 58 a, b. Schwerer kombinierter Immundefekt. 11 Monate alt gewordener Junge. Todes-
ursache: Riesenzell-Pneumonie, Enteritis, Candidasepsis. Thymusgewebe mit rudimentären
Lobuli, ausschließlich aus Epithelzellen aufgebaut. Deutliche Interposition von Fett- und
Bindegewebe. Keine Lymphozyten, keine Hassallschen Körperchen. HE a × 64, b × 400 (Aus
HEYMER et al. 1976, mit freundlicher Genehmigung des Autors)

lungsdefekt (Strukturdefekt) des Thymus angenommen wurde. In typischen
Krankheitsfällen ist der Thymus unvollständig deszendiert. Er zeigt schwere
Strukturdefekte (Abb. 58, 59). Die rudimentäre Organanlage besteht fast ausschließlich aus „retikulo"-epithelialen Zellelementen ohne Unterteilung in Rinde
und Mark. Lymphozyten und Hassallsche Körperchen fehlen. Der Thymusbefund erinnert an frühembryonale Entwicklungsstadien (BORZY et al. 1979).
WISE et al. (1976) beschrieben bei einem 12 Tage alt gewordenen Säugling, der
infolge eines schweren kombinierten Immundefektes an einer Candida-Pneu-
monie verstarb, eine ausgeprägte Mastzell-Hyperplasie im Thymus und im
parathymischen Weichgewebe.

Die Bedeutung der Thymusbefunde von COTTIER wurde schließlich durch
die klassischen Experimente der neonatalen Thymektomie von MILLER
(MILLER u. DUKOR 1964) unterstrichen. Dennoch spricht manches dafür, daß die
histologisch verifizierbaren Thymusbefunde lediglich Teilaspekt, gewissermaßen Symptom, nicht aber Ursache des schweren kombinierten Immundefektes sind (HITZIG 1974).

Der schwere kombinierte Immundefekt ist in der Literatur unter verschiedenen Krankheitsbegriffen beschrieben worden (Übersicht: HITZIG 1974), häufig

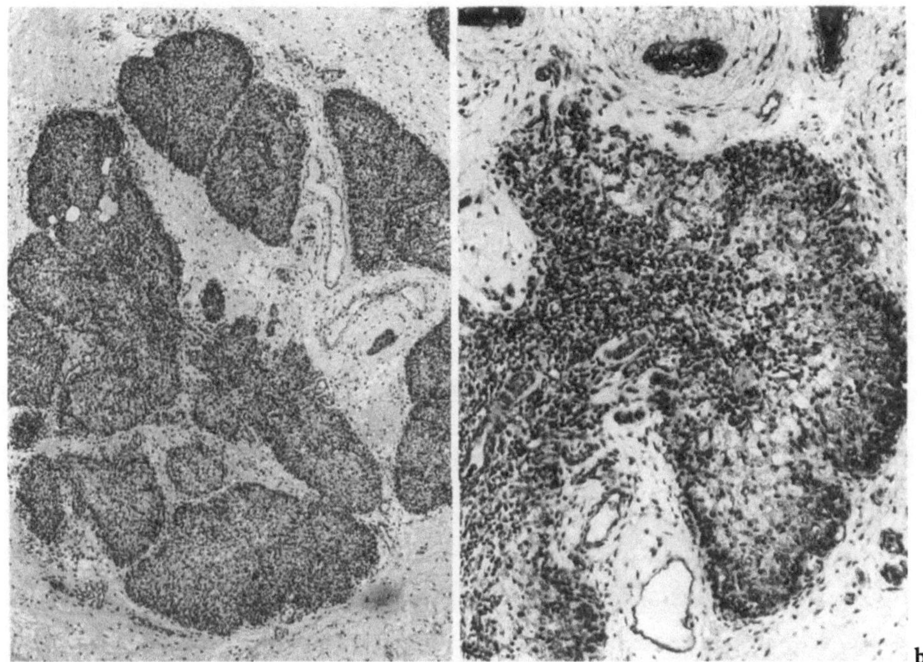

Abb. 59 a, b. Schwerer kombinierter Immundefekt (SAG). 4 Monate alt gewordenes Mädchen. Schweres Malabsorptionssyndrom, Zytomegalie. Hochgradige Hypo- bzw. Dysplasie aller lymphatischen Organe. Der Thymus zeigt rudimentäre Lobuli ohne Abgrenzung von Rinde und Mark (Organgewicht: 0,7 g). Die rudimentäre Organanlage besteht fast ausschließlich aus „retikulo"-epithelialen Zellelementen. Keine Hasallschen Körperchen. HE. a × 64, b × 150

unter der Vorstellung, daß es sich um nosologisch eigenständige Immundefekte handelt [z. B.: Schweizer Form der Agammaglobulinämie (SAG), *„thymic alymphoplasia"* (Gitlin-Syndrom)]. Wahrscheinlich gehört auch das sog. Nezelof-Syndrom (Abb. 60) [*„autosomal rezessive Lymphopenie mit normalen Immunglobulinen"* (NEZELOF et al. 1964; NEZELOF 1968; GOSSEYE u. NEZELOF 1981)] in die Gruppe der schweren kombinierten Immundefekte. Andererseits wird beim Nezelof-Syndrom aber auch ein persistierender Virusinfekt (Epstein-Barr, CMV) ursächlich diskutiert, so daß es sich möglicherweise um einen sekundären Immundefekt handelt (vgl.: COTTIER et al. 1991).

In die Gruppe der schweren kombinierten Immundefekte gehört wahrscheinlich auch das *Omenn-Syndrom*, primär als *„Familiäre Retikuloendotheliose mit Eosinophilie"* beschrieben (OMENN 1965). In späteren Untersuchungen betroffener Patienten konnte ein schwerer kombinierter Immundefekt mit einer Thymushypoplasie bzw. -dysplasie verifiziert werden (BARTH et al. 1972; RUCO et al. 1984; VOSSBECK et al. 1991).

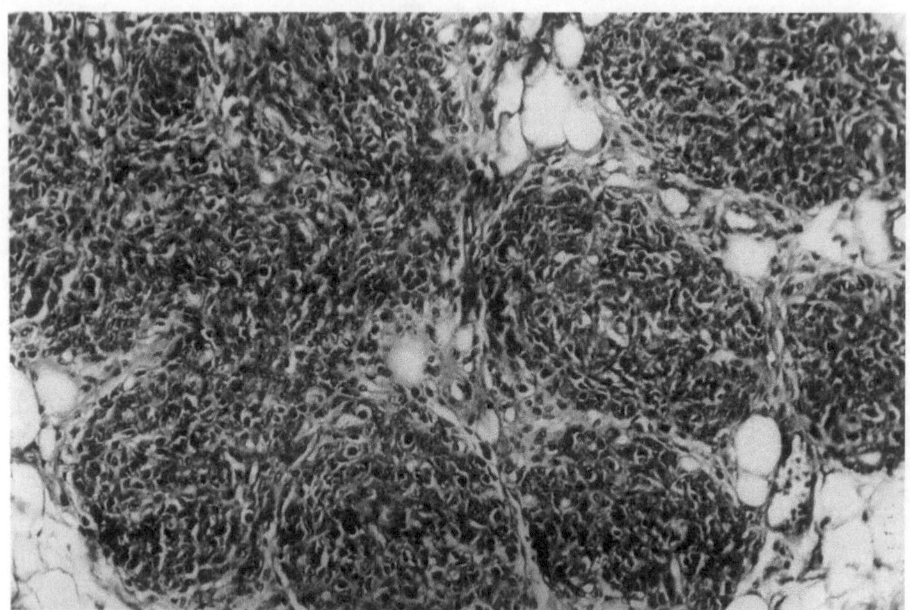

Abb. 60. Thymus bei sog. Nezelof-Syndrom. 18 Monate alt gewordenes Kind. Schwerer kombinierter Immundefekt, allerdings mit Plasmazellen und weitgehend normalen Serum-Immunglobulinen. Deutliche Hypo- bzw. Dysplasie des Thymus mit rudimentären Lobuli. Erhebliche lymphozytäre Depletion, keine Hassallschen Körperchen. Organgewicht: 3,0 g. HE, × 60 (Präparat: Prof. C. NEZELOF, Paris, mit freundlicher Genehmigung durch Prof. Nezelof)

6.1.2 Adenosin-Desaminase-(ADA-)Mangel

ADA katalysiert im Purinstoffwechsel die Desaminierung von Adenosin zu Inosin. Der genetisch bedingte ADA-Mangel (HIRSCHHORN u. ELLENBOGEN 1986; MARKERT et al. 1987; LEVY et al. 1988) führt zu einer Akkumulation von toxischem Desoxyadenosin, das die Thymidilatsynthetase hemmt. Dadurch wird die Synthese von Nukleotiden und die Zellteilung, vor allem auch von T-Lymphozyten blockiert (THOMPSON u. SEEGMILLER 1980).

Unmittelbar nach der Geburt haben die betroffenen Kinder zunächst normale T- und B-Lymphozytenwerte. Sie werden durch die toxischen Metabolite zunehmend lymphopenisch (T- und B-Lymphozyten), die Kinder erkranken an schweren und rekurrierenden Infekten (GIBLETT et al. 1972). Ohne Knochenmarktransplantation ist die Prognose infaust.

Der Thymus unterliegt einer sekundären Atrophie. Der ADA-Mangel führt auch an anderen Organen zu Entwicklungsstörungen, wobei vor allem chondroossäre Abnormitäten zu beobachten sind (RATECH et al. 1985).

6.1.3 Purin-Nukleosid-Phosphorylase-(PNP-)Mangel

Es handelt sich um einen selten hereditären Enzymdefekt mit autosomal rezessivem Erbgang im Purinstoffwechsel (GIBLETT et al. 1975). PNP katalysiert den Abbau von Inosin zu Hypoxanthin. Durch den PNP-Mangel kommt es im Serum zum Anstieg verschiedener Metabolite, wie Inosin, Desoxyinosin, Guanosin und Desoxyguanosin, und zu einem Absinken der Harnsäure. Der durch den PNP-Mangel verursachte Immundefekt ist weniger schwer ausgeprägt als beim ADA-Mangel, manifestiert sich klinisch auch später (RICH et al. 1979; STRAUSS et al. 1985). Neben einer Wachstumsretardierung findet man rekurrierende Infekte, aplastische und megalozytäre Anämien, gelegentlich neurologische Symptome (RICH et al. 1979). Die Therapie der Wahl ist auch beim PNP-Mangel eine Knochenmarktransplantation.

Das PNP-Gen liegt in unmittelbarer Nachbarschaft des Gens, das für die alpha-Kette des antigenspezifischen T-Zell-Rezeptors codiert (GIBLETT et al. 1975). Es wird spekuliert, daß dieser Umstand die dominierende T-lymphozytäre Defizienz erklären könnte.

6.1.4 MHC-Klasse-II-Defekte

Dem Defekt liegt eine post-thymische Störung der Interaktion und Kooperation von Lymphozyten und Antigen-präsentierenden mononukleären bzw. makrophagozytären Zellen zugrunde, der eine Störung der Signaltransduktion folgt. Gestört ist offenbar die Regulation der MHC-Klasse-II-Gene, die auf DNA-Ebene vorhanden sind, die aber nicht in mRNA transkribiert werden können (GÖNCZY et al. 1989). Es handelt sich um eine höchst seltene Krankheitsgruppe mit autosomal rezessivem Erbgang (TOURAINE et al. 1978), die gekennzeichnet ist durch eine fehlende oder defekte Expression der Histokompatibilitäts-Antigene der Klasse II (WHO-Report 1986, 1989) und der Klasse I (TOURAINE et al. 1985). Dabei dürfte die fehlende oder defekte MHC-Klasse-II-Expression der führende Defekt sein, während die MHC-Klasse-I-Expression offenbar nur in variablem Ausmaß betroffen ist. MHC-Klasse-I-Defekte, auch als *„bare lymphocyte syndrome"* bekannt (SULLIVAN et al. 1985), manifestieren sich vor allem in Form sinu-bronchialer Infektionen, nicht aber in Form schwerer Immundefekte (WATANABE et al. 1987), die beim MHC-Klasse-II-Defekt immer zu beobachten sind (SCHUURMAN et al. 1985).

Die Thymusarchitektur ist weitgehend normal. Auf den kortikalen Epithelzellen des Thymus fehlt, ebenso wie auf mononukleären und makrophagozytären Zellen, die Expression von Histokompatibilitätsantigenen (SULLIVAN et al. 1985; REITH et al. 1988; GRISCELLI et al. 1989; GRISCELLI u. LISOWSKA-GROSPIERRE 1989).

6.1.5 Retikuläre Dysgenesie

Der schwerste beim Menschen bislang beschriebene Defekt des lymphoretikulären Gewebes findet sich bei der retikulären Dysgenesie, einer Erkrankung

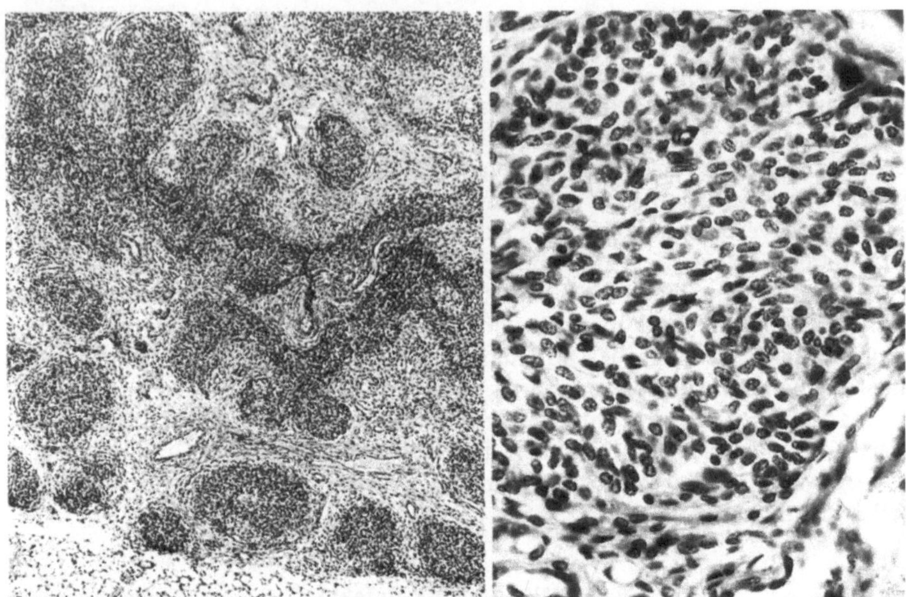

Abb. 61 a, b. Retikuläre Dysgenesie. 4 Monate alt gewordener Säugling mit schweren zellulären und humoralen Immundefekten. Erste Krankheitssymptome mit 5 Tagen: schwere Enteritis. Todesursache: Pneumonie mit Klebsiellensepsis. Thymusgewebe mit primitiven Lobuli, ausschließlich aus „retikulo“-epithelialen Zellelementen aufgebaut. Keine Lymphozyten, keine Hassallschen Körperchen. HE. **a** × 64, **b** × 400 (Aus HEYMER et al. 1976, mit freundlicher Genehmigung des Autors)

mit autosomal-rezessivem Erbgang (LAU u. LEVINSKY 1988). Das Syndrom ist sehr selten (DEVAAL u. SEYNHAVE 1959; GITLIN et al. 1964; LAMVIK u. MOE 1969; HEYMER et al. 1976; OWNBY et al. 1976). In pathogenetischer Hinsicht wird ein Defekt hämopoetischer Stammzellen [Immunmangel mit allgemeiner Hypoplasie der Hämopoese (WHO-Report 1989)] diskutiert, der sowohl die erythro-/thrombozytäre, lymphozytäre (Lymphopenie), als auch die granulozytäre (Granulozytopenie) Zellreihe einschließt. Die Serum-Immunglobuline sind stark reduziert oder fehlen völlig.

Der Thymus ist rudimentär angelegt (< 1 g), hypo- bzw. dysplastisch, ohne daß eine Differenzierung in Rinde und Mark erkennbar wäre. Innerhalb der primitiven Lobuli sind lediglich „retikulär“-epitheliale Zellelemente [*„fibroblastic reticulum cells“* (TYKOCINSKI et al. 1983)] nachweisbar (Abb. 61). Lymphozyten und Hassallsche Körperchen fehlen. Auch das lymphatische Gewebe aller anderen lympho-retikulären Organe ist mangelhaft entwickelt oder fehlt völlig. Das Knochenmark ist ausgesprochen hypoplastisch, eine extramedulläre Blutbildung fehlt.

Die Prognose ist absolut infaust. Die Kinder sterben an septischen Infektionen.

6.2 Di George-Syndrom

Dem Syndrom liegt eine embryonale Hemmungsfehlbildung im Bereich der III. und IV. Schlundtasche und der korrespondierenden Schlundbogen zugrunde (*„III and IV pharyngeal pouch syndrome"*). Obwohl gelegentlich über familiäre Häufungen berichtet wurde, tritt das Di George-Syndrom im allgemeinen sporadisch als Folge eines *„embryonalen Insultes"* zwischen der 4. und 7. Schwangerschaftswoche auf (ROBINSON 1975). Jedenfalls fehlten bislang Hinweise dafür, daß das Syndrom genetisch fixiert sein könnte [vgl. dagegen: KEPPEN et al. 1988 (autosomal-dominanter Erbgang?)]. Nach neuesten Untersuchungen zeichnet sich ab, daß zumindest ein Teil des Di George-Syndroms (Di George-Sequenz) durch eine Mikrodeletion 22q11 bedingt sein könnte. Vergleichbare Mikrodeletionen wurden auch bei einem kardiofazialen Syndrom und beim Shprintzen-Syndrom gefunden. Auf Grund des phänotypisch weit gespannten Spektrums und der Syndromüberlappungen durch die Mikrodeletion 22q11 prägten WILSON et al. (1993) das Acronym *CATCH 22: C*ardiac defects, *A*bnormal facies, *T*hymic hypoplasia, *C*left palate, *H*ypocalcaemia und 22q11 Deletion (vgl. auch: SHPRINTZEN et al. 1978; STEVENS et al. 1990; RYAN 1996; KÖNIG 1997).

Hinsichtlich der formalen Pathogenese diskutiert ROBINSON (1975) eine vorzeitige Involution der Kiemenbogengefäße (IV. Kiemenbogenarterie, A. thyreoidea ima). In einer prospektiven Studie fanden GREENBER et al. (1988) in 18 % der betroffenen Patienten chromosomale Abnormitäten (Monosomie 22q11, 10p13, 18q21.33).

Die ersten Beobachtungen über *komplexe* Fehlbildungen im Bereich der III. und IV. Schlundtasche (Epithelkörperchen-Aplasie, Thymushypoplasie) stammen u. W. von RÖSSLE (1932, 1938). DI GEORGE hat 1965, zunächst in einer Diskussionsbemerkung, erneut auf die thymischen Strukturalterationen und, damit assoziiert, auf Ausfälle des zellulären Immunsystems bei Säuglingen mit angeborenem Hypoparathyreoidismus (tetanische Krämpfe, Laryngospasmen) aufmerksam gemacht (DI GEORGE 1965, 1968). Eine auch unter historischen Aspekten ausführliche Darstellung des Di George-Syndroms findet man im 54. Band der Ergebnisse der Inneren Medizin und Kinderheilkunde (BELOHRADSKY 1985).

Derzeit werden eine *komplette* und eine *inkomplette* (partielle) Syndromvariante unterschieden (LISCHNER 1972).

Das *komplette Di George-Syndrom* ist charakterisiert durch Fehlbildungen des Thymus, der zumeist auch eine atypische Lokalisation zeigt, durch eine Aplasie bzw. Hypoplasie der Nebenschilddrüsen, durch mandibulo-faziale Gesichtsdysmorphien und durch kardiovaskuläre Fehlbildungen (Arcus aortae dexter, Aortenisthmusstenose, Fallotsche Tetralogie, Pulmonalklappenatresie, Ventrikelseptumdefekte, persistierender Ductus arteriosus) (KRETSCHMER et al. 1968; FREEDOM et al. 1972; HITZIG 1974; BELOHRADSKY 1985). In Einzelfällen ist zudem über assoziierte mikrozephale Fehlbildungen, über Fehlbildungen des Innenohres und der Schilddrüse, über Choanal- und Ösophagusatresien, über hypoplastische Lungen, über Aplasien der Gallenblase und über bilaterale

Hydronephrosen berichtet worden (FREEDOM et al. 1972; ADKINS u. GRUSSEN 1974, BLACK et al. 1975; ROBINSON 1975; RADFORD et al. 1988; STEVENS et al. 1990).

Das *partielle Di George-Syndrom* ist lediglich durch eine Thymushypoplasie bei gleichzeitig bestehender Hypoplasie (Aplasie) der Parathyreoidea charakterisiert (LISCHNER et al. 1967a, b; LISCHNER u. DI GEORGE 1969; LISCHNER 1972). Bei sorgfältiger Untersuchung (En-bloc-Sektion der Halsorgane, Serien- bzw. Stufenschnitte) ist aber fast immer hypoplastisches, ggf. ektopes, im zervikalen Weichgewebe gelegenes Thymusgewebe mit an sich normaler Organstruktur zu finden (LISCHNER u. DI GEORGE 1969; ROBINSON 1975; GOSSEYE u. NEZELOF 1981). Insofern muß die in der älteren Literatur beschriebene thymische Aplasie in Frage gestellt werden. Jedenfalls scheint das komplette Di George-Syndrome, wenn es überhaupt existiert, extrem selten zu sein.

Die immunologischen Ausfälle beim Di George-Syndrom sind variabel und offenbar abhängig von der Menge des Thymusgewebes (GATTI et al. 1972, 1973; ROBINSON 1975; GOSSEYE u. NEZELOF 1981). Eine schwere T-Lymphozyten-Defizienz findet man nur in 10–20 % der Fälle, meistens kombiniert mit einer Störung der Antikörperbildung. Es besteht eine erhöhte Infektanfälligkeit vor allem für virale und mykotische Erreger.

Die *Prognose* ist beim kompletten Di George-Syndrom nach wie vor schlecht. Innerhalb eines Jahres sterben 70–80 % der betroffenen Kinder, einerseits an kardialen Komplikationen, andererseits an polytopen Infektionen, seltener an endokrinologischen Komplikationen.

Therapie der T-Lymphozyten-Defizienz (fraglich, geringer Erfolg): Thymustransplantation, Thymosin-Therapie.

Differentialdiagnose: Cerebro-hepato-rentales Zellweger-Syndrom (HONG et al. 1981).

6.3 Ataxia teleangiectatica (Louis-Bar-Syndrom)

Das neurologische Syndrom der *progressiven zerebellaren Ataxie* (BODER u. SEDGWICK 1958; DUNN et al. 1964; SEDGWICK u. BODER 1972; BODER 1975), kombiniert mit *kapillären Teleangiektasien* der Haut und Schleimhäute, wurde 1941 erstmals von Madame Louis-Bar beschrieben. Gleichzeitig besteht ein *komplexer Immundefekt*, dessen Ursache wenigstens teilweise in einer fehlerhaften Entwicklung des Thymus liegen dürfte (PETERSON et al. 1964; McKUSIK u. CROSS 1966; MACFARLIN et al. 1972). Die Thymushistologie erinnert an frühembryonale Entwicklungsstadien. Das Organ ist rudimentär angelegt, hypoplastisch. Hassallsche Körperchen fehlen. Die Zahl der intrathymischen Lymphozyten ist deutlich reduziert. In den peripheren lympho-retikulären Organen sind vor allem die sog. Thymus-abhängigen Areale ausgesprochen lymphopenisch (BODER 1975). In 40–70 % findet man einen IgA- und IgE-Mangel. Die Fähigkeit zur spezifischen Antikörperbildung gegen Impfantigene ist reduziert und die mitogene Stimulierbarkeit der Lymphozyten ist zumindest partiell eingeschränkt. Gelegentlich werden Autoantikörper gegen Skelettmuskulatur, Mitochondrien, Thyreoglobulin, aber auch gegen IgA gefunden.

Der Immunglobulin-Mangel ist z.T. wenigstens Folge einer unzureichenden Stimulation durch T-Helfer-Zellen. Werden periphere Lymphozyten von Patienten mit einer teleangiektatischen Ataxie mit Sezary-Zellen inkubiert, kann eine beträchtliche Steigerung der Immunglobulin-Synthese induziert werden (BRODER et al. 1979).

Der dominierende IgA-Mangel manifestiert sich auch in den bronchopulmonalen und intestinalen Schleimhäuten. IgA-positive Plasmazellen, die sonst dominierenden und „organotypischen" Plasmazellen, fehlen weitgehend (Immunhistologie). Damit aber fehlt diesen Schleimhäuten eine wichtige protektive Komponente [sekretorisches IgA, „antiseptischer Schleimhautanstrich" (HEREMANS 1975), „common mucosal immunologic system involving the bronchus, breast and bowel" (BIENENSTOCK et al. 1978)]. Insofern werden die rekurrierenden sinu-pulmonalen Infekte mit der Entwicklung von Bronchiektasien verständlich. Demgegenüber und aus noch nicht restlos geklärten Gründen (Kompensation durch sekretorisches IgM?) ist der Intestinaltrakt nur selten betroffen. Entero-Kolitiden oder eine sog. IgA-Mangel-Sprue sind beim Louis-Bar-Syndrom eher selten.

Das Syndrom wird *autosomal-rezessiv* vererbt (SWIFT et al. 1976). In pathogenetischer Hinsicht liegt der Erkrankung wahrscheinlich ein *generalisierter Defekt zellulärer Differenzierungsvorgänge* (fehlende mesodermale Interaktion) zugrunde. WALDMANN und McINTIRE (1972) fanden eine in diesem Zusammenhang interessante Persistenz onkofetaler Differenzierungsantigene (α-Fetoprotein, karzinoembryonales Antigen), und zwar ohne daß ein maligner Tumor nachweisbar gewesen wäre. Bemerkenswert und durchaus im Sinne der erwähnten geweblichen Differenzierungsstörung zu interpretieren, sind weitere Syndrom-assoziierte Befunde: Agenesie der Ovarien, Progerie, frühe Entwicklung seniler Keratosen, Vitiligo. Zur Hypothese einer generalisierten Differenzierungsstörung könnte auch das Muster supprimierter oder fehlender Immunglobuline insofern passen *„als die ontogenetisch zuletzt auftretenden Immunglobulin-Klassen am stärksten betroffen sind"* (COTTIER 1980).

Bei Patienten mit einer Ataxia teleangiectatica wurde aber auch beobachtet, daß offenbar die Reparationsfähigkeit von DNA-Schäden vermindert ist. Daraus resultiert eine hohe Suszeptibilität für ionisierende Strahlen, die zu chromosomalen Brüchen und Translokationen führen (14q/2, Chromosomen 6, 7 und/oder 10). Verantwortlich hierfür soll ein sog. *„clastogenic factor"*, ein niedermolekulares Plasmapeptid sein (HECHT u. HECHT 1987; CARBONARI et al. 1990). Die chromosomale Suszeptibilität ist möglicherweise Ursache der erhöhten Tumorinzidenz (vgl. S. 108).

Differentialdiagnose: Bloom-Syndrom (KUHN u. THERMAN 1986; GERMAN 1995; KANEKO et al. 1996).

6.4 Wiskott-Aldrich-Syndrom

Das Wiskott-Aldrich-Syndrom ist ein X-chromosomal vererbtes Leiden [Xp11 (LAU u. LEVINSKY 1988)]. Es ist klinisch charakterisiert durch ekzematöse

Hautveränderungen, durch eine thrombozytopenische Purpura und durch rekurrierende Infekte (WISKOTT 1937; ALDRICH et al. 1954; PERRY et al. 1980). Relativ häufig findet man Vaskulitiden.

Der assoziierte Immunmangel ist komplex. Er umfaßt das T- und B-zelluläre Effektorsystem (FORSYTH et al. 1988). Es besteht eine (partielle) Unfähigkeit der Antigenerkennung (z. B. für Polysaccharide) und Verarbeitung [„*afferent limb defect*" (COOPER et al. 1968a; BLAESE et al. 1968, 1975; OPPENHEIM et al. 1970; SPITLER et al. 1975; KNUTSEN et al. 1981)]. Insofern sind Antikörper z. B. gegen Blutgruppensubstanzen, gegen Pneumokokkenpolysaccharide oder gegen das Vi-Antigen von Escherichia coli nicht zu finden. Möglicherweise beruhen diese Störungen auf einer defekten Expression von Sialophorin (CD43) auf Lymphozyten der betroffenen Patienten (PALLANT et al. 1989). Aus dem fortlaufenden Verlust CD8$^+$ Lymphozyten resultiert eine Lymphopenie (FORSYTH et al. 1988). Relativ typisch ist eine fortschreitende Verminderung der IgM- und IgG2-Serumwerte. Die übrigen IgG-Subklassen sind normal, während tendenziell erhöhte IgA- und IgE-Werte und regelmäßig eine Eosinophilie gefunden werden (COTTIER et al. 1991). Im weiteren wurde eine hyperkatabole Stoffwechselsituation für Immunglobuline und für Albumin beschrieben (BLAESE et al. 1971), außerdem besteht die Tendenz zur Entwicklung von Paraproteinen (RADL et al. 1976). Die Thrombozytopenie beruht z. T. auf einem gesteigerten Zerfall der Thrombozyten infolge eines möglicherweise chromosomal determinierten korpuskulären Defektes (OCHS et al. 1980; DONNER et al. 1988), z. T. auf immun-aggressiven Reaktionen (IgG-Antikörper) (LUM et al. 1980). Über Granulozyten- und Komplementdefekte ist bislang nichts bekannt.

Gelegentlich wurden beim Wiskott-Aldrich-Syndrom dys- bzw. hypoplasti-sche Thymusveränderungen beschrieben (z. B. BRAND u. MARINKOVICH 1969), die in der neueren Literatur allerdings keine Bestätigung fanden. Die Thymus-veränderungen beim Wiskott-Aldrich-Syndrom in Form einer „Hypoplasie", einer unscharfen Mark-Rinden-Grenze, einer verminderten Lymphozytenzahl und einer zystischen „Degeneration" der Hassallschen Körperchen erinnern an akzidentelle (Streß-)Involutionen und sind wahrscheinlich Folge der rekurrie-renden Infekte. Die peripheren lymphatischen Organe zeigen eine zunächst nur mäßig ausgeprägte lymphozytäre Depletion, sowohl im follikulären, als auch im interfollikulären Bereich (SNOVER et al. 1981; COTTIER et al. 1991). Erstaunlicher-weise zeigt die Lymphopenie eine von der Krankheitsdauer offenbar unab-hängige Progredienz.

Die Prognose ist infaust. Die mittlere Überlebenszeit beträgt 5,7 Jahre. Die Patienten sterben innerhalb der ersten 2 Lebensjahre an schweren und rekur-rierenden bakteriellen, viralen und/oder mykotischen Infektionen oder an profusen Hämorrhagien (Gastrointestinaltrakt, Lunge, Oropharynx, Gehirn), gelegentlich im Gefolge schwerer Vaskulitiden. Danach und bei etwa 5 % der Patienten dominieren als Todesursache maligne lymphoretikuläre Neoplasien, Leukämien und Hirntumoren (ROSEN et al. 1984a, b).

Als kausale Therapie käme eine Knochenmarktransplantation nach zyto-ablativer Konditionierung in Frage. Die Indikation hierzu wird allerdings zurückhaltend gestellt, da diese Therapie bei Patienten mit einem Wiskott-

Aldrich-Syndrom wegen der rekurrierenden Infektionen und profusen Blutungen ausgesprochen risikoreich ist.

6.5 Down-Syndrom

Patienten mit einem Down-Syndrom leiden an einer deutlich erhöhten Infektanfälligkeit und an einem erhöhten Leukämie- und Lymphomrisiko. Beim Down-Syndrom findet sich die determinierende Region auf dem Chromosom 21q22 (SCHWAIGER et al. 1989). In dieser Region sind auch immunregulative Gene lokalisiert. Man findet einen variablen Immundefekt und eine gestörte Thymusarchitektur in Form einer Atrophie/Hypoplasie (?), einer unscharfen Mark-Rinden-Grenze und einer deutlichen Verschmälerung der Rinde sowie einer zystischen Ektasie der Hassallschen Körperchen (LAROCCA et al. 1990). Der Befund erinnert an eine akzidentelle Involution (Hyperinvolution) mit einer erheblichen Depletion der kortikalen Lymphozyten (LAROCCA et al. 1988). Aus der Arbeitsgruppe um MURPHY (1992, 1993) wurde über eine Überexpression bestimmter Zytokine (TNF-α, Interferon-γ) und verschiedener Adhäsionsmoleküle innerhalb des Thymus berichtet, ohne daß diese Befunde bislang eindeutig zu den strukturellen Thymusveränderungen und Immundefekten korreliert werden konnten.

6.6 Variable Hypogammaglobulinämien
(Common variable immunodeficiency, CVID)

Es handelt sich um eine heterogene Gruppe von Immundefektsyndromen, deren gemeinsames Merkmal variable Hypogammaglobulinämien sind. Störungen der zellulären Immunität sind nur vergleichsweise gering oder auch inkonstant nachweisbar. Gleichwohl wird gelegentlich zwischen Krankheiten mit prädominantem Antikörpermangel und solchen mit prädominanter Störung der zellvermittelten Immunität unterschieden (WHO 1983). Die verschiedenen Formen des CVID-Syndroms sind in Anlehnung an den WHO Meeting Report von 1983 in Tabelle 13 zusammengestellt.

Es handelt sich um überwiegend sporadisch auftretende Krankheitsfälle, die sich selten vor dem 6. Lebensjahr manifestieren. Auf Grund familiärer Häufungen werden aber auch autosomal-dominante und rezessiv-dominante Erbgänge diskutiert (WHO 1989; PACHMANN et al. 1989). Es besteht keine Geschlechtspräferenz. Die Patienten erkranken an rezidivierenden bronchopulmonalen Infektionen, an Pneumonien, an gastrointestinalen Beschwerden, die eine sprueähnliche Symptomatik aufweisen. Histologisch findet man in Dünndarmbiopsien häufig eine lympho-follikuläre Hyperplasie, gelegentlich Lamblien oder Infektionen mit Campylobacter jejuni. Relativ häufig wird eine Hepatosplenomegalie beobachtet. Dabei soll es zum Auftreten nicht verkäsender, epitheloidzelliger Granulome kommen (Milz, Leber, Lungen, Knochen,

Haut), wobei ein infektiöser Erreger der Granulome bislang nicht identifiziert werden konnte. Bei Patienten mit zusätzlichen T-lymphozytären Defekten werden gehäuft maligne Lymphome (DURHAM et al. 1987) und Karzinome (CONLEY et al. 1988) beobachtet.

Zumeist dürfte dem CVID-Syndrom ein intrinsischer Defekt der B-Lymphozyten zugrunde liegen, der sich allerdings in unterschiedlichen Phasen der B-lymphozytären Differenzierung manifestiert. Zudem werden unter pathogenetischen Aspekten immunregulatorische T-Zell-Störungen und Reifungsstörungen der Thymozyten zu CD4$^+$-T-Lymphozyten diskutiert (SHAH et al. 1983; HARLAND et al. 1988; ESKOLA et al. 1989; vgl. auch: COTTIER et al. 1991).

6.7 Defektimmunopathien und maligne Erkrankungen

> Ich bin überzeugt, daß aberrierende Keime bei dem kolossal komplizierten Verlauf der fötalen und postfötalen Entwicklung außerordentlich häufig vorkommen, daß sie aber glücklicherweise bei der überwiegenden Mehrzahl der Menschen vollkommen latent bleiben, dank der Schutzvorrichtung des Organismus. Würden diese nicht bestehen, so könnte man vermuten, daß das Karzinom in einer geradezu ungeheuerlichen Frequenz auftreten würde.
>
> Paul EHRLICH 1908

Es ist einigermaßen erstaunlich, daß diese für die damalige Zeit durchaus provokativen Gedanken so viele Jahre unbeachtet blieben. Das Konzept einer immunologischen Tumorüberwachung wurde erst 1959 durch THOMAS erneut zur Diskussion gestellt. Schließlich formulierte BURNET 1961 auf Grund tierexperimenteller Befunde und theoretischer Überlegungen seine Theorie der *„immune surveillance"* (vgl. auch: BURNET 1979).

Die ersten Beobachtungen über die Entwicklung maligner Tumoren bei Defektimmunopathien (PAGE et al. 1963; BODER u. SEDGWICK 1963; PETERSON et al. 1964) schienen die Burnetsche Theorie zu beweisen (GOOD 1972; KERSEY et al. 1973a, b). Die besondere Häufung maligner Tumoren bei Patienten mit Immundefekten ist seither vielfach und vor allem durch die umfassenden Erhebungen der *Immunodeficiency-Cancer Registry*, Minneapolis, bestätigt worden (KERSEY et al. 1973a, b, 1988; SPECTOR et al. 1978; CHANDRA et al. 1979). Allerdings ist das tatsächliche Tumorrisiko für die einzelnen Formen der Defektimmunopathien nur schwer zu kalkulieren (Tabelle 15). Immerhin kann zwischen Syndromen mit *hoher* [Ataxia teleangiectatica (8 – 10 %), Wiskott-Aldrich-Syndrom (8 – 16 %)] und solchen mit *niedriger Tumorinzidenz* unterschieden werden. Es fällt auf, daß bei allen Immunmangel-Syndromen Geschwülste des lymphoretikulären Gewebes und Leukämien dominieren (über 70 %). Dabei stehen maligne Non-Hodgkin-Lymphome mit etwa 49 % im Vordergrund.

Tabelle 15. Geschätzte Inzidenzraten maligner Tumoren bei primären Defektimmunopathien [Zusammengestellt nach Angaben des Immunodeficiency-Cancer Registry, Minneapolis (KERSEY et al. 1973; SPECTOR et al. 1978)]

Syndrom	Inzidenz	Geschätztes Risiko (%)
Brutons Agammaglobulinämie	6/100	6
IgM-Mangel	6/70	8
Variable Immunmangel-Syndrome	41/500	8
Schwere kombinierte Immunmangel-Syndrome	9/400	2
Ataxia teleangiectatica	52/500	10
Wiskott-Aldrich-Syndrom	24/300	8
Total	138/1870	7

Bezüglich der einzelnen Defektimmunopathien entwickeln sich unterschiedliche Lymphomtypen. Beim Wiskott-Aldrich-Syndrom werden überwiegend immunozytische und immunoblastische Lymphome und bei den schweren kombinierten Immunmangel-Syndromen vor allem B-Zell-Lymphome mit verschiedenen/multiplen Kopien von genomisch integrierter EBV-DNA beobachtet. GATTI und GOOD (1971) geben ein 10000fach gesteigertes Tumorrisiko bei immundefizienten Patienten im Vergleich zur alterskorrelierten Normalbevölkerung an.

Von der „*malignen Transformation*" sind in besonderem Maße die Zellen betroffen, die für die Immunüberwachung verantwortlich sind (Tabelle 16). Der Eindruck entsteht, daß das Konzept der „*immune surveillance*" nicht für alle Gewebe in gleichem Maße gilt (COTTIER 1980). In ähnlicher Weise könnte man Beobachtungen nach langdauernder immunosuppressiver Therapie im Gefolge von Organtransplantationen oder bei nude-Mäusen interpretieren. Diese auffallende Häufung lympho-retikulärer Geschwülste ist nur schwer mit der Burnetschen Theorie der „*immune surveillance*" zu vereinbaren (SCHWARTZ 1972, 1975). Die Idee einer besonderen „*Labilität*" dieses Gewebes, die „*einerseits zum Immunmangel, andererseits zur malignen Entartung prädisponiere*" (HITZIG 1974), ist inzwischen durch Befunde einer genetisch bedingten chromosomalen Instabilität zumindest für das Ataxia-Teleangiectasia-Syndrom konkretisiert worden (ausführliche Diskussion und Literaturübersicht: SCHAEFER 1991). Für andere Defektimmunopathien fehlen molekulargenetische Befunde noch weitgehend. In diesen Fällen muß derzeit offen bleiben, ob die gesteigerte Tumorinzidenz auf einer gestörten „*immune surveillance*" oder auf einer gleichsam „übergeordneten" genetischen Instabilität beruht. Die epidemiologischen Daten der *Immunodeficiency-Cancer Registry* sprechen weniger für einen immunologischen Funktionsverlust als vielmehr dafür, daß bei primären Immundefekten eine Syndrom-immanente Anomalie des lymphoretikulären Zellsystems mit der besonderen Neigung zur malignen Transformation eben dieses Zellsystems vorliegt. Aus den Daten der *Immunodeficiency-Cancer Registry* könnten (für den noch ungeklärten Einzelfall) in pathogenetischer Hinsicht folgende Zusammenhänge diskutiert werden:

Tabelle 16. Defektimmunopathien und Neoplasien. [Zusammengestellt nach Angaben des Immunodeficiency-Cancer Registry, Minneapolis. (Kersey et al. 1973; Spector et al. 1978)]

Immunmangel-Syndrome	Lymphoretikulär									Epithelial		Div.	Total
	LL	HL	MR	LE	Oth	HD	ML	OM	Total	Ohne NS	NS		
Ataxia teleangiectatica	16	13	1	14	16	9	0	5	74	13	3	0	90
Variable Immunmangel-Syndrome	8	6	3	3	12	5	1	1	39	30	2	0	71
Wiskott-Aldrich-Syndrom	2	12	9	0	11	3	3	2	42	0	2	1	45
Selektiver IgA-Mangel	1	2	0	1	2	1	0	0	7	7	1	1	16
Brutons Hypogammaglobulinämie1	1	1	0	3	2	1	2	2	12	2	0	0	14
Schwere kombinierte Immunmangel-Syndrome	1	2	0	1	4	1	3	0	12	0	0	0	12
Selektiver IgM-Mangel	1	3	0	0	1	1	0	0	6	1	1	0	8
Good-Syndrom	1	0	0	0	0	0	0	1	2	1	1	0	4
Immunmangel mit normalen Serum-γ-Globulinen	1	1	0	0	1	0	0	0	3	0	0	0	3
Ig-Mangel mit Hyper-IgM	0	0	0	0	0	1	0	0	1	0	0	0	1
Episodische Lymphopenie	0	1	0	0	0	0	0	0	1	0	0	0	1
Di George-Syndrom	0	0	0	0	0	0	0	0	0	0	0	0	1
Transitäre Hypogammaglobulinämie (Kinder)	0	0	0	1	0	0	0	0	1	0	0	0	1
Total	32	41	13	23	49	22	9	11	188	54	11	2	267

LL: Lymphozytisches Lymphom, *HL:* Histiozystisches Lymphom, *MR:* Maligne Retikuloendotheliose, *LE:* „Lymphoidzellige" Leukämie, *Oth:* Andere, nicht näher klassifizierbare Lymphome, *HD:* Morbus Hodgkin, *ML:* Myeloische Leukämie, *OM:* Andere, nicht näher klassifizierte mesenchymale Tumoren, *NS:* Nervensystem, *Div:* Diverse, nicht näher bezeichnete oder lokalisierte Tumoren.

1. Ein Immunmangel führt zu einer besonderen Suszeptibilität des lympho-retikulären Gewebes für onkogene Viren.
2. Ein Immunmangel führt infolge unspezifischer, rekurrierender Infekte zu einer persistierenden Irritation und gesteigerten Proliferation des lympho-retikulären Gewebes mit einer zwangsläufig erhöhten Mutationsrate. Im Sinne der alten Reiztheorie von VIRCHOW könnte man unter gewissen Umständen von hyperplasiogenen Geschwülsten sprechen (fehlende regula-torische Feedback-Mechanismen?).
3. In zu geringer Menge (Immunmangel) gebildete spezifische Antikörper wir-ken protektiv auf das Wachstum maligner Zellen infolge der sog. Enhance-ment-Phänomene.
4. Schließlich müssen chromosomale Abberationen lymphoider Zellen disku-tiert werden, die für die Manifestation der Immundefekte einerseits und für die Entwicklung maligner lymphoretikulärer Neoplasien andererseits ver-antwortlich sind.

Ganz allgemein spricht die Kombination von Immundefekten und immuno-proliferativen Syndromen und Autoimmunkrankheiten bei einer gleichzeitig bestehenden und besonders ausgeprägten Suszeptibilität für virale und bak-terielle Infektionen für einen komplexen Regulationsdefekt immunologischer Antworten.

Beachtenswert ist die *Altersverteilung* der sich entwickelnden Geschwülste. Der Häufigkeitsgipfel liegt beim Wiskott-Aldrich-Syndrom, bei den schweren kombinierten Immunmangel-Syndromen und bei der Brutonschen Agamma-globulinämie innerhalb der ersten 10 Lebensjahre, bei der Ataxia teleangiectatica innerhalb der ersten 20 Lebensjahre, bei Patienten mit variablen Immunmangel-Syndromen zwischen 50 und 60 Lebensjahren und bei isoliertem IgA-Mangel zwischen 11 und 60 Jahren. Es fällt weiterhin auf, daß Karzinome wesentlich später auftreten als lympho-retikuläre Neoplasien (KERSEY et al. 1973a, b; SPECTOR et al. 1978; CUNNINGHAM-RUNDLES et al. 1987; KERSEY et al. 1988; CUNNINGHAM-RUNDLES 1989).

Literatur: s. S. 316–323

7 Sonstige, nicht neoplastische Thymusläsionen

7.1 Stoffablagerungen, Speicherungen

Verschiedene Substanzen [z.B. Pigmente (Melanin oder Melanin-ähnliche Pigmente, Melanosis thymi), Lipofuscin, Lipoide, Lipoproteide, Cholesterin, Eisen (Hämochromatose)] können im Thymus abgelagert werden (z.B.: DOUROV 1974). Es handelt sich überwiegend um *„thymische Mitreaktionen"* im Rahmen generalisierter Stoffwechsel- und Ernährungsstörungen. Auf isolierte *„cholesteatomatöse Umwandlungen mit Lipophagie"* wurde bereits hingewiesen (Kap. 4: Thymusinvolution). Extrem selten sind Amyloidablagerungen.

Bei den Stoffablagerungen handelt es sich meistens um Zufallsbefunde bei Obduktionen. Eine durch den Thymus geprägte und krankheitswertige Symptomatik besteht nicht.

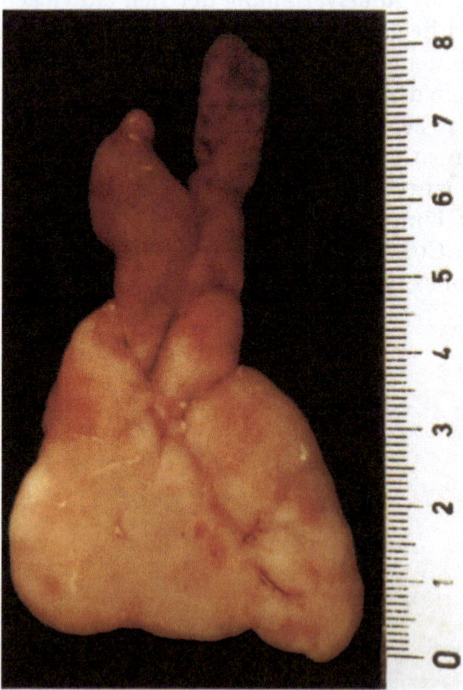

Abb. 62. 15,8 g schweres Thymuspräparat eines einen Tag alt gewordenen Neugeborenen mit Omphalozele und Enterothorax. Flächenhafte Blutungen im Bereich beider Thymushörner

7.2 Histioeosinophile Granulome

HALICEK und ROSAI beschrieben 1984 bei 29 Patienten mit einer Myasthenia gravis im parathymischen Weichgewebe, z. T. kapseladhärent, und in den fibrovaskulären Septen noduläre Infiltration von Histiozyten und eosinophilen Granulozyten. Entsprechende Infiltrate fanden sich auch im mediastinalen Fettgewebe und z. T. auch in der Muskulatur (M. sternohyoideus). Das intraparenchymatöse Kompartiment des Thymus selbst war nicht betroffen. In den zentralen Abschnitten der nodulären Formationen waren z. T. eosinophile Mikroabszesse nachweisbar. Typische Birbeck-Granula oder ein positiver Reaktionsausfall für S-100-Protein wurden nicht gefunden (vgl. auch: MICHAL u. HAVLICEK 1993; GILCREASE et al. 1997; GOMEZ-ROMAN u. VAL-BERNAL 1997). Bei den histioeosinophilen Granulomen handelt es sich offensichtlich um iatrogen entstandene Läsionen. Bei allen Patienten war eine Woche vor Thymektomie eine diagnostische Pneumomediastinoskopie durchgeführt worden. Insofern erinnern die Befunde an „reaktive eosinophile Pleuritiden", die gelegentlich bei einem Spontanpneumothorax beobachtet werden (ASKIN et al. 1977).

7.3 Vaskulitiden

Bei verschiedenen Vaskulitiden (z. B.: Churg-Strauss-Syndrom) ist gelegentlich der Thymus involviert in Form einer tumorartigen Läsion (JESSURUM et al. 1986). Abhängig von der Form der Vaskulitis findet man im Thymus zentral nekrotisierende Granulome, entzündliche Infiltrate unter Einschluß mehrkerniger Riesenzellen in Arterien und Venen mit fibrinoiden Nekrosen und Fragmentationen der elastischen Fasern. Unter differentialdiagnostischen Aspekten müssen vor allem der Morbus Hodgkin, die Tuberkulose und die Histiocytosis X abgeklärt werden.

Blutungen (Abb. 62) sind teils traumatisch, teils hypoxisch (Tardieusche Kapselblutungen) bedingt.

Literatur: s. S. 323

8 Thymushyperplasie

Die Größen- und Gewichtszunahme des Thymus im Sinne einer krankheitswertigen Organhyperplasie (*„persistent"*, *„enlarged"* thymus) ist ein seit langem und vor allem auch kontrovers diskutiertes Problem [Übersicht der älteren Literatur: WIESEL 1912; KLOSE 1912; HAMMAR 1926 (u.a.), TESSERAUX 1959]. Sie ist z.T. eng verknüpft mit der Paltaufschen Konzeption des *„Status thymico-lymphaticus"* (1889, 1890; vgl. auch: CARR 1945). Es soll sich um eine *„allgemeine hypoplastische Konstitutionsanomalie lymphatisch-chlorotischer Natur"* handeln, die *„wesensmäßige Beziehungen zur exsudativen Diathese"* [Czernysche exsudative Diathese, Lymphatismus, Hyperthymisation, Dysthymisation: SCHMINCKE (1922)] erkennen läßt. Der *„Status thymicus"* („thymogene Autointoxikation") geht auf C. HART (1912–1915) zurück.

Auch OSLER beschrieb 1914 einen *„Status thymicolymphaticus"*, den er wie folgt definierte: *„... a condition in childhood of hyperplasia of lymphatic tissue and of the thymus in association with a flabby fat overgrowth of the body and hypoplasia of the heart and blood vessels".*

Vor allem in der älteren Literatur (s. oben) sind immer wieder Beziehungen zwischen einem „Status thymico-lymphaticus" bzw. einer Thymushyperplasie (s. unten) und einer vor allem bei Kindern auftretenden *Mors subita/Mors thymica* diskutiert worden. Ungeachtet dessen, daß bei Annahme eines derartigen Status die „Biotechnik dieses sog. Thymustodes" völlig ungeklärt wäre, gibt es unserer Meinung nach auch kein überzeugendes morphologisches Substrat für einen „Status thymico-lymphaticus" und einer damit in Beziehung zu setzenden mors thymica. Im übrigen sind sowohl der „Status thymico-lymphatius" als auch der sog. „Thymustod" schon frühzeitig auf heftige Kritik gestoßen (z.B. HAMMAR 1926, 1936; GREENWOOD u. WOODS 1927; YOUNG u. TURNBULL 1931; BOYD 1936). Bereits 1922 wurde von SJÖVALL (zitiert nach HAMMAR 1936) darauf hingewiesen, *„daß die Lehre des Status thymico-lymphaticus auf einem Mißverständnis der Art beruhe, daß akzidentell involvierte Drüsen als normierend, normale Drüsen als übernormal (groß) aufgefaßt wurden".* Eine kritische Wertung der älteren Literatur findet man z.B. auch bei KLOSE (1912), HAMMAR (1936), TESSERAUX (1959) und vor allem bei CARR (1945). Eine zusammenfassende Übersicht über medizinforensische Aspekte des sog. *„sudden infant death syndrome"* bringen ALTHOFF (1980) und WILSKE (1984; vgl. auch: VALDES-DAPENA 1982).

Daß PALTAUF bezüglich der oft zitierten mors thymica mißverstanden wurde, bezeugen seine eigenen Ausführungen: *„Angesichts dessen, was uns bis jetzt über solche eigenthümlichen Todesfälle bei Erwachsenen und Kindern bekannt ist, scheint mir nur die Annahme gerechtfertigt, die Todesursache in der anomalen Körperconstitution (lymphatisch-chlorotischer Natur) zu suchen. Demgemäß hätten wir in der hyperplastischen oder abnorm lange erhaltenen Thymusdrüse nicht eine Ursache des Todes, sondern nur ein Teilsymptom jener allgemeinen Ernährungsstörung zu erkennen, die des weiteren durch die Vergrößerung der Lymphdrüsen, der Tonsillen u.s.w. gekennzeichnet ist"* (1980).

Bereits 1614 sind von Felix PLATTER Beziehungen zwischen einer Thymushyperplasie und einer mors subita (*Mors thymica*) in Erwägung gezogen worden. PLATTER beschrieb das Krankheitsbild eines 5 Monate alt gewordenen Knaben, der plötzlich *„cum stridore et respirationis difficultate"* starb.

1761 schildert MORGAGNI in der *Epistola de morbis thoracis* einen *„Thymus ingens"*, welcher *„die Atmung schwer machen und schließlich den Tod herbeiführen könne".* MORGAGNI notiert in seinen Sektionsprotokollen auffallend häufig den Befund eines *„Thymus magnus"*, besonders, wenn der Tod unter *„Angustia pectoris"* eingetreten war.

Die Thymushyperplasie manifestiert sich klinisch und röntgenologisch als mediastinale Raumforderung mit zahlreichen differentialdiagnostischen Implikationen (HALLER et al. 1969; SAEGESSER u. ZOUPANOS 1970; WYCHULIS et al. 1971; BOWER u. KIESEWETTER 1977; BLASIMANN et al. 1977; FILLER et al. 1979; BARCIA u. NELSON 1979; SILVERMAN u. SABISTON 1980). Auf der Basis morphologischer Befunde werden grundsätzlich zwei Formen der Thymushyperplasie unterschieden:

1. die *numerische („true")* Hyperplasie und
2. die *lymphofollikuläre Hyperplasie* (HOFMANN et al. 1984, 1987a, b, 1988a, b, 1990), die ausführlicher im Zusammenhang mit der Myasthenia gravis besprochen wird (vgl. S. 127).

8.1 Numerische Thymushyperplasie

Die numerische Thymushyperplasie ist charakterisiert durch eine eindeutige Größen- und Gewichtszunahme des Organs, wobei histologisch eine normale Organstruktur vorliegt. Derartige Thymushyperplasien sind, entgegen früherer Auffassung, selten. Im unselektierten Obduktionsmaterial des Eppendorfer Instituts fanden wir bei der systematischen Untersuchung von 103 kindlichen (7 Monate bis 12 Jahre) Thymuspräparaten *keine* wirklich überzeugende, durch Größe und Gewicht eindeutig belegbare Hyperplasie. Die Diagnose ist dann möglich, wenn eine deutliche Vermehrung (numerische Hyperplasie, „true thymic hyperplasia") des thymischen Parenchyms bei normaler histologischer Organstruktur vorliegt. Nach SCHMINCKE (1922, 1926) bestünde eine in diesem Sinne apostrophierte Thymushyperplasie erst dann, wenn die *„Gewichts- und Größenverhältnisse die Normalzahlen beträchtlich in einer auch über die Variationsbreite hinausgehenden Weise überschreiten"* (vgl. Abb. 27). Indessen sind Thymusgewichte großen individuellen Schwankungen unterworfen. Die individuelle Variabilität der alterskorrelierten Organgewichte macht es verständlich, daß obere Normwerte lange Zeit umstritten waren. Zuverlässige Daten wurden erstmals von HAMMAR (z. B. 1926, 1936) publiziert und vor allem von YOUNG und TURNBULL (1931), BRATTON (1925) sowie von BOYD (1936) an einem größeren Obduktionsgut bestätigt. Auf der Grundlage dieser Daten können *„Bewertungen und Schlußfolgerungen vieler Autoren einer Kritik nicht mehr standhalten"*, gleichwohl *„bleiben Fälle übrig, bei welchen eine Thymushyperplasie nicht bestritten werden kann"* (TESSERAUX 1959).

Derartige Thymushyperplasien werden derzeit wie folgt untergliedert:

*   Thymushyperplasie mit massiver Organvergrößerung,
*   „Rebound"-Hyperplasien,
*   Thymushyperplasien in Assoziation mit anderen Erkrankungen.

8.1.1 Thymushyperplasie mit massiver Organvergrößerung
(Thymomegalie)

Thymushyperplasien mit massiver Organvergrößerung bei histologisch ansonsten regelrechter Organstruktur und ohne erkennbare Ursache (idiopathisch) sind selten. Die uns aus der Literatur zugänglichen und morphologisch dokumentierten Kasuistiken sind in Tabelle 17 zusammengefaßt (vgl. auch: LINEGAR et al. 1993; RICE et al. 1994; OARO 1996).

Hinsichtlich der enormen Variationsbreiten normaler Thymusgewichte (vgl. S. 38) ist die Definition der Thymomegalie als durchaus problematisch anzusehen. KENDALL et al. (1980) sprechen dann von einer Thymushyperplasie, wenn das alterskorrelierte Thymusgewicht 2 Standardabweichungen über dem mittleren Thymusgewicht liegt. Nach ARLISS et al. (1988) liegt dann eine Thymushyperplasie vor, wenn der Thymus mehr als 100 g wiegt.

Die Ursachen und die funktionelle Signifikanz der Thymomegalie (*„giant thymic hyperplasia"*) sind gänzlich unklar. NEZELOF und NORMAND (1986) diskutieren ursächlich einen Defekt der T-Zell-Maturation (vergl. auch: O'SHEA et al. 1978), der in anderen Untersuchungen aber nicht bestätigt werden konnte (JUDD u. WELCH 1988; RUCO et al. 1989; DÜE et al. 1989).

Gelegentlich führt die Thymomegalie zu lokalen Symptomen mit Luftnot, Stridor, retrosternalen Schmerzen. Eine obere Einflußstauung ist selten. Gelegentlich findet man eine nach Thymektomie rückläufige periphere Lymphozytose und eine Lymphozytose des Knochenmarkes (*„Spill-over"*-Effekt?). Als bislang singuläre Kasuistik wurde bei einer Thymomegalie über eine aplastische Anämie berichtet, die nach Thymektomie rückläufig war (KONSTANTOPOULOS et al. 1995). Das Alter der betroffenen Patienten schwankt zwischen 7 Monaten und etwa 20 Jahren. In der Serie von BLASIMANN et al. (1977) mit 16 Fällen einer Thymus-Hyperplasie manifestierten sich 9 bereits im ersten Lebensjahr. BARCIA und NELSON (1979) publizierten eine Serie von 11 Kindern, bei denen sich die Thymus-Hyperplasie zwischen dem 1. und 13. Lebensjahr mit Gewichten zwischen 47 und 92 g manifestierte.

Neben den tatsächlich gesicherten Thymus-Hyperplasien mit massiver Organvergrößerung werden (vermeintliche) „Vergrößerungen" des Thymus in der Literatur vergleichsweise oft beschrieben, ohne daß die hier in Rede stehende Thymomegalie zweifelsfrei dokumentiert wurde. HALLER et al. (1969) zum Beispiel berichten über eine Serie von 80 Kindern, die wegen einer mediastinalen Raumforderung (*„mediastinal masses"*) zwischen 1933 und 1968 im John Hopkins Hospital, Baltimore, USA, untersucht wurden. Innerhalb dieses Patientenkollektivs fanden sich 8 „hyperplastische" Thymi bei 4 Neugeborenen und bei 4 Kindern im Alter zwischen 3 Monaten und 5 Jahren. Wahrscheinlich sind nicht wenige Fälle der in der Literatur mitgeteilten Thymus-Hyperplasien lymphofollikuläre Hyperplasien, vor allem bei vergleichsweise niedrigen Organgewichten [*„borderline enlargement"* (HOFMANN et al. 1990)].

Die klinische Problematik liegt in der differentialdiagnostischen Abklärung der mediastinalen Raumforderung. Die seitens der Klinik (z.B.: CAFFEY u. SILBEY 1960) bei ansonsten asymptomatischen Patienten mitunter postulierte

Tabelle 17. Klinisch-pathologische Merkmale der Thymushyperplasie mit massiver Vergrößerung, aber normaler, altersentsprechender Histologie. Darstellung 11 veröffentlichter Fälle

Fall	Alter/ Geschlecht	Klinische und labortechnische Ergebnisse	Behandlung	Thymusgröße und -gewicht	Referenz
1	7 Monate, m.	Hepatomegalie, periphere Blut- u. Knochenmarkslymphozytose. „Große Weichgewebsdichte im rechten Hemithorax." 2 Jahre nach Thymektomie: Reduziertes Serum IgG	Thymektomie	224 g 9 × 8 × 6 cm	KATZ et al. 1977
2	12 Monate, m.	Atemnot. „Große antiore mediastinale Raumforderung. (Größenabnahme nach Steroidtherapie, danach jedoch schnelle Größenzunahme). „Periphere Blutlymphozytose, 92 % T-Lymphozyten[a]	Kortikosteroide, Thymektomie	420 g	O'SHEA et al. (1978)
3	4 Jahre, w.	Asymptomatisch. Moderate periphere Lymphozytose[b].	Thymektomie	800 g	RASORE-QUARTINO et al. (1979)
4	14 Jahre, m.	„Anteriore mediastinale Raumforderung…" (entdeckt auf einem Brust-Routine-röntgenogramm)	Thymektomie	490 g	LACK (1981)[c]
5	11 Jahre, m.	„Rechte anteriore mediastinale Raumforderung…" (entdeckt auf einem Routine-Röntgeno-gramm der Brust	Thymektomie	324 g 15,2 cm Diameter	LACK (1981)[c]
6	7 Monate, w.	Große Leberzyste. Atemnot-Syndrom („von der Mittel-linie ausgehende, fast beide Lungenflügel umfassende Verschattung")	Kortikosteroide (3 Wochen lang)[d] Thymektomie	230 g 18 × 11 × 8,5 cm	LAMESCH (1983)
7	10 Jahre, w.	Erkältung	Thymektormie	93 g	NEZELOF u. NORMAND (1986)
8	5 Jahre, w.	Leicht asthenisch[e]	Biopsie		NEELOF u. NORMAND (1986)

[a] Die Lymphozytose verschwand nach totaler Thymektomie. Regulär Phytohämatoagglutinin-Blastogenese in den Lymphozyten im peripheren Blut, jedoch vermindert in den Thymus-zellen. Unbekannte Ätiologie der Lymphozytose. Den Autoren zufolge könnte diese auf eine fehlerhafte T-Suppressor-Aktivität zurückzuführen sein.

[b] Verschwand nach Thymektomie.

[c] In beiden Fällen wurde die Hyperplasie nachgewiesen durch morphometrische Studien (Punkt-Zähl-Methode).

[d] Steroidtherapie ohne Auswirkungen auf die mediastinale Raumforderung.

[e] Reguläre Anzahl der peripheren T-Lymphozyten sowie der Lymphozytenproliferation.

Tabelle 17 (Fortsetzung)

Fall	Alter/ Geschlecht	Klinische und labortechnische Ergebnisse	Behandlung	Thymusgröße und -gewicht	Referenz
9	11 Jahre, w.	Leichter, nicht-produktiver Husten, lokale Bronchitis, Bronchopneumonie. Homogene Raumforderung in der Thymusregion	Biopsie		NEZELOF u. NORMAND (1986)
10	12 Jahre, m.	Atemnot, Dysphagie, große anteriore mediasinale Masse	Thymektomie	245 g 13 × 8 × 3,5 cm	JUDD (1987)
11	15 Jahre, m.	Verschiedene Virusinfektionen in der Kindheit, chronisch-persistente Hepatitis 2 Jahre vor Entdeckung der mediastinalen Raumforderung	Thymektomie	680 g 17 × 16 × 6 cm	ARLISS et al. (1988)

Kortikosteroidtherapie als differentialdiagnostisches Verfahren mit dem Nachweis einer Verkleinerung des Organs ist aus morphologischer Sicht sicher problematisch, da es durchaus auch Kortikosteroid-sensitive maligne Tumoren gibt. Hinsichtlich des breiten und problematischen differentialdiagnostischen Spektrums mediastinaler Raumforderungen plädieren wir für eine histomorphologische Abklärung mittels mediastinoskopischer Interventionen (HOFMANN et al. 1990).

8.1.2 Rebound-Hyperplasien

Rebound-Hyperplasien des Thymus sind bei Kindern unter verschiedenen Konditionen beschrieben worden: nach schweren *Verbrennungen* (Tabelle 18; GELFAND et al. 1972; LEE et al. 1979), nach *(kardio-)chirurgischen Eingriffen* (Abb. 63; RIZK et al. 1972), nach *oraler Steroidmedikation* (CAFFEY u. SILBEY 1960) oder nach schweren *tuberkulösen Infektionen* (BERTOYE et al. 1956).

Rebound-Hyperplasien wurden auch nach *chemotherapeutischen Maßnahmen* (Tabelle 19; Abb. 64) bei Morbus Hodgkin (COHEN et al. 1980; GRISSOM et al. 1983; SHIN u. HO 1983; TARTAS et al. 1985; CARMOSINO et al. 1985; DÜE et al. 1989; HERMANN et al. 1994; MICHEL et al. 1995), bei verschiedenen Non-Hodgkin-Lymphomen, bei Leukämien, Wilms-Tumoren, Osteosarkomen, embryonalen Rhabdomyosarkomen und bei malignen Keimzelltumoren beschrieben (HILL u. DODD 1970; COHEN et al. 1980; BELL et al. 1984; TOBISU et al. 1987; DIECKMANN et al. 1988; CHERTOFF et al. 1991; LEIBUNDGUT et al. 1992; PANADERO et al. 1996).

Die Latenzzeit zwischen dem Ende der Chemo- und/oder Radiotherapie und dem Auftreten einer Thymushyperplasie variiert im allgemeinen zwischen 3 und 24 Monaten, extrem selten zwischen 5 und 12 Jahren (SHIN u. HO 1983; KISSIN et al. 1987; CHERTOFF et al. 1991; SMALL et al. 1993).

Tabelle 18. Klinisch-pathologische Befunde der Thymus-Rebound-Hyperplasie bei Kindern nach schweren Verbrennungen. Zusammenfassung von 6 auch morphologisch dokumentierten Fällen

Fall	Alter (Jahre)	Geschlecht	Grad der Verbrennung	Zeit zwischen der Verbrennung und Thymus-Hyperplasie	Behandlung	Gewicht und Größe des Thymus	Referenz
1	10	w.	32%, größtenteils 2. Grad	5 Monate	Thymektomie	130 g	GELFAND et al. (1972)
2	8	m.	55%, 3. Grad	8 Monate	Biopsie[a]	etwa 3fache Norm	GELFAND et al. (1972)
3	5	w.	47%, 2. und 3. Grad	9 Monate	Keine[b]	–	GELFAND et al. (1972)
4	6,5	w.	48%, 2. und 3. Grad	7 Monate	Keine[c]	–	GELFAND et al. (1972)
5	12	m.	15%, 3. Grad	8,5 Monate	Keine[d]	–	GELFAND et al. (1972)
6	20 Monate	w.	~25%, 2. Grad	1 Monat	Kortikosteroide,[e] Thymektomie	550 g, 19 × 12 × 4,5 cm	LEE et al. (1979)

[a] Thymusgröße, radiographisch über 2 Jahre stabil.
[b] Die mediastinale Raumforderung verschwand allmählich in den nachfolgenden 10 Monaten.
[c] Die Größe der mediastinalen Raumforderung verringerte sich in den nachfolgenden 7 Monaten.
[d] Die Größe der mediastinalen Raumforderung verringerte sich innerhalb von 3 Monaten; das Kind war 1 Jahr lang asymptomatisch.
[e] Prednison 1,5 mg pro Kilogramm Körpergewicht 5 Tage lang ohne Auswirkungen auf die mediastinale Raumforderung.

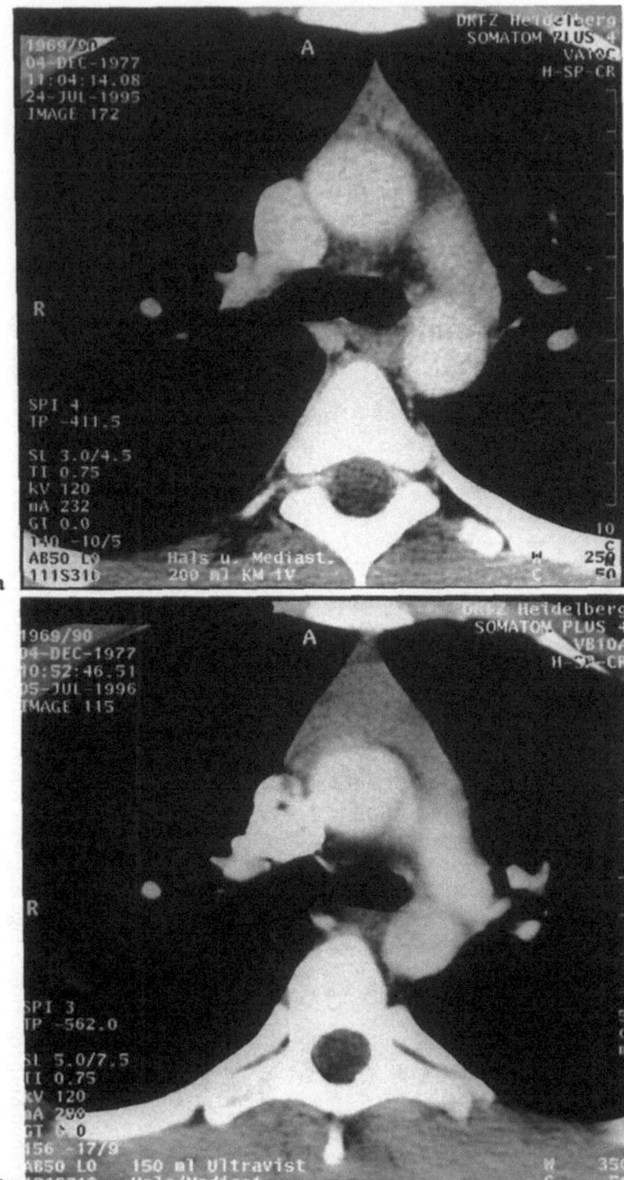

Abb. 63 a, b. Zustand nach operativer Therapie mit Neck-dissection eines medullären Karzinoms der Schilddrüse (MEN 2a). **a** Kontrolluntersuchung nach 9 Jahren: Normaler Thymusbefund. **b** Ein Jahr später eine auffallende Thymushyperplasie ohne Bezug zur Grundkrankheit. (Die Aufnahme wurde freundlicherweise von Herrn Prof. Dr. G. van Kaick, DKFZ Heidelberg, Abt. Onkologische Diagnostik und Therapie, zur Verfügung gestellt)

Tabelle 19. Klinisch-pathologische Befunde der Thymus-Rebound-Hyperplasie nach Behandlung maligner Erkrankungen. Zusammenfassung 14 veröffentlichter Fälle

Fall	Alter/ Geschlecht	Grund-erkrankung	Behandlung	Zeit vom Beginn der Behandlung bis zur Thymus-hyperplasie	Klinische und labortechnische Befunde	Behandlung der Thymus-hyperplasie	Referenz
1	19 Jahre, w.	Morbus Hodgkin IIsB	Chemotherapie unter Einschluß von Kortiko-steroiden[a]	← 10 Monate 8 Monate → 3 Monate →	Interstitielle Lungenerkrankung, Herpes zoster, nicht-produktiver Husten, linke hiläre Raumforderung	Partielle Resektion (6 × 4 cm)	GRISSOM et al. (1983)
2	4,5 Jahre, m.	Wilms-Tumor	Nephrektomie Radiotherapie Vinkristin	← 12 Monate ← 11 Monate ← 8 Monate	Verbreiterung des Mediastinums	Thymektomie	HILL u. DODD (1970)
3	3 Jahre, m.	Wilms-Tumor	Nephrektomie Radiotherapie Vinkristin	← 12 Monate ← 9 Monate	Lobulierte Raum-forderung im Mediastinum	Thymektomie	COHEN et al. (1980)
4	32 Monate, w.	Lymphoblastische Leukämie	Chemotherapie	← Einige Monate	Verbreiterung des vorderen Mediastinums	Biopsie	COHEN et al. (1980)
5	9 Jahre, m.	Osteosarkom im distalen Femur	Amputation Chemotherapie	← 17 Monate ← 1 Monat	Raumforderung im vorderen Mediastinum	Keine[b]	COHEN et al. (1980)

[a] Verabreichung von Kortikosteroiden im Rahmen der Morbus Hodgkin-Therapie und um die Medikamenten-induzierte interstitielle Lungenerkrankung zu behandeln.

[b] Nach einem Jahr reduzierte sich die mediastinale Kontur auf ihre normale Größe.

Tabelle 19 (Fortsetzung)

Fall	Alter/ Geschlecht	Grund- erkrankung	Behandlung	Zeit vom Beginn der Behandlung bis zur Thymus- hyperplasie	Klinische und labortechnische Befunde	Behandlung der Thymus- hyperplasie	Referenz
6	5 Jahre, w.	Malignes Teratom	Resektion Chemotherapie	← 5 Monate	Verbreiterung im vorderen Mediastinum	Keine[c]	Cohen et al. (1980)
7	4 Jahre, m.	Malignes Lymphom	Radiotherapie Chemotherapie		Verbreiterung des Mediastinums	Keine[d]	Cohen et al. (1980)
8	4 Jahre, w.	Niedrig differenziertes, lymphozytisches Lymphom (convoluted Typ)	Chemotherapie	← 10 Monate	Polyarthritis[e], Verbreiterung des Mediastinums	Kortiko- steroide[f]	Cohen et al. (1980)
9	23 Monate, w.	Wilms-Tumor	Nephrektomie Radiotherapie Chemotherapie	← 10 Monate	Große linksseitige mediastinale Raumforderung	Kortiko- steroide[g]	Cohen et al. (1980)
10	2,5 Jahre, m.	Embryonales Rhabdomyo- sarkom; Testikel, links	Orchiektomie Chemotherapie	← 12 Monate	Vergrößerung des oberen Mediastinums	Resektion des rechten Thymus- lappens (28 g)	Cohen et al. (1980)

[c] Keine signifikante Änderung in der mediastinalen Silhouette.
[d] Bei Verlaufskontrolle keine Änderung festzustellen.
[e] Therapie mit Kortikosteroiden.
[f] Prednison (60 mg/m^2); 24 h nach der ersten Dosierung deutliche Schrumpfung der mediastinalen Raumforderung.
[g] Erhebliche Reduktion der Raumforderung nach 7 Tagen oraler Prednison-Therapie.

Tabelle 19 (Fortsetzung)

Fall	Alter/ Geschlecht	Grund- erkrankung	Behandlung	Zeit vom Beginn der Behandlung bis zur Thymus- hyperplasie	Klinische und labortechnische Befunde	Behandlung der Thymus- hyperplasie	Referenz
11	33 Jahre, w.	Morbus Hodgkin IIB	Chemotherapie Radiotherapie	← 22 Monate	Raumforderung im vorderen Media- stinum; normale Laborwerte	Partielle Resektion[h]	TARTAS et al. (1985)
12	23 Jahre, m.	Morbus Hodgkin III_2A	Chemotherapie		Persistierende Raumforderung im vorderen Mediastinum	Thymektomie $10 \times 6 \times 2$ cm	CARMOSINO et al. (1985)
13	23 Jahre, w.	Endodermaler Sinustumor des linken Ovars	Hysterektomie mit bilateraler Salpingo- Oophorektomie Chemotherapie	← 10 Monate	Raumforderung im vorderen Mediastinum	Thymektomie 75 g $10 \times 9 \times 2$ cm	CARMOSINO et al. (1985)
14	16 Jahre, m.	Keimzelltumor mit erhöhten Tumormarkern (α-FP, β-HCG)	Orchiektomie Chemotherapie	← 6 Monate	3 cm durchmes- sende Raumforde- rung im vorderen Mediastinum; nega- tive Tumormarker	Thymektomie 58 g $120 \times 80 \times 20$ cm	DÜE et al. (1988)

[h] Die mediastinale Raumforderung verschwand innerhalb von 2 Monaten.

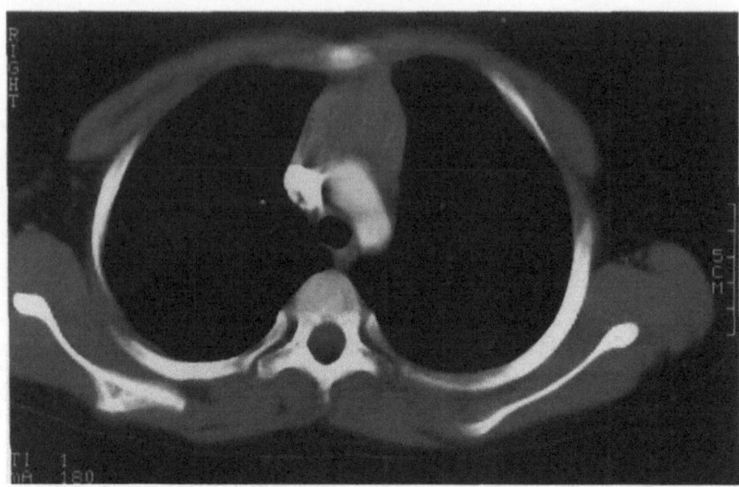

Abb. 64. 10jähriger Junge mit einem ausschließlich subdiaphragmal lokalisierten hochmalig-
nen Non-Hodgkin-Lymphóm. Zustand nach Polychemotherapie. Entwicklung einer Rebound-
Hyperplasie des Thymus. (Aus WUNSCH et al. 1997. Die Aufnahme wurde freundlicherweise von
Frau Dr. C. WUNSCH, Radiologische Klinik der Universität Heidelberg, Abt. Radiodiagnostik,
zur Verfügung gestellt)

Systematisch in progessiven Studien erhobene Befunde zur Prävalenz der
Thymushyperplasie nach chemo- und/oder radiotherapeutischen Maßnahmen
bei malignen Neoplasien fehlen. Ebenso sind zahlreiche, mittels bildgebender
Diagnostik (CT, MRT) erhobene Rebound-Befunde histomorphologisch nicht
gesichert. Die meines Wissens einzige histomorphologisch kontrollierte Studie
zur Prävalenz der Rebound-Hyperplasie stammt von KISSIN et al. (1987), die in
einer retrospektiven CT-Analyse die Häufigkeit der Rebound-Hyperplasie nach
einer Chemotherapie maligner Hodenteratome untersuchten. Unter 200 Patienten mit malignen Hodenteratomen waren 120 Patienten, die wegen Tumor-
metastasen eine Chemotherapie erhielten. 80 Patienten ohne Metastasen erhielten keine Chemotherapie und dienten gewissermaßen als Kontrollgruppe. Eine
bioptisch-histologisch bestätigte Thymushyperplasie fand sich bei 14 (11,6 %)
der chemotherapeutisch behandelten Patienten und lediglich bei einem Patienten der Kontrollgruppe. Die Latenzzeit zwischen dem Beginn der Chemotherapie und dem Auftreten der Rebound-Hyperplasie betrug in der Kissin-
Studie 3 – 14 Monate. Innerhalb einer mittleren follow-up-Zeit von 45 Monaten
waren 93 % der Patienten mit einer Rebound-Hyperplasie rezidiv- bzw. meta-
stasenfrei, gegenüber 78 % ohne Rebound-Hyperplasie. Die Autoren sehen in der
Rebound-Hyperplasie ein prognostisch günstiges Zeichen. Die der Rebound-
Hyperplasie zugrundeliegenden pathophysiologischen Vorgänge sind ungeklärt. Zusammenhänge mit der aktuellen Immunkompetenz dürften aber
wahrscheinlich sein. Insofern wird die Rebound-Hyperplasie vielfach als
immunologisches Rebound-Phänomen interpretiert (COHEN et al. 1980; KISSIN
et al. 1987).

Persistierende, vor allem aber de novo auftretende mediastinale Raumforderungen nach radio- und/oder chemotherapeutischen Maßnahmen maligner Neoplasien stellen ein wichtiges differentialdiagnostisches Problem dar
(SAUTER et al. 1991). Fehlinterpretationen im Sinne einer Tumorpersistenz oder
eines Tumorrezidivs führen zu einer absolut unnötigen therapeutischen Eskalation mit negativen prognostischen Konsequenzen für den jeweils Betroffenen.
Um eine unnötige Chemo- und Radiotherapie und chirurgische Interventionen
zu vermeiden, sollte im gegebenen Zusammenhang *immer* eine bioptische
Abklärung der mediastinalen Raumforderung erfolgen.

8.1.3 Thymushyperplasien in Assoziation mit anderen Erkrankungen

Nur wenige Fälle einer Thymushyperplasie in Verbindung mit anderen
Erkrankungen sind bislang beschrieben worden. Derartige Konstellationen
wurden vor allem bei verschiedenen Endokrinopathien (Morbus Addison,
Akromegalie, kongenitale Hypophysenaplasie, Zustand nach Orchiektomie),
bei der Sarkoidose, beim Beckwith-Wiedemann-Syndrom und Anenzephalie gefunden (GOLDSTEIN u. MACKAY 1969; OH et al. 1971; PARDO-MINDAN et al. 1980;
BALCOM et al. 1985). Die der Hyperplasie zugrundeliegenden histomorphologischen Befunde sind weitgehend identisch mit denen der anderen Hyper-
plasieformen.

Relativ häufig wird in der Literatur eine Thymushyperplasie bei einer Hyper-
thyreose bzw. bei einer Thyreotoxikose, insbesondere beim Morbus Basedow
(*„thymic form of Graves' disease"*) und bei Kindern, die wegen einer hypo-
thyreoten Stoffwechsellage entsprechend therapiert wurden, beschrieben
(BEDDINGFIELD et al. 1967; NICHOLSON 1978; YULISH u. OWENS 1980; PROSE
u. LAM 1982; BERGMAN et al. 1982; WHITE et al. 1986; JUDD u. BUESO-RAMOS
1990; FYFE et al. 1990; PENDLEBURY et al. 1992; ICHIKI et al. 1992; MELE et al.
1996). Nach CARDARELLI (1989) sollen 83–91% aller Basedow-Patienten eine
Thymushyperplasie entwickeln. Bezüglich dieser extrem hohen Assoziation
muß kritisch darauf hingewiesen werden, daß der Hyperplasiebefund selten
morphologisch objektiviert wurde.

MICHIE et al. (1967) und JUDD und BUESO-RAMOS (1990) haben bei Basedow-
Patienten kombiniert numerische (*„true"*) und lymphofollikuläre Thymushyperplasien gefunden. In den Untersuchungen von MICHIE et al. (1967) konnte
zudem gezeigt werden, daß die Thymushyperplasie bei Thyreotoxikose und bei
chronischer Thyreoiditis deutlich stärker ausgeprägt ist, als bei nicht-toxischen
Strumen. Nach Angaben von WHITE et al. (1986) sowie von ROSE und LAM (1982)
soll eine thyreo-statische Therapie auch zu einer Regression der Thymushyperplasie führen.

In der älteren Literatur (Übersicht: TESSERAUX 1959) sind wiederholt teils
antagonistische, teils synergistische Korrelationen zwischen Thymus und
Schilddrüse diskutiert worden. In tierexperimentellen Studien konnte z. B.
gezeigt werden, daß bei Ratten eine Thyreoidektomie zu einer beschleunigten
Thymusinvolution führt (z. B.: MARINE et al. 1924). Andererseits soll eine Thymektomie zu einer Atrophie der Schilddrüse führen. Die Befunde sind ausge-

sprochen widersprüchlich. Allerdings konnten SCHEIFF et al. 1977 zeigen, daß bei Mäusen die Applikation von Schilddrüsenhormonen (z.B. Tri-Jodthyronin) zu einer auch morphologisch gesicherten Thymushyperplasie führt. Nach Untersuchungen von FABRIS et al. (1989) induzieren Schilddrüsenhormone in den Epithelzellen des Thymus eine gesteigerte Synthese und Sekretion von Thymushormonen und VILLA-VERDE et al. (1992) fanden auf Epithelzellen des Thymus Rezeptorstrukturen für Schilddrüsenhormone. Diese relativ aktuellen Befunde konstatieren eine wohl tatsächlich vorhandene funktionelle Beziehung zwischen beiden Organen, so daß die synergistischen und antagonistischen Korrelationen verständlicher geworden sind.

Literatur: s. S. 323–327

9 Thymusbefunde bei Myasthenia gravis

In seiner medizinhistorischen Übersicht zur Myasthenia gravis weist SCHADEWALD (1977) darauf hin, daß bereits 1892 bei einem an Myasthenia gravis pseudoparalytica erkrankten Patienten von H.H. HOPPE ein Thymustumor entdeckt worden sei, der allerdings als *„Tuberkulom"* fehlinterpretiert wurde. In der Folgezeit sind wiederholt ursächliche Beziehungen zwischen dem Auftreten einer Myasthenia gravis und „Veränderungen der Thymusdrüse" diskutiert worden (OPPENHEIM 1899, 1901; LAQUER u. WEIGERT 1901; BUZZARD 1905; HART 1915; BELL 1917). Im Vordergrund standen zunächst 2 Befunde:

1. Primär thymogene Tumoren, die wegen der muskulären *„Lymphorrhagien"* häufig als metastasierende Lymphosarkome fehlinterpretiert wurden (z.B.: LAQUER u. WEIGERT 1901);
2. Thymushyperplasien (vgl. S. 114).

Ernst Ferdinand SAUERBRUCH hat 1911 in Zürich die erste Thymektomie durchgeführt (SCHUMACHER u. ROTH 1912). In der Folgezeit haben dann vor allem Alfred BLALOCK (1899–1964) in den USA und Geoffrey Langdon KEYNES in England (1887–1982) die Thymuschirurgie wesentlich weiterentwickelt (GIVEL 1990).

1959 wurden erstmals von SMITHERS Immunmechanismen in der Pathogenese der Myasthenia gravis diskutiert. SIMPSON (1960) sowie NASTUK et al. (1959) forderten aufgrund klinischer Beobachtungen und immunserologischer Befunde die Einordnung der Myasthenia gravis in den Formenkreis der Autoimmunerkrankungen. Dieses Konzept gilt heute als gesichert (MARX et al. 1996, 1997). Zielantigen ist der nikotinische Azetylcholinrezeptor der neuromuskulären Endplatte.

Die der Myasthenia gravis zugrundeliegenden Autoimmunmechanismen sind inzwischen auch tierexperimentell belegt.

1973 konnten PATRICK und LINDSTROM Rezeptorproteine des elektrischen Organs von *Electrophorus electricus* extrahieren, die mit denen der neuromuskulären Endplatte (Azetylcholin-Rezeptoren) beim Menschen weitgehend identisch sind. Durch die Immunisierung von Versuchstieren (Injektion gereinigter Rezeptorproteine von *Electrophorus electricus* und *Torpedo californica*) konnte eine experimentelle (Autoimmun-)Myasthenie induziert werden, die den bisherigen Tiermodellen hinsichtlich der „klinischen Symptomatik" überlegen war (z.B.: LENNON et al. 1975, 1976; FREEMAN et al. 1976; ENGEL et al. 1976). Untersuchungen mit radioaktiv markiertem α-Bungarotoxin, einem neurotoxischen Schlangengift, ergaben, daß im myasthenen Muskel die Zahl der Azetylcholinrezeptoren um 70 –90 % vermindert ist (FAMBROUGH et al. 1973). Diese Befunde sprechen für eine postsynaptische Blockade in der Erregungsübertragung. Die Reduktion der postsynaptischen Azetylcholinrezeptoren ist zumindest teilweise auf die Wirkung eines spezifisch gegen Azetylcholinrezeptoren gerichteten

(Auto-)Antikörpers zurückzuführen (BENDER et al. 1975). Mit Hilfe Peroxidase-
gekoppelter und autoradiographisch markierter Bungarotoxine wurden diese
Befunde auch elektronenmikroskopisch bestätigt (PORTER u. BARNARD 1976;
BENDER et al. 1976; ENGEL et al. 1976, 1977a–d, 1981a, b; RASH et al. 1981). Diese
Befunde sowie chirurgische und immunosuppressive Therapieerfolge sprechen
dafür, daß der Myasthenia gravis Autoimmunreaktionen gegen postsynaptische
Azetylcholinrezeptoren zugrunde liegen (LINDSTROM 1979). Inzwischen ist das
krankheitsbestimmende Autoantigen auch in seiner molekularen Zusammen-
setzung vollständig definiert (KISTLER et al. 1982; NUMA et al. 1983; CHANGEUX
et al. 1984). Mit verschiedenen Untersuchungsmethoden konnte schließlich gezeigt werden, daß bei 80–90% aller Myastheniepatienten rezeptorspezifische
Autoantikörper im Serum nachweisbar sind (LINDSTROM et al. 1976; MITTAG
et al. 1976; MONIER u. FULPIUS 1977; KALIES et al. 1979). Zudem war es möglich,
aus Thymusgewebe myastheniekranker Patienten B- und T-Lymphozyten mit
einer Immunreaktivität gegen Azetylcholinrezeptoren zu gewinnen (SCADDING
et al. 1981; WILLCOX et al. 1983; MELMS et al. 1988, 1992).

Die pathologischen Thymusbefunde bei Patienten mit einer Myasthenia
gravis sind in Tabelle 20 zusammengefaßt. Einerseits findet man Befunde, die
im weitesten Sinne einer *Thymitis* mit unterschiedlichen morphologischen
und immunmorphologischen Befunden entsprechen. Zum anderen tritt die
Myasthenia gravis als *paraneoplastisches* (parathymisches) *Syndrom* bei be-

Tabelle 20. Pathologische Thymusbefunde bei Myasthenia gravis

Thymusbefunde	Häufigkeit [%]
Thymitis[a]	
Lympho-follikuläre Hyperplasie[b]	50–60 (–80)
Thymitis mit diffuser B-lymphozytärer Infiltration des Thymusmarkes[c]	10
Epitheliale Thymustumoren [überwiegend kortikale und prädominant kortikale Thymome]	10–25
Altersentsprechende Befunde [+/– Involution]	10–20
Thymolipome[d]	< 1
Thymomegalie [„true thymic hyperplasia"][e]	< 1

[a] Der Begriff geht u. W. auf GOLDSTEIN zurück, der in der Myasthenia gravis eine Thymotoxikose sah (GOLDSTEIN 1966a, b; GOLDSTEIN u. HOFFMAN 1968, 1969; GOLDSTEIN u. MACKAY
1965, 1969).
[b] SLOAN hat 1943 in einer größeren Übersicht zur Thymuspathologie bei Myasthenia gravis
erstmals auf Keimzentrumsreaktionen („*lymphoid follicles with prominent germinal centers*") hingewiesen, die er ausschließlich im Thymusmark von Thymektomiepräparaten
Myasthenia-kranker Patienten fand. CASTLEMAN und NORRIS (1949) sprachen dann von
einer „*lymphoid hyperplasia of the medulla in the form of germinal center proliferation*". Eine
Thymushyperplasie im Sinne einer numerischen Hyperplasie (vgl. S. 115) liegt nicht vor.
[c] Neben B-Lymphozyten findet man reife Plasmazellen (vor allem IgM und IgG), Mastzellen,
Makrophagen, interdigitierende Retikulumzellen und myoide Zellen.
[d] Lediglich Einzelkasuistiken, vgl. S. 231.
[e] Lediglich Einzelkasuistiken, vgl. S. 116.

stimmten Thymomen und Thymolipomen auf (vgl. S. 209 und 231). In immerhin 10–20% myastheniekranker Patienten findet man lichtmikroskopisch einen altersentsprechend normalen Thymus. Immunhistologisch konnte gezeigt werden, daß in den perivaskulären Spalträumen und im Markbereich des Thymus B-Lymphozyten und interdigitierende Retikulumzellen vermehrt vorkommen. Lymphfollikel fehlen. Befunde über myoide Thymuszellen sind widersprüchlich. Extrem selten ist die Myasthenia gravis mit einer *Thymomegalie* assoziiert (JUDD u. WELCH 1988).

9.1 Lymphofollikuläre Thymus-„Hyperplasie"

Die nicht mit einem Thymom (vgl. S. 209) assoziierte Myasthenia gravis geht in etwa 50–60% mit einer intrathymischen Keimzentrumsreaktion im Sinne der lymphofollikulären Hyperplasie einher. Dieser Befund wurde u.a. von Gideon GOLDSTEIN und seiner Arbeitsgruppe als *Thymitis* interpretiert (GOLDSTEIN 1966a, b; GOLDSTEIN u. HOFFMAN 1968, 1969; GOLDSTEIN u. MACKAY 1965, 1969). Folgerichtig sahen sie in der Myasthenia gravis eine *Thymotoxikose.*

Die lymphofollikulären Strukturen mit oft ausgeprägten Keimzentrumsreaktionen sind ausschließlich im Bereich des Thymusmarkes und wahrscheinlich auch innerhalb der perivaskulären Spalträume lokalisiert (Abb. 65). Kortikale Lokalisationen sind nicht bekannt. Zahl und Größe der Follikel variieren von Fall zu Fall (CASTLEMAN u. NORRIS 1949; MACKAY 1966; CASTLEMAN 1966; GRODY et al. 1986). Bei ausgeprägter follikulärer Hyperplasie erscheint die Thymusrinde komprimiert. Strukturelle Konfiguration und Zytologie der intra-thymischen Lymphfollikel sind mit lymphofollikulären Strukturen der Lymphknoten und Tonsillen weitgehend identisch. Man findet lymphoide Rundzellen aller Transformationsstadien (Zentroblasten, Zentrozyten bzw. „cleaved" und „noncleaved" cells), dendritische Retikulumzellen mit ausgeprägten mäanderartigen Interdigitationen und „desmosomalen" Junktionen („long branching, desmosome-associated reticulum cells"), phagozytierende Retikulumzellen bzw. Makrophagen, Plasmazellen. Die Keimzentren werden durch einen Saum kleiner Lymphozyten begrenzt. Perifollikulär und im Bereich der kortikomedullären Grenze ist ein dichtes Netz von Retikulinfasern entwickelt (Abb. 66). Liegen im Bereich der intrathymischen Lymphfollikel epitheloide Venolen („high endothelium venules"), diskutieren SÖDERSTROM et al. (1970) eine sog. *„komplette lympho-noduläre Transformation"* des Thymus. Die myoiden Thymuszellen sind deutlich vermehrt (PALESTRO et al. 1983; JUDD 1987; JUDD u. WELCH 1988). Gelegentlich findet man die Lymphfollikel in enger Assoziation zu den Hassallschen Körperchen (HOFMANN et al. 1987, 1988a, b, 1990).

Die eigenen immunhistologischen Befunde sind in Tabelle 21 sowie in den Abb. 67 und 68 zusammengefaßt. Perifollikulär findet man reichlich B-Lymphozyten (KIRCHNER et al. 1986; HOFMANN et al. 1988a). In Assoziation zu den Lymphfollikeln und den B-Lymphozyten sind allenthalben mature $CD3^+$/ $CD4^+$-T-Lymphozyten, interdigitierende Retikulumzellen und $CD1^+$ und S-100^+ Langerhans-Zellen, sowie mehrkernige, $CD11c^+$ und $CD68^+$ histiozytäre Riesen-

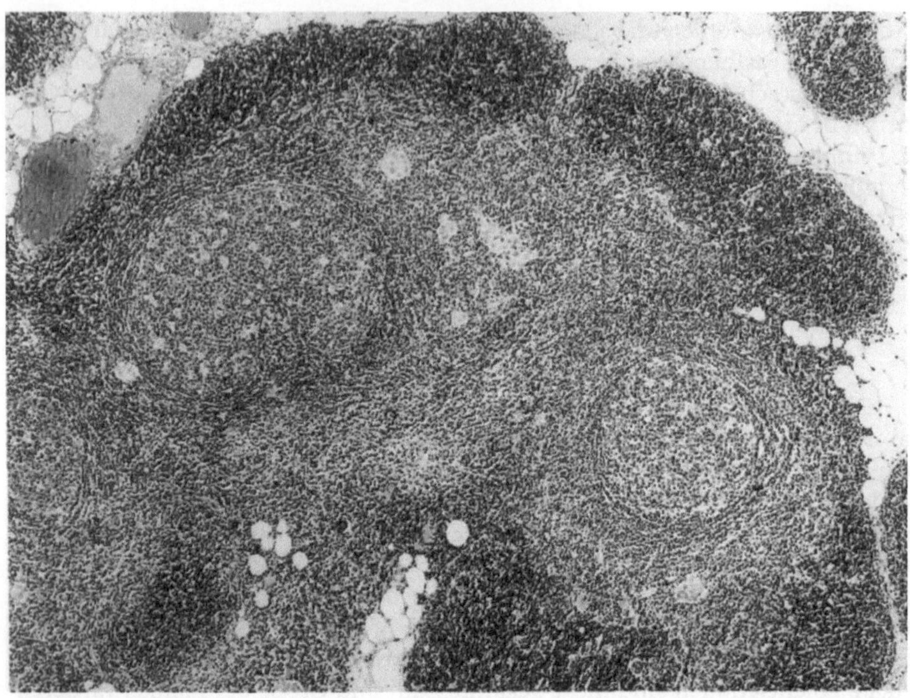

Abb. 65. Lymphofollikuläre Thymus-„Hyperplasie". Myasthenia gravis, 30 g schweres Thymektomiepräparat, 31jährige Patientin. 2 im Markbereich gelegene Lymphfollikel. Dazwischen
Hassallsche Körperchen. HE, × 80

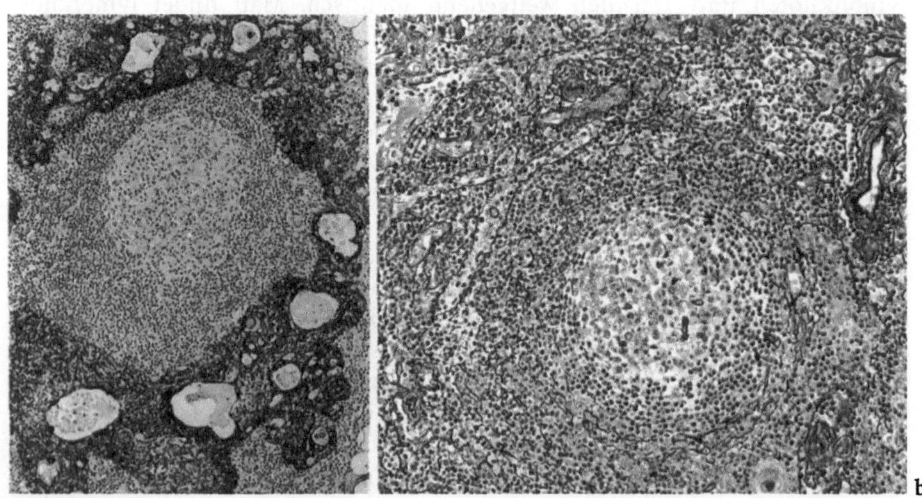

Abb. 66 a, b. Lymphofollikuläre Thymushyperplasie bei Myasthenia gravis. **a** Von Keratin-
positiven Epithelzellen des Thymusmarkes umgrenzter Lymphfollikel. KL-1, Hämalaun,
× 120. **b** Keimzentrum mit schmaler Lymphozytenschale. Parafollikulär epitheloide Venolen.
Retikulinfaser-Darstellung nach Pap, × 180

Tabelle 21. Immunhistologische Charakteristika[a] der Lymphfollikel und ihrer Umgebung bei lymphofollikulärer Hyperplasie des Thymus

Antikörper	Reaktivität	Keimzentrum			Mantelzone		Parafolli-kulär
		DRC	CBCC	Lympho-zyten	DRC	Lympho-zyten	Lympho-zyten
Dako-DRC1	DRC	+++	–	–	–	–	–
CD35(To5)	C3b-Rezeptor	+++	–	–	+++	–	–
ISCR3	HLA-DR	+++	++	–	++	–	+(IDC)
CD20(B1)	B-Zell-spezifisch	++	–	++	–	+++	–
CD21(B2)	B-Zell-spezifisch	+++	–	–	+++	+++	–
CD22 (HD6, HD39)[b]	B-Zell-spezifisch	+++	–	+	–	+++	–
CD37(HD28)[c]	B-Zell-assoziiert	+++	–	+	–	+++	–
Dako-IgM	μ-Ketten des IgM-Moleküls	–	+++	–	–	+	+(PC)
Dako-IgD	δ-Ketten des IgD-Moleküls	–	–	–	–	+++	+(PC)
HNK1(Leu-7)	NK-Zellen	–	–	+	–	–	–
CD3(OKT3)	Medulläre Thymozyten + periphere T-Zellen	–	–	+	–	+	++
CD1(OKT6)	Kortikale Thymozyten	–	–	–	–	–	+(IDC)
CD4(Leu-3a)	Thymozyten und T-Helfer-zellen	–	–	+	–	+	++
CD8(OKT8)	Suppressor-zytotoxische T-Zellen	–	–	–	–	–	+

+++ alle, ++ viele, + wenige, – keine Zellen reagierten mit den entsprechenden Antikörpern. *DRC* dendritische Retikulumzellen; *CBCC* Zentrozyten und Zentroblasten der Follikelzentren; *IDC* interdigitierende Retikulumzellen; *PC* Plasmazellen.

[a] Antikörper-Quellen, Referenzen und Methoden HOFMANN et al. (1988).

[b,c] Die monoklonalen anti-CD22- und anti-CD37-Antikörper, die auf der 2. Internationalen Leukozytendifferenzierungs-Konferenz (Boston, 1984) geclustert wurden, wurden freundlicherweise von Professor Dr. B. DÖRKEN (Berlin) zu Verfügung gestellt.

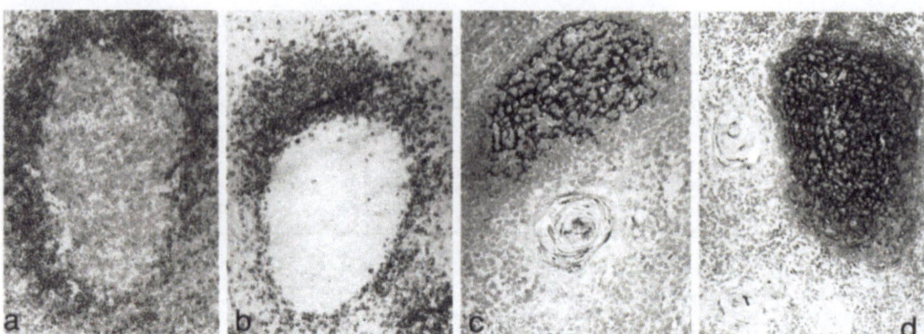

Abb. 67 a – d. Lymphofollikuläre Thymus-„Hyperplasie". Kryostatschnitte, angefärbt mit monoklonalen Antikörpern gegen B-lymphozytäre Differenzierungsantigene, gegen follikuläre dendritische Retikulumzellen und IgD. **a** Die Lymphozyten der follikulären Mantelzone exprimieren CD22. CD22 (To15), × 90. **b** Die Lymphozyten der follikulären Mantelzone exprimieren membrangebunden IgD. IgD26, × 72. **c, d** Darstellung der follikulären dendritischen Retikulumzellen mit Hilfe des monoklonalen Antikörpers R4/23 (**c**) und CD21 (**d**). **c** × 143. **d** × 90

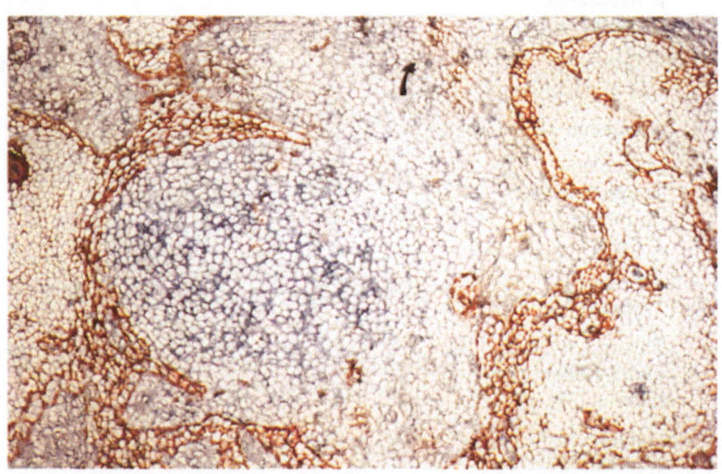

Abb. 68. Lymphofollikuläre Thymus-„Hyperplasie". Kryostatschnitt. Immunhistologische Doppelmarkierung mit monoklonalen Antikörpern gegen Keratin (rot) und CD37 (blau). Innerhalb eines fibro-vaskulären Septums erkennt man einen Lymphfollikel mit CD37-positiven Lymphozyten. Der Lymphfollikel und das extra-thymische fibrovaskuläre Gewebe (*Pfeil*) werden durch einen geschlossenen Epithelsaum vom Thymusparenchym separiert. KL-1, CD37 (HD28), × 280

zellen nachweisbar (KIRCHNER et al. 1986). Interdigitierende Retikulumzellen, Langerhans-Zellen und die kortikalen und medullären Epithelzellen exprimieren MHC Klasse II-Antigene (HLA-DR), während myoide Thymuszellen einen diesbezüglich negativen Reaktionsausfall zeigen.

Die bislang vorliegenden immhunhistologischen und serologischen Befunde bei Myastheniepatienten mit einer lymphofollikulären Thymus-„Hyperplasie" sprechen für intrathymisch lokalisierte pathogenetische Mechanismen der Myasthenia gravis (KIRCHNER et al. 1986; MARX et al. 1996, 1997).

Die lymphofollikuläre Thymus-„Hyperplasie" findet man vor allem bei jüngeren myastheniekranken Frauen (15–35 Jahre), korreliert mit bestimmten HLA-Konstellationen (A1, B8, DR3) (DRACHMAN 1994). Im Serum können Autoantikörper gegen Azetylcholinrezeptoren (30–80 %), gegen quergestreifte Muskulatur (10–30 %) und gegen Titin (< 5 %) nachgewiesen werden (AARLI et al. 1990; GAUTEL et al. 1993). Die erstmals von STRAUSS et al. (1960) beschriebenen Antikörper gegen quergestreifte Muskulatur sind auch in myoiden Thymuszellen nachweisbar. Muskelantikörper stellen wahrscheinlich nur ein Epiphänomen dar, das lediglich auf die Tatsache einer Autoimmunisierung aufmerksam macht. Die Titerbewegungen der Antikörper spiegeln jedenfalls nicht die Krankheitsaktivität wider. Außerdem findet man sie in relativ hohem Prozentsatz auch bei Thymompatienten, und zwar unabhängig davon, ob eine klinisch manifeste Myasthenia gravis vorliegt oder nicht (GILHUS et al. 1985).

Die möglichst frühzeitig durchgeführte Thymektomie ist bei myastheniekranken Patienten mit einer lymphofollikulären Thymus-"Hyperplasie" von durchaus positivem Einfluß auf den myasthenen Krankheitsverlauf (PERLO et al. 1971, 1975; PAPATESTAS et al. 1971, 1976, 1981; BALZEREIT et al. 1972; GENKINS et al. 1975; RUBIN et al. 1981; OOSTERHUIS 1981; GROB et al. 1981; DRACHMAN 1994). Weniger erfolgreich ist die Thymektomie bei myastheniekranken Patienten, bei denen ein dem Lebensalter entsprechend normaler Thymus gefunden wird und bei seronegativen Myasthenieerkrankungen (WILLCOX et al. 1991; WILLCOX 1993).

Lymphofollikuläre Thymus-"Hyperplasien" sind *kein* myastheniespezifischer Befund. Vergleichbare Läsionen sind u. a. bei folgenden Erkrankungen beschrieben worden: Morbus Basedow, Thyreoiditis Hashimoto, systemischer Lupus erythematodes, progressive Sklerodermie, rheumatoide Arthritis, entzündliche Lebererkrankungen/Leberzirrhose, Colitis ulcerosa, Morbus Behçet, autoimmunhämolytische Anämien, Sjögren-Syndrom, Morbus Addison, Akromegalie (Literatur: OTTO 1984).

Die Frage, ob lymphofollikuläre Thymus-„Hyperplasien" auch bei Gesunden vorkommen, wird in der Literatur kontrovers diskutiert. SLOAN (1943) untersuchte aufgrund seiner Myastheniebefunde 350 „nicht-myasthene" Thymuspräparate (Autopsiematerial) und fand in altersatrophischen Organen keine Lymphfollikel. Bei plötzlich verstorbenen Patienten waren in 9 % (14/140) Lymphfollikel nachweisbar, die sich größenmäßig allerdings deutlich von den Myasthenie-assoziierten unterschieden (vgl. auch: MACKAY 1960). CASTLEMAN und NORRIS (1949) hingegen sahen in der intrathymischen Keimzentrumsreaktion eine myastheniespezifische Läsion, ebenso GOLDSTEIN und MACKAY (1967, 1969), die unter 94 „nicht-myasthenen" Kontrollen lediglich 2 Thymuspräparate mit Lymphfollikeln fanden. In einer von OKABE (1966) durchgeführten Autopsiestudie waren in 18 von 1356 Thymuspräparaten Lymphfollikel entwickelt (= 1,3 %). Im eigenen Autopsiematerial waren Lymphfollikel nicht nachweisbar. Dagegen stehen die Befunde von VETTERS und BARCLAY (1973) und von MIDDLETON (1967). Nach VETTERS und BARCLAY (1973) sollen 40 % der bei kardiochirurgischen Eingriffen (kongenitale Herzfehler) entfernten Thymi

Lymphfollikel aufweisen. Bei plötzlichen Todesfällen innerhalb der ersten 20 Lebensjahre sah MIDDLETON (1967) Lymphfollikel in über 80 % und in einer Altersgruppe zwischen 20 und 39 Jahren in 25 % (*„dying in accidents"*) bzw. 11 % (*„of the persons who died in hospitals"*).

9.2 Thymitis mit diffuser B-lymphozytärer Proliferation

Die Thymitis mit diffuser B-lymphozytärer Proliferation des Thymusmarkes findet man vor allem bei jungen Patienten zwischen 10 und 20 Jahren. Verglichen mit alterskorrelierten, nicht-myasthenen Thymuspräparaten ist die Zahl der B-Lymphozyten im Markbereich des Thymus und in den perivaskulären Spalträumen deutlich erhöht. Abgesehen vom Fehlen typischer Lymphfollikel, findet man darüber hinaus im medullären Bereich des Thymus die gleichen Veränderungen, wie bei der lymphofollikulären Thymus-"Hyperplasie". Immunhistologisch lassen sich kleinherdige Ansammlungen follikulärer dendritischer Zellen nachweisen (KIRCHNER et al. 1986). Diese können assoziiert sein mit kleinen, gleichsam abortiven follikulären Strukturen (Abb. 69). Diese Form der

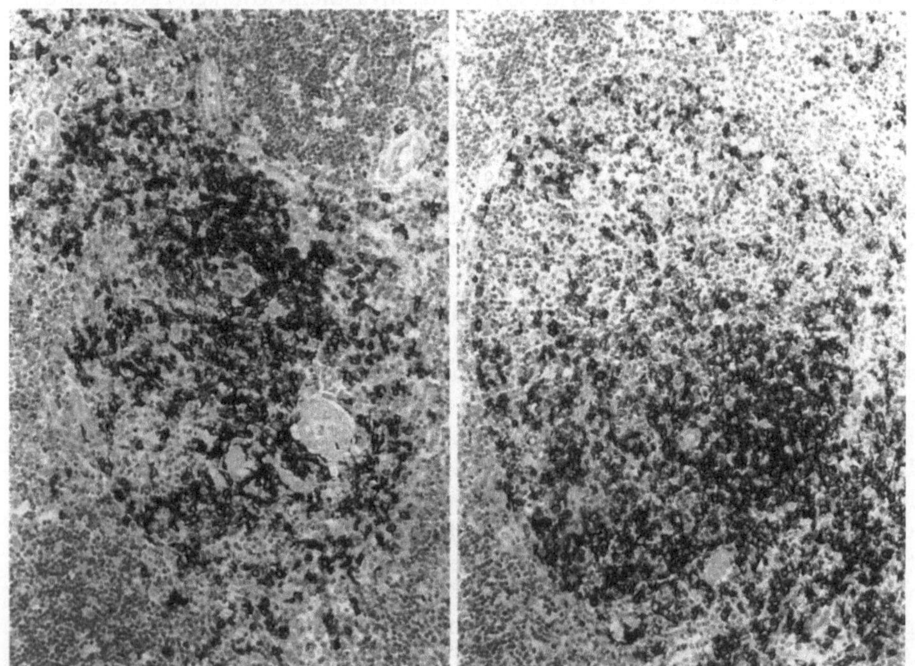

Abb. 69 a, b. Unterschiedliche histomorphologische Aspekte einer Thymitis mit diffuser B-lymphozytärer Proliferation bei Myasthenia gravis. Die B-Lymphozyten sind im Markbereich lokalisiert, häufig in der unmittelbaren Umgebung von Hassallschen Körperchen. **a, b** CD20, Hämalaun, × 240

myasthenieassoziierten Thymitis soll typischerweise auch nach langdauernder Kortikosteroid- und Azathioprin-Therapie auftreten (SCHALKE et al. 1987). Insofern wird spekuliert, ob es sich möglicherweise um früheste oder um residuelle Manifestationen der lymphofollikulären Thymus-„Hyperplasie" handelt (KIRCHNER et al. 1986; SCHALKE et al. 1987). Die HLA-Konstellationen und die im Serum nachweisbaren Autoantikörper sind weitgehend identisch mit denen der lymphofollikulären Thymus-"Hyperplasie". Auch in diesen Fällen wird die Myasthenia gravis durch eine Thymektomie durchaus positiv beeinflußt.

9.3 Thymitis bei seronegativer Myasthenia gravis

Nach Untersuchungen von WILLCOX et al. (1991) handelt es sich um eine eigenständige Entität, die unter pathogenetischen Aspekten zu den beiden oben aufgeführten Thymitisformen keine Beziehungen aufweist. Man findet wenige und zumeist kleine Lymphfollikel. Die Zahl der B-Lymphozyten soll im Normbereich liegen. In den expandierten perivaskulären Spalträumen sind mature T-Lymphozyten deutlich vermehrt (WILLCOX et al. 1991).

9.4 Alterskorrelierte Thymusinvolution und Myasthenia gravis

In etwa 10–20 % der Myastheniepatienten findet man einen lichtmikroskopisch weitgehend unauffälligen Thymus, der eine alterskorrelierte Involution zeigt. Es handelt sich zumeist um ältere (> 40 Jahre) Patienten mit deutlich erhöhten Autoantikörpern gegen Azetylcholinrezeptoren (90 %), quergestreifte Muskulatur (30–60 %) und gegen Titin (30–40 %) (Übersicht: MARX et al. 1996, 1997). Unter den Histokompatibilitätsantigenen findet man eine Assoziation mit B7 und DR2.

B-Lymphozyten und interdigitierende Retikulumzellen sollen im medullären Thymusbereich leicht erhöht sein (KIRCHNER et al. 1986). Eine Häufung myoider Thymuszellen wurde bislang nicht beobachtet (KIRCHNER et al. 1988).

Literatur: s. S. 327–330

10 Thymustumoren

No group of tumors has more successfully resisted attempts at interpretation and classification than those of the thymus.

James EWING 1916

Thymic tumors, because of their rarity and diversity, have long resisted attempts at rational classification. Several series and numerous cases are on record, but it is impossible to reach valid conclusions from this variously described and variously interpreted material.

Elizabeth LOWENHAUPT 1948

Klare und präzise Krankheitsdefinitionen und Benennungen, die den wahren Krankheitscharakter beschreiben, sind von größerer Konsequenz als gemeinhin angenommen wird. Unrichtige oder unvollständige Definitionen verursachen falsche Vorstellungen, und falschen Vorstellungen folgt eine fehlerhafte Behandlung.

Sir Percival POTT 1765

Primäre Thymustumoren sind selten. Der Thymus gehört zu den *„geschwulstarmen Organen"*. Dennoch sind 5–10 % (bis 20 %) aller mediastinaler Tumoren und etwa 20–30 % derjenigen des vorderen Mediastinums primär thymogene Geschwülste.

Unsere eigenen Erfahrungen beruhen auf der histologischen, immunhistologischen und elektronenmikroskopischen Auswertung von über 440 epithelialen Thymustumoren (1968–1997), denen überwiegend ein klinisch gut dokumentiertes follow-up zugeordnet werden konnte.

Unter den zahlreichen Klassifikationen der primär thymogenen Geschwülste (Tabelle 22) ist letztendlich keine, die völlig befriedigen kann. Die verschiedenen Klassifikationen sind zumeist auf der Grundlage histologischer und embryo- bzw. histogenetischer Kriterien erarbeitet worden. Die embryonale Entwicklung des Thymus (Organogenese) und die histologischen Besonderheiten des *„fertigen"* lymphoepithelialen Organs waren lange Zeit ungeklärt, jedenfalls umstritten. Diese Situation führte fast zwangsläufig dazu, daß die verschiedenen Klassifikationen oft mehr zu einer Verwirrung, als zur Klärung anstehender Probleme beigetragen haben. Das wird besonders deutlich bei den unterschiedlichen Interpretationen und Definitionen des auf GRANDHOMME (1900) zurückgehenden *Thymom*-Begriffes (Tabelle 23): *„Wenn wir ... die von uns geschilderten Tumoren zunächst als Lymphosarkome bezeichnet haben, um sie in dem üblichen Schema der Geschwülste unterzubringen, so wird es jetzt vielleicht gestattet sein, sie mit einem speciellen Namen zu belegen und zwar, sofern sie noch keine Zeichen von Bösartigkeit aufweisen, als Thymome, im anderen Falle als Thymosarkome ...".* Mit dem *Thymom*-Begriff wollte GRANDHOMME offenbar den *organotypischen* Charakter der von ihm beschriebenen Geschwülste deutlich machen.

Tabelle 22. Thymom-Klassifikation (Auswahl)

I.   SIMMONDS (1913)
1.   Abkömmlinge der Rindenschichtrundzellen = Thymome
2.   Abkömmlinge des interlobulären Gewebes = Sarkome
3.   Abkömmlinge der Markschichtepithelzellen = Karzinome

II. EWING (1916)
1.   Lymphosarcoma or thymoma (composed of a diffuse growth of round, polyhedral, and giant cells)
2.   Carcinoma (arising from the reticulum cells)
3.   Spindle-cell sarcoma or myxosarcoma

III. SCHMINCKE (1926)
1.   Epitheliale Geschwülste
1.1. Karzinome
     Kleinzellige und epidermisähnliche Formen
1.2. Lymphoepithelioma thymi = branchiogenes entodermales Karzinom
2.   Mesenchymale = lymphoid gebaute Geschwülste (= Sarkome)
2.1 Lymphoplastische Sarkome (= Lymphosarkome)
2.2. Rundzellensarkome
2.3. Hämorrhagische Sarkome
2.4. Großzellige Sarkome
2.5. Spindelzellensarkome
3.   Geschwülste des interlobulären Bindegewebes
     Fibrome, Myxome, Lipome, Lymphangiome

IV. SYMMERS (1932)
1.   Perithelioma
2.   Lymphosarcoma
3.   Epithelioma
4.   Spindle cell sarcoma
5.   Hodgkin's disease

V.   ANDRUS u. FOOT (1937)
1.   Nonmalignant thymoma
2.   Malignant thymoma
2.1. Thymocytic or lymphocytic type
2.2. Large-cell or lymphoblastic type
2.3. Thymic reticulum cell type
2.4. Perithelial type
2.5. Granulomatous type (Hodgkin's granuloma in the thymus)
2.6. Epithelial or carcinomatous type
2.7. Teratoid type

VI. HELLWIG (1941)
1.   Lymphosarcoma
2.   Leucosarcomatosis (a large thymoma with leucemic picture)
3.   Hodgkin's disease
4.   Carcinoma

VII. LOWENHAUPT (1948)
1.   Carcinoma of primitive epithelial reticulum
2.   Carcinoma of variegated cell pattern (Carcinoma of early Hassall's corpuscles – with or without abortive Hassall's corpuscles)

Tabelle 22 (Fortsetzung)

---

    3. Carcinoma of granulomatous pattern (Carcinoma of late Hassall's corpuscles; thymic Hodgkin's disease)
    4. Carcinoma of thymic round cell – Lymphoepithelioma
    5. Encapsulated thymoma
    6. Carcinoma of adamantinomatous pattern

VIII. SEYBOLD et al. (1950), IVERSON (1956)
    1. Thymoma without myasthenia gravis
    2. Thymoma with myasthenia gravis

IX. EFFLER u. McCORMACK (1956)
    1.   Lymphomatous type
    1.1. Lymphocytic variant
    1.2. Hodgkin's disease
    2.   Carcinomatous type
    2.1. Lympho-epithelioma
    2.2. Epithelial variant

X. THOMSON u. THACKRAY (1958)
    1.   Epithelial thymic tumours
    1.1. Differentiated or epidermoid
    1.2. Oval and/or spindle cell
    1.3. Lympho-epithelioma
    1.4. Granulomatous
    1.5. Undifferentiated
    2.   Lymphoid tumours
    3.   Teratomas

XI. ANDRITSAKIS u. SOMMERS (1959)
    1.   Epithelial neoplasms
    1.1. Undifferentiated
    1.2. Reticular (spindle or clear cell)
    1.3. Trabecular
    1.4. Epidermoid
    1.5. Glandular
    1.6. Adenoacanthomatous
    2.   Lymphomas
    3.   Embryonal carcinoma
    4.   Thymolipoma
    5.   Cysts
    6.   Hyperplasia

XII. BERNATZ et al. (1961)

Thymoma: noninvasive/invasive
    1. Predominantly lymphocytic type
    2. Predominantly epithelial type
    3. Predominantly mixed type
    4. Predominantly spindle cell type

XIII. BÖHM u. STRAUCH (1962)
    1.   Thymusepitheliome
    1.1. Spindelzellige
    1.2. Retikuläre
    1.3. Solide bis adenoide
    1.4. Gemischte
    2.   Thymuskarzinome

Tabelle 22 (Fortsetzung)

XIV.   LATTES (1962)
    1.   Predominantly lymphoid type
    2.   Predominantly spindle cell type (with or without cribriform areas)
    3.   Predominantly epithelial type
    4.   Predominantly rosette forming (pseudorosette) type
    5.   Atypical epithelial thymomas with granulomatous focuses
    6.   Granulomatous thymoma (or Hodgkin's disease of the thymus)
    7.   Seminoma-like tumor of the thymus

XV.   LEGG u. BRADY (1965)
Histologic pattern of thymomas („… tumors which are primary in the thymus and which are composed of both epithelial cells and lymphocytes.")
    1.   Small cell
    2.   Spindle cell
    3.   Protoplasmic

XVI.   WATANABE (1966)
    1.   Lymphocytic type
    2.   Mixed type
    2.1.   Even mixture
    2.2.   Predominantly lymphocytic
    2.3.   Predominantly epithelial
    3.   Epithelial type
    3.1.   Polygonal
    3.2.   Spindle

XVII. FRIEDMAN (1967)
    1.   Lymphoepithelial tumors
    1.1.   Thymoma
    1.2.   Lymphoepithelioma
    1.3.   Thymocarcinoma
    2.   Teratoid tumors
    2.1.   Germinoma
    2.2.   Teratoma
    2.3.   Teratocarcinoma
    2.4.   Embryonal and choriocarcinoma
    3.   Lymphomas
    3.1.   Lymphosarcoma
    3.2.   Hodgkin's disease
    4.   Myoid tumors (Myosarcoma)

XVIII. FISHER (1968)
    1.   Lymphocytic
    2.   Epithelial
    3.   Mixed lymphocytic and epithelial thymomas (Lymphoepitheliomas)
    4.   Granulomatous thymoma
    5.   Seminoma-like variant
    6.   Squamous cell carcinoma
    7.   Thymolipoma

XIX.   LeGOLVAN u. ABELL (1977)
    1.   Lymphoepithelial
    2.   Epithelial
    2.1.   Carcinoid type
    2.2.   Atypical
    3.   Spindled cell

Tabelle 22 (Fortsetzung)

XX.   ROSAI u. LEVINE (1976), LEVINE u. ROSAI (1978)

    1.   (Benign) Thymoma
    2.   Malignant thymoma, category I, with no or minimal cytologic atypia
    2.1. Locally invasive (usual form)
    2.2. With true lymphatic or hematogenous spread (rare)
    3.   Malignant thymoma, category II = Thymic carcinoma
    3.1. Squamous cell carcinoma
    3.2. Lymphoepithelioma-like carcinoma
    3.3. Clear cell carcinoma
    3.4. Mucoepidermoid carcinoma
    3.5. Sarcomatoid carcinoma
    3.6. Undifferentiated carcinoma

XXI.   HENRY u. FARRER-BROWN (1981)

    1.   Mixed epithelial/lymphocytic thymoma
       includes epithelial predominant, lymphocytic predominant and spindle cell
       thymomas
    2.   Carcinoid tumour of the thymus, with or without systemic effects
    3.   Lymphoma
    3.1. Hodgkin's disease
    3.2. Lymphomas, other than Hodgkin's disease (including the mediastinal T-cell
       lymphoma – Sternberg's tumour)
    4.   Germ cell tumours
    4.1. Seminoma (Germinoma)
    4.2. Teratoma and mixed germ cell tumours
    5.   Myoid tumours and myosarcoma of the thymus
    6.   Thymolipoma
    7.   Metastatic tumours

XXII. VERLEY u. HOLLMANN (1985)

    1.   Spindle- and oval-cell thymoma
    2.   Lymphocyte-rich thymoma
    3.   Differentiated epithelial-rich thymoma
    4.   Undifferentiated epithelial-rich thymoma (= Thymic carcinoma)

XXIII. MARINO u. MÜLLER-HERMELINK (1985), MÜLLER-HERMELINK et al. (1985), KIRCHNER
       et al. (1992)

    1.   Medullary thymoma
    2.   Mixed (composite) thymoma
    3.   Predominantly cortical (organoid) thymoma
    4.   Cortical thymoma
    5.   Well-differentiated thymic carcinoma

BELL (1917) war unseres Wissens der erste, der den Thymom-Begriff im Sinne der heute allgemein üblichen Definition bei einem myastheniekranken Patienten anwandte: *„A thymoma may now be defined as a tumor, benign or malignant, probably derived from the thymic epithelium…".*

Die primär thymogenen Geschwülste (Tabelle 24) werden gegenwärtig unter histogenetischen Aspekten klassifiziert, wobei mit dem Terminus *Thymom* (bzw. *Thymuskarzinom*) ausschließlich nur die vom Thymus*epithel* ausgehenden Geschwülste bezeichnet werden (z. B.: CASTLEMAN 1955; MOTTET 1964; ROSAI u. LEVINE 1976; LEVINE u. ROSAI 1978).

Tabelle 23. Thymome: Zusammenstellung einiger Begriffsinhalte

1900	GRANDHOMME	„Wenn wir … die von uns geschilderten Tumoren zunächst als Lymphosarkome bezeichnet haben, so wird es jetzt vielleicht gestattet sein, sie mit einem speziellen Namen zu belegen und zwar, sofern sie noch keine Zeichen von Bösartigkeit aufweisen, als *Thymome*, im anderen Falle als Thymosarkome …“
1913	SIMMONDS	Thymom: „Abkömmlinge der Rindenschichtrundzellen“
1916	EWING	„Thymoma or lymphosarcoma, composed of a diffuse growth of round, polyhedral, and giant cells. The chief source of this tumor is probably the reticulum cell, but lymphocytes are often present in abundance.“
1917	BELL	„A thymoma may now be defined as a tumor, benign or malignant, probably derived from the thymic epithelium, and usually identifiable by the epithelial reticulum and lymphocytes.“
1923	KNERINGER u. PRIESEL	Thymom = Lymphoepithelioma thymi: Thymogene (epitheliale und lymphoidzellige) Mischgeschwulst
1926	SCHMINCKE	Thymom: „Bei der … einwandfrei festgestellten Natur der Thymusrindenzellen als Lymphozyten halten wir diese über den histologischen Aufbau der Geschwülste nichts aussagende Bezeichnung für entbehrlich.“
1948	LOWENHAUPT	„Encapsulated thymoma … the term thymoma is retained here to indicate a group of tumours that is not distinctly malignant. This is in contrast to all of the other groups, which are essentially carcinomas of varying invasiveness.“
1950	SEYBOLD et al.	„Thymoma: It is a slowly growing tumor of the thymus, which has arisen from both the epithelial (reticulum) and thymocytic elements of the thymic parenchyma.“
1953	POPE u. OSGOOD	„Thymoma: Reticular perithelioma of the thymus.“
1957	THOMSON u. THACKRAY	Thymoma: „We shall use it as a general term covering all epithelial thymic tumours.“
1958	O'GARA et al.	„Thymomas are intrinsic tumors of the thymus gland composed of varying proportions of two main cell types, epithelial cell and lymphocytes.“
1961	BERNATZ et al.	„Thymoma is a generic term designating a tumor of the thymic parenchyma composed of epithelial (reticulo-epithelial) cells and lymphocytes (thymocytes) in variable proportions.“
1964	MOTTET	„The definition of thymoma … is limited to tumors originating in the derivatives of the entodermal epithelium of the third branchial pouch and the ectodermal epithelium of the associated cervical sinus that contribute to the formation of the thymus gland.“
1973	MANTANI u. DRITSAS	Thymom = Lymphosarkom

Tabelle 23 (Fortsetzung)

1974	v. ALBERTINI u. ROULET	Thymom = 1. Lymphoepitheliales Markthymom; 2. rein epitheliales Marktyhmom; 3. Lymphatisches Rindenthymom = Lymphosarkom der Thymusrinde
1976	ROSAI u. LEVINE	„… we propose that the designation of thymoma be restricted to neoplasms of the thymic epithelial cells, regardless of the presence or absence of a lymphoid component or the relative abundance of the latter."

Tabelle 24. Primär thymogene Geschwülste

1. Epitheliale Thymustumoren
Thymome
Thymus-Karzinome

2. Neuroendokrine Thymustumoren (= Thymus-Karzinoide)

3. Maligne Lymphome
T-Zell-Lymphome
B-Zell-Lymphome
Morbus Hodgkin

4. Tumoren histiozytärer und dendritischer Zellen
Langerhans-Zell-Histiozytose (Histiocytosis X)

5. Mesenchymale Thymustumoren
Thymolipome
Thymolipo-Sakrome
Neurogene Tumoren

6. Tumor-ähnliche Thymusläsionen
Thymogene Zysten
Thymus-Choristome
Thymushyperplasie

10.1 Epitheliale Thymustumoren: Thymome und Thymuskarzinome

Epitheliale Thymustumoren sind die mit Abstand häufigste primär thymogene Tumorgruppe. Das durchschnittliche Lebensalter zum Zeitpunkt der Tumordiagnose liegt in unserem Patientenkollektiv von über 440 Thymomen/Thymuskarzinomen bei 49,3 Jahren. In 6 größeren klinisch-pathologischen Studien mit insgesamt 875 Thymomen lag das mittlere Lebensalter bei 50 Jahren (2 – 90 Jahre) (VERLEY u. HOLLMANN 1985; HOFMANN et al. 1985; LEWIS et al. 1987; KORNSTEIN et al. 1988; PESCARMONA et al. 1990; WILKINS et al. 1991). Unter den 875 Thymom-Patienten waren 415 Männer und 460 Frauen (47%:53%). Etwa 60 – 70% der epithelialen Thymustumoren findet man bei Patienten, die älter sind als 40 Jahre (Tabelle 25). Bei Kindern sind epitheliale Thymustumoren extrem selten

Tabelle 25. Primäre anteriore Mediastinaltumoren im Erwachsenenalter (Zusammengestellt nach Angaben von MORRISON 1958; MULLEN u. RICHARDSON 1986; DAVIS et al. 1987 und VERLEY u. HOLLMANN 1992)

Tumor-Typ	Häufigkeit	
	n	[%]
Thymome/Thymus-Karzinome	708	38
Maligne Lymphome	524	28
Keimzelltumoren	360	19,5
Endokrine Tumoren	273	14,5

Tabelle 26. Primäre anteriore Mediastinaltumoren im Kindesalter (Zusammengestellt nach Angaben von MULLEN u. RICHARDSON 1986)

Tumor-Typ	Häufigkeit	
	n	%
Thymus-„Tumoren"[a]	30	17
Maligne Lymphome	80	45
Keimzelltumoren	43	24
Mesenchymale Tumoren	26	14

[a] In dieser Kategorie sind Thymome, vor allem aber Thymuszysten und Thymushyperplasien enthalten.

(Tabelle 26). Die Häufigkeit kindlicher Thymom-Manifestationen liegt nach Angaben der Literatur bei 0,5–2,0 % (NEALE u. MENKEN 1948; HALPERN et al. 1966; CHATTEN u. KATZ 1976; DEHNER et al. 1977; RAMON Y CAJAL u. SUSTER 1991; PESCARMONA et al. 1992; KAPLINSKY et al. 1993).

Bei den vor allem in der älteren Literatur mitgeteilten Thymomkasuistiken des Kindesalters handelt es sich keineswegs immer um epitheliale Thymustumoren (DEHNER et al. 1977; RAMON Y CAJAL u. SUSTER 1991). So ist z. B. das von DANISCH u. NEDELMANN (1928) beschriebene *„bösartige Thymom bei einem 3½ jährigen Kind mit eigenartiger Metastasierung"* fraglos ein malignes Lymphom. Gleiches gilt für die von MATANI u. DRITSAS (1973) beschriebenen *„Thymome"* bei einem 9 und 27 Monate alt gewordenen Geschwisterpaar (*„Familial occurrence of thymoma"*). Das von WASSERMAN u. EPSTEIN (1939) beschriebene *„congenital carcinoma of the thymus with extensive generalized metastases"* ist in Wahrheit eine Histiocytosis X (vgl. S. 237).

Ursächliche Faktoren, die für die Entstehung epithelialer Thymustumoren verantwortlich gemacht werden könnten, sind bislang nicht bekannt. Interessant sind fraglos die Untersuchungen zum Nachweis von *Epstein-Barr-(EBV-)Viren* in Tumorzellen bestimmter Thymome und Thymuskarzinome (z. B.: LEYVRAZ et al. 1985; DIMERY et al. 1988; McGUIRE et al. 1988; INGHIRAMI et al. 1990;

BORISCH et al. 1990; MATSUNO et al. 1992; WU u. KUO 1993; PATTON et al. 1994; NIEHUES et al. 1996). Die Befunde zum EBV-Nachweis in Tumorzellen sind z. T. widersprüchlich. Zudem scheint es geographische Unterschiede zu geben. Thymome bzw. Thymuskarzinome (vor allem lymphoepitheliom-ähnliche Karzinome) von Patienten aus Hong Kong sind offenbar häufiger EBV assoziiert als Thymome von Patienten anderer Regionen (McGUIRE et al. 1988; INGHIRAMI et al. 1990; MATSUNO et al. 1992). Die Häufigkeitsunterschiede lassen sich derzeit nicht eindeutig erklären. Möglicherweise handelt es sich um Sampling-, Material- und methodische Probleme (KORNSTEIN 1995; SHIMOSATO u. MUKAI 1997).

10.1.1 Lokalisation

Es hat sich gezeigt, daß bestimmte Geschwülste im Mediastinum, entsprechend ihrer geweblichen Abstammung, typische Lokalisationen „bevorzugen" (SILVERMAN u. SABISTON 1980) (Abb. 25; vgl. auch: Tabelle 3). Bezüglich des Thymus sind etwa 85–90 % der epithelialen Thymustumoren im vorderen, 6 % im oberen Mediastinum und 4 % im zervikolateralen Halsbereich [ektopes Thymusgewebe (s. auch: Ektope hamartomatöse Thymome)] lokalisiert (O'GARA et al. 1958; ROSAI u. LEVINE 1976; SALYER u. EGGLESTON 1976; GRAY u. GUTOWSKI 1979; MARTIN et al. 1986; WICK et al. 1990; VERLEY u. HOLLMANN 1992; KORNSTEIN 1995). Extrem selten sind Thymome im hinteren Mediastinum (COOPER u. NARODICK 1972), im Bereich des Lungenhilus bzw. intrapulmonal oder pleural im Sinne eines mesotheliomatösen Wachstumsmusters (Abb. 70) und intrathyreoidal lokalisiert (ROSAI u. LEVINE 1976; HARTMANN u. HANKE 1984; ROSAI 1985; HOFMANN et al. 1985; KUNG et al. 1985; GREEN et al. 1987; ASA et al. 1988; FUKAYAMA et al. 1988; MORAN et al. 1992, 1995;

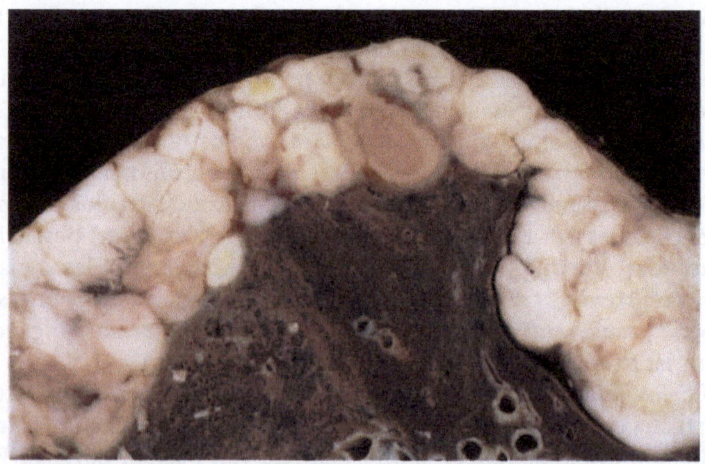

Abb. 70. „Mesotheliomatöses" Thymom. Der in knotigen Formationen wachsende Tumor umgibt mesotheliomartig die Lunge. Operationspräparat

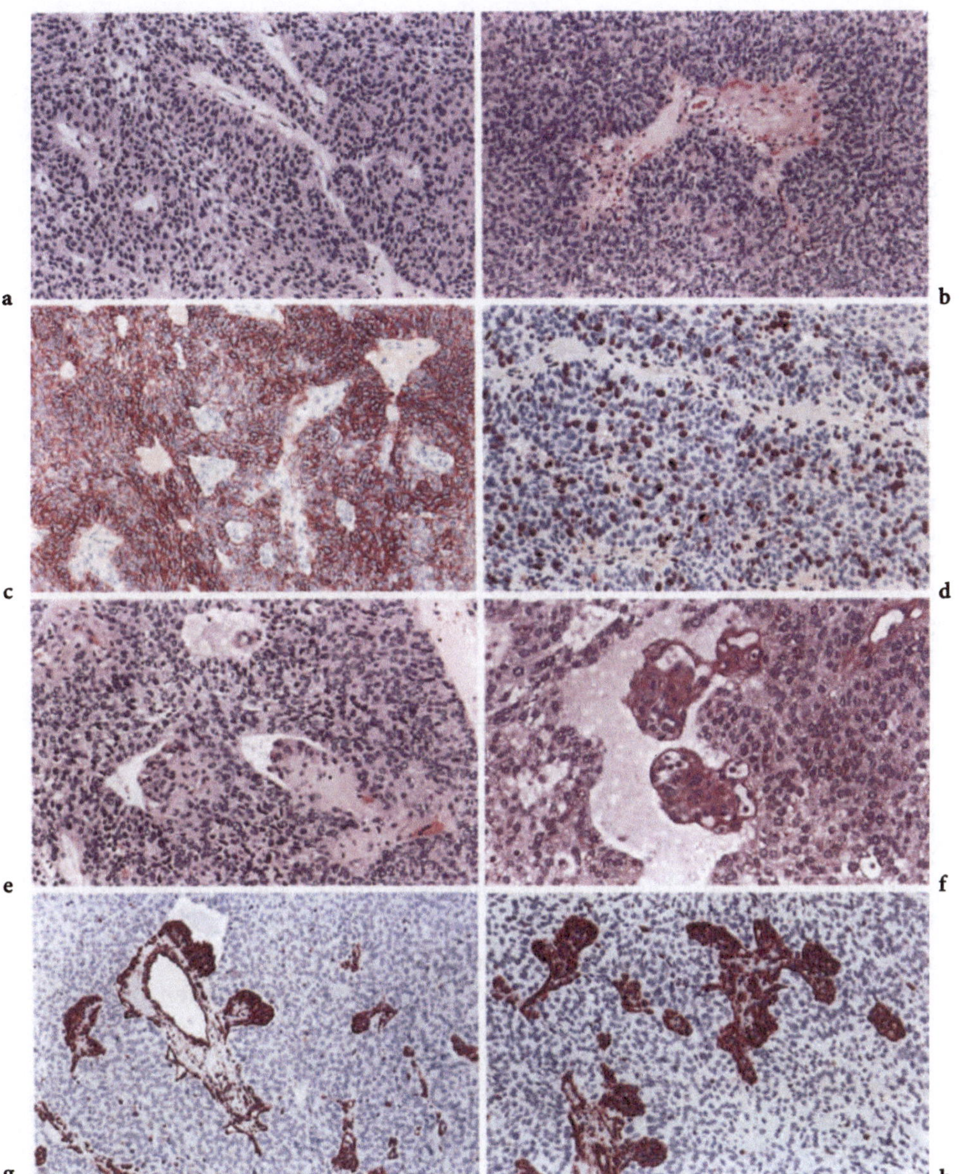

Abb. 71 a–h. Ausschließlich intraperikardial lokalisiertes Thymom bzw. Thymus-Karzinom. Im vorderen Mediastinum (Thymusloge) in der bildgebenden Diagnostik und intraoperativ kein Tumor. **a** Teils solide, teils in trabekulären Formationen wachsender Tumor mit fibrovaskulären Septen bzw. perivaskulären Spalträumen. HE, × 120. **b** Perivaskulärer Spalt-raum, z. T. deutlich fibrosiert. PAS, × 240. **c** Die Tumorzellen exprimieren sehr homogen Zyto-keratin. AE 1+3 und Hämalaun, × 240. **d** Hohe proliferative Aktivität. MIB1 und Hämalaun, × 180. **e–h** Gefäßassoziiert „glomusartige", ausschließlich Vimentin-positive Endothel-(?) Proliferate. **e** HE, × 120. **f** PAS, × 240. **g, h** Vimentin und Hämalaun, × 120 (vgl. auch BLÄKER et al. in press)

Watanabe et al. 1996; Attaran et al. 1996; Shih et al. 1997). Extrem selten sind zudem intraperikardiale Thymome bzw. Thymus-Karzinome (Abb. 71; Mirra et al. 1997; Bläker et al. in press) und pulmonale Teratome unter Einschluß von Thymusgewebe (Holt et al. 1978).

Auf das 1934 von Wadon beschriebene intratracheale Thymom wurde bereits bei den Fehlbildungen hingewiesen (vergl. S. 86).

10.1.2 Ektope hamartomatöse Thymome

1982 wurde von Smith u. McClure ein im Halsbereich (supraklavikulär, suprasternal) lokalisierter und komplex zusammengesetzter Tumor beschrieben, der zwei Jahre später anhand 4 weiterer Fälle als eigenständige Tumorentität herausgearbeitet werden konnte und zunächst als *ektopes hamartomatöses Thymom* bezeichnet wurde (Rosai et al. 1984).

Obwohl die Natur dieser tumorösen Läsion noch immer unklar ist (proliferierendes Hamartom vs. autonomer Tumor mit hamartomatösem Charakter), dürfte es sich nach allen bislang vorliegenden Kasuistiken um eine benigne Läsion des Erwachsenenalters mit eindeutiger Dominanz des männlichen Geschlechtes (w.:m. = 1:8–9) handeln (Rosai et al. 1984; Fetsch u. Weiss 1990; Saeed u. Fletcher 1990; Chan u. Rosai 1991; Armour u. Williamson 1993; Mentzel et al. 1995).

Ob die von Michal et al. (1993, 1996) beschriebenen Fälle mit der Entwicklung drüsig differenzierter Karzinome tatsächlich den ektopen hamartomatösen Thymomen zugerechnet werden können, muß eher kritisch beurteilt werden.

Ektope hamartomatöse Thymome sind umschriebene, aber nicht kapselbegrenzte, weiche, gelblich-graue Geschwülste. Gelegentlich findet man kleinzystische Regressionen (Rosai et al. 1984).

Histologisch ist die Läsion durch 4 distinkte Strukturkomponenten charakterisiert (Abb. 72):

1. durch uniforme und zytologisch blande Spindelzellen, die Zytokeratine exprimieren und ultrastrukturell Tonofilamente und Desmosomen enthalten, mithin also epithelialer Natur sind;
2. in die spindelzellige Strukturkomponente eingelagert sind teils solide, epidermoide Zellnester, teils irregulär verzweigte oder auch ameloblastomatöse und glandulär-azinäre Differenzierungsmuster. Gelegentlich findet man periglandulär myoepithelial differenzierte Zellnester mit positiver Immunreaktivität gegenüber α-glattmuskulärem Antigen, Vimentin, S-100-Protein und gegenüber Zytokeratinen (Fetch u. Weiss 1990; Mentzel et al. 1995);

Abb. 72 a – c. Ektopes hamartomatöses Thymom. **a** Inmitten unterschiedlich großer Fettgewebskomplexe mit reifen Adipozyten epitheliales Tumorgewebe mit teils spindelförmig differenzierten Tumorzellen. Das Fettgewebe teilweise von lymphoiden Rundzellen durchsetzt. AE 1+3 und Hämalaun, × 120. **b** Solider, z.T. allerdings retikulär aufgelockerter epithelialer Tumor-Zellkomplex. AE 1+3 und Hämalaun, × 120. **c** Abschnittsweise drüsige Differenzierungsmuster. AE 1+3 und Hämalaun, × 120

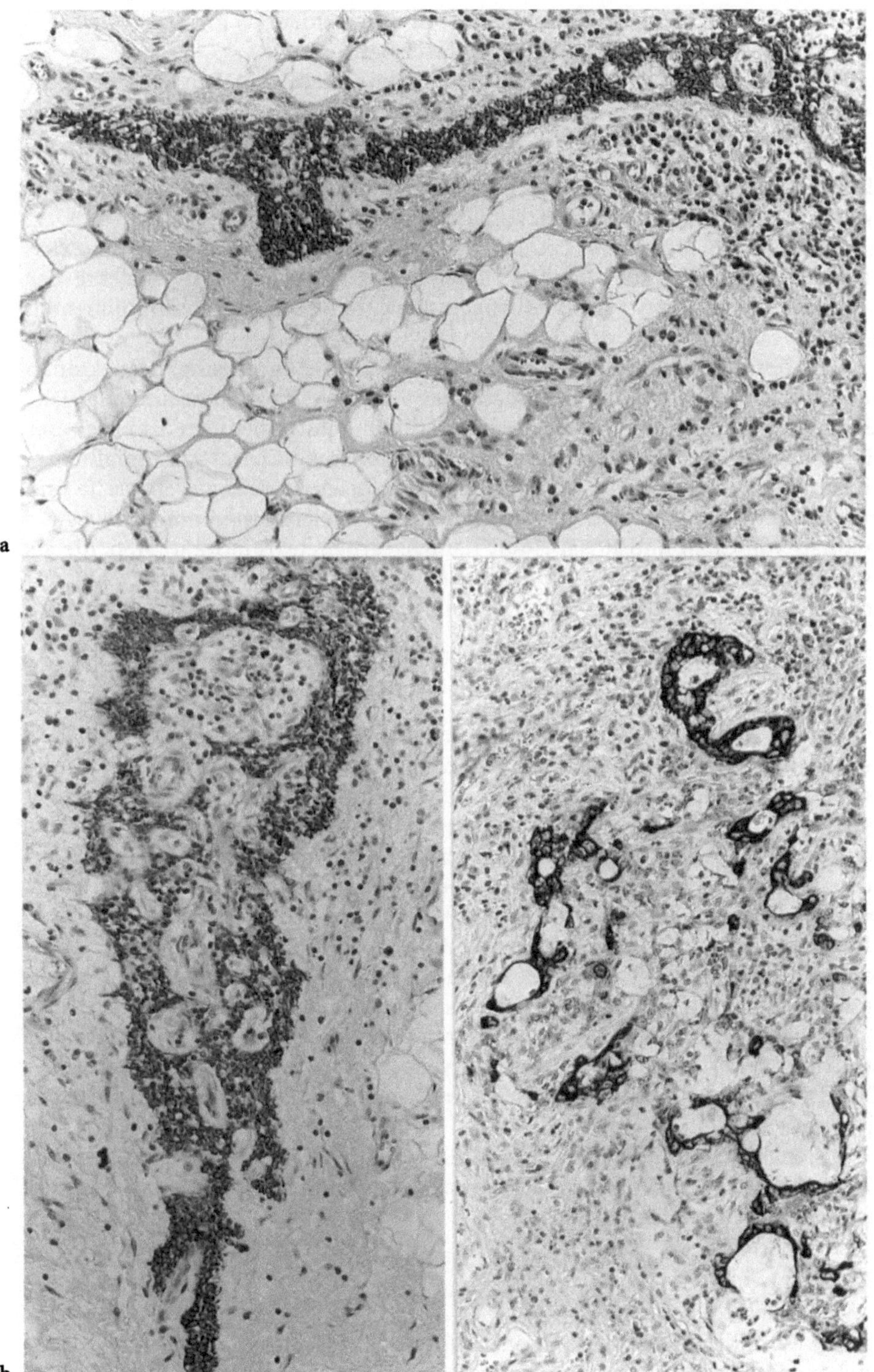

3. als signifikante Tumorkomponente sind unterschiedlich große Fettgewebskomplexe mit reifen Adipozyten nachweisbar;
4. konstant nachweisbar, wenngleich in unterschiedlicher Dichte, sind lymphoide Rundzellen (T-Lymphozyten?).

ROSAI et al. (1984) fanden gelegentlich korpuskuläre Strukturen, die an
Hassallsche Körperchen erinnern, SAEED u. FLETCHER (1990) sowie ARMOUR u.
WILLIAMSON (1993) beschrieben zudem myoide Zellnester.

ROSAI et al. (1984) bzw. CHAN und ROSAI (1991) mutmaßen, daß es sich
bei den ektopen hamartomatösen Thymomen um Entwicklungsdefekte des
3. Kiemenbogens mit Strukturstörungen der thymischen Gewebskomponenten
handelt.

Von besonderer klinischer Bedeutung ist die Abgrenzung des ektopen
hamartomatösen Thymoms von malignen Tumoren mit thymusähnlicher Differenzierung und von zahlreichen anderen gut- und bösartigen Tumoren des
Hals-Nacken-Bereiches. Das differentialdiagnostische Spektrum umfaßt zervikale Thymome, Thymolipome, heterotopes Speicheldrüsengewebe, reife und
maligne Teratome, biphasische Synovialsarkome, trichogene Tumoren sowie 2
erstmals von Chan und Rosai (1991) herausgearbeitete Tumorentitäten, die als
„spindle epithelial tumor with thymus-like differentiation" (SETTLE) und als
„carcinoma showing thymus-like differentiation" (CASTLE) bezeichnet wurden.

10.1.2.1 *Settle*

Diese Tumoren werden in der Schilddrüse von Kindern und Jugendlichen
gefunden. Sie wachsen in knotig-nodulären Formationen, die durch breit inter-
ponierte fibröse Septen entstehen. Sie sind im allgemeinen relativ scharf
begrenzt. Histologisch findet man teils tubulo-papilläre, teils spindelzellig-
diffuse Differenzierungsmuster, gelegentlich mit umschriebenen Kalzifikationen. Die spindelzellige Tumorkomponente ist keratinpositiv; sie reagiert
positiv mit glatt-muskulärem und muskelspezifischem Aktin (SU et al. 1997).
Hingegen zeigt sich ein negativer Reaktionsausfall für Thyreoglobulin, Kalzitonin, CEA und S-100-Protein. Gefäßeinbrüche werden inkonstant beobachtet.
Inmitten der spindelzelligen Tumorkomponente können kolloidhaltige Schild-
drüsenfollikel gefunden werden. Das immunhistologische Expressionsmuster
spricht nach SU et al. (1997) für eine myoepitheliale Differenzierung, während
CHAN und ROSAI (1991) und HOFMANN et al. (1995) ein sog. Thymoblastom
diskutieren.

Bislang liegen nur wenige Kasuistiken vor (Übersicht: CHAN u. ROSAI 1991).
Drei Patienten entwickelten mediastinale bzw. pulmonale und renale Metastasen
und verstarben am Tumorleiden.

10.1.2.2 *Castle*

Die Tumoren sind überwiegend im unteren Polbereich der Schilddrüse, aber
auch im juxtathyreoidalen Weichgewebe lokalisiert, relativ scharf begrenzt und

von vergleichsweise fester Konsistenz. Das histologische Differenzierungsmuster entspricht weitgehend dem der Thymuskarzinome [maligne Thymome Typ II nach LEVINE u. ROSAI (1978)] vom lymphoepitheliom-ähnlichen bzw. epidermoiden Typ (vgl. S. 202; ROSAI 1985). Der Tumor wächst in lobulären Formationen. Man findet thymomtypische perivaskuläre Spalträume, Hassallsche Körperchen. Die Tumorzellen exprimieren Zytokeratinfilamente.

Fünf der 11 bislang publizierten Fälle führten zu Rezidiven, in je einem Fall entwickelten sich mediastinale Lymphknoten- und Lungenmetastasen. Beide Patienten starben tumorbedingt (Übersicht: CHAN u. ROSAI 1991).

Die Tumoren vom Castle-Typ wurden erstmals von MIYAUCHI et al. (1985) als „*intrathyreoidale epitheliale Thymome*" beschrieben [vgl. hierzu auch: ROSAI (1985)].

10.1.3 Makroskopie

Das makroskopische Erscheinungsbild epithelialer Thymustumoren ist hinsichtlich der Form und Größe durchaus variabel. Die Tumorgröße schwankt zwischen wenigen Millimetern [„*incidental microscopic thymoma*" (ROSAI u. LEVINE 1976)] und 20–30 cm (BERNATZ et al. 1961; SALYER u. EGGLESTON 1976; LEGOLVAN u. ABELL 1977; GRAY u. GUTOWSKI 1979). Nach ROSAI u. LEVINE (1976) haben 60–70% aller Thymome einen mittleren Durchmesser von 5–10 cm. In einer von uns untersuchten und 1985 publizierten Serie von 98 Thymomen fanden wir Tumordurchmesser zwischen 2 und 20 cm (HOFMANN et al. 1985). Eine eindeutige Korrelation zwischen der Tumorgröße und der histologischen Differenzierung (vgl. S. 152) liegt zumindest im eigenen Material von mehr als 440 epithelialen Thymustumoren nicht vor. Dagegen sind Syndrom-assoziierte Thymome meistens kleiner als asyndromatische.

Polytope Thymome sind selten. Unter 123 Thymektomiepräparaten fanden BERNATZ et al. (1961) lediglich 3 Fälle mit polytoper Tumormanifestation.

Die Tumorgewichte liegen im Mittel bei 120–150 g. GRAY u. GUTOWSKI (1979) z. B. geben ein durchschnittliches Tumorgewicht von 130 g (30–250 g) an, LEGG u. BRADY (1965) ein solches von 193 g (5–920 g). Ein extrem großes Thymom von 5700 g wurde von SMITH et al. (1970) bei einem 15 Jahre alten Jungen gefunden. BERGH et al. (1978) fanden, stadienabhängig (klinisches Staging, vgl. S. 192), Tumorgewichte zwischen 85 und 1700 g im Stadium III und zwischen 20 und 440 g im Stadium I.

Etwa 60–70% der epithelialen Thymustumoren sind kapselbegrenzt (Abb. 73). Sie verhalten sich weder invasiv noch aggressiv gegenüber den benachbarten Mediastinalstrukturen. Die Angabe von ROSAI und LEVINE (1976), daß über 90% aller Thymome von einer bindegewebigen Kapsel begrenzt werden, erscheint im Vergleich mit größeren Übersichten der Literatur und des eigenen Materials zu hoch (Tabelle 27).

Die Tumorkapsel ist z. T. von derb-fibröser Beschaffenheit, z. T. „mikroskopisch" dünn. Die Tumorschnittfläche zeigt zumeist einen von Bindegewebssepten unterteilten lobulär-nodulären Bau, der für Thymome insofern typisch ist, als er in über 80% aller Tumorpräparate gefunden wird. Das gelblich-graue,

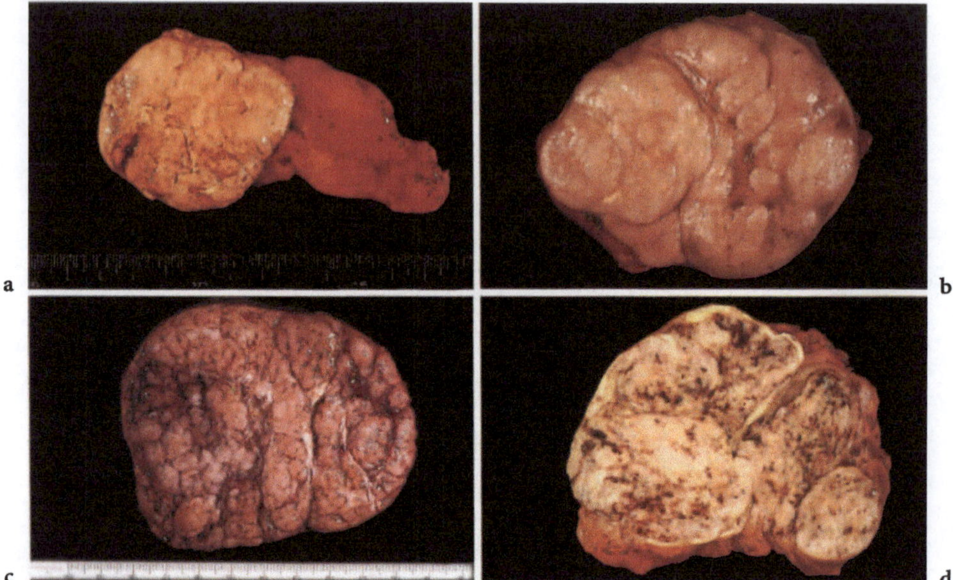

Abb. 73a–d. Epitheliale Thymustumoren, makromorphologische Aspekte (Operationspräparate). **a** Allseits kapselbegrenztes Thymom mit anhängendem Thymusrestgewebe. **b** Kapselbegrenztes Thymom mit lobulärer Schnittfläche. **c** An umschriebener Stelle kapselinfiltrierendes Thymom mit klein-lobulärer Schnittfläche und zirkumskripten Einblutungen.
d Thymuskarzinom mit breitflächig infiltrierter Kapsel, mit Nekrosen und kleinherdigen
Einblutungen

Tabelle 27. Epitheliale Thymustumoren. Häufigkeitsangaben über ein infiltratives Tumor-
wachstum in verschiedenen Untersuchungsserien

Autoren	Fallzahl	Infiltration	
SEYBOLD et al. (1950)	45	21	46,7%
BERNATZ et al. (1961)	138	40	32,5%[a]
LEGG u. BRADY (1965)	51	14	27,5%
WILKINS et al. (1966)	26	10	38,5%
SAWYERS u. FOSTER (1968)	14	9	64,3%
BERNATZ et al. (1973)	181	66	36,5%
WEISSBERG et al. (1973)	33	17	51,5%
BATATA et al. (1974)	54	36	66,7%
BERTELSEN et al. (1975)	25	11	44,0%
SALYER u. EGGLESTONE (1976)	65	22	33,8%
BERGH et al. (1978)	43	26	60,5%[b]
GRAY u. GUTOWSKI (1979)	54	17	31,5%

[a] Bezogen auf 123 makroskopisch beurteilbare Operationspräparate.
[b] Stadium II   nach BERGH et al. (1978)   18,6%
  Stadium III   41,9%.

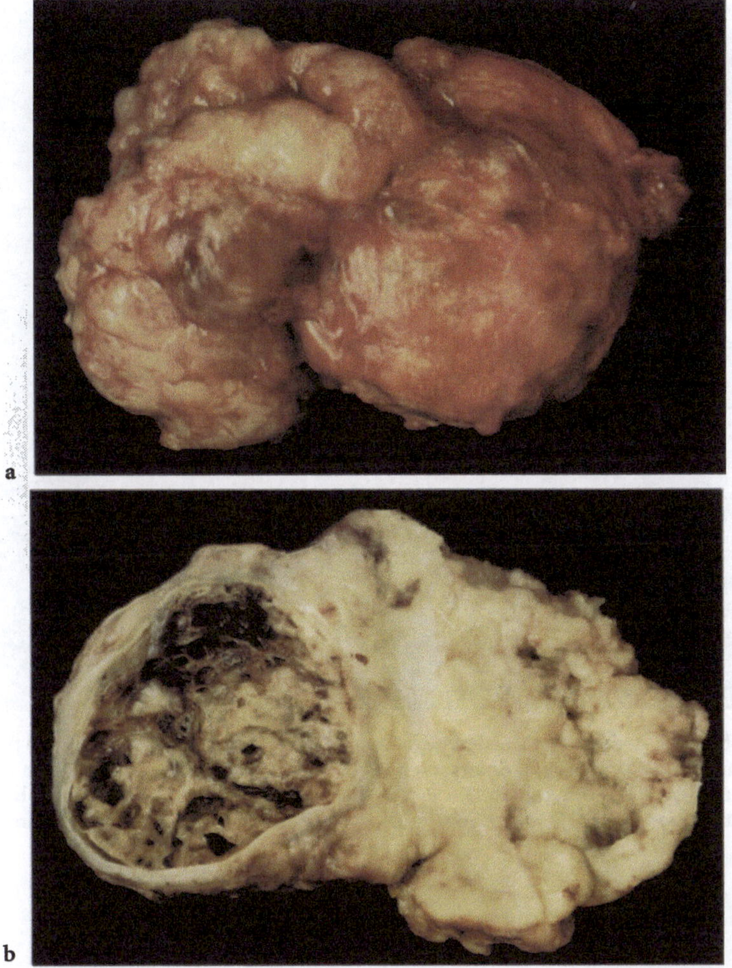

Abb. 74 a, b. Thymuskarzinom. a Knolliges Operationspräparat mit fibröser, im rechten Bildbereich tumordurchbrochener Kapsel. **b** Schnittfläche mit großer Pseudozyste und Einblutungen

konsistenzvariable Tumorgewebe ist unterschiedlich vaskularisiert. Gleichwohl sind Hämorrhagien bzw. hämorrhagisch imbibierte Nekrosen in etwa 30–50 % zu beobachten. Mikro- und makrozystische Regressionen werden in unterschiedlicher Häufigkeit beobachtet (Suster u. Rosai 1992). Große, mehrere Zentimeter durchmessende (Pseudo-)Zysten sind selten (Abb. 74). Sie sind häufig mit Blutkoagula und Zelldetritus angefüllt und durch ein an Lipophagen reiches „Granulationsgewebe" begrenzt. Derart großzystische Veränderungen dürften wenigstens teilweise mit einer präoperativen Kortikosteroid-, Chemo- und/oder Radiotherapie in direktem Zusammenhang stehen. Sehr selten kommt es zu ausgeprägten kalkigen Inkrustationen regressiv veränderter Thymome (Abb. 75).

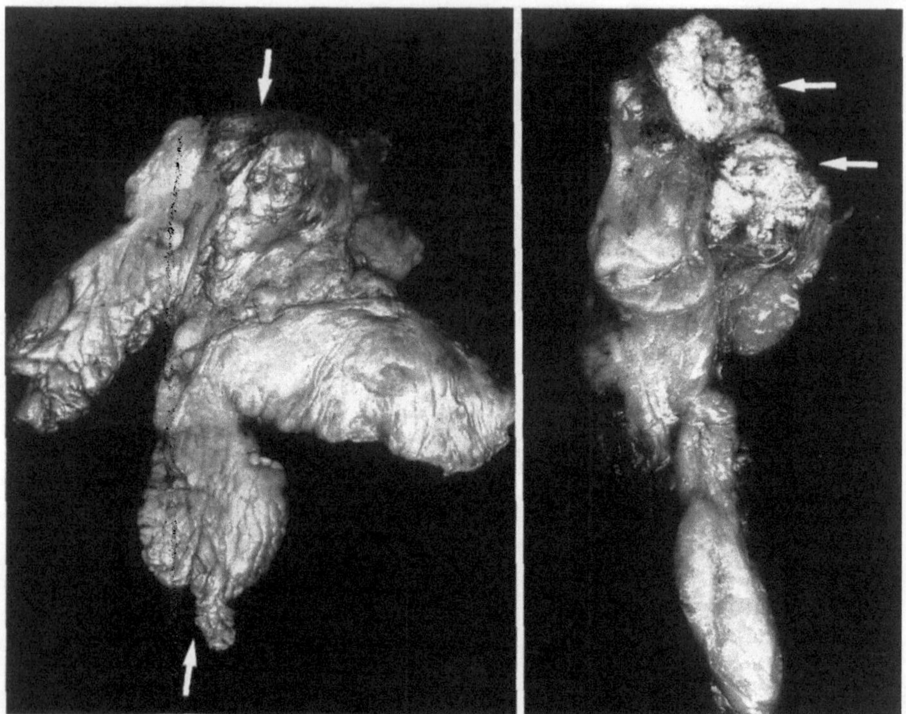

Abb. 75 a, b. Intrathorakal metastasierendes Thymuskarzinom mit pulmonalen und pleuralen Metastasen und mit Lymphknotenmetastasen. Zustand nach Bestrahlung und Chemotherapie (keine primär operative Therapie). Die *Pfeile* in **a** markieren die Schnittebene in **b**. Kalkige Inkrustationen großflächiger Tumornekrosen (*Pfeile* in **b**) (Obduktionspräparat)

10.1.4 Histologie

10.1.4.1 *Anmerkungen zum Klassifikationsproblem epithelialer Thymustumoren*

Epitheliale Thymustumoren zeigen unterschiedliche zelluläre und strukturelle Differenzierungsmuster, in den meisten Fällen einen auch histologisch nachweisbaren lobulären Bau (Abb. 76).

Auf die zahlreichen Klassifikationsversuche wurde bereits einleitend hingewiesen (vgl. auch: Tabelle 22). Grundlage der meisten Klassifikationen ist die zytologische Differenzierung innerhalb der epithelialen Thymustumoren. Diese kann von Tumor zu Tumor und auch innerhalb eines Tumors erheblich variieren. Da nahezu alle Klassifikationen auch unter prognostischen Implikationen erarbeitet wurden, ergeben sich hinsichtlich der z. T. variablen und heteromorphen Histologie zwangsläufig und gewissermaßen tumorimmanent Probleme der Dignitätsbeurteilung. Gewisse Aussagen zur Dignität und damit zur Prognose sind auf Grund des histologischen Befundes durchaus möglich, absolut sicher sind diese Aussagen für den Einzelfall jedoch nicht.

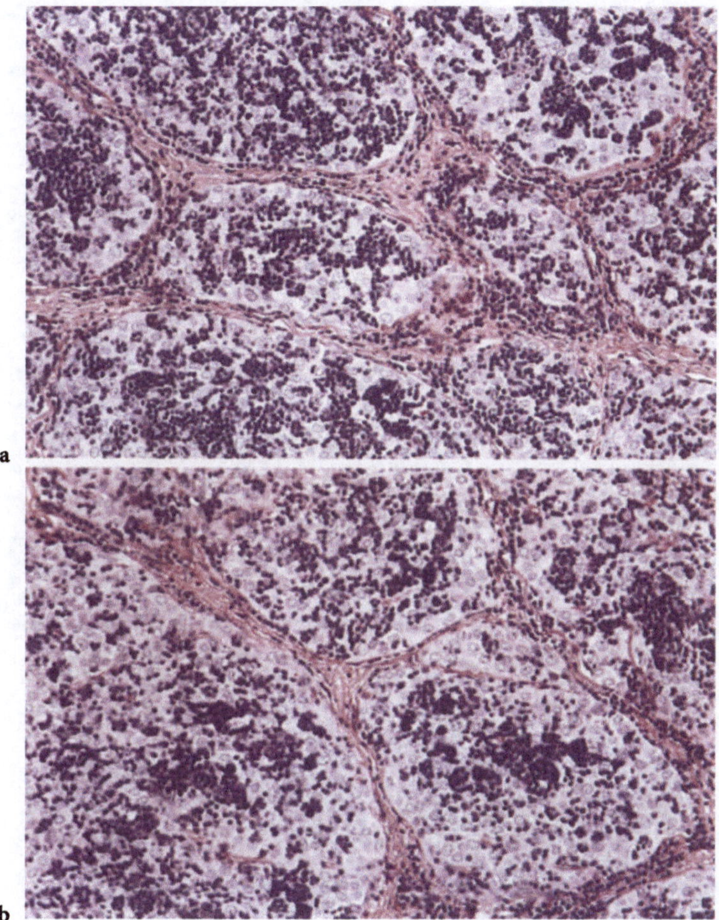

Abb. 76 a, b. Thymom mit ausgeprägter lymphozytärer Prädominanz. **a** Trianguläre, teilweise auch unregelmäßige Lobulierung. PAS, × 120. **b** Ausschnittsvergrößerung aus **a**. PAS, × 240

Das epitheliale Tumorgewebe zeigt in vielen Fällen eine unterschiedlich stark ausgeprägte Assoziation lymphoidzelliger Infiltrate. Das Ausmaß der lymphoidzelligen Infiltrate war vielfach Grundlage der sog. *traditionellen histologischen Thymom-Klassifikationen* (z. B. SELLORS et al. 1967; SALYER u. EGGLESTON 1976; LeGOLVAN u. ABELL 1977; ROSAI 1987; LEWIS et al. 1987; KORNSTEIN et al. 1988; KORNSTEIN 1992; PARK et al. 1994; SUSTER u. MORAN 1996) (Abb. 77):

„Lymphozytäre Thymome" mit hochgradigem Lymphozytengehalt ($^2/_3$ Lymphozyten),

„lympho-epitheliale Thymome" mit variablem Lymphozytengehalt ($^1/_3$ bis $^2/_3$ Lymphozyten),

„prädominant epitheliale Thymome", praktisch ohne oder mit nur sehr wenigen Tumor-assoziierte Lymphozyten,

„spindelzellige Thymome".

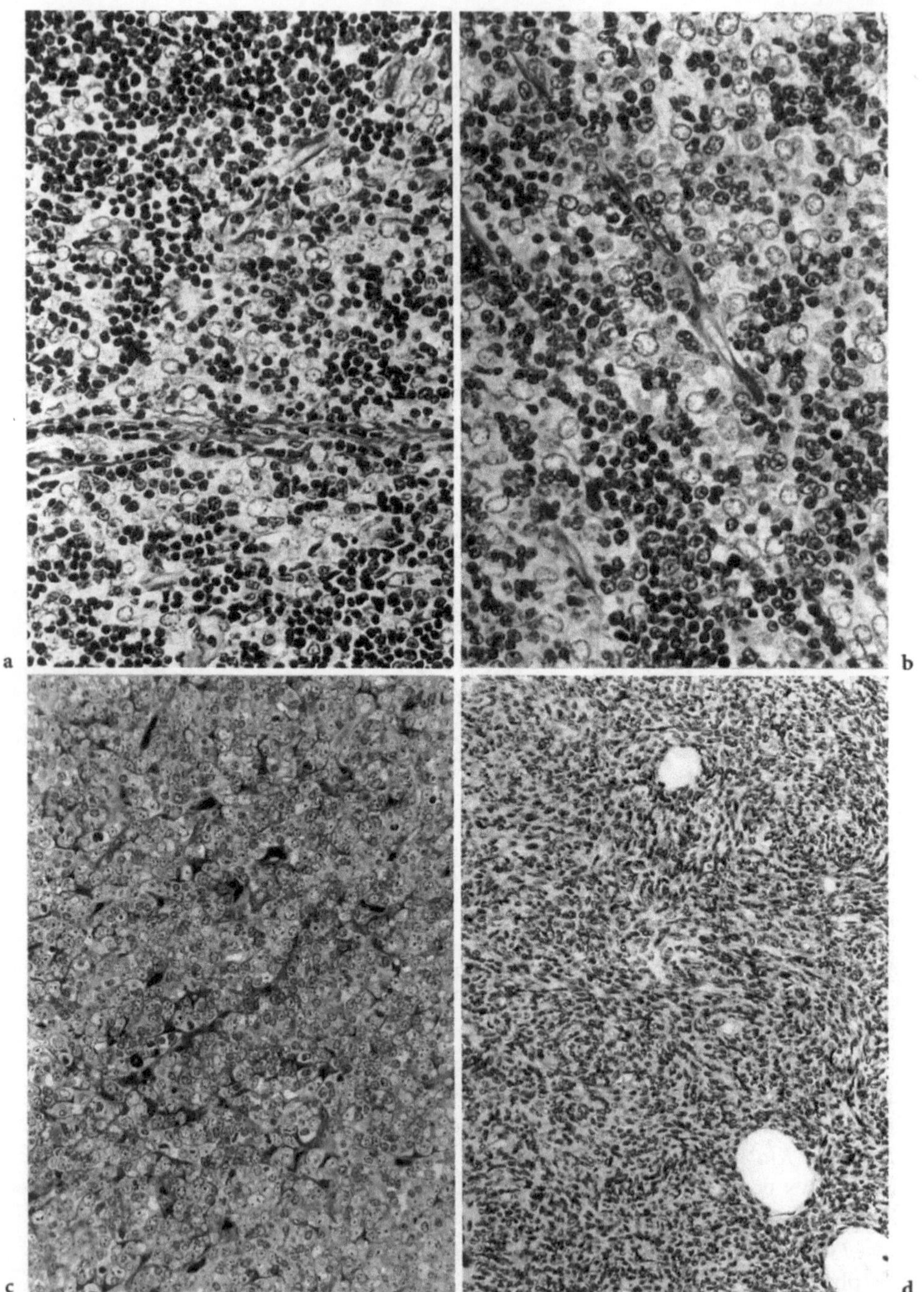

Abb. 77 a – d. Histologische Differenzierungsmuster der sog. traditionellen Thymom-Klassifikation, von PICH et al. (1995) als *American classification* apostrophiert. **a, b** „Lymphozytäre" bzw. „lymphoepitheliale" Thymome mit ausgeprägter lymphozytärer Prädominanz. PAS, × 240 (**a**) bzw. 320 (**b**). **c** „Prädominant epitheliales Thymom", nahezu ohne lymphozytäre Assoziation. Eponeinbettung, Semidünnschnitt. Toluidinblau, × 120. **d** Spindelzelliges Thymom. HE, × 120

PICH et al. (1995) apostrophieren diese Klassifikation als *American classification* und stellen ihr die histogenetischen Klassifikationskonzepte (s. unten) als *European classification* gegenüber (vgl.: PESCARMONA et al. 1990; QUINTANILLA-MARTINEZ et al. 1993, 1994).

Der Begriff „*epitheliales Thymom*" ist pleonastisch, da Thymome per definitionem epitheliale Geschwülste sind. Begriffe, wie „*lymphoepithelial*" und „*lymphozytär*" in der Zuordnung zu Thymomen, sind insofern mißverständlich, als die Thymom-assoziierten Lymphozyten keine neoplastischen Zellen sind. Die terminologische Konfusion wird besonders deutlich, wenn mit dem Begriff des „lymphozytären Thymoms" maligne Lymphome beschrieben werden. Zudem handelt es sich bei den Thymom-assoziierten Lymphozyten nicht um eine immunphänotypisch einheitliche Zellpopulation (s. unten).

Ausgehend von phänotypisch und funktionell heterogenen Epithelzellen des normalen Thymus, haben vor allem MÜLLER-HERMELINK und Mitarbeiter (MARINO u. MÜLLER-HERMELINK 1985; MÜLLER-HERMELINK et al. 1985, 1986; KIRCHNER u. MÜLLER-HERMELINK 1989; KIRCHNER et al. 1992), in der Zuordnung epithelialer Tumorzellen zu den verschiedenen Zelltypen des normalen Thymus (subkortikal, kortikal, medullär), eine sog. histogenetische Klassifikation der Thymome propagiert (Tabelle 28). Dabei werden die medullären und die prädominant medullären Thymome als gutartige Tumoren, die kortikalen und prädominant kortikalen (= „*organoiden*") Thymome und die sog. gut differenzierten Thymuskarzinome als maligne Thymome der Kategorie I nach LEVINE u. ROSAI (1978) (= Thymus-Karzinome von niedrigem Malignitätsgrad) eingestuft.

Trotz mancher Einwände findet derzeit die Klassifikation epithelialer Thymustumoren nach ROSAI und LEVINE (1976) bzw. nach LEVINE u. ROSAI (1978) die wohl breiteste Anwendung (Tabelle 29). Unter allgemein gültigen onkologischen Aspekten bereitet diese Klassifikation semantische Schwierigkeiten hinsichtlich der Trennung der malignen Thymome in 2 Kategorien.

VERLEY u. HOLLMANN (1985, 1992) praktizieren eine mehr deskriptive Klassifikation, basierend ausschließlich auf histologischen Kriterien:

Typ 1: spindel- und ovalzellige Thymome
Typ 2: lymphozytenreiche Thymome
Typ 3: differenzierte Thymome, zellulär und strukturell
Typ 4: undifferenzierte Thymome = Thymuskarzinome.

Auf der Basis des Differenzierungsgrades („*degree of maturation*") der Thymomassoziierten Lymphozyten klassifizieren ITO et al. (1988) die Thymome in folgende Typen:

Typ 1: Thymus-Lymphozyten-Typ [immature Thymozyten (CD1+ >50% > CD3+)]
Typ 2: periphärer Lymphozyten-Typ [reife Thymozyten (CD3+)]
Typ 3: Intermediär-Typ (10% > CD1+ > 30%).

Diese Klassifikation hat kaum Beachtung gefunden. Sie ist praktisch nicht praktikabel, da der Lymphozytengehalt in den einzelnen Thymomen und auch

Tabelle 28. Vergleich der Thymom-Klassifikationen von Rosai u. Levine (1976) bzw. Levine u. Rosai (1978) und der sog. histogenetischen Klassifikation nach Müller-Hermelink (Literatur: s. Text)

Rosai u. Levine	Müller-Hermelink und Mitarbeiter
Gutartige Thymome	Medulläre Thymome Kortiko-medulläre („composite") Thymome
Maligne Thymome, Kategorie I	Prädominant kortikale („organoid") Thymome Kortikale Thymome Gut differenzierte Thymus-Karzinome
Maligne Thymome, Kategorie II	Thymus-Karzinome verschiedener histologischer Differenzierung
Niedrig maligne Thymus-Karzinome Epidermoide Karzinome Muko-epidermoide Karzinome Basaloide Karzinome	
Hoch maligne Thymus-Karzinome Lymphoepitheliom-ähnliche Karzinome Klarzellige Karzinome Sarkomatoide Karzinome Undifferenzierte/anaplastische Karzinome Kleinzellige/neuroendokrine Karzinome	

Tabelle 29. Klassifikation epithelialer Thymustumoren nach Rosai u. Levine (1976), Levine u. Rosai (1978), Snover et al. (1982), Wick et al. (1982) und Suster u. Rosai (1991)

1. *Gutartige Thymome*

2. *Maligne Thymome, Kategorie I*
   mit keinen oder nur minimalen zellulären Atypien
   2.1. Lokal invasiv („usual form")
   2.2. Mit lymphangischer und/oder hämatogener Dissemination („rare")

3. *Maligne Thymome, Kategorie II (Thymus-Karzinome)*
   mit eindeutigen zytologischen Malignitätskriterien, mit einem infiltrativ-destruierenden Wachstum und mit lymphangischen und/oder hämatogenen Metastasen, thorakal und extrathorakal
   3.1. Thymus-Karzinome mit niedrigem Malignitätsgrad
        Epidermoide Karzinome
        Muko-epidermoide Karzinome
        Basaloide Karzinome
   3.2. Thymus-Karzinome mit hohem Malignitätsgrad
        Lymphoepitheliom-ähnliche Karzinome
        Klarzellige Karzinome
        Sarkomatoide Karzinome
        Undifferenzierte/anaplastische Karzinome
        Kleinzellige/neuroendokrine Karzinome

innerhalb eines Thymoms von Areal zu Areal erheblich schwanken kann. Die Klassifikation wird, wie andere übrigens auch, zu einem Sampling-Problem. Sie wird zudem der epithelialen Natur der Thymome nicht gerecht.

Ein synoptischer Vergleich der Thymomklassifikationen von ROSAI u. LEVINE und der Arbeitsgruppe um MÜLLER-HERMELINK ist in Tabelle 28 zusammengefaßt.

Es gibt zumindest in unserem Kollektiv von über 440 epithelialen Thymustumoren Fälle, die keiner Tumorgruppe der oben dargestellten Klassifikationen eindeutig zugeordnet werden können. Da auch die WHO bei praktisch allen Organtumoren aus guten Gründen eine Gruppe *„unclassified"* akzeptiert, ist es um so erstaunlicher, daß alle aktuellen Klassifikationsversuche epithelialer Thymustumoren ohne die Gruppe *„unclassified tumours"* auskommen.

10.1.4.2 *Strukturelle Differenzierungsmuster*

Außer zellulären sind immer auch besondere *strukturelle* Differenzierungsmuster in Thymomen nachweisbar: Solide, trabekuläre, rosetten- bzw. pseudo-rosettenförmige, glanduläre, mikro- und makrozystische, pseudo-hämangioperizytomatöse, papilläre und/oder storiforme (Abb. 78–85). Häufig findet man innerhalb eines- und desselben Tumors Mischbilder (Abb. 84 und 85).

Häufigkeitsangaben bezüglich einzelner Differenzierungsmuster [z. B. rosettenförmige oder drüsenartige in je 20 %, mikrozystische in 16 % aller Thymome (ROSAI u. LEVINE 1976)] sind erstaunlich breit gestreut und abhängig vom Umfang des untersuchten Tumormaterials. Eine *prognostische* Bedeutung haben die strukturellen Differenzierungsmuster nicht.

1976 wurde von Rosai und Levine ein besonders Differenzierungsmuster als *„medullary differentiation"* beschrieben: Inmitten eines „dunklen" lymphoiden Gewebes (*„background"*) findet man „helle", 1–2 mm große und rundliche Herdbildungen, die abortive Hassallsche Körperchen enthalten. Die Tumorarchitektur erinnert an die kortiko-medulläre Struktur des normalen Thymus (vgl. auch: GROISMAN et al. 1994).

In zahlreichen Thymomen findet man als gewissermaßen tumortypische, insofern differentialdiagnostisch wichtige Struktur *perivaskuläre Spalträume* (Abb. 86–93). Im Prinzip unterscheiden sich thymomassoziierte perivaskuläre Spalträume hinsichtlich ihrer jeweiligen Begrenzung (Endothelzellen – endotheliale Basalmembran – epitheliale Basalmembran – Epithel- bzw. Tumorzellen) nicht von denjenigen, die man unter orthologischen Bedingungen im Thymus findet. In vielen Fällen sind allerdings die tumorassoziierten Spalträume massiv aufgeweitet und zum Teil in erheblichem Maße mit Lymphozyten, Plasmazellen, Mastzellen, histiozytären Schaumzellen und PAS-positiven Makrophagen angefüllt. Gelegentlich enthalten sie ein homogenes Material (Plasma?), z.T. sind sie hyalinisiert. Die Hyalinose der perivaskulären Spalträume führt in vielen Fällen zu einer Obliteration der zumeist zentral gelegenen Gefäße.

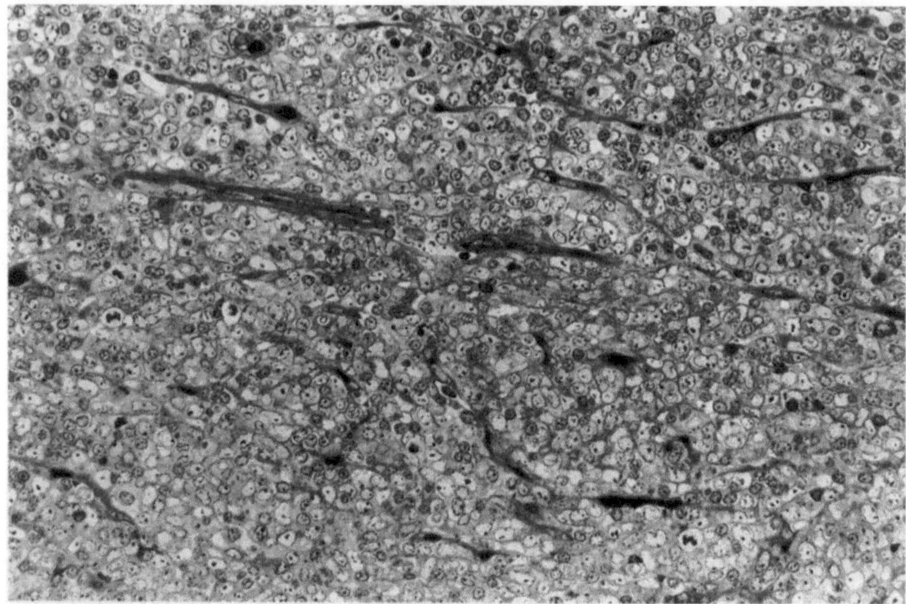

Abb. 78. Thymom. Solides Wachstumsmuster. Eponeinbettung, Semidünnschnitt. Toluidinblau, × 240

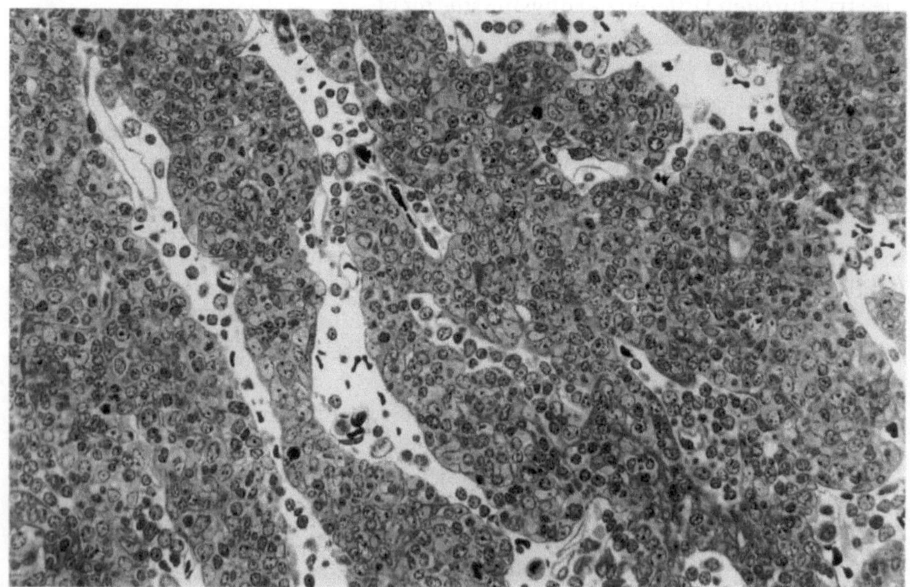

Abb. 79. Thymom mit trabekulärem Differenzierungsmuster. Eponeinbettung, Semidünnschnitt. Toluidinblau, × 320

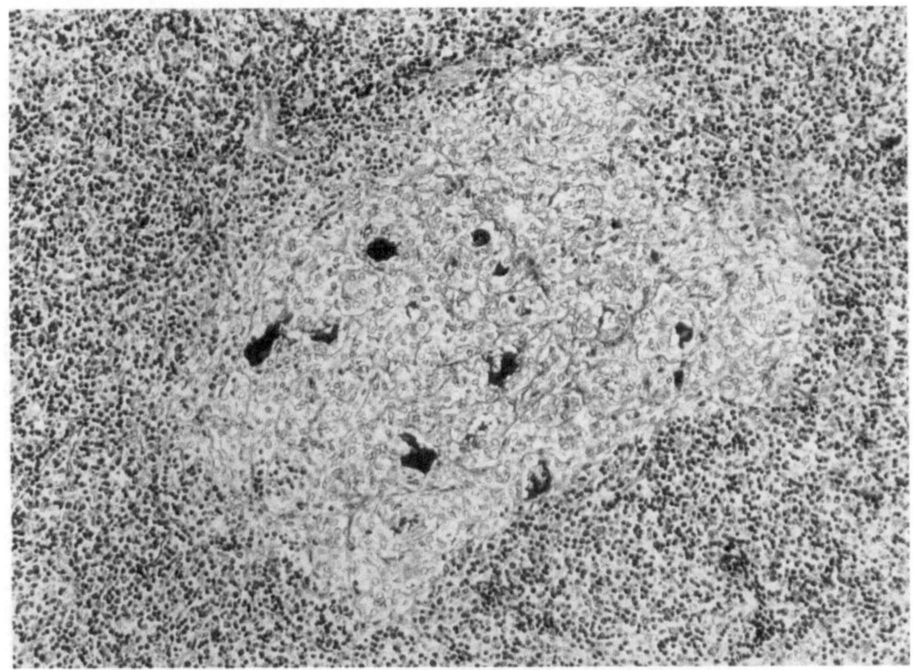

Abb. 80. Teils drüsig, teils solide differenzierter Tumorkomplex inmitten eines ansonsten „kortikalen" Thymoms mit ausgeprägter lymphozytärer Assoziation. PAS, × 120

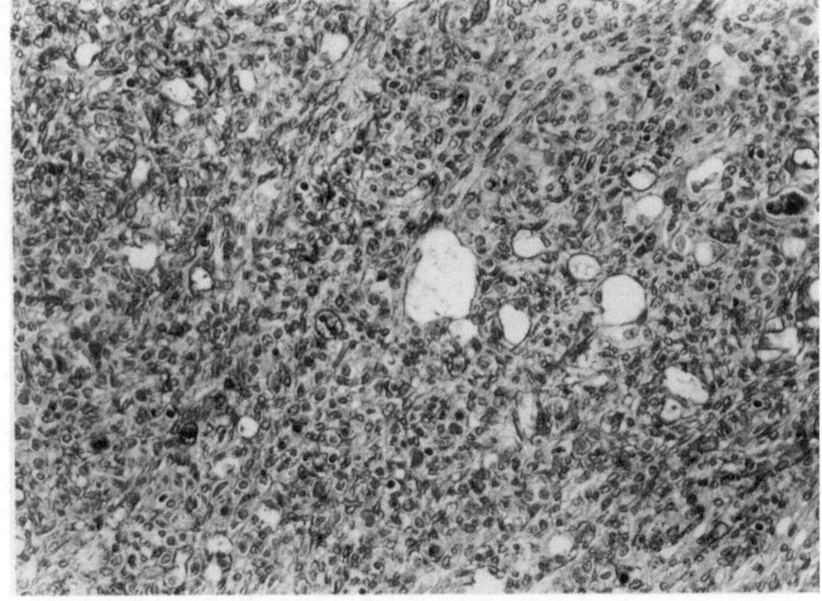

Abb. 81. Thymom mit mikrozystischem Differenzierungsmuster. Alzianblau, × 200

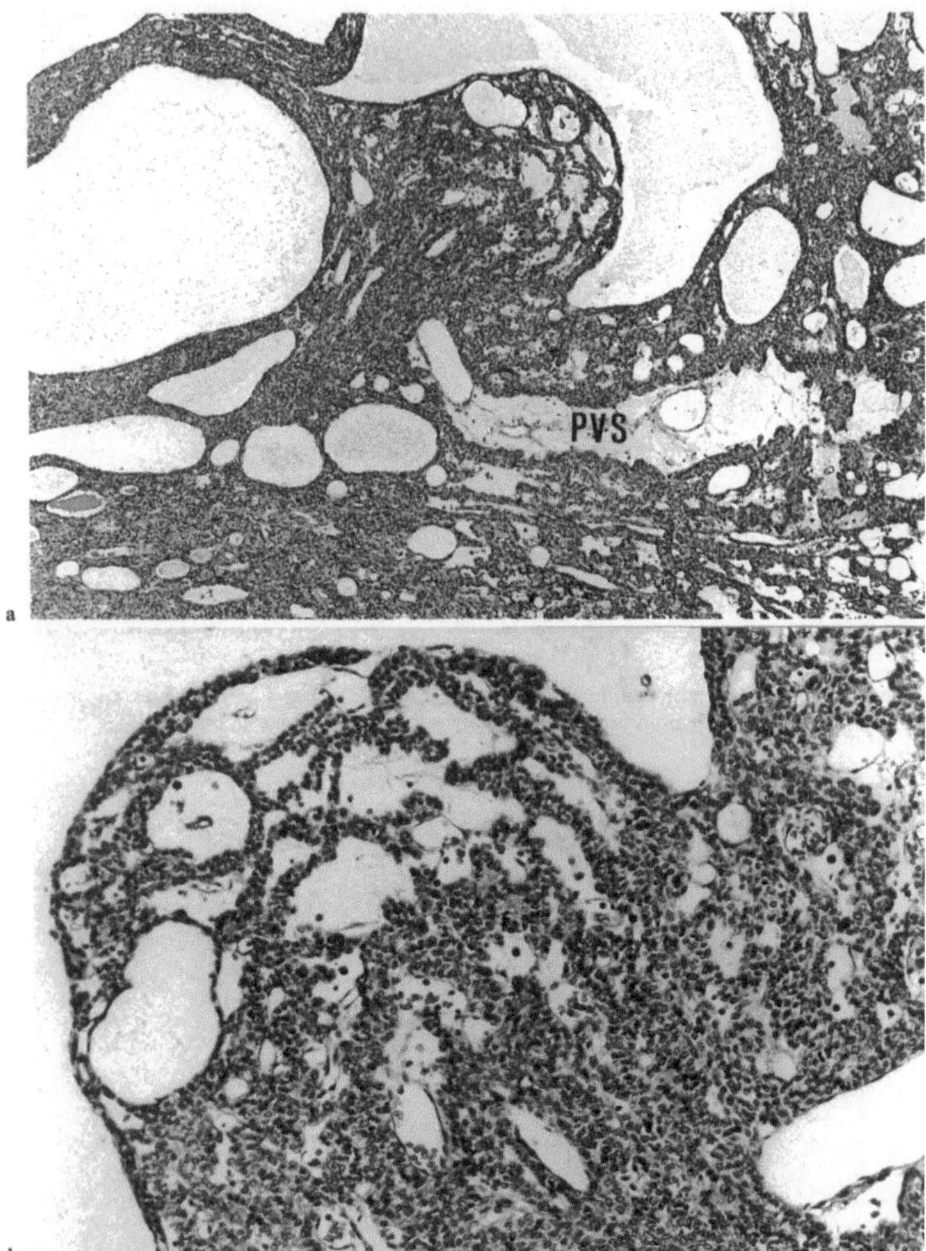

Abb. 82. a Thymom mit groß-zystischem Differenzierungsmuster. Einzelne, an größere Zysten erinnernde perivaskuläre Spalträume (*PVS*). HE, × 40. **b** Ausschnittsvergrößerung aus **a**, × 120

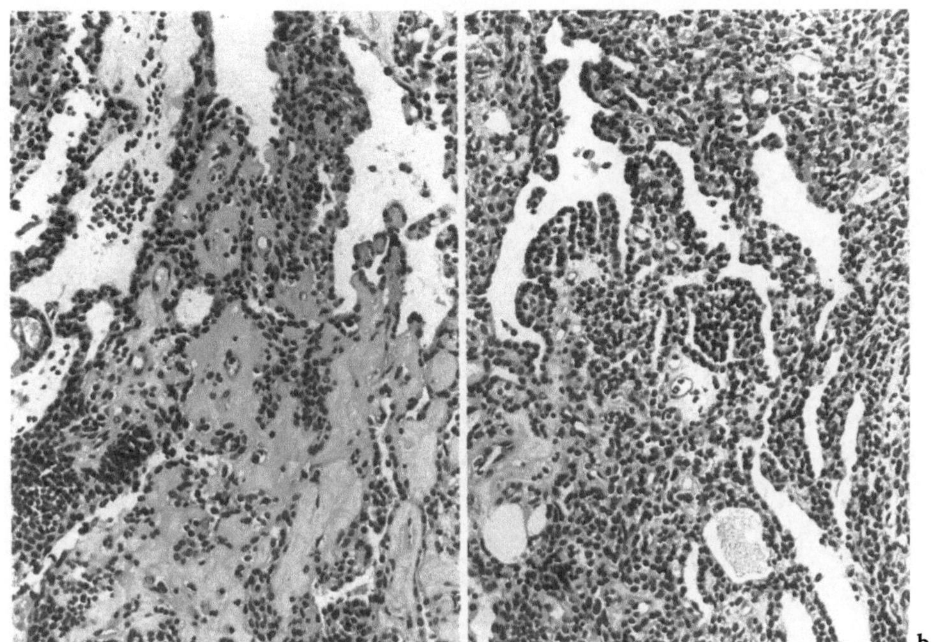

a   b

Abb. 83 a, b. Thymom mit papillärem Differenzierungsmuster, in **a** mit stärkerer Stromafibrose als in **b**. HE, × 120

10.1.4.3 *Regressive Veränderungen*

Unabhängig vom zellulären und strukturellen Differenzierungsmuster zeigen zahlreiche Thymome regressive Veränderungen, teils in Form mikro- und makrozystischer bzw. pseudozystischer Degenerationen, teils in Form frischer und/oder alter (hämosiderotischer) Blutungen. Gelegentlich sind breite, bandartige Hyalinisierungszonen entwickelt, z. T. kalkig inkrustiert. Man findet kleinherdige, von Granulozyten durchsetzte Nekrosen, die wegen einer oft massiven Ansammlung eosinophiler Granulozyten an eosinophile Granulome erinnern (Abb. 94–98).

Ansammlungen histiozytärer Schaumzellen, gelegentlich unter Einschluß sog. Cholesteringranulome, sind relativ häufig zu finden, teils in perivaskulären Spalträumen, teils im Kapselgewebe, aber auch innerhalb des Tumors selbst. Ihr Auftreten dürfte zumindest teilweise und vor allem bei Myasthenieassoziierten Thymomen mit einer präoperativen Kortikosteroidtherapie in Zusammenhang stehen.

Hassallsche Körperchen sind im Tumorgewebe selbst nur selten nachweisbar (vgl. Abb. 109). Dabei dürfte es sich kaum um tumorimmanente Stukturen [Ausnahme: Thymome mit medullärer Differenzierung nach Rosai u. Levine (1976)] handeln, sondern um präexistentes Thymusrestgewebe. Thymomadhärentes Thymusgewebe ist in etwa der Hälfte aller Tumorresektate nachweisbar.

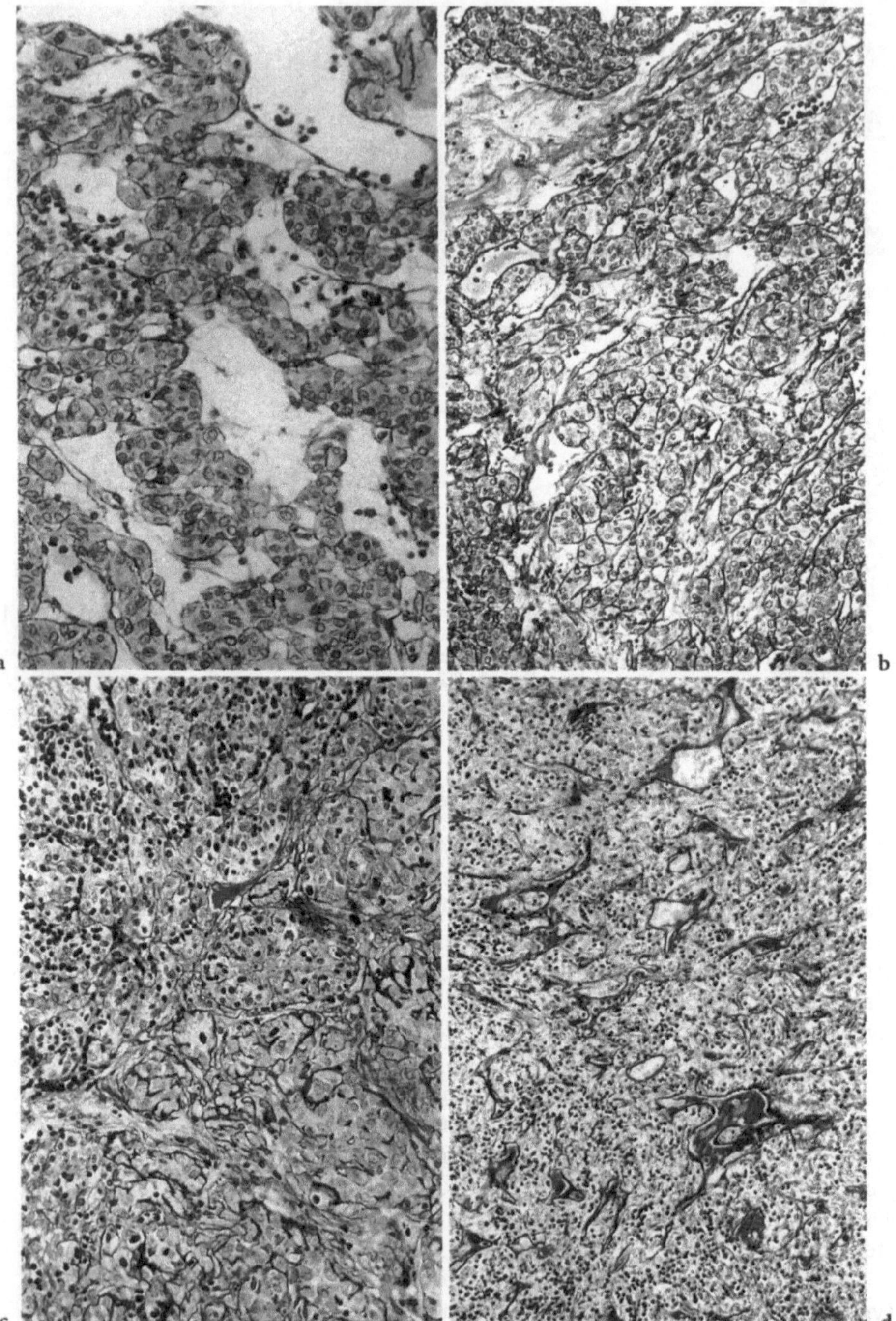

Abb. 84 a – d. Strukturelle Differenzierungsmuster innerhalb eines Thymoms. **a** Großzellig-trabekulär. PAS, × 200. **b** Alveolär. Retikulinfaser-Färbung nach Pap, × 125. **c** und **d** Solide, teilweise pseudohämangioperizytomatös. Retikulinfaser-Färbung nach Pap, × 125

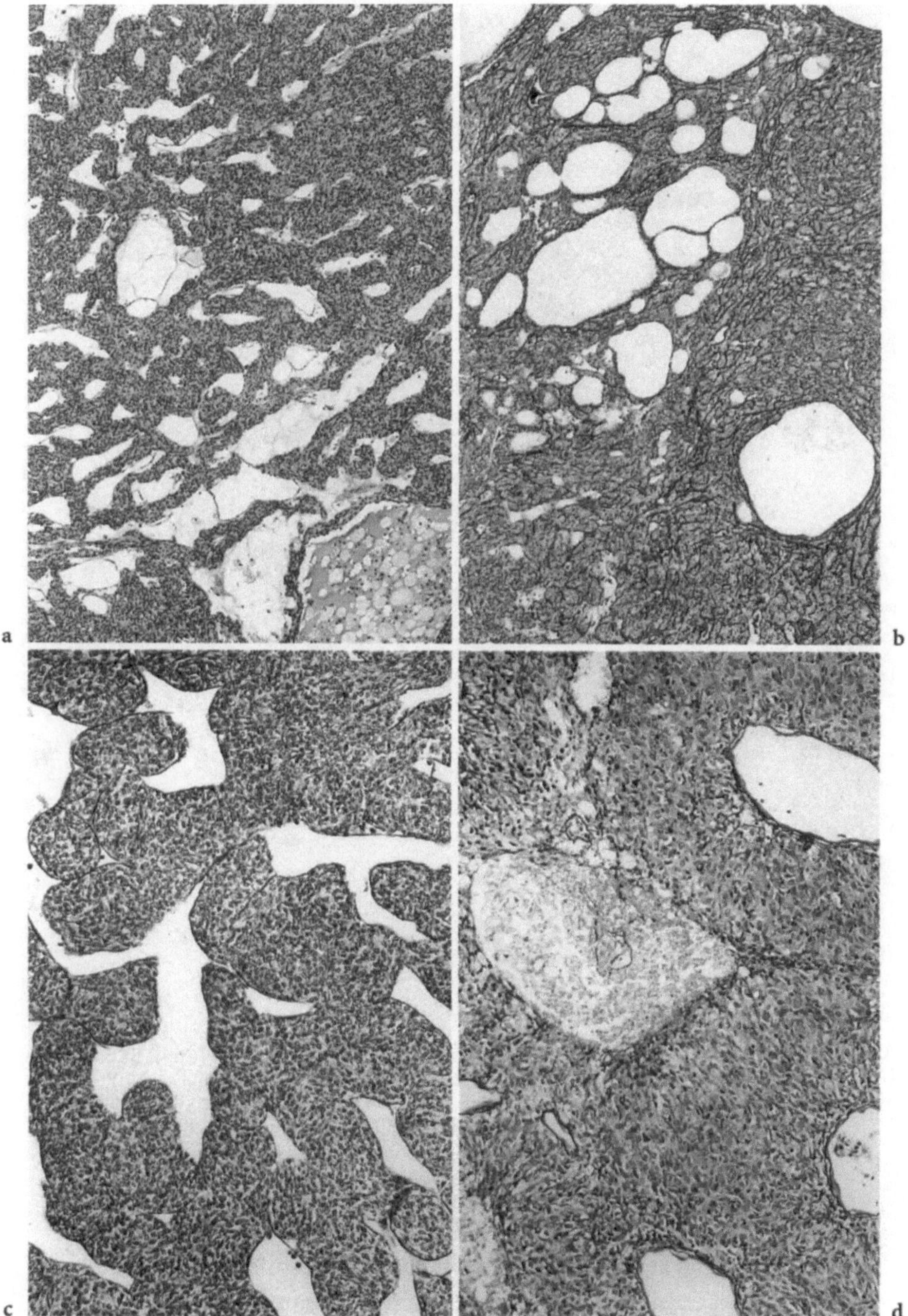

Abb. 85 a – d. Strukturelle Differenzierungsmuster innerhalb eines Thymoms. Teils trabekulär-zystische, teils pseudohämangioperizytomatöse Strukturen. **a, d** PAS, × 50 (**a**) bzw. × 150 (**d**). **b, c** Retikulinfaser-Färbung nach Pap, × 80 (**b**) bzw. × 125 (**c**)

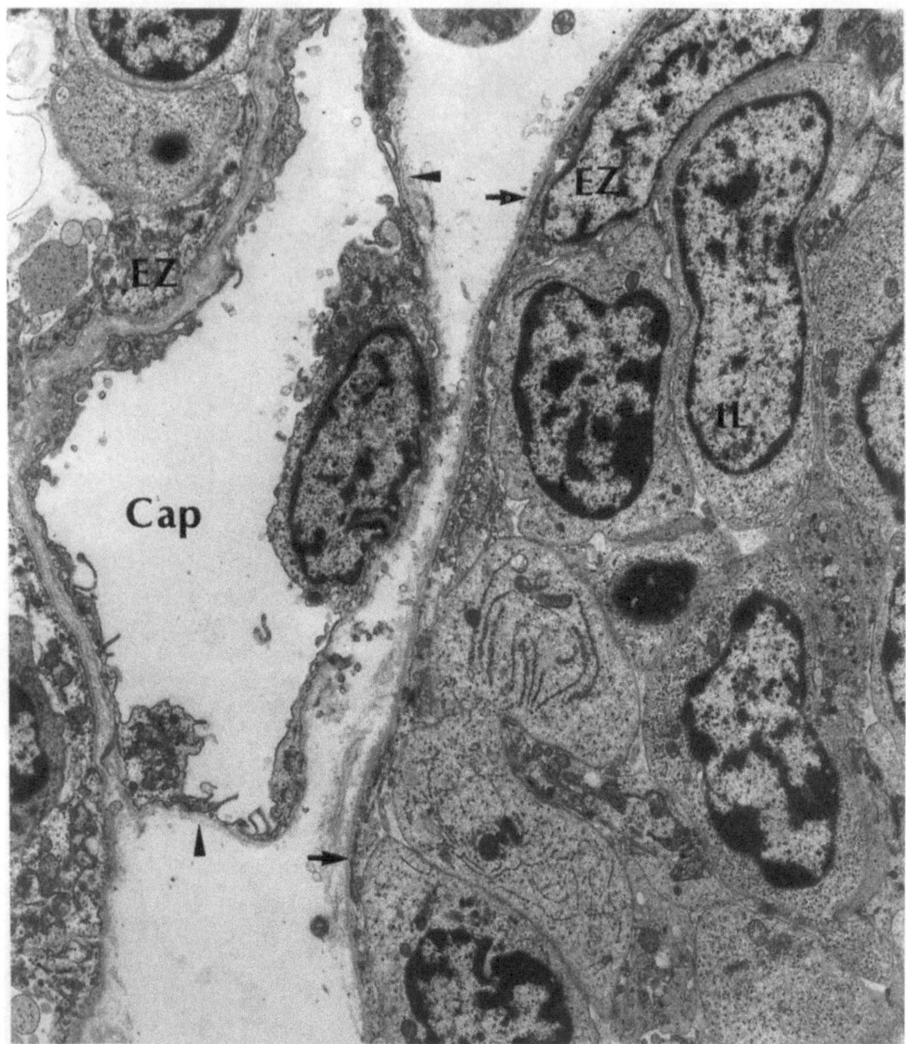

Abb. 86. Anschnitt eines perivaskulären Spaltraumes mit einer Kapillare (*Cap*). Endotheliale (*Pfeilspitze*) und epitheliale (*Pfeile*) Basalmembran. Epitheliale Tumorzellen (*EZ*), Tumor-assoziierte Lymphozyten (*tL*). Fixierung: Glutaraldehyd-OsO$_4$. Kontrastierung: Bleizitrat und Uranylazetat, × 7200

10.1.5 Gutartige Thymome
[Medulläre und kortiko-medulläre (prädominant medulläre) Thymome]

Es handelt sich um allseits kapselbegrenzte Thymome („*circumscribed thymomas*"). Infiltrationen angrenzender Organe oder mediastinaler Gewebsstrukturen und mediastinal-thorakale Metastasen liegen nicht vor. Zelluläre Atypien fehlen (Rosai u. Levine 1976; Levine u. Rosai 1978). Diese Tumorgruppe ent-

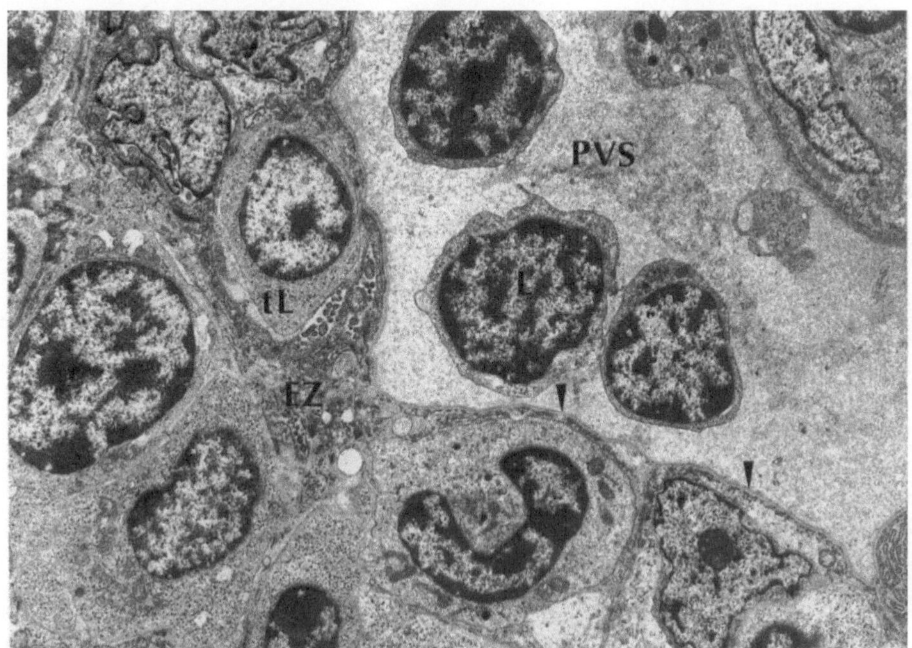

Abb. 87. Anschnitt eines perivaskulären Spaltraumes (*PVS*) mit Lymphozyten (*L*). Epitheliale Tumorzellen (*EZ*), tumor-assoziierte Lymphozyten (*tL*). Basalmembran (*Pfeilspitzen*). Fixierung: Glutaraldehyd-OsO$_4$. Kontrastierung: Bleizitrat und Uranylazetat, × 7200

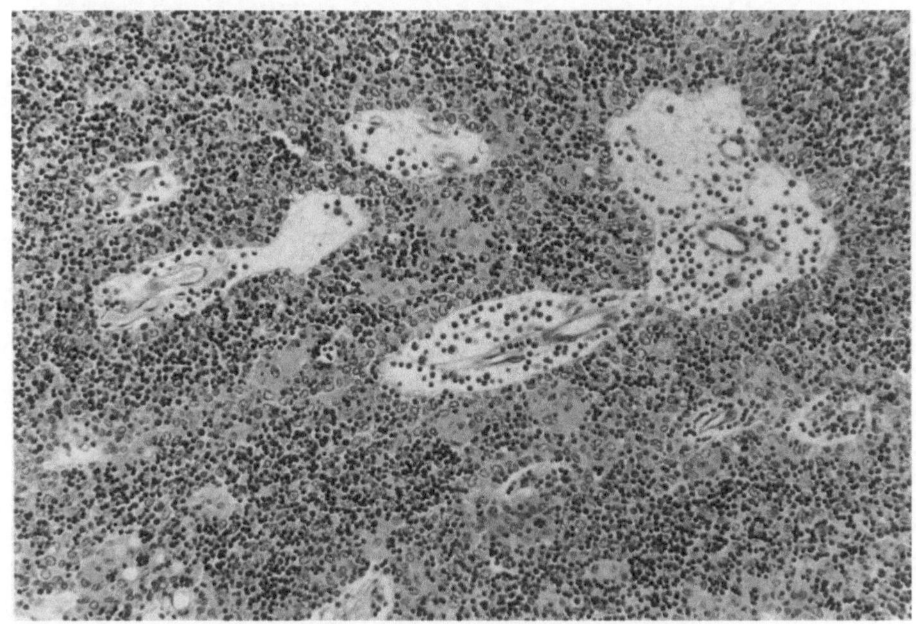

Abb. 88. Kortikales Thymom mit perivaskulären Spalträumen, die mit lymphoiden Rundzellen angefüllt sind. Methenamin-Silber, × 150

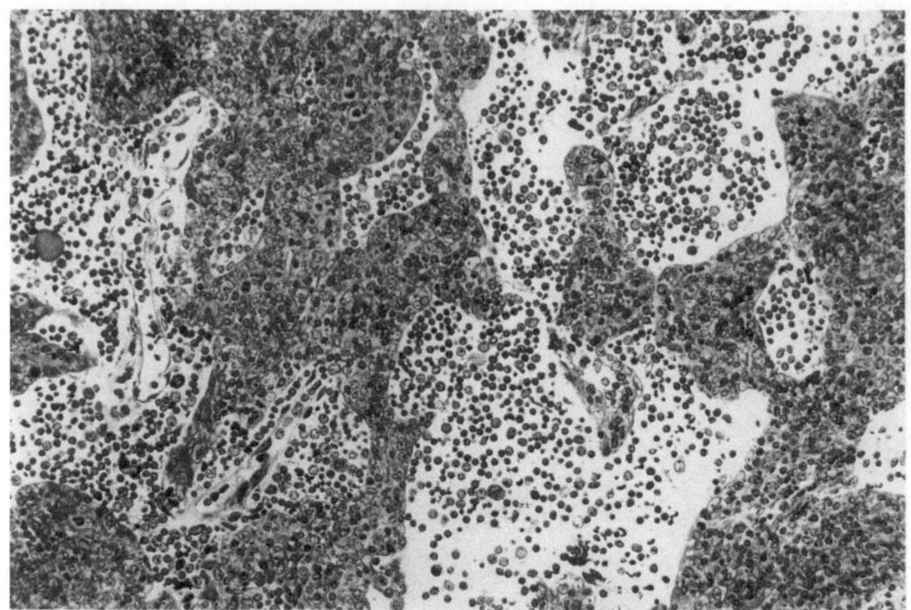

Abb. 89. Kortikales Thymom mit gleichsam kavernös aufgeweiteten perivaskulären Spalträumen, massiv angefüllt mit lymphoiden Rundzellen und makrophagozytären Zellformen. Eponeinbettung, Semidünnschnitt. Toluidinblau, × 230

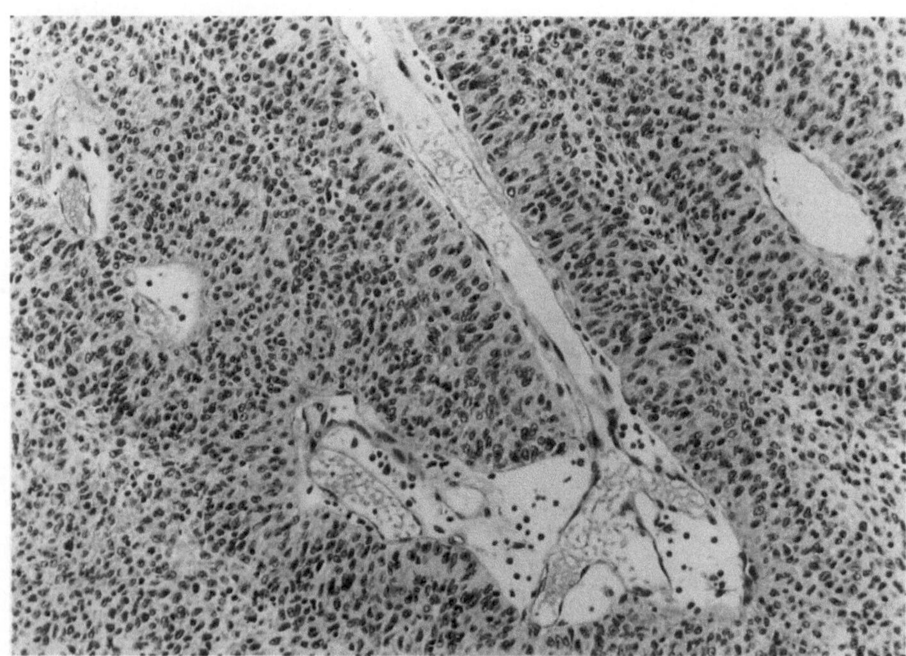

Abb. 90. Teilweise spindelzellig differenziertes Thymom mit kapillarähnlichem Gefäßanschnitt und schmalen perivaskulären Spalträumen. HE, × 150

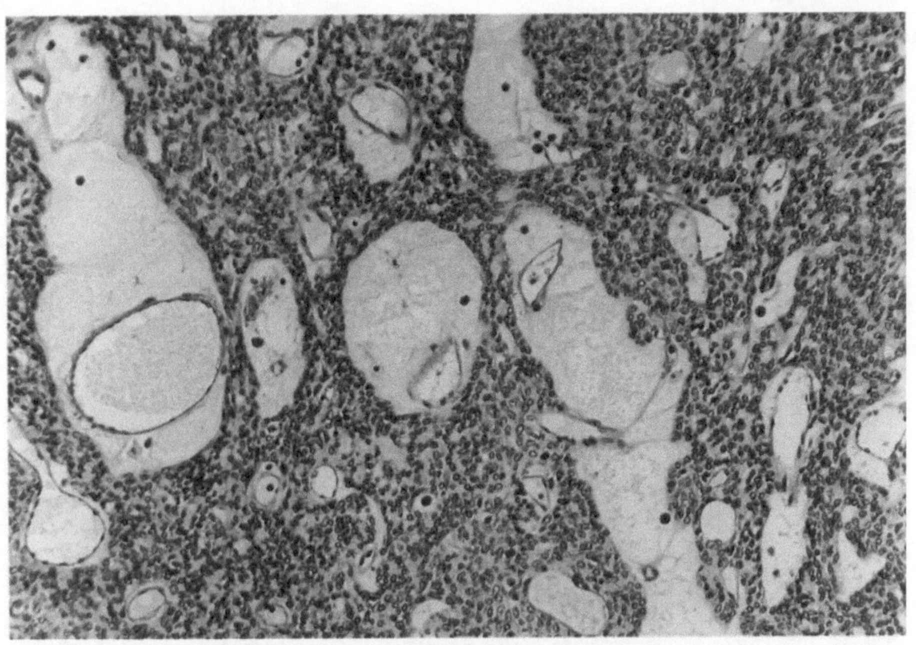

Abb. 91. Thymom mit zahlreichen perivaskulären Spalträumen, angefüllt mit einem kaum anfärbbaren Material (proteinogene Substanzen?). PAS, × 125

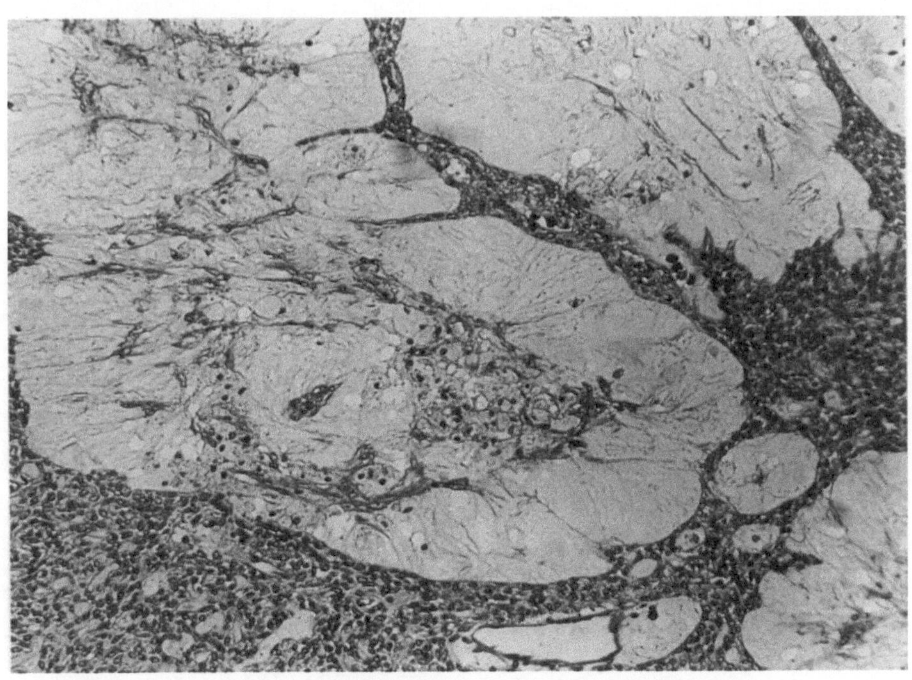

Abb. 92. Thymom mit teilweise fibrosierten perivaskulären Spalträumen. PAS, × 125

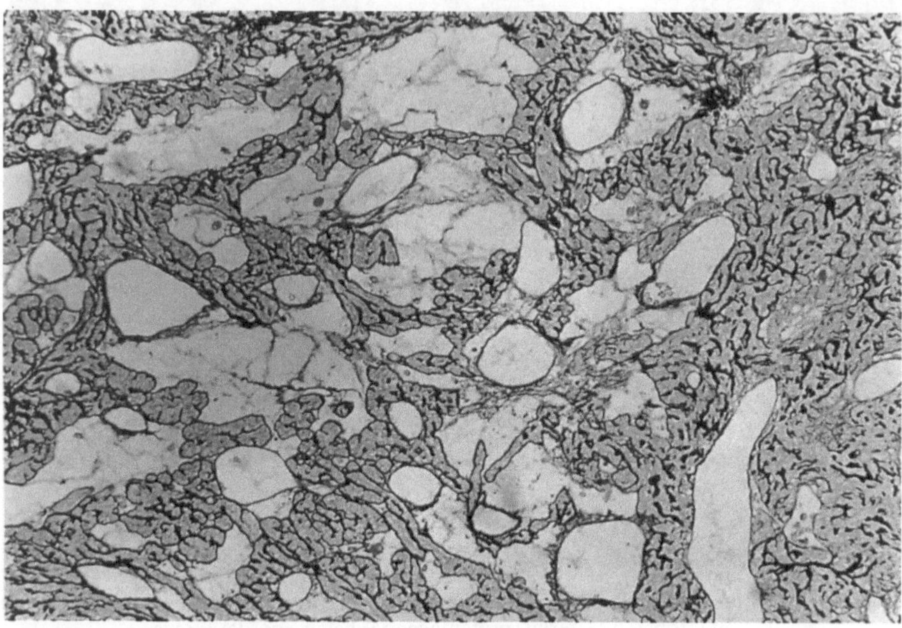

Abb. 93. Thymom mit zahlreichen perivaskulären Spalträumen. Membranmarkierung mit Methenamin-Silber, × 125

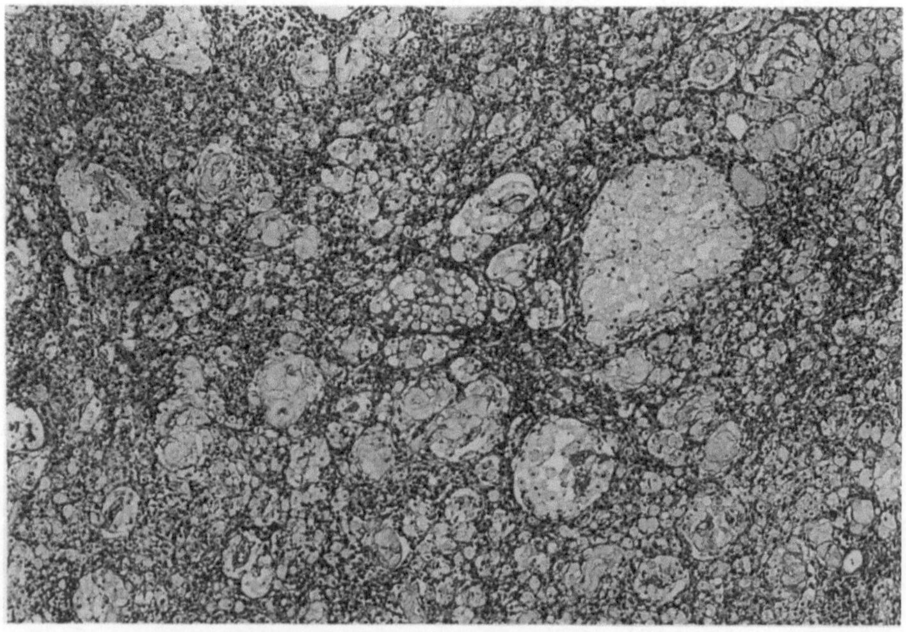

Abb. 94. Ausgeprägte regressive Veränderungen innerhalb eines Thymoms mit zahlreichen histiozytären Schaumzellen. HE, × 120

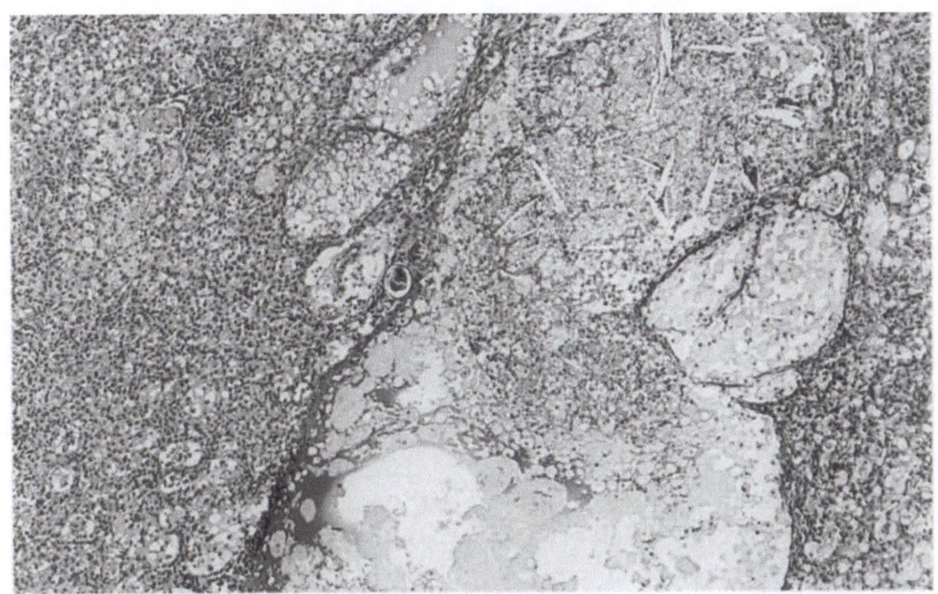

Abb. 95. Hochgradige, teils pseudozystische Regression eines Myasthenie-assoziierten Thymoms. Zahlreiche histiozytäre Schaumzellen sowie cholesterinkristallartige Strukturen. HE, × 80

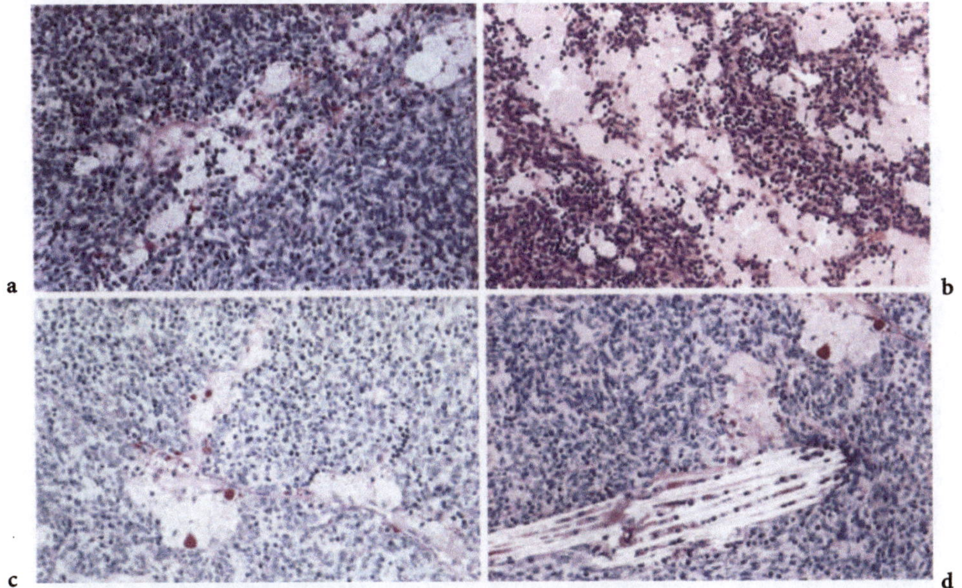

Abb. 96 a – d. Regressive Thymomveränderungen. **a** Ansammlung histiozytärer Schaumzellen. PAS, × 125. **b** Massive Ansammlungen histiozytärer Schaumzellen. HE, × 180. **c** Histiozytäre Schaumzellen mit globoiden, PAS-positiven Einschlüssen. PAS, × 180. **d** Neben histiozytären Schaumzellen nadelartig-kristalloide Strukturen, die an Cholesterinkristalle erinnern. PAS, × 180

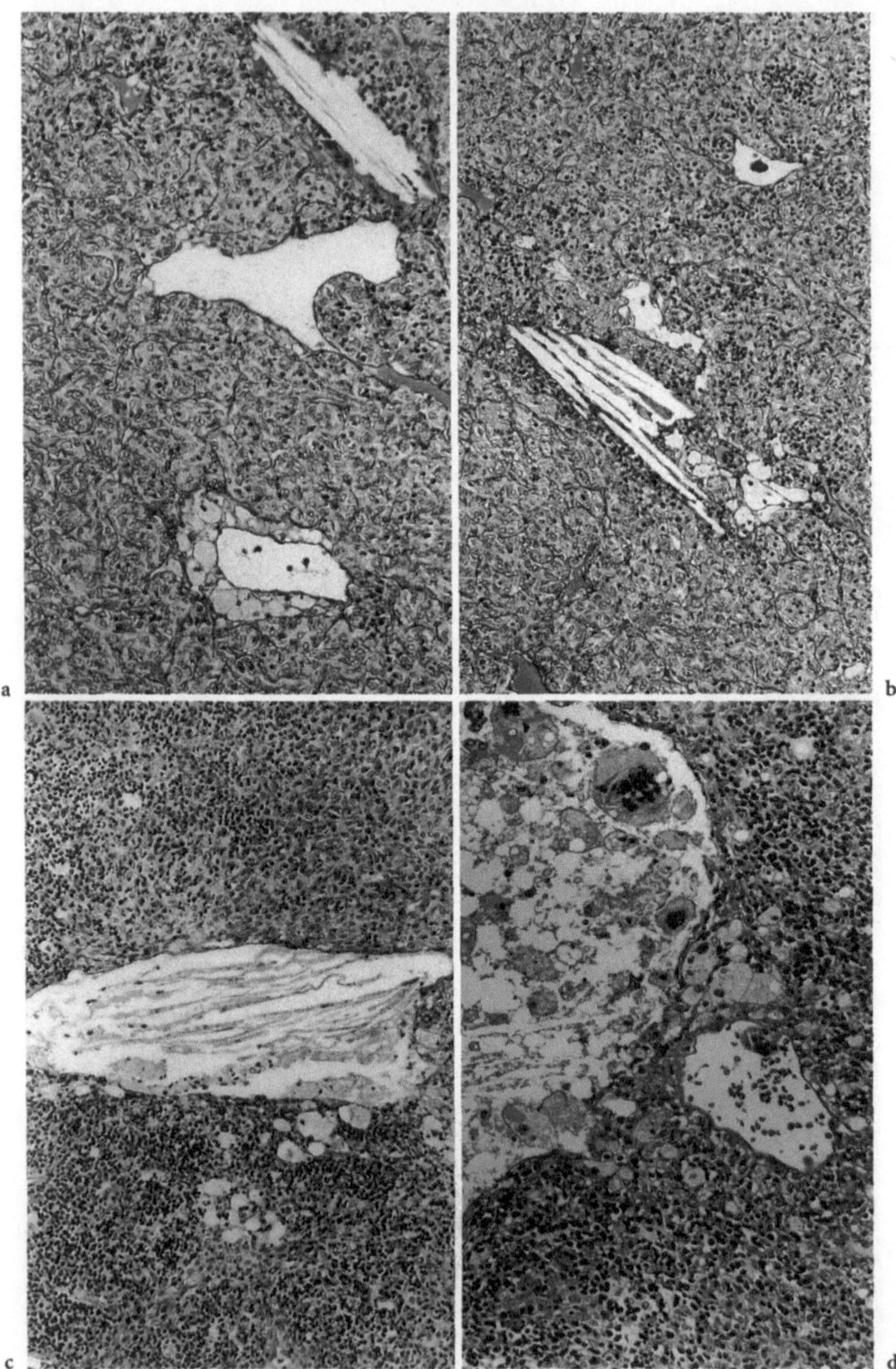

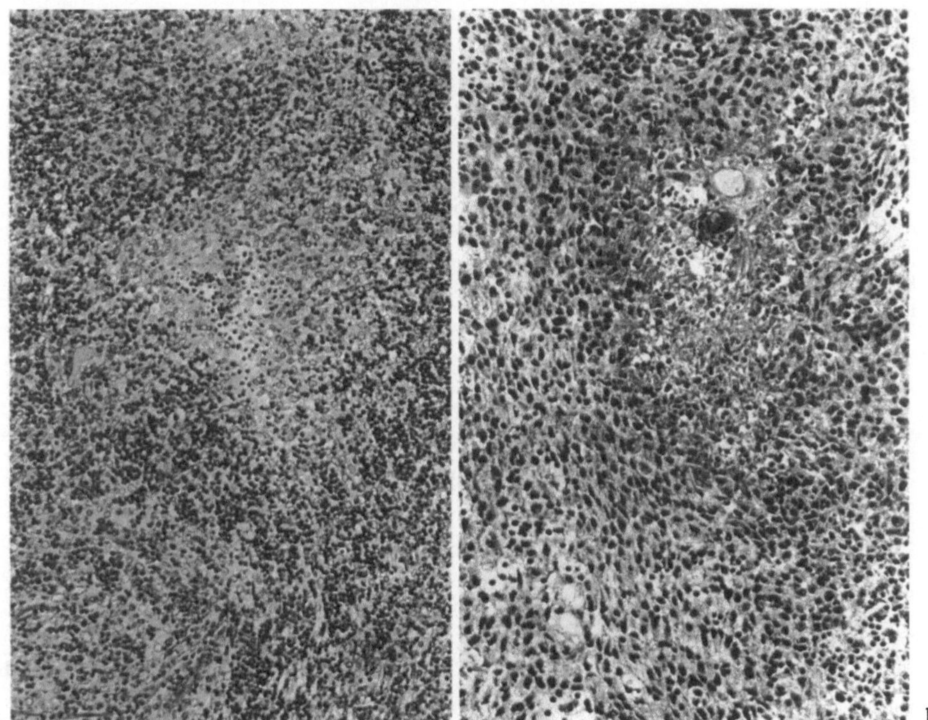

Abb. 98 a, b. Kleinherdige Nekrosezonen innerhalb eines Myasthenie-assoziierten Thymoms (a, b). HE, × 125

spricht den medullären und kortiko-medullären (prädominant medullären) Thymomen in der Klassifikation von MÜLLER-HERMELINK et al. (1985).

Die Tumorzellen sind überwiegend spindelförmig differenziert (spindelzellige Thymome; Abb. 99, 100, 104). Die relativ uniformen, länglich-ovalen Zellkerne enthalten kleine Nukleoli. Man findet einen insgesamt nur schmalen Zytoplasmasaum. Mitosen sind selten. Die Tumorzellen exprimieren unterschiedliche Zytokeratinfilamente (s. unten). Epidermoide Differenzierungsmuster oder den Hassallschen Körperchen ähnliche Strukturen fehlen.

Hinsichtlich der strukturellen Differenzierung findet man überwiegend solide, z. T. aber auch storiforme, hämangioperizytom- und rosettenähnliche, wirbelartige oder auch glanduläre Formationen (Abb. 102). In den glandulären Formationen ist gelegentlich ein PAS-positives Material nachweisbar. Selten sind trianguläre Lobulierungen zu beobachten. Extrazellulär ist nicht selten ein fibrilläres Material nachweisbar. Dabei dürfte es sich z. T. um Fibronektin und Laminin

---

Abb. 97 a – d. Regressive Veränderungen eines teilweise pseudohämangioperizytomtös differenzierten Thymoms. Teils histiozytäre Schaumzellen, teils nadelartig-kristalloide Strukturen (Cholesterin?) (a – c), teils zystische Regressionen mit mehrkernigen Riesenzellen (d). **a, b** Retikulinfaserfärbung nach Pap, × 125. **c, d** PAS, × 125

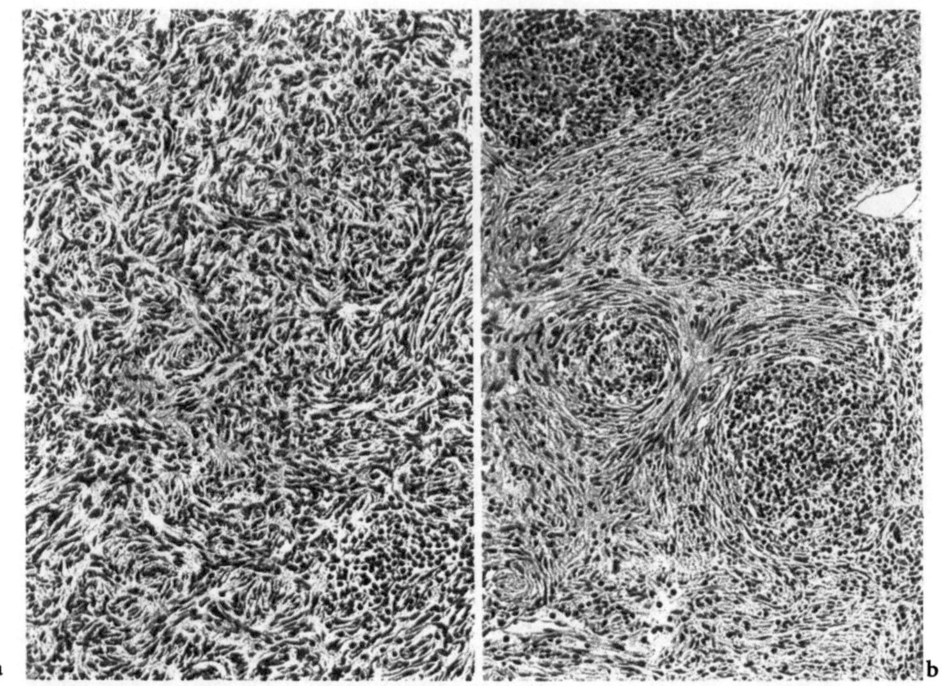

Abb. 99 a, b. Spindelzelliges Thymom mit elongierten Tumorzellen bzw. Zellkernen (**a**), abschnittsweise mit spärlicher lymphozytärer Assoziation (**b**). HE, × 135

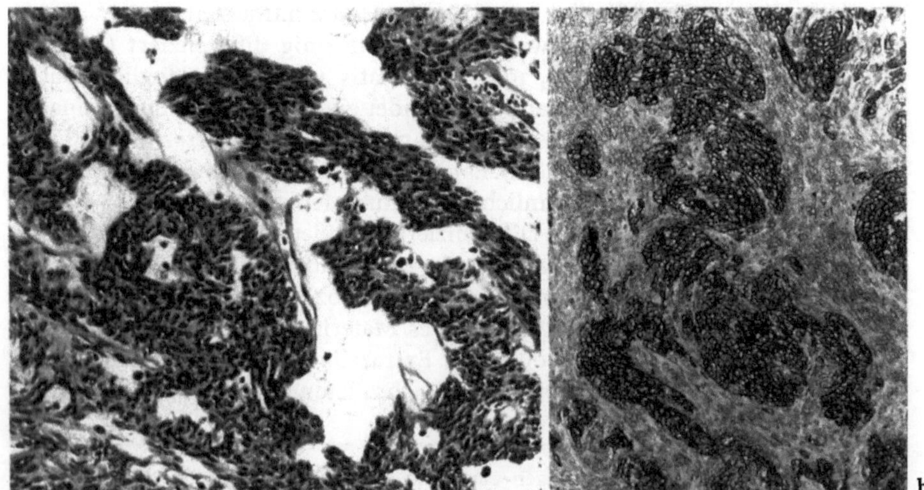

Abb. 100 a, b. Spindelzelliges Thymom mit trabekulären Tumorzellverbänden (**a**) mit positiver Keratinexpression (**b**). **a** HE, × 180. **b** AE 1 + 3, Hämalaun, × 120

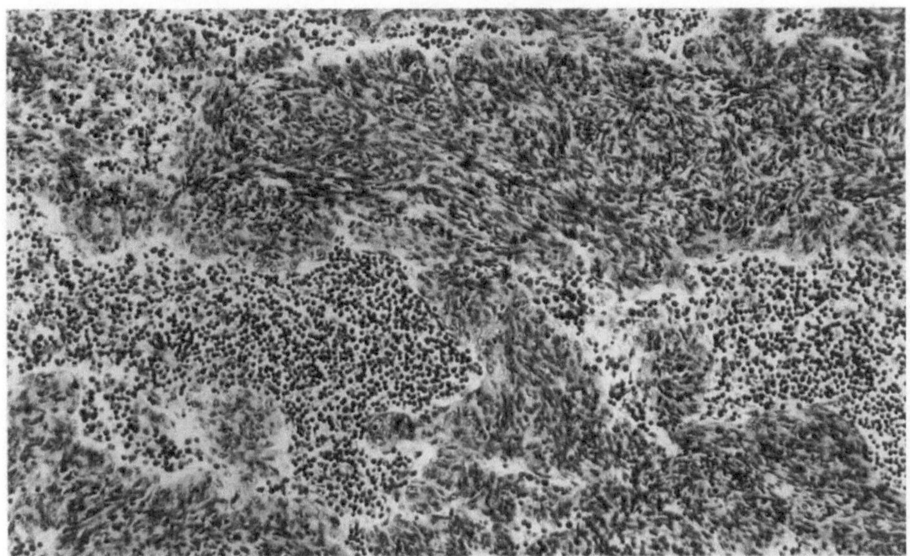

Abb. 101. Spindelzelliges Thymom mit weitgehender Kompartimentierung von epithelialen Tumorzellen und Thymom-assoziierten Lymphozyten. HE, × 90

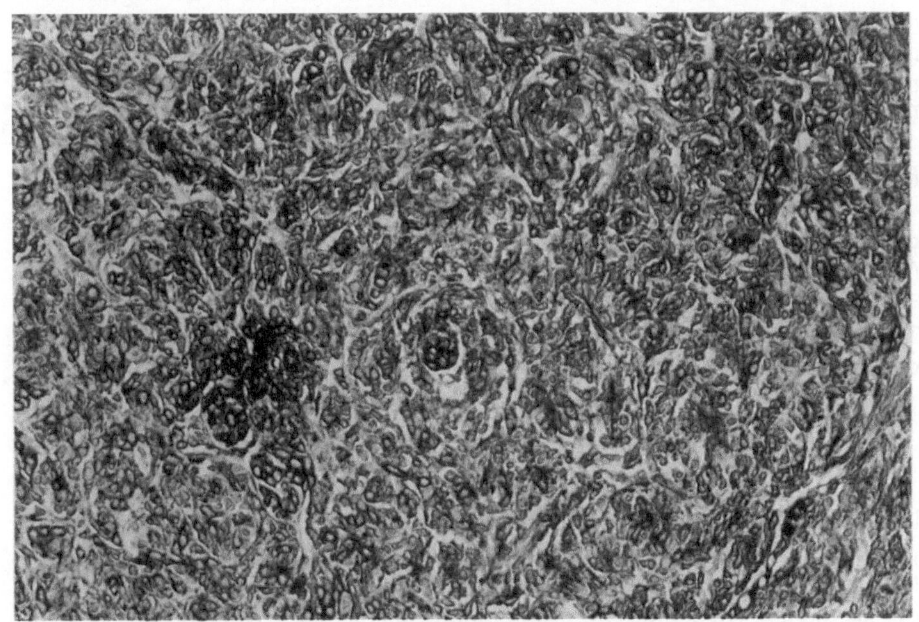

Abb. 102. Spindelzelliges Thymom mit hämangioperizytomähnlichem Wachstumsmuster. HE, × 180

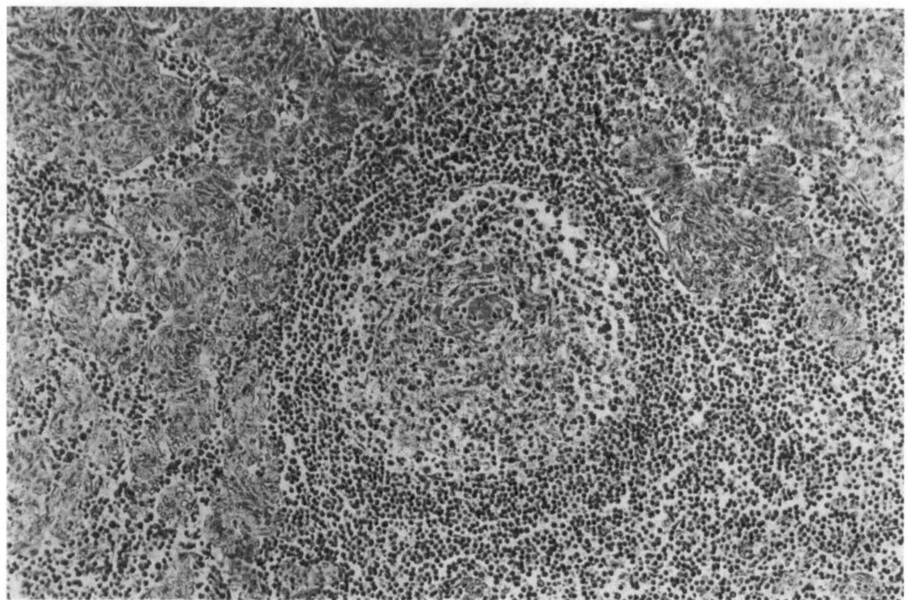

Abb. 103. Spindelzelliges Thymom mit lymphofollikulärer Hyperplasie (keine Thymom-assoziierte Myasthenia gravis). PAS, × 125

handeln (MIZUNO et al. 1990). Das epitheliale Tumorgewebe ist im allgemeinen nur von wenigen und zumeist kleinen (maturen) Lymphozyten mit hyperchromatischen Zellkernen durchsetzt. Sehr viel häufiger findet man eine Kompartimentierung von Tumorgewebe und tumorassoziierten Lymphozyten (Abb. 101). Lymphfollikel findet man bei diesen Thymomen relativ selten (Abb. 103).

Elektronenmikroskopisch (Abb. 104) sind Desmosomen und Intermediärfilamente nachweisbar. Das Zytoplasma ist relativ organellenarm.

Mitunter findet man Cluster von großen, „epitheloiden" Tumorzellen, die phänotypisch den kortikalen Epithelzellen des Thymus vergleichbar sind (= kortiko-medulläre Thymome mit medullärer Prädominanz).

Medulläre Thymome sind im eigenen Material deutlich seltener als corticale Thymome. Noch seltener sind kortikomedulläre Thymome mit medullärer Prädominanz.

10.1.6 Maligne Thymome, Kategorie I (nach LEVINE u. ROSAI 1978)

Die Tumorgruppe ist nach LEVINE und ROSAI (1978) durch minimale zelluläre Atypien, durch Kapseldurchbrüche und lokale Tumorinfiltrationen der parathymischen Gewebsstrukturen sowie durch lymphogene und/oder hämatogene Metastasen im thorakalen Raum definiert. Dieser Gruppe können die *kortikalen Thymome*, die *prädominant kortikalen Thymome* und die *gut differenzierten Thymuskarzinome* in der histogenetischen Klassifikation nach MÜLLER-HERMELINK zugeordnet werden (Tabelle 28).

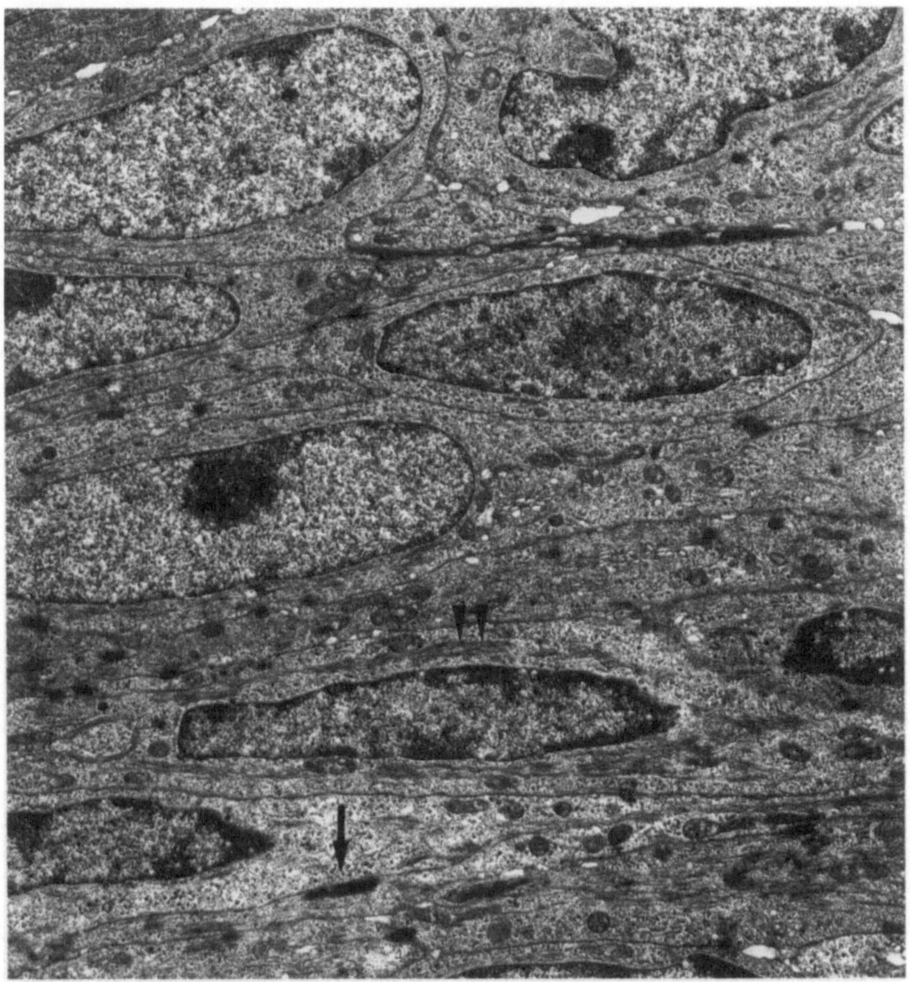

Abb. 104. Spindelzelliges Thymom. Elongierte, z. T. „dachziegelartig" formierte Tumorzellen mit Intermediärfilamenten (*Pfeilspitzen*) und Desmosomen (*Pfeil*). Fixierung: Glutaraldehyd-OsO$_4$. Kontrastierung: Bleizitrat und Uranylazetat, × 7200

Die Tumoren zeigen im allgemeinen eine trianguläre Lobulierung (Abb. 76). In zahlreichen dieser Thymustumoren findet man als gewissermaßen tumortypische und insofern differentialdiagnostisch wichtige Struktur *perivaskuläre Spalträume* (Abb. 88, 89, 106). Im Prinzip unterscheiden sich Thymom-assoziierte perivaskuläre Spalträume hinsichtlich ihrer jeweiligen Begrenzung (Endothelzellen – endotheliale Basalmembran – epitheliale Basalmembran – Epithel- bzw. Tumorzellen) nicht von denjenigen, die man unter orthologischen Bedingungen im Thymus findet (vgl.: S. 68). Die epithelialen Tumorzellen sind z. T. palisadenartig um die perivaskulären Spalträume formiert. Gelegentlich sind die perivaskulären Spalträume gleichsam „kavernös" aufgeweitet und

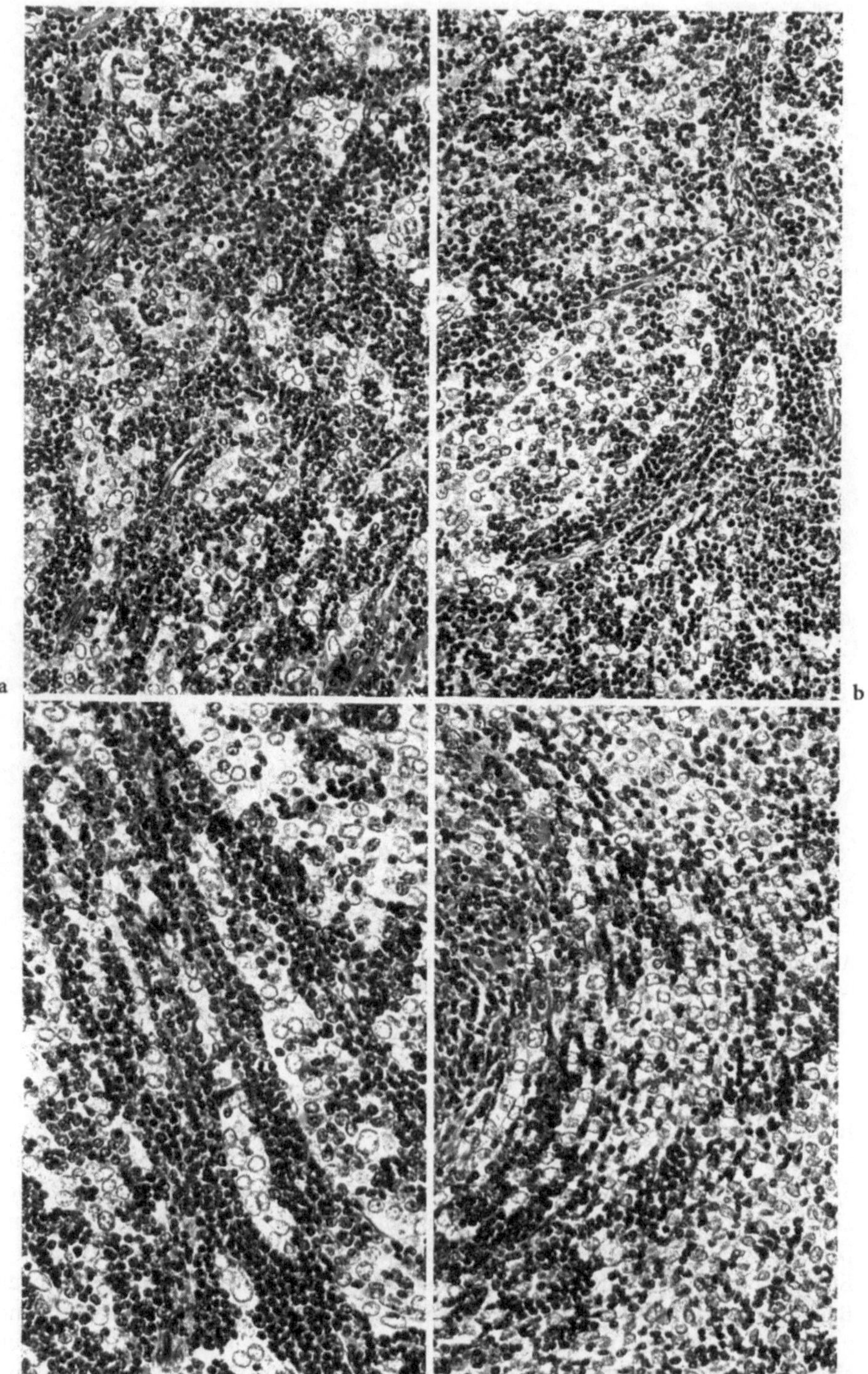

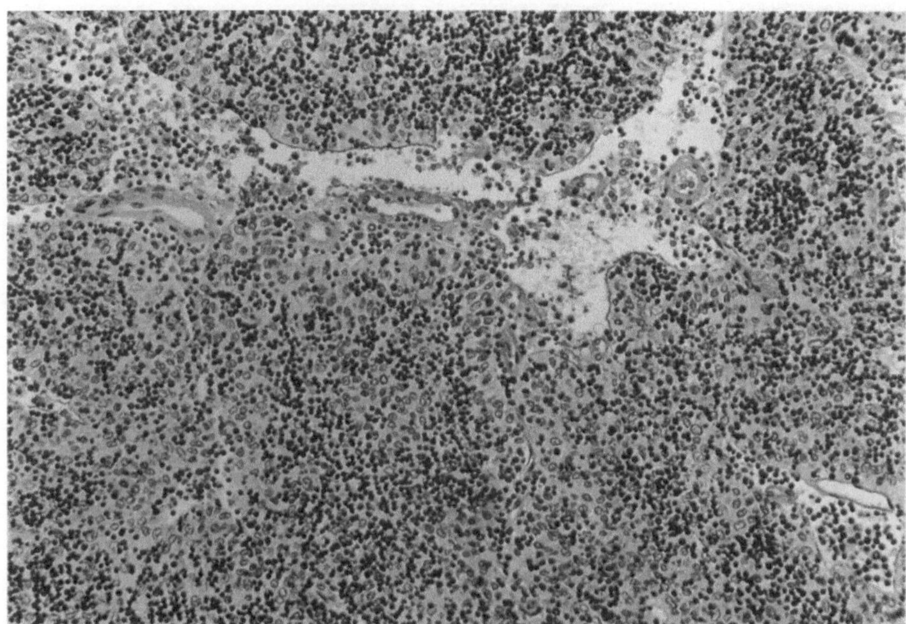

Abb. 106. Kortikales, Myasthenie-assoziiertes Thymom mit deutlich ausgeprägter lymphozytärer Assoziation. Zystisch aufgeweiteter, mit Lymphozyten angefüllter perivaskulärer Spaltraum. Methenamin-Silber, × 120

massiv mit Lymphozyten, Mastzellen, Plasmazellen, PAS-positiven Makrophagen und histiozytären Schaumzellen angefüllt. Gelegentlich enthalten sie ein homogen-flockiges, kaum anfärbbares Material, z. T. sind sie hyalinisiert bzw. fibrosiert. Die Fibrose der perivaskulären Spalträume führt in vielen Fällen auch zu einer Obliteration der zumeist zentral gelegenen Gefäße. In zahlreichen, keineswegs aber in allen Spalträumen ist zwischen endothelialer und epithelialer Basalmembran ein retikulinfaserreiches Netzwerk ausgespannt (Silber-Methenamin-Färbung bzw. Versilberung nach PAP).

Die Tumorzellen sind vergleichsweise groß, wobei die Zellgrenzen lichtmikroskopisch „unscharf" erscheinen (*indistinct cytoplasmic outlines*; Abb. 105). Man gewinnt den Eindruck, als verhielten sich die Tumorzellen zueinander „nicht-kohäsiv". Elektronenmikroskopische (Abb. 110–112) und immunhistologische Untersuchungen indessen zeigen, daß die Tumorzellen durch feine Zytoplasmafortsätze gewissermaßen retikulär verbunden sind. Man findet desmosomale Haftpunkte. Die Tumorzellen enthalten große, vesikuläre Zellkerne mit z. T. prominenten Nukleoli. Regressive Veränderungen sind relativ häufig

◀──

Abb. 105 a – d. Kortikales, Myasthenie-assoziiertes Thymom mit ausgeprägter lymphozytärer Assoziation. Die großen epithelialen Tumorzellen enthalten vesikuläre Zellkerne. In der konventionellen Lichtmikroskopie erscheinen die Zellgrenzen unscharf („*indistinct cytoplasmic outlines*"). PAS, × 200 (**a, b**) bzw. × 320 (**c, d**)

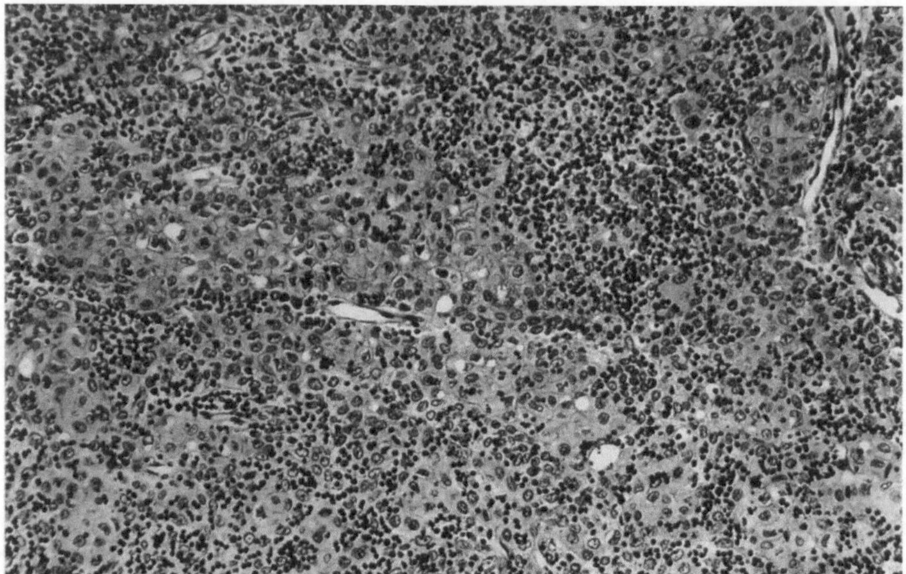

Abb. 107. Kortikales Thymom mit umschriebener epidermoider Differenzierung. PAS, × 240

nachweisbar (vgl.: S. 161). Im allgemeinen findet man bei diesen Thymomen eine ausgeprägte Assoziation teils kleiner, teils großer, blastenartig transformierter (immaturer) Lymphozyten, die immunphänotypisch den kortikalen bzw. subkortikalen Lymphozyten entsprechen (vgl.: S. 58). Pyknotische bzw. apoptotische Lymphozyten sind relativ häufig zu beobachten. Sie werden von histiozytären Zellen („*tingible-body macrophages*") phagozytiert. Dabei kann es in etwa 20 % der Thymome zur Entwicklung eines ausgeprägten „Sternhimmelbildes" („*starry sky pattern*") kommen. In den meisten Thymomen findet man eine sozusagen „innige Durchmischung" von epithelialen Tumorzellen und tumorassoziierten, nicht neoplastischen Lymphozyten. Dabei entstehen z.T. bizarre Bilder hinsichtlich des „lympho-epithelialen Arrangements" (Abb. 105). Im Gegensatz zu den sog. medullären Thymomen sind bei den malignen Thymomen der Kategorie I Tumorzellen und Lymphozyten nie streng separiert. In etwa 10 % sind typische Lymphfollikel nachweisbar, häufig in enger Beziehung zu fibrovaskulären Septen. Sie treten häufiger bei Myasthenie-assoziierten (< 20 %), als bei asyndromatischen Thymomen auf.

Die funktionelle Bedeutung der thymomassoziierten Lymphozyten (Äquivalenzphänomen zum physiologischen *microenvironment, immune surveillance,* reaktiv?) ist keineswegs geklärt.

Epidermoide (Abb. 107, 108) oder auch klarzellige Differenzierungsmuster können immer wieder beobachtet werden, gelegentlich auch Hasallsche Körperchen (Abb. 109).

Gelegentlich findet man Tumorzellnester mit medullärer, d.h. spindelzelliger Differenzierung unter Einschluß CD4+ und CD8+ Lymphozyten [= prä-

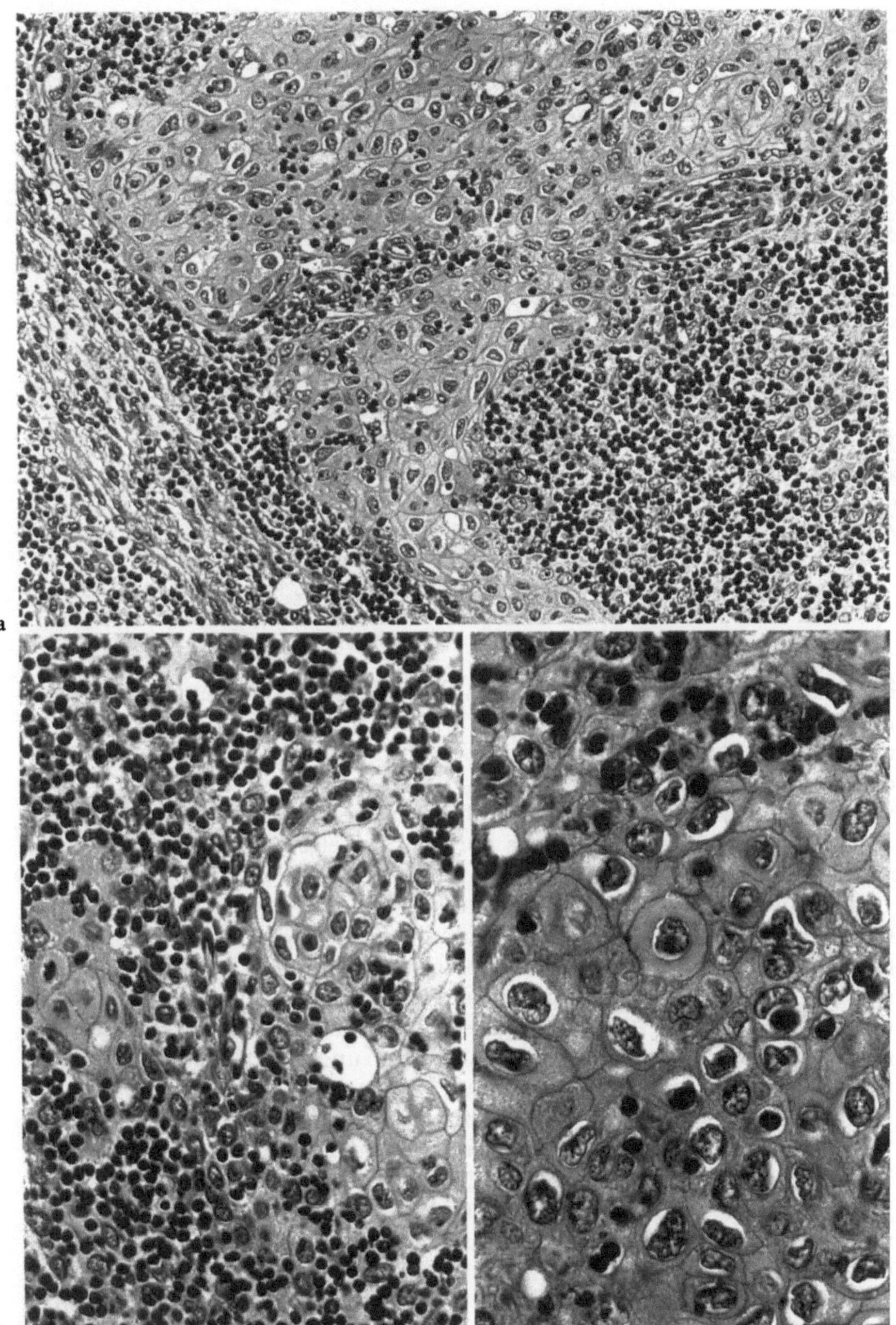

Abb. 108 a – c. Epidermoide Differenzierungsmuster innerhalb eines kortikalen, Myasthenie-assoziierten Thymoms. **a** Übersicht. Papanicolaou-Färbung, × 125. **b, c** Ausschnittsvergrößerungen, × 200 bzw. × 400

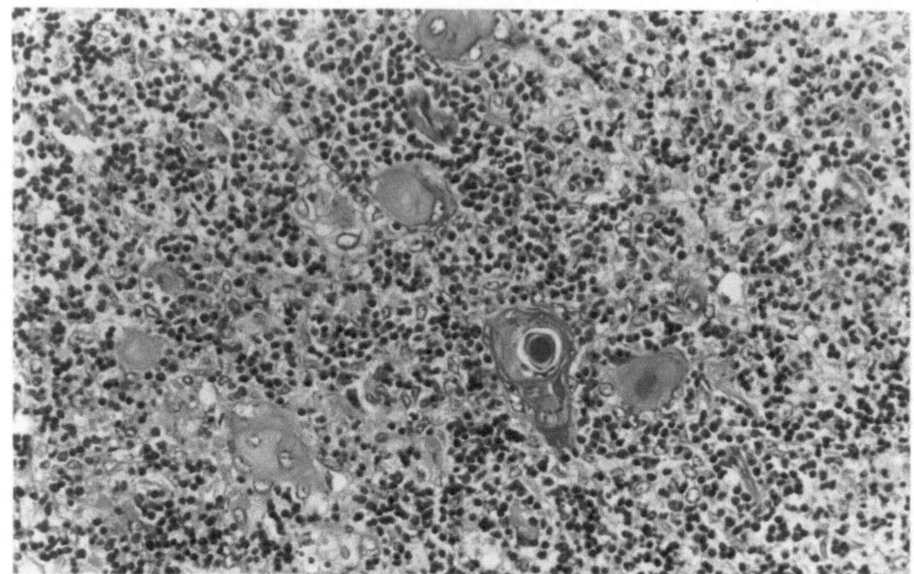

Abb. 109. Kortikales Thymom unter Einschluß Hassallscher Körperchen. HE,×240

dominant kortikaler (organoider) Thymomtyp]. Sie sind unserer Meinung nach nicht identisch mit der erstmals von ROSAI u. LEVINE (1976) beschriebenen medullären Differenzierung unter Einschluß (abortiver) Hassallscher Körperchen (vgl. auch: GROISMAN et al. 1994).

Maligne Thymome der Kategorie I zeigen weitaus häufiger als medulläre Thymome Tumorinfiltrationen des fibrösen Kapselgewebes und des parathymischen Weichgewebes bzw. der angrenzenden Organstrukturen.

1989 und 1992 haben KIRCHNER und MÜLLER-HERMELINK bzw. KIRCHNER et al. einen organotypischen Thymustumor von niedrigem Malignitätsgrad als *gut differenziertes Thymuskarzinom* beschrieben, das hinsichtlich des geringen malignen Potentials der Kategorie I nach LEVINE u. ROSAI (1978) zugeordnet werden kann (Tabelle 28). Allerdings ist die Eigenständigkeit des gut differenzierten Thymuskarzinoms zumindest umstritten und nicht allgemein akzeptiert (KORNSTEIN et al. 1988; KORNSTEIN 1992, 1995, 1997; SHIMOSATO 1994). Das gut differenzierte Thymuskarzinom manifestiert sich im mittleren und höheren Lebensalter [14 bis 76 Jahre in der Serie von KIRCHNER et al. (1992)]. In hohem Prozentsatz ist der Tumor assoziiert mit einer Myasthenia gravis.

KIRCHNER et al. (1992) fanden in über 80% Tumorinfiltrationen das parathymische Weichgewebe und intrathorakale Metastasen. Die Rezidivrate ist relativ hoch.

Der Tumor wächst in soliden und lobulären Formationen, die von breiten und z. T. sklerosierten Bindegewebssepten umgrenzt werden. Entlang der perilobulären Septen und der perivaskulären Spalträume sind die Tumorzellen häufig palisadenförmig angeordnet. Die Tumorzellen sind kleiner als diejenigen

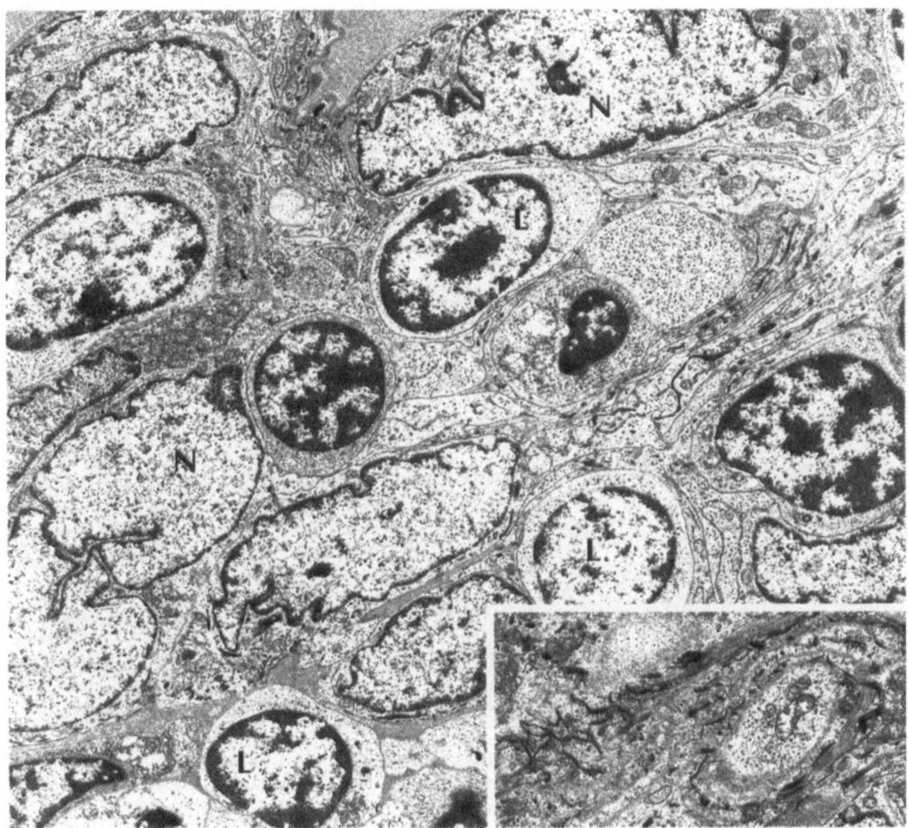

Abb. 110. Kortikales Thymom mit assoziierten Lymphozyten (*L*). Deutlich anisomorphe, z. T. segmentierte Kerne (*N*) der epithelialen Tumorzellen, die durch Desmosomen verbunden sind. *Inset:* Intermediärfilamente vom Zyotkeratintyp. Fixierung: Glutaraldehyd-OsO$_4$. Kontrastierung. Bleizitrat und Uranylazetat, × 7500

kortikaler Thymome. Das Zytoplasma ist vergleichsweise hell, gelegentlich oxyphil, gelegentlich auch deutlich basaphil. Zumindest abschnittsweise findet man Anklänge an basaloide Differenzierungsmuster (Abb. 113, 114). Die rund-ovalen Zellkerne sind unregelmäßig gekerbt. Prominente Nukleoli sind selten zu finden. Mitosen sind immer wieder nachweisbar. Zelluläre Atypien sind nur mäßig entwickelt. Abschnittsweise findet man epidermoide Differenzierungsmuster, jedoch keine Interzellularbrücken. Extrem selten sind fokale Keratinisierungen, die dann an Hassallsche Körperchen erinnern. Offensichtlich sind Kombinationen mit kortikalen Thymomen möglich. Die Tumorzellen der gut differenzierten Thymuskarzinome exprimieren unterschiedliche Zytokeratinfilamente (GROMMISCH et al. 1997; Tabelle 30). Man findet einen konstant negativen Reaktionsfall für Chromogranin, Synaptophysin, Vimentin, GFAP und S-100-Protein (KIRCHNER et al. 1992). Tumorassoziiert sind insgesamt nur wenige Lymphozyten nachweisbar. Dabei handelt es sich im allgemeinen um kleine, mature

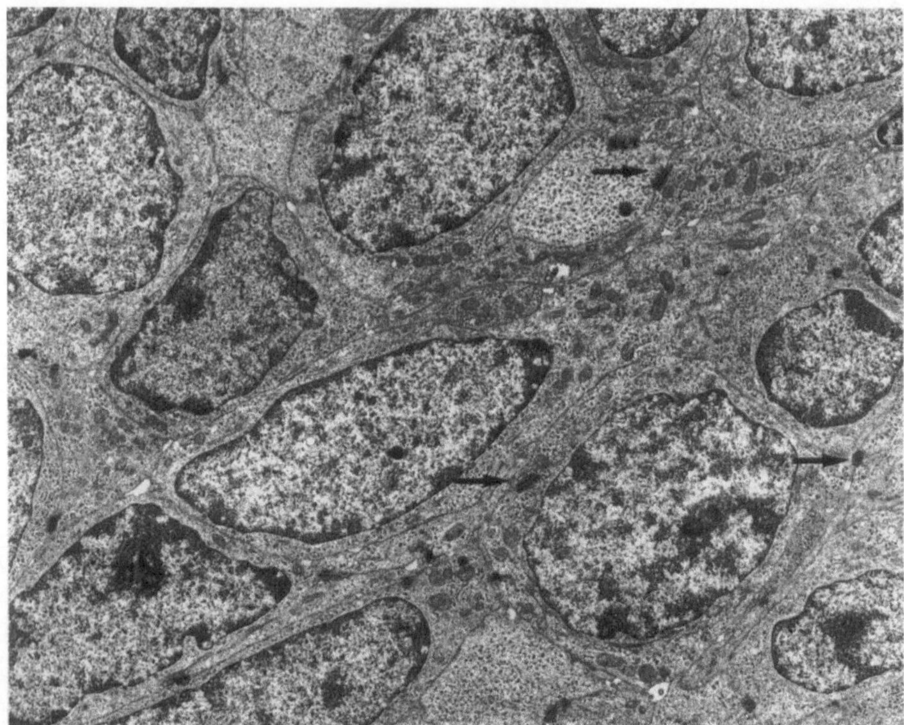

Abb. 111. Kortikales Thymom. Die epithelialen Tumorzellen sind durch desmosomale Haftpunkte verbunden (*Pfeile*). Fixierung: Glutaraldehyd-OsO$_4$. Kontrastierung: Bleizitrat und
Uranylazetat, × 7800

T-Lymphozyten. Extrem selten sind CD20$^+$ B-Lymphozyten nachweisbar, häufiger S-100-Protein positive dendritische Zellen.

10.1.6.1 *Immunhistologische Befunde*

Die inzwischen außerordentlich zahlreichen Untersuchungen zur immunphänotypischen Charakterisierung epithelialer Thymustumoren können im
Rahmen dieses Beitrages auch nicht annähernd berücksichtigt werden. Auf einzelne Befundkonstellationen wird aus differentialdiagnostischen Gründen bei
der Besprechung verschiedener Tumorentitäten hingewiesen (vgl. auch: S. 213,
Anmerkungen zur Diagnose). Aus differentialdiagnostischen Gründen spielen
Zytokeratine eine besondere Rolle.

Erste, vor gut 10 Jahren publizierte Ergebnisse unserer Arbeitsgruppe zum
Zytokeratinprofil epithelialer Thymustumoren sind in Tabelle 31 zusammengefaßt. Auch wenn die Zahl der untersuchten Thymome klein war, haben sich
die Ergebnisse in späteren Untersuchungen dahingehend bestätigt, daß in Thymomen ein außerordentlich komplexes Zytokeratinprofil gefunden wird, das

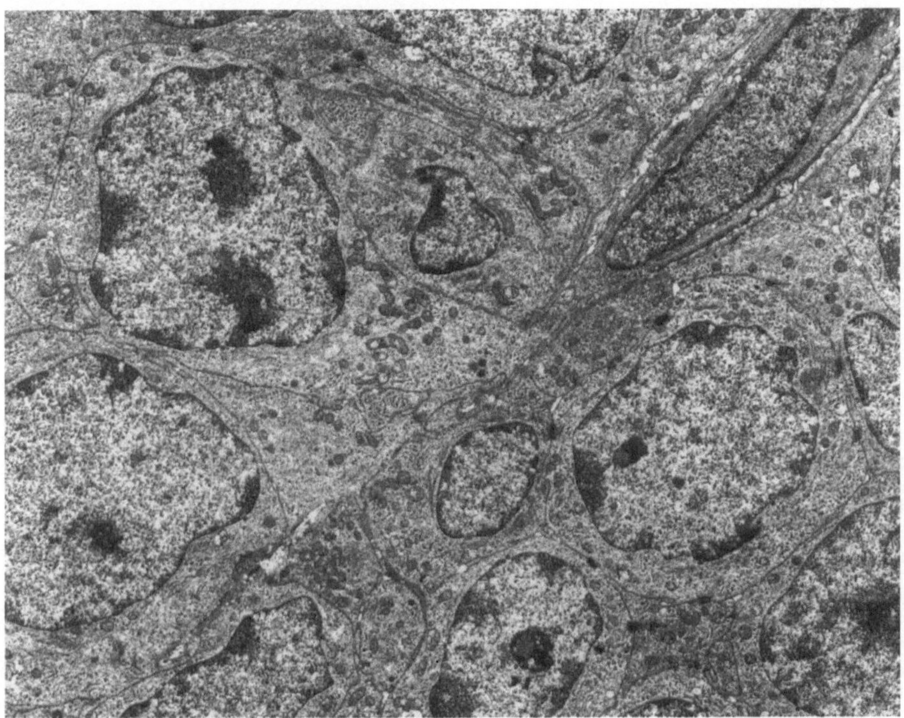

Abb. 112. Kortikales Thymom mit deutlicher Anisomorphie der epithelialen Tumorzellen. Große, z. T. heterochromatische Zellkerne mit prominenten Nukleoli. Fixierung: Glutaraldehyd-OsO₄. Kontrastierung: Bleizitrat und Uranylazetat, × 7800

sich allerdings den Epithelzonen des normalen Thymus nicht zwanglos zuordnen läßt (OCHS et al. 1986; HOFMANN et al. 1989; GROMMISCH et al. 1997).

Alle Thymome koexprimieren *einfach-epitheliale* (CK 8, 18, 19) und *stratifizierungsspezifische* Zytokeratine, vor allem CK 5, 14, 15, 17. Die Hälfte der sog. kortikalen Thymome zeigte eine Prädominanz von CK 5 und 15, während 5/9 der medullären Thymome eine Prädominanz von CK 14 zeigte. Eine fokale Expression von CK 6 ist offenbar typisch für kortikale Thymome. Epitheliale Tumorzellen im Randbereich von zystischen Strukturen exprimieren vor allem CK 4, 7 und 13. Medulläre Differenzierungsmuster werden gewöhnlich begleitet von einem Shift zu stratifizierungsspezifischen Zytokeratinen.

Generell ist festzuhalten, daß sich das Zytokeratinprofil nicht nur komplex, sondern auch außerordentlich variabel innerhalb eines Tumors und von Fall zu Fall darstellt. Man findet zudem unterschiedliche Reaktionsintenstitäten. Die in der Literatur z. T. diskrepanten Immunprofile dürften einerseits durch den Einsatz unterschiedlicher Antikörper, durch verschiedene Untersuchungstechniken, andererseits aber auch durch ein unterschiedliches Aufarbeitungsverfahren (*sampling error*) bedingt sein. Die Daten demonstrieren allenfalls eine teilweise Korrelation zwischen bestimmten Zytokeratinmustern und den histo-

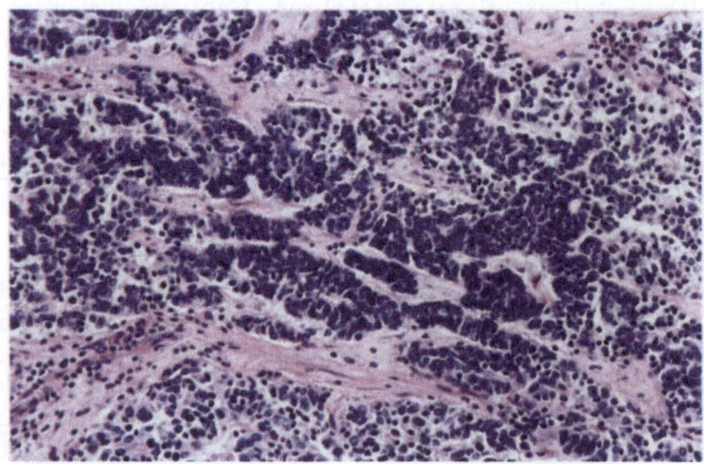

Abb. 113 a, b. Gut differenziertes Thymuskarzinom. **a** Epitheliale Tumorzellen mit deutlicher Anisonukleose. Nur wenige Lymphozyten. PAS, × 200. **b** Perivaskulärer Spaltrum, der durch eine angedeutete Palisadenstellung der Tumorzellen begrenzt wird. Innerhalb des perivaskulären Spaltraumes Lymphozyten und PAS-positive Makrophagen. PAS, × 200

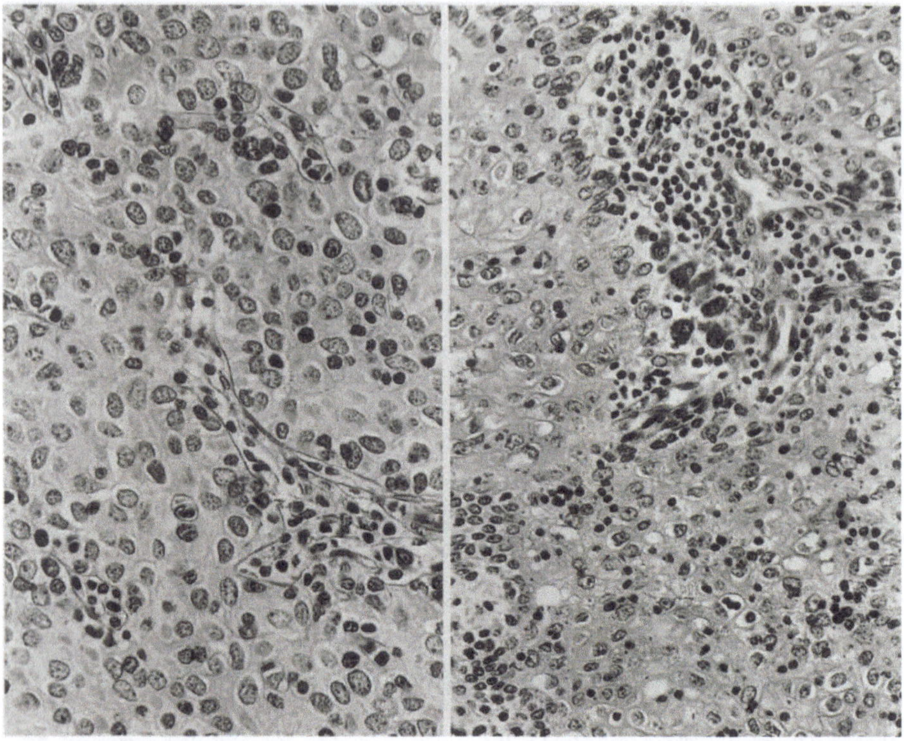

Abb. 114. Gut differenziertes Thymuskarzinom mit zumindest andeutungsweise basaloidem Differenzierungsmuster, durchzogen von unterschiedlich breiten Bindegewebssepten. PAS, × 280 (Originalvergrößerung)

Tabelle 30. Zytokeratinexpression in epithelialen Thymustumoren (GROMMISCH et al. 1998)

	Gut differenziertes Thymuskarzinom	Kortikales Thymom	Prädominantes kortikales Thymom	Gemischtes Thymom	Medulläres Thymom
Einfache epitheliale Zytokeratine					
CK7 0%[a]	0/2[b]	8/12	2/2	2/5	3/9
1%– 20%	2/2	4/12	0/2	3/5	6/9
21%– 60%	0/2	0/12	0/2	0/5	0/9
61%–100%	0/2	0/12	0/2	0/5	0/9
CK8 0%	0/3	0/12	0/2	0/5	0/9
1%– 20%	0/3	0/12	0/2	0/5	0/9
21%– 60%	0/3	3/12	0/2	0/5	0/9
61%–100%	3/3	9/12	2/2	5/5	9/9
CK18 0%	0/3	0/12	0/2	0/5	0/9
1%–20%	0/3	6/12	0/2	0/5	0/9
21%–60%	0/3	5/12	1/2	1/5	3/9
61%–100%	3/3	1/12	1/2	4/5	6/9
CK19 0%	0/3	0/12	0/2	0/5	0/9
1%– 20%	0/3	0/12	0/2	0/5	0/9
21%– 60%	0/3	0/12	0/2	0/5	0/9
61%–100%	3/3	12/12	2/2	5/5	9/9
CK20 0%	1/2	11/12	0/2	4/5	8/9
1%– 20%	1/2	1/12	2/2	1/5	1/9
21%– 60%	0/2	0/12	0/2	0/5	0/9
61%–100%	0/2	0/12	0/2	0/5	0/9

[a] Geschätzter Prozentsatz immunhistologisch gefärbter epithelialer Tumorzellen.
[b] Anzahl der Fälle/Gesamtzahl der untersuchten Fälle.

Tabelle 30 (Fortsetzung)

	Gut differenziertes Thymuskarzinom	Kortikales Thymom	Prädominantes kortikales Thymom	Gemischtes Thymom	Medulläres Thymom
Geschichtete epitheliale Zytokeratine					
CK1 0%	3/3	12/12	1/2	4/5	9/9
1%– 20%	0/3	0/12	1/2	1/5	0/9
21%– 60%	0/3	0/12	0/2	0/5	0/9
61%–100%	0/3	0/12	0/2	0/5	0/9
CK4 0%	1/3	8/12	1/2	3/5	5/9
1%– 20%	1/3	4/12	1/2	2/5	4/9
21%– 60%	1/3	0/12	0/2	0/5	0/9
61%–100%	0/3	0/12	0/2	0/5	0/9
CK5 0%	0/3	1/12	0/2	0/5	0/9
1%– 20%	0/3	0/12	0/2	1/5	2/9
21%– 60%	1/3	5/12	1/2	2/5	5/9
61%–100%	2/3	6/12	1/2	2/5	2/9
CK6 0%	0/3	2/11	0/1	2/5	5/9
1%– 20%	2/3	6/11	0/1	3/5	4/9
21%– 60%	1/3	3/11	1/1	0/5	0/9
61%–100%	0/3	0/11	0/1	0/5	0/9
CK10 0%	0/3	8/11	2/2	3/5	9/9
1%– 20%	3/3	3/11	0/2	2/5	0/9
21%– 60%	0/3	0/11	0/2	0/5	0/9
61%–100%	0/3	0/11	0/2	0/5	0/9

Tabelle 30 (Fortsetzung)

	Gut differenziertes Thymuskarzinom	Kortikales Thymom	Prädominantes kortikales Thymom	Gemischtes Thymom	Medulläres Thymom
Geschichtete epitheliale Zytokeratine					
CK13 0%	1/3	9/12	2/2	4/5	5/9
1%– 20%	2/3	3/12	0/2	1/5	4/9
21%– 60%	0/3	0/12	0/2	0/5	0/9
61%–100%	0/3	0/12	0/2	0/5	0/9
CK14 0%	0/3	1/12	0/2	0/5	0/9
1%– 20%	2/3	8/12	1/2	2/5	1/9
21%– 60%	1/3	1/12	0/2	0/5	3/9
61%–100%	0/3	2/12	1/2	3/5	5/9
CK15 0%	0/3	2/12	0/2	0/5	3/9
1%– 20%	2/3	0/12	0/2	3/5	3/9
21%– 60%	0/3	6/12	1/2	1/5	2/9
61%–100%	1/3	4/12	1/2	1/5	1/9
CK17 0%	0/3	2/12	0/2	1/5	0/9
1%– 20%	1/3	6/12	2/2	3/5	3/9
21%– 60%	1/3	4/12	0/2	1/5	4/9
61%–100%	1/3	0/12	0/2	0/5	2/9

Tabelle 31. Thymome: Immunphänotypische Charakterisierung der epithelialen Tumorzellen
durch monoklonale Antikörper (mAK)

Fallzahl	mAK				Typ
	KL1	AE 1+3	BG3C8 RFD-4	T2/30	
7	+	+	+	–	Medullär
7	+	+	–	+	Kortikal
19	+	+	+	+	(Immun-)histologisch nicht oder nicht eindeutig klassifizierbar

Untersuchungen mit diversen Zytokeratinpolypeptiden (vgl. dazu auch Tabelle 6) zeigen, daß in
epithelialen Thymustumoren praktisch immer alle epithelspezifischen Intermediärfilamente
vom Zytokeratintyp exprimiert werden, allerdings in unterschiedlicher Antigendichte und
innerhalb der jeweiligen Tumoren bemerkenswert heteromorph (vgl. hierzu auch Tabelle 30).

logischen Thymomtypen der sog. histogenetischen Klassifikation (vgl. hierzu
auch: Tabelle 5).

FUKAI et al. (1993) fanden in nahezu allen Thymomen die Zytokeratine 8, 13,
16 und 19. Zytokeratin 13 soll häufiger in kortikalen als in medullären Thymomen und Zytokeratin 18 soll besonders intensiv in Thymuskarzinomen nachweisbar sein.

In unterschiedlichem Prozentsatz zeigen die epithelialen Tumorzellen einen
positiven Reaktionsausfall unter anderem für *EMA* (Epitheliales Membran-
Antigen), *Leu-7* (CD57), A_2B_5, einem Komplex neuronaler Ganglioside, für *HLA-
DR* (CHAN et al. 1984; MIKTAR et al. 1984; SAVINO et al. 1984; KODAMA et al. 1986;
ROSAI 1987; KORNSTEIN et al. 1988). FUKAI et al. (1992), HISHIMA et al. (1994) und
BEREZOWSKI et al. (1996) fanden auf epithelialen Tumorzellen, vor allem bei
Thymuskarzinomen, einen positiven Reaktionsausfall für *CD5* und *CD10*. Die im
Randbereich mikrozystisch-glandulärer Strukturen gelegenen Tumorzellen
exprimieren nach Untersuchungen von MATSUNO et al. (1989) die *sekretorische
Komponente (SC)*.

Wiederholt wurden in epithelialen Tumorzellen verschiedene Thymushormone, wie *Thymulin, Thymosin β-1* und *β-3* nachgewiesen (HAYNES 1984;
SAVINO et al. 1985; HIROKAWA et al. 1988; GIRAUD et al. 1990; vgl. auch S. 71: „The
thymic microenvironment").

Die zahlreichen Untersuchungen zur immunphänotypischen Charakterisierung der Thymom-assoziierten Lymphozyten lassen sich dahingehend zu-
sammenfassen, daß es sich überwiegend um immunphänotypisch *heterogene
T-Lymphozyten* handelt (z. B.: CHAN et al. 1984; KORNSTEIN et al. 1985; VAN DER
KWAST et al. 1985; Müller-HERMELINK et al. 1985; SATO et al. 1986; EIMOTO et al.
1986; ITO et al. 1988; HOFMANN et al. 1989). Überwiegend handelt es sich um
T-Lymphozyten, die immunphänotyisch den kortikalen Thymozyten entsprechen (LAURIOLA et al. 1981; CHILOSI et al. 1984; MOKHTAR et al. 1984; TAKACS
et al. 1987). Die Thymom-assoziierten Lymphozyten zeigen unter anderem fol-

genden positiven Reaktionsausfall: *TdT, CD3, CD4, CD6, CD8, CD10, Leu1, Leu2a, Leu3a, Leu5, Leu6, Leu M₃, Lyt 3, 2A1* und *T200* (MOKHTAR et al. 1984).

So wie die epithelialen Tumorzellen ein häufig heterogenes Immunprofil zeigen, findet man innerhalb eines Thymoms oft auch ein heterogenes Immunprofil der Thymom-assoziierten Lymphozyten (PALESTRO et al. 1990; GIRAUD et al. 1990).

Selten findet man Thymom-assoziiert B-Lymphozyten, häufiger S-100-positive dendritische Retikulumzellen und sog. *„asteroide"*, CD20+ Zellen, die z.T. auch Zyotkeratine exprimieren und den follikulären dendritischen Retikulumzellen zugeordnet werden müssen (KORNSTEIN u. KAY 1990; TAUBENBERGER et al. 1991; CHILOSI et al. 1992).

Neuron-spezifische Enolase (KORNSTEIN et al. 1988) und verschiedene *Neurofilamente* [NF-L, NF-H (MARX et al. 1992; GROMMISCH et al. 1997)] werden inkonstanat und in nur wenigen Tumorzellen exprimiert. Befunde zum Nachweis des *carcinoembyonalen Antigens* (CEA) in epithelialen Tumorzellen sind widersprüchlich (KORNSTEIN 1995).

Innerhalb der extrazellulären Matrix wurden bei medullären Thymomen *Fibronectin* und *Laminin* gefunden, die bei corticalen Thymomen nur im septalen Bindegewebe und innerhalb der perivaskulären Spalträume nachweisbar sind (MIZUNO et al. 1990).

10.1.6.2 *Prognose*
Prognostische Faktoren

Die zahlreichen Thymomklassifikationen (vgl. Tabelle 22) waren immer auch prognostisch orientiert. Versuche einer prognostischen Wertung allein aufgrund histologischer Kriterien führten gelegentlich zu einer sehr weitgehenden Untergliederung der thymogenen Geschwülste. Andererseits ist wiederholt darauf hingewiesen worden, daß das „maligne Potential" eines epithelialen Thymustumors, abgesehen von den Thymuskarzinomen, allein aufgrund histologischer Kriterien im Einzelfall nicht zweifelsfrei zu kalkulieren sei. Insofern sei es unter klinischen Aspekten sinnvoller, so die Argumentation nicht weniger Autoren, lediglich zwischen nichtinvasiven und invasiven Thymomen zu unterscheiden (Literatur: OTTO 1984).

In multivariaten Analysen größerer Tumorkollektive hat sich wiederholt gezeigt, daß das *Tumorstadium* (z.B. nach MASAOKA, s. unten) der entscheidende prognostische Faktor hinsichtlich der Manifestation von Tumorrezidiven ist (BLUMBERG et al. 1995). Bezüglich der Überlebenszeiten spielen als prädiktive Faktoren darüber hinaus die *Tumorgröße*, die *Histologie* und das *Ausmaß der chirurgischen Resektion* eine Rolle (BLUMBERG et al. 1995). Das Lebensalter und Thymom-assoziierte, parathymische Syndrome scheinen keine, zumindest keine eindeutige prognostische Relevanz zu besitzen.

Die in größeren Untersuchungsserien mitgeteilten prognostischen Daten sind in Tabelle 32 zusammengefaßt.

Tabelle 32. Thymome: Follow-up-Daten aus 4 größeren klinisch-pathologischen Studien

Erstautor	Anzahl der Fälle	Histologie Klassifikation	Stadium vs. Metastasen und Lokalrezidiven	Überlebensrate
LEWIS (1987)	283 (46% MG) (40 Jahre laufende) Studie)	25% epithelial 43% gemischtzellig 25% lymphozytisch 6% spindelzellig Thymuskarzinome ausgeschlossen	32% der Tumoren makroskopisch und histologisch invasiv 5% der invasiven Tumoren metastasierten 12% der nichtinvasiven Tumoren rezidivierten 28% der invasiven Tumoren rezidivierten	5-Jahres Überlebensrate: Insgesamt: 67% 75% bei nichtinvasiven Tumoren 50% bei invasiven Tumoren Vorwiegend beim epithelialen Typ zeigte sich eine geringere Überlebensrate Unabhängige prognostische Faktoren: 1. Invasion (am wichtigsten) 2. Alter < 30 Jahre 3. Klinische Symptome 4. Unvollständige Resektion
KORNSTEIN (1988)	100 (78 mit Follow-up) (47% MG) (24 Jahre laufende Studie)	16% epithelial 34% gemischtzellig 31% lymphozytisch 14% spindelzellig 5% Karzinome 18% kortikal 32% medullär 45% gemischtzellig kortikal-medullär	58% der Tumoren makroskopisch und histologisch invasiv 3% der invasiven Tumoren metastasierten 0% der nichtinvasiven Tumoren rezidivierten 33% der invasiven Tumoren rezidivierten	5-Jahres Überlebensrate: Insgesamt: 70% (67% überlebten ohne Rückfälle) 67% bei nichtinvasiven Tumoren (100% überlebten ohne Rückfälle) 86% im Stadium II (58% überlebten ohne Rückfälle) 69% im Stadium III (53% überlebten ohne Rückfälle) Unabhängige prognostische Faktoren: 1. Invasion 2. unvollständige Resektion Patienten mit MG hatten eine signifikant geringere Rückfallrate

VERLEY (1985)	200 (181 mit Follow-up) (52 % MG) (27 Jahre laufende Studie)	33 % epithelial (inkl. gemischt-zelliger und epithelialer Typ) 30 % lymphozytisch 30 % spinelzellig/ ovalär (ohne Lymphozyten) 7 % undifferenziert epithelial (Karzinom)	33 % makroskopisch oder histologisch invasiv 7 % der invasiven Tumoren mit Fern-metastasen 5 % der nichtinvasiven Tumoren rezidivierten 28 % der invasiven Tumoren rezidivierten	5-Jahres-Überlebensrate Insgesamt: 60 % 85 % bei nichtinvasiven Tumoren 50 % bei invasiven Tumoren Undifferenzierter epithelialer Typ mit niedrigerer Überlebensrate Differenzierter epithelialer Typ mit niedriger Überlebensrate als beim lymphozytischen oder spindel-zelligen Typ Keine Auswirkungen bei MG Spindelzellige und lymphozytische Thymome schienen weniger invasiv zu sein; wenn sie invasiv waren, verhielten sie sich wie epitheliale Thymome
MAGGI (1986, 1991)	241 (234) mit Follow-up) (67 % MG) (29 Jahre laufende Studie)	62 % epithelial (vom gemischt-zelligen und epithelialen Typ) 28 % lymphozytisch 7 % spindelzellig ohne Lympho-zyten 3 % Karzinome	45 % makroskopisch oder histologisch invasiv (gemäß MASAOKA et al.) 2 % der nichtinvasiven Tumoren rezidivierten 20 % der invasiven Tumoren rezidivierten	5-Jahres-Überlebensrate: Insgesamt: 81 % 89 % bei nichtinvasiven Tumoren 71 % bei invasiven Tumoren (Stadium II oder III) 59 % bei invasiven Tumoren mit intrathorakaler Dissemination (Stadium IVa) Spindelzelliger, lymphozytischer und epithelialer Typ hatten die gleiche Überlebensrate; undifferenzierte Tumoren mit ungünstigerer Prognose Bessere Überlebensrate bei Patienten mit MG, schlechtere bei anderen Autoimmunkrankheiten Höhere Überlebensrate bei kompletter Resektion als bei subtotaler Resektion oder Biopsie

MG: Myasthenia gravis

Histologie

Die in der Literatur mitgeteilten Daten zur prognostischen Relevanz der verschiedenen histologisch definierten Thymomtypen sind widersprüchlich (z. B.: PAN et al. 1994; DAWSON et al. 1994). Unter Zugrundelegung der sog. traditionellen Klassifikation (z. B.: LEWIS et al. 1987) fanden beispielsweise VERLEY u. HOLLMANN (1985) und LEWIS et al. (1987) bei den prädominant epithelialen Thymomen die schlechteste Prognose, während andere Autoren bei Thymomen mit ausgeprägter lymphozytärer Assoziation (*„mixed lymphocytic and epithelial"*) die schlechteste Prognose fanden (z. B.: MAGGI et al. 1986; KORNSTEIN et al. 1988; POLLACK et al. 1992).

Bezüglich der sog. histogenetischen Klassifikation epithelialer Thymustumoren hat sich in den meisten Serien gezeigt, daß die kortikalen und prädominant kortikalen Thymome eine deutlich schlechtere Prognose haben als die medullären Thymome (KIRCHNER et al. 1989; KIRCHNER u. MÜLLER-HERMELINK 1989; PESCARMONA et al. 1990; KUO u. LO 1993 b; QUINTANILLA-MARTINEZ et al. 1994; HO et al. 1994; CLOSE et al. 1995). Dabei korreliert die schlechtere Prognose mit dem Ausmaß der Kapselinfiltration.

Wachstumsverhalten
„Clinical staging of thymoma"

In allen größeren Untersuchungsserien hat sich gezeigt, daß das Wachstumsverhalten – invasiv, nichtinvasiv – von entscheidender prognostischer Relevanz ist (Abb. 115–117).

Eindeutig kapselbegrenzte Thymome sind gutartige Tumoren mit offensichtlich nur geringem Wachstumspotential. Die Thymomektomie, möglichst als sog. „en bloc"-Resektion bzw. als „extended thymectomy" durchgeführt (MASAOKA et al. 1981), ist ein adäquates und durchaus kuratives Therapieverfahren. Nach FECHNER (1969) liegt bei einer vollständigen Tumorresektion die lokale Rezidivrate unter 2 %, Postthymektomie-Syndrome sind extrem selten (vgl. auch: BLUMBERG et al. 1995).

Die Prognose invasiver Thymome ist demgegenüber wesentlich schlechter. Einige Daten zu den 5- und 10-Jahres-Überlebensraten sind in Tabelle 33 zusammengefaßt (vgl. auch: Tabelle 32).

Da das Wachstumsverhalten – invasiv, nichtinvasiv – epithelialer Thymustumoren prognostisch offenbar *der* entscheidende Faktor ist, haben schon 1978 BERGH et al. erstmals ein sog. *klinisches Staging* (Tabelle 34) vorgeschlagen, das 1979 von WILKINS u. CASTLEMAN geringfügig modifiziert wurde. Die Daten von BERGH et al. (1978) sind in Tabelle 35 zusammengefaßt.

Intraoperativ ist es im Einzelfall schwierig, zwischen tatsächlichen Tumorinfiltrationen der Nachbarorgane und lediglich *fibrösen Adhäsionen* zu unterscheiden. Aus diesem Grunde haben MASAOKA et al. (1981) eine weitere Staging-Modifikation vorgelegt (Tabelle 36), die sowohl auf makromorphologischen als auch auf histologischen Kriterien aufgebaut ist und die inzwischen eine breite Akzeptanz gefunden hat. Das Masaoka-Staging-System ist inzwischen von KOGA

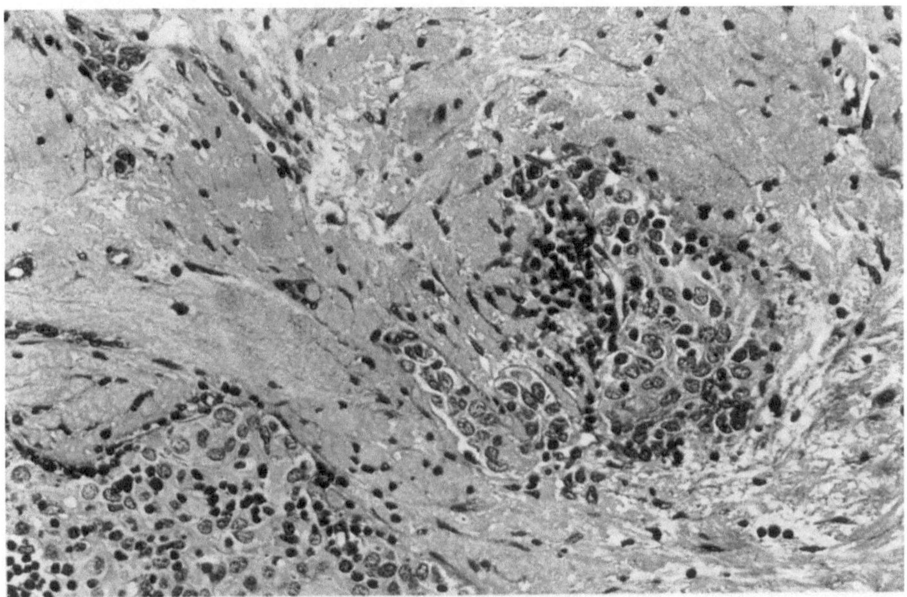

Abb. 115. Kapselinfiltrierendes Thymom. Kleine epitheliale Tumorkomplexe, teilweise mit lymphozytärer Assoziation. HE, × 280

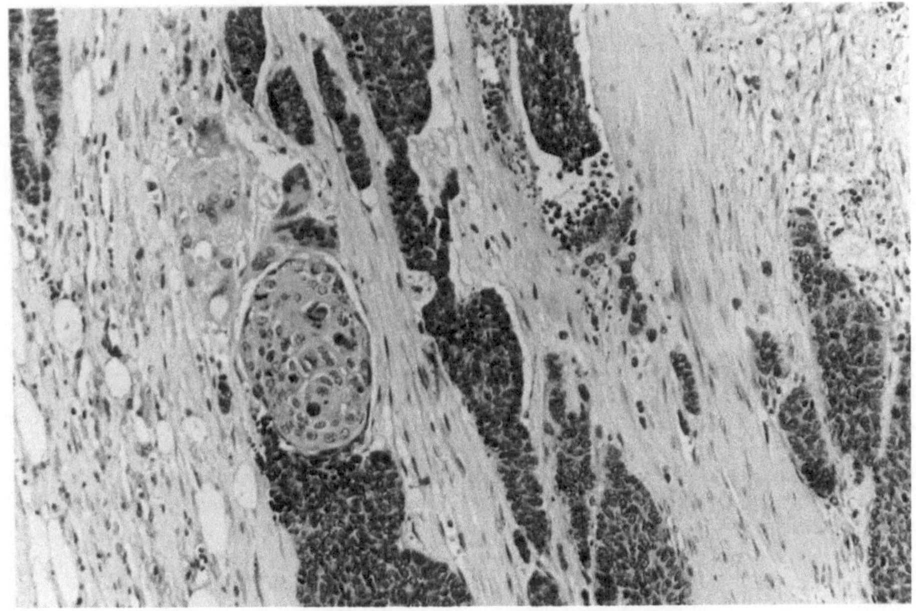

Abb. 116. Malignes, teilweise epidermoid, teilweise auch basaloid differenziertes Thymom mit Kapselinfiltration und lymphangischer Tumorpropagation. HE, × 200

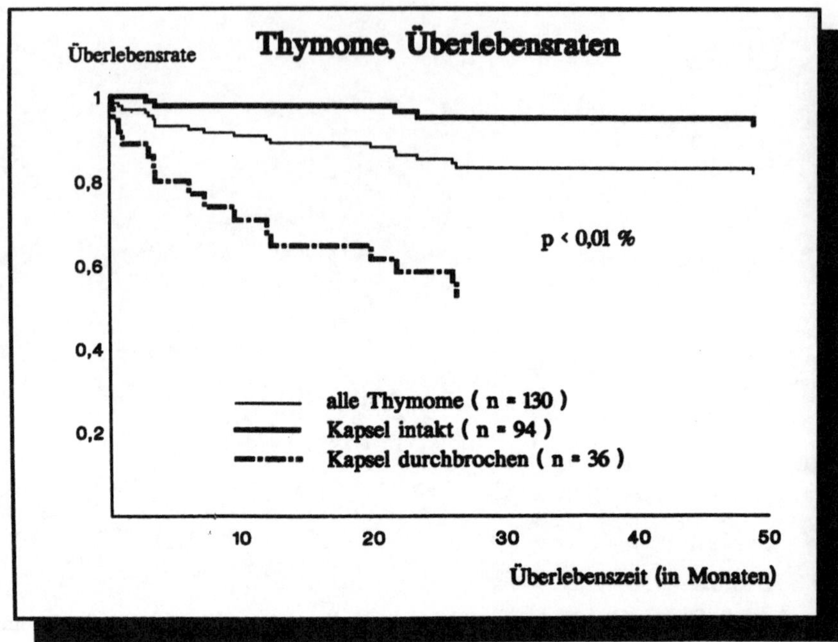

Abb. 117. Thymome. Überlebensraten, ausschließlich bezogen auf den Kapselstatus. (Aus OTTO 1992)

Tabelle 33. 5- und 10-Jahres-Überlebensraten epithelialer Thymustumoren (Literaturdaten)

Autoren	Überlebensraten	
	5 Jahre	10 Jahre
BERNATZ et al. (1961)	63,2% (55/87)	50,0% (23/46)
LEGG u. BRADY (1965)	61,1% (22/36)	
LE GOLVAN u. ABELL (1977)	65,5%[a]	37,0%
MASAOKA et al. (1981)		
Stadium I	96,2% (25/27)	66,7% (8/12)
Stadium II	85,7% (6/7)	60,0% (3/5)
Stadium III	69,6% (16/23)	58,3% (7/12)
Stadium IV	50,0% (2/4)	0% (0/2)

[a] 17% der Patienten starben an ausgedehnten Tumorrezidiven mit infiltrativem Wachstum, 18% starben an Krankheiten, die in keinem ursächlichen Zusammenhang mit dem Primärtumor standen.

Tabelle 34. Klinisches Staging epithelialer Thymustumoren nach BERGH et al. (1978) und nach WILKINS u. CASTLEMAN (1979)

BERGH et al. (1978)

Stadium I	Intakte Tumorkapsel oder kapselinfiltratives Tumorwachstum
Stadium II	Perikapsuläres Tumorwachstum in das mediastinale Fettgewebe
Stadium III	Infiltratives Wachstum in angrenzende Organe (z.B. Perikard, Pleura) und/oder intrathorakale Metastasen

WILKINS u. CASTLEMAN (1979)

Stadium I	Intakte Tumorkapsel oder kapselinfiltratives Tumorwachstum
Stadium II	Perikapsuläres Tumorwachstum in das mediastinale Fettgewebe oder in die mediastinale Pleura und/oder ins Perikard
Stadium III	Infiltratives Wachstum in angrenzende Organe und/oder intrathorakale Metastasen

Tabelle 35. Therapieergebnisse (Operation, postoperative Radiotherapie) in Korrelation zum klinischen Staging (BERGH et al. 1978)

Ergebnisse	Stadium		
	I	II	III
Operationsbedingte Mortalität	1	0	5
Interkurrente Todesfälle	3	2	0
Rezidivrate	0	1	5
Überlebenszeit/Rate			
1 Jahr	15/15	8/8	8/10
3 Jahre	13/13	7/7	7/9
4 Jahre	8/8	5/5	5/7
7 Jahre	6/6	5/5	2/5
10 Jahre	4/4	4/4	0

Tabelle 36. Klinisches Staging epithelialer Thymustumoren nach MASAOKA et al. (1981)

Stadium I	Makroskopisch ein komplett kapselbegrenzter Tumor und mikroskopisch keine Kapselinfiltration
Stadium II	1. *Markroskopisch* Infiltration in das parathymische Weichgewebe oder in die mediastinale Pleura 2. *Mikroskopisch* kapselinfiltratives Tumorwachstum
Stadium III	Makroskopisch infiltratives Tumorwachstum in angrenzende Organe: z.B. Perikard, Lunge, große Mediastinalgefäße
Stadium IVa	Pleurale und perikardiale Dissemination
Stadium IVb	Lymphogene und/oder hämatogene Metastasen

Tabelle 37. Klinisches Staging epithelialer Thymustumoren nach KOGA et al. (1994)

Stadium I	Makroskopisch und histologisch komplett kapselbegrenzter Tumor
Stadium II	1. *Mikroskopisch* eine transkapsuläre Infiltration 2. *Makroskopisch* Infiltration in Thymusrestgewebe oder in das parathymische Weichgewebe oder Adhäsionen, jedoch keine Infiltration der mediastinalen Pleura oder des Perikard
Stadium III	Makroskopisch Infiltration in angrenzende Organe: z. B. Perikard, Lunge, große mediastinale Blutgefäße
Stadium IVa	Pleurale und/oder perikardiale Dissemination
Stadium IVb	Lymphangische und/oder hämatogene Metastasierung

Tabelle 38. Stadienkorelierte 5- und 10-Jahres-Überlebensraten im Untersuchungsgut von MASAOKA et al. (1981) im Vergleich mit Daten der Literatur, bezogen auf alle Thymome der jeweiligen Untersuchungsserien und ohne Stadienzuordnung

Stadium	Überlebensraten			
	5 Jahre		10 Jahre	
Stadium I	96,2%	(25/28)	66,7%	(8/12)
Stadium II	85,7%	(6/7)	60,0%	(3/5)
Stadium III	69,6%	(16/23)	58,3%	(7/12)
Stadium IV	50,0%	(2/4)	0%	(0/2)
Autoren				
LEGG u. BRADY (1965)	61,1%	(22/36)		
BERNATZ et al. (1961)	63,2%	(55/87)	50,0%	(23/46)
LE GOLVAN u. ABELL (1977)	65,5%[a]		37,0%	
MASAOKA et al. (1981)	74%		57,1%	

[a] 17% der Patienten starben an ausgedehnten Tumorrezidiven mit infiltrativem Wachstum, 18% starben an Krankheiten, die in keinem ursächlichen Zusammenhang mit dem Primärtumor standen.

et al. (1994) geringfügig modifiziert worden (Tabelle 37). Die von MASAOKA et al. (1981) angegebenen 5- bzw. 10-Jahres-Überlebensraten sind, stadienkorreliert, in Tabelle 38 zusammengefaßt.

Die Beurteilung, ob ein Thymom invasiv oder nichtinvasiv wächst, bereitet offenbar größere Schwierigkeiten, als man zunächst erwarten würde. Jedenfalls zeigen die in der Literatur mitgeteilten Daten, daß die Häufigkeitsangaben über invasiv wachsende Thymome erstaunlich streuen. Neben erstaunlich hohen Angaben invasiv wachsender Thymome mit über 50% (z. B.: EFFLER u. McCORMACK 1956; SAWYERS u. FOSTER 1968; BATATA et al. 1974; BERGH et al. 1978), stehen auffallend niedrige mit 7–9% (z. B.: ROSAI u. LEVINE 1976).

Die sozusagen subjektive, lediglich an makromorphologischen Kriterien orientierte Beurteilung des Operationssitus durch den Chirurgen dürfte zumin-

Tabelle 39. TNM-Klassifikation nach Yamakawa et al. (1991) für Thymome, Thymus-Karzinome und Thymus-Karzinoide im Vergleich zur TNM-Klassifikation von Tsuchiya et al. (1994) für Thymus-Karzinome

TNM	Thymome, Thymus-Karzinome, Karzinoide Yamakawa et al. (1991)	Thymus-Karzinome Tsuchiya et al. (1994)
T		
T1	Makroskopisch komplett kapselbegrenzter Tumor, mikroskopisch keine Kapselinfiltration	Kapselbegrenzter Tumor
T2	Makroskopisch Adhäsionen oder Invasionen in das parathymische Fettgewebe, in die mediastinale Pleura Mikroskopisch: Kapselinfiltration	Kapseldurchbrechender Tumor mit Infiltration des restlichen Thymusgewebes und in das parathymische Fettgewebe, jedoch keine Infiltration der mediastinalen Organe
T3	Infiltration mediastinaler Organe: Perikard, Lunge, große mediastinale Gefäße	Tumorinfiltration der mediastinalen Pleura und/oder des Perikard; Infiltration mediastinaler Organe: Lunge, große Gefäße
T4	Pleurale und/oder perikardiale Dissemination	Tumor mit pleuralen und/oder perikardialen Implantationen
N		
N0	Keine Lymphknoten-Metastasen	Keine Lymphknoten-Metastasen
N1	Lymphknoten-Metastasen im anterioren Mediastinum	Lymphknoten-Metastasen im anterioren Mediastinum
N2	Intrathorakale Lymphknoten-Metastasen, ausgenommen die Lymphknoten des anterioren Mediastinums	Intrathorakale Lymphknoten-Metastasen, ausgenommen die Lymphknoten des anterioren Mediastinums
N3	Extrathorakale Lymphknoten-Metastasen	Extrathorakale Lymphknoten-Metastasen
M		
M0	Keine hämatogenen Metastasen	Keine hämatogenen (Organ-)Metastasen
M1	Hämatogene Metastasesn	Hämatogene (Organ-)Metastasen

Staging-Gruppen

Stadium I	T1, T2	N0	M0
Stadium II	T1, T2	N1	M0
Stadium III	T3	N0, N1	M0
Stadium IVa	T4	N0, N1	M0
Stadium IVb	T1–T4	N2, N3	M0
Stadium IVc	T1–T4	N1–N3	M1

dest Teilursache der auffallend diskrepanten „Infiltrations-Befunde" sein. Rosai u. Levine (1976), Gray u. Gutowski (1979) sowie Masaoka et al. (1981) haben dieses Problem ausführlich diskutiert. Schon 1969 hatte Fechner darauf hingewiesen, daß zwischen tumorösen Infiltrationen (z.B. Pleura, Perikard) und fibrösen Adhäsionen eindeutig unterschieden werden muß. Ist der makromorphologische Befund (Operationssitus) zweifelhaft, bieten sich bei entsprechender Erfahrung interoperative Schnellschnittuntersuchungen an. Bei der sog. *„En bloc"*-Resektion bzw. bei der *„extended thymectomy"*, bei der Tumor und parathymisches, d.h. mediastinales Fettgewebe gleichzeitig und in toto entfernt werden, dürfte die Festlegung der „Infiltrationstiefe" im allgemeinen keine Schwierigkeiten bereiten. Notwendig ist natürlich eine entsprechend umfangreiche Aufarbeitung des Tumorgewebes.

YAMAKAWA et al. (1991) haben für Thymome, Thymuskarzinome und für Karzinoidtumoren des THYMUS und TSUCHIYA et al. (1994) ausschließlich nur für Thymuskarzinome TNM-Klassifikationen entwickelt, die in Tabelle 39 zusammengefaßt sind. Beide Klassifikationen unterscheiden sich nicht wesentlich von der Masaoka-Klassifikation, bringen insofern keine wesentlichen Verbesserungen in der prognostischen Kalkulation eines epithelialen Thymustumors. Beide TNM-Klassifikationen haben sich bislang nicht durchsetzen können. Auch in der 5. Auflage der von der UICC herausgegebenen TNM-Klassifikation maligner Tumoren ist eine solche für den Thymus nicht enthalten.

Schließlich existiert eine weitere, von einer französischen Arbeitsgruppe (*Groupe d'Etudes des Tumeurs Thymiques*, GETT) inaugurierte Staging-Klassifikation (Tabelle 40), die vor allem klinisch-chirurgische Belange reflektiert (LEVASSEUR et al. 1984, BRETEL 1989, FUENTES et al. 1992).

Argyrophilic Nucleolar Organizer Regions (AgNORs)

AgNORs haben in den letzten Jahren als zellkinetische Parameter und damit als prognostischer Faktor auch bei Thymomen zunehmendes Interesse gefunden (z.B.: TATEYAMA et al. 1993; PICH et al. 1994, 1995, 1996). Während in der Arbeitsgruppe um PICH die Analyse der AgNORs von eindeutiger prognostischer Relevanz war, konnten TATEYAMA et al. (1993) keine statistisch signifikanten Unterschiede zwischen nichtinvasiven und invasiven Thymomen bzw. Thymuskarzinomen finden.

Tabelle 40. GETT- (Groupe d'Etudes des Tumeurs Thymiques) Klassifikation der Thymome (LEVASSEUR et al. 1984)

I a	Kapselbegrenzter, nichtinvasiver Tumor, komplett exzidiert
I b	Scheinbar kapselbegrenzter Tumor, komplett exzidiert. Adhäsionen zu mediastinalen Strukturen, so daß Tumorinvasionen anzunehmen sind (Histologie)
II	Invasiv/infiltrativ wachsender Tumor, komplett exzidiert
III a	Invasiv/infiltrativ wachsender Tumor, inkomplett exzidiert
III b	Invasiv/infiltrativ wachsender Tumor, lediglich bioptische Diagnosesicherung (Mediastinoskopie, Thorakotomie)
IV a	Supraklavikuläre Lymphknoten-Metastasen und/oder thorakale Tumorpropagation (Pleura, Perikard)
IV b	Metastasen, einschließlich pulmonaler Metastasen

Die histologische Untersuchung der Biopsie- bzw. der Operationspräparate (Qualität der Resektion) ist entscheidend für die endgültige Stadienzuordnung.

Flow zytometrische DNA-Analyse

Bislang liegen nur wenige, methodenkritisch akzeptierbare Untersuchungen vor (z. B.: ASAMURA et al. 1988; DAVIES et al. 1989; SAUTER et al. 1990; POLLACK et al. 1992; KUO u. LO 1993a, KENNY-MOYNIHAN et al. 1994; PICH et al. 1995). Die untersuchten Tumorserien sind durchweg klein, so daß dezidierte Aussagen derzeit wohl kaum möglich sind. Gleiches gilt für die sog. interaktive statische DNA-Zytometrie. In der Tendenz zeigt sich, daß aneuploide Tumoren ein höheres Rezidiv-Risiko beinhalten (POLLACK et al. 1992; KUO u. LO 1993a, KENNY-MOYNIHAN et al. 1994).

Weitere prognostische Faktoren

Hinsichtlich der Heterogenität epithelialer Thymustumoren und einer histologisch nur schwer abzuschätzenden Prognose, ist es verständlich, daß in den letzten Jahren mittels moderner Untersuchungstechniken nach vermeintlich objektiven Prognosekriterien gesucht wurde. Auf die Fülle der sicher präliminären Ergebnisse kann hier nicht eingegangen werden. Die bislang vorliegenden Befunde sind z. T. ausgesprochen widersprüchlich und bieten derzeit noch keine wirklich grundlegenden Fortschritte in der prognostischen Beurteilung eines epithelialen Thymustumors.

Untersucht wurden beispielsweise *p53* (HAYASHI et al. 1995; TATEYAMA et al. 1995; PICH et al. 1996; CHEN et al. 1996; WEIRICH et al. 1997), verschiedene *Oncogenprodukte* [ras p21, v-erb B, bcl-2 (MUKAI et al. 1990; BROCHERIOU et al. 1995; HAYASHI et al. 1995; CHEN et al. 1996)], *Wachstumsfaktoren* (HAYASHI et al. 1995; LAURIOLA et al. 1997), *Adhäsionsmoleküle* (CHANG et al. 1995) oder auch *Blutgruppenantigene* (ENGEL et al. 1996). Gleiches gilt für Untersuchungen zur *Apoptose,* zum *bcl-2 Protein* und zum *Fas-Antigen* (TATEYAMA et al. 1997).

10.1.7 Maligne Thymome, Kategorie II (nach LEVIN u. ROSAI 1978) Thymuskarzinome

Die Tumorgruppe ist nach LEVINE u. ROSAI (1978) charakterisiert durch eindeutige zytologische Malignitätskriterien, durch ein infiltrativ-destruierendes Wachstum, durch lymphogene und/oder hämatogene Metastasen, und zwar thorakal und extrathorakal. Gelegentlich wird bei den Thymuskarzinomen zwischen Karzinomen mit *niedrigem Malignitätsgrad* (epidermoide, mukoepidermoide, basaloide Karzinome) und solchen mit *hohem Malignitätsgrad* [lymphoepitheliom-ähnliche, undifferenzierte/anaplastische, sarkomatoide, klarzellige, kleinzellige/neuroendokrine (vgl. S. 220) Karzinome] unterschieden (vgl. auch: Tabelle 28, 29; SUSTER u. ROSAI 1991). Nicht selten werden innerhalb eines Tumors unterschiedliche Differenzierungsmuster gefunden, so daß klare Zuordnungen keineswegs immer möglich sind. Thymuskarzinome können zudem kombiniert mit gut differenzierten Thymomen auftreten (z. B.: MORINAGA et al. 1987; SUAREZ VILELA et al. 1992; ENGEL et al. 1995).

Männer sind gegenüber Frauen im Verhältnis 2:1 häufiger betroffen (SHI-MOSATO et al. 1977; SNOVER et al. 1982; WICK et al. 1982; KUO et al. 1990; HART-MANN et al. 1990; SUSTER u. ROSAI 1991). Das mittlere Lebensalter zum Zeitpunkt der Diagnose liegt bei 48 Jahren (4–76 Jahre). Thymuskarzinome sind außerordentlich selten mit einer Myasthenia gravis assoziiert. Als parathymische Syndrome wurden in seltenen Fällen aplastische Anämien, Polymyositiden und Entzündungen der Schilddrüse vom Typus einer Hashimoto-Thyreoiditis beschrieben (THOMAS u. MANIVEL 1987; DIMARIO et al. 1988; LE MARC-HADOUR et al. 1989; FONG et al. 1992).

Die bislang größte Thymuskarzinom-Serie mit 60 Patienten wurde 1991 von SUSTER u. ROSAI mit 1-, 3- und 5-Jahresüberlebensraten von 57 %, 40 % und 33 % publiziert. 30 Patienten dieser Serie entwickelten lymphogene (zervikale und axilläre Lymphknoten) und hämatogene Metastasen (Knochen, Lunge, Leber). Über 85 % der Patienten mit Thymuskarzinomen von hohem Malignitätsgrad starben an den unmittelbaren Folgen des Tumorleidens. Die 10-Jahres-Überlebensrate wird bei diesen Karzinomen mit nur 10 % angegeben (WICK et al. 1982; KUO et al. 1990).

SUSTER und ROSAI (1991) untergliedern die Thymuskarzinome in solche mit *niedrigem Malignitätsgrad* [gut differenzierte (verhornende) Plattenepithelkarzinome, gut differenzierte mukoepidermoide Karzinome, basaloide Karzinome] und in solche mit *hohem Malignitätsgrad* [lymphoepithelioma-ähnliche Karzinome, kleinzellige/neuroendokrine Karzinome (vgl. S. 220), undifferenzierte/anaplastische Karzinome, sarkomatoide Karzinome, klarzellige Karzinome)].

10.1.7.1 *Plattenepithelkarzinome*

In verschiedenen Untersuchungsserien sind Plattenepithelkarzinome die häufigsten Thymuskarzinome (KOU et al. 1990; SUSTER u. ROSAI 1991). Im eigenen Material sind sie selten (n = 3). Gut differenzierte Plattenepithelkarzinome wachsen zumeist in lobulären Formationen. Die Karzinome zeigen eine fokal betonte Verhornungstendenz mit kleinen Keratohyalingranula und größeren Hornperlen, die durchaus an Hassallsche Körperchen erinnern (Abb. 118). Im allgemeinen findet man gut entwickelte Interzellularbrücken. Abschnittsweise sieht man Übergänge in gänzlich undifferenzierte und nicht verhornende Tumorformationen mit großen, gelegentlich auch mehrkernigen Tumorzellen unter Einschluß großer und vesikulärer Zellkerne und prominenter Nukleoli (SHIMOSATO et al. 1977; WICK et al. 1982). Andererseits kann man in gutartigen Thymomen fokal angeordnete epidermoide Differenzierungsmuster beobachten (SUSTER u. MORAN 1996). Schließlich sind mischdifferenzierte Karzinome beschrieben worden: epidermoide Karzinome *und* kleinzellige Karzinome (SNOVER et al. 1982; KUO et al. 1990), adenosquamöse Karzinome *und* kleinzellige Karzinome (KUO et al. 1990).

MATSUNO et al. (1989) beschrieben in epidermoiden und adenosquamösen Karzinomen des Thymus mikroglanduläre Strukturen mit einem positiven Reaktionsausfall für die sekretorische Komponente (SC). Eine prognostische Bedeutung, wie gelegentlich spekuliert, kommt nach eigener Erfahrung diesen

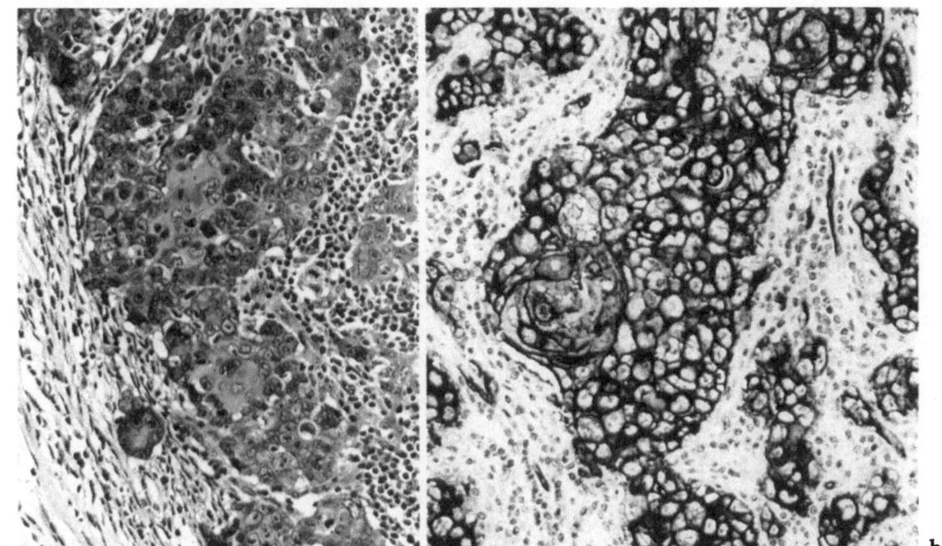

a · b

Abb. 118 a, b. Epidermoides Thymuskarzinom. **a** HE. ×120. **b** Keratin-positive Tumorzellen.
AE 1+3 und Hämalaun, ×120

SC-positiven Strukturen nicht zu. Relativ regelmäßig findet man in epidermoiden Karzinomen S-100-positive dendritische Zellen (Truong et al. 1990).

Plattenepithelkarzinome zeigen im allgemeinen eine unterschiedlich stark ausgeprägte lymphozytäre Assoziation.

10.1.7.2 *Mukoepidermoide Karzinome*

Mukoepidermoide Karzinome des Thymus sind extrem selten (Snover et al. 1982; Tanaka et al. 1982; Suster u. Rosai 1991; Brightman et al. 1992; Moran u. Suster 1995). Die Karzinome zeigen eine biphasische Differenzierung aus schleimproduzierenden Zellen und soliden, epidermoiden Zellkomplexen und entsprechen in ihrem histologischen Aufbau damit weitgehend den mukoepidermoiden Karzinomen der Speicheldrüsen (Seifert 1996). Die epidermoide Tumorkomponente ist teils gut, teils schlecht differenziert (Abb. 119). Man findet Interzellularbrücken, aber nur selten eine Keratinisierung.

Die schleimproduzierenden Zellen zeigen einen teils kubischen, teils zylindrischen Aufbau. Gelegentlich findet man Becherzell-ähnliche Zellen. Die schleimproduzierenden Zellen sind häufig mehrreihig am Rande von zystischen Kavitäten angeordnet. Der intrazytoplasmatische Schleim läßt sich histochemisch sowohl mit Muzikarmin als auch mit Alcianblau, Astrablau oder mit der PAS-(PAS/Diastase-)Reaktion darstellen. Im Randbereich der zystischen Kavitäten sind Entzündungsinfiltrate nachweisbar, teilweise von granulomatösem Charakter unter Einschluß mehrkerniger Riesenzellen vom Fremdkörpertyp und von Cholesteringranulomen. Gelegentlich findet man Lymphfollikel,

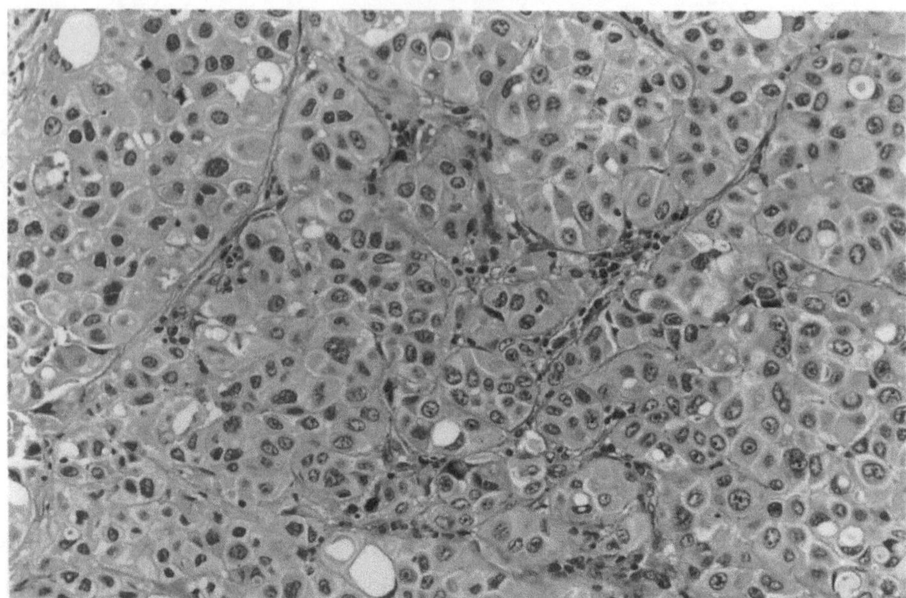

Abb. 119. Mukoepidermoides Karzinom des Thymus mit überwiegend großzellig-epidermoider Differenzierung. Inmitten der epidermoiden Tumorzellkomplexe singuläre, an Siegelringzellen erinnernde und schleimproduzierende Zellen. PAS, × 240

gelegentlich Blutungen. Die biphasisch differenzierten Tumorzellkomplexe sind eingebettet in ein breites fibröses Stroma.

10.1.7.3 *Basaloide Karzinome*

Basaloide Karzinome sind extrem selten (SNOVER et al. 1982; SUSTER u. ROSAI 1991). Die relativ gut begrenzten Karzinome können mit zystischen bzw. multizystischen Regressionen und Einblutungen einhergehen. Histologisch findet man relativ kleine, uniform-polygonale Tumorzellen mit rund-ovalen Zellkernen und feindispersen Chromatinstrukturen. Mitosen sind relativ häufig. In der Peripherie der soliden Zellkomplexe sind die Tumorzellen palisadenartig formiert, wie in Basalzell-Karzinomen der Haut (Abb. 120). Gelegentlich wächst der Tumor in trabekulären Formationen. Epidermoide Differenzierungsmuster und mikrozystische (adenoidzystische) Strukturen sind vergleichsweise konstant nachweisbar.

10.1.7.4 *Lymphoepitheliom-ähnliche Karzinome*

Die Karzinome sind hinsichtlich ihres histologischen Aufbaues weitgehend identisch mit den lymphoepithelialen Karzinomen der nasopharyngealen Region. Es handelt sich letztlich um undifferenzierte epidermoide Karzinome, die

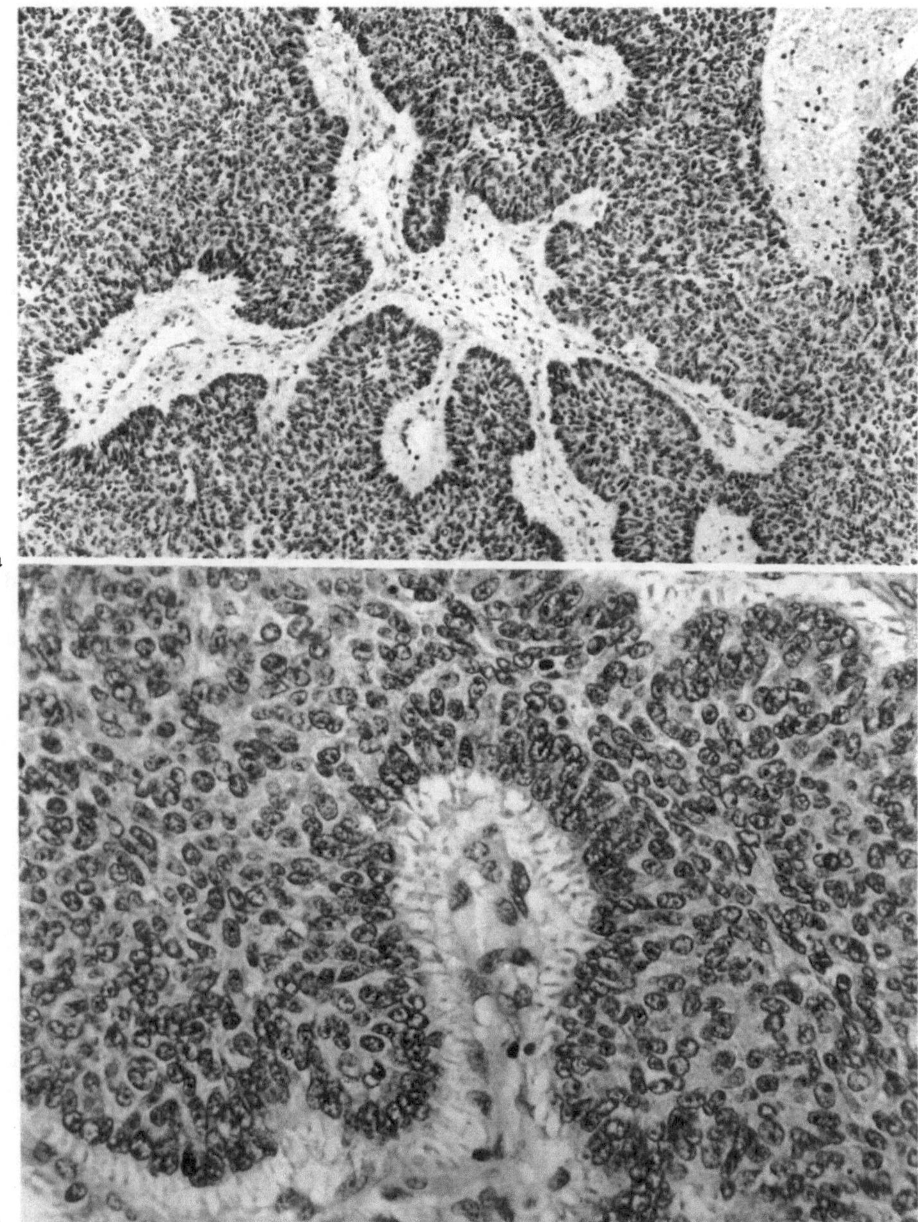

Abb. 120 a, b. Basaloides Thymuskarzinom. **a** Übersicht mit soliden Tumorformationen. In der Peripherie palisadenartig angeordnete Tumorzellen. HE, × 80. **b** Ausschnittsvergrößerung. HE, × 320

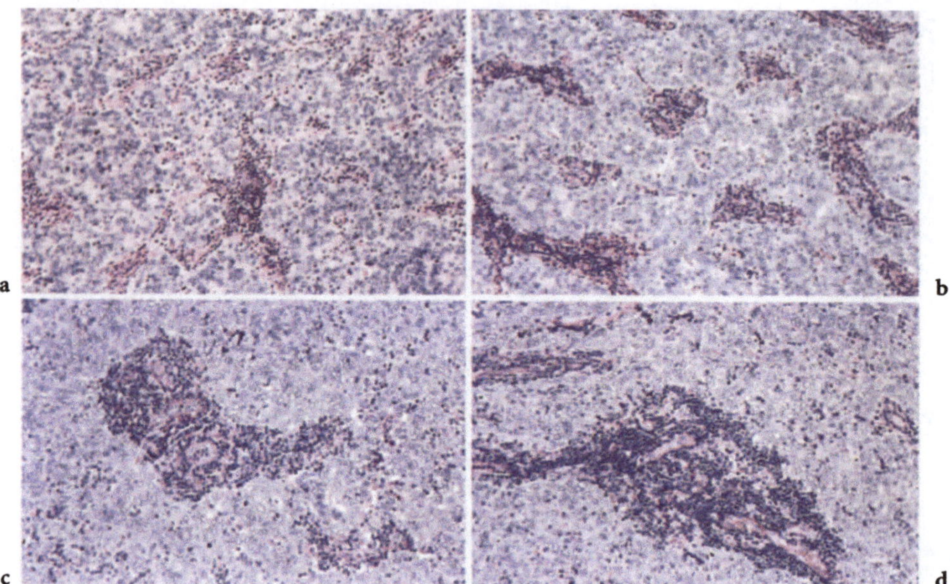

Abb. 121 a, b. Histologische Aspekte eines lymphoepitheliom-ähnlichen Thymuskarzinom mit relativ großen, polygonalen Tumorzellen mit großen und vesikulären Zellkernen unter Einschluß prominenter Nukleoli. Vom Tumorgewebe z. T. separierte lymphoide Rundzellen, z. T. perivaskulär akzentuiert. **a – d** PAS, × 240 (Originalvergrößerung)

als primär thymogene Karzinome relativ häufig gefunden werden. Die Karzinome wachsen in „synzytialen" Verbänden. Die vergleichsweise großen und polymorphen Tumorzellen enthalten rundlich-ovale, vesikuläre Zellkerne mit scharf gezeichneter Kernmembran und prominenten Nukleoli. Die Zellgrenzen erscheinen lichtmikroskopisch unscharf. Häufig findet man atypische Mitosen (Abb. 121). Spindelzellige oder epidermoide Differenzierungsmuster sind immer wieder zu finden. Die Tumorzellen enthalten z. T. Glykogen. Man findet ein fein gesponnenes Retikulinfasernetz, das größere Cluster von Tumorzellen separiert (WICK et al. 1982). Die keratinpositiven Tumorzellen exprimieren ICAM1 (CD 54), fokal auch LFA3 (CD 58). Die lymphozytäre Assoziation ist im allgemeinen ausgeprägt. Dabei handelt es sich um mature, entweder CD4[+] oder CD8[+] Lymphozyten. Immature Lymphozyten werden nicht gefunden (SATO et al. 1986). In den Karzinomzellen findet man mittels immunhistochemischer Techniken oder der In situ-Hybridisierung Epstein-Barr-Viren (LEYVRAZ et al. 1985; DIMERY et al. 1988; McGUIRE et al. 1988; INGHIRAMI et al. 1990; MANN et al. 1992). Die bislang mitgeteilten Befunde zum EBV-Nachweis in Thymomen und Thymuskarzinomen sind allerdings ausgesprochen widersprüchlich (Übersicht: KORNSTEIN 1995).

ALGUACIL-GARCIA u. HALLIDAY publizierten 1987 ein lymphoepitheliomähnliches Karzinom mit fokaler *neuroblastomatöser* Differenzierung.

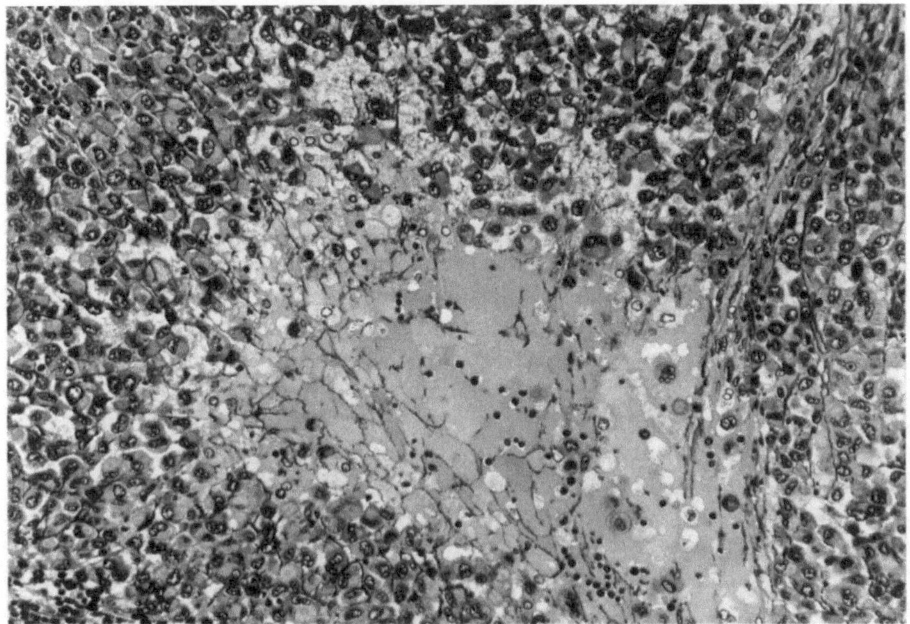

Abb. 122. Vergleichweise großzelliges Thymuskarzinom mit umschriebener Nekrose. Die Tumorzellen erinnern z. T. an rhabdomyoblastäre Differenzierungsmuster. HE, × 340

10.1.7.5 *Undifferenzierte/anaplastische Karzinome*

Es handelt sich um sehr seltene Tumordifferenzierungen, charakterisiert durch eine hochgradige Pleomorphie der Tumorzellen und ihrer Zellkerne (Abb. 122; Kuo et al. 1990; Suster u. Rosai 1991). Zudem sind immer wieder Tumorriesenzellen zu beobachten.

10.1.7.6 *Sarkomatoide Karzinome*

Sarkomatoide Karzinome sind biphasisch differenzierte Tumoren, aufgebaut aus atypischen epithelialen Zellnestern und elongierten, faszikulär angeordneten Zellen, die phänotypisch einer sarkomatösen Differenzierung entsprechen (Snover et al. 1982; Suster u. Rosai 1991; Suster et al. 1997). Die vermeintlich sarkomatöse Komponente erweist sich als durchweg Keratin-positiv.

Das Verhältnis der unterschiedlichen Differenzierungsmuster zueinander ist außerordentlich variabel. Insofern existieren in der Literatur unterschiedliche Tumorbezeichnungen: sarkomatoide Karzinome, spindelzellig differenzierte Plattenepithelkarzinome, Karzinosarkome (Snover et al. 1982; Wick et al. 1982; Walter et al. 1990; Suster u. Rosai 1991; Suarez Vilela et al. 1992).

In der Literatur sind wenige Fälle thymogener Tumoren mit sarkomatoidem Differenzierungsmuster beschrieben. Sie wurden in der älteren Literatur zumeist als *Sarkome* (thymogen – mediastinal?) interpretiert. In aktuellen Kasuistiken werden diese Tumoren mehrheitlich als *sarkomatoide Karzinom/maligne Thymome* klassifiziert (NISHIMURA et al. 1997; vgl. auch S. 230). Dabei wird ein monoklonaler Ursprung der phänotypisch unterschiedlichen Tumorstrukturen aus pluripotenten „Stammzellen" des sog. „primitiven Thymusblastems" angenommen. Ein molekulargenetischer Beweis für diese Hypothese steht allerdings noch aus.

FRIEDMAN publizierte 1967 in einer Übersicht über thymogene Geschwülste ein *myoidzelliges Sarkom* (Myosarkom), das er histogenetisch von den myoiden Thymuszellen (vgl. S. 56) ableitete. Kasuistische Mitteilungen über *rhabdomyosarkomatöse* Differenzierungen in malignen Thymomen bzw. in Thymuskarzinomen wurden außerdem von HENRY (1972, Thymo-Balstom), ROSAI u. LEVINE (1976), CHOPEK et al. (1976); SNOVER et al. (1982) und SUAREZ VILELA et al. (1992) publiziert. Faßt man die bislang vorliegenden immunhistologischen Befunde zu der myoidzellig-"sarkomatösen" Tumorkomponente zusammen, reagieren die Tumorzellen mit monoklonalen Antikörpern gegen verschiedene Zytokeratine, gegen das epitheliale Membran-Antigen (EMA), gegen ein muskelspezifisches Aktin, gegen Desmin und Myoglobin. Das immunhistologische Expressionsmuster ist allerdings inkonstant und inhomogen. *Rhabdomyomatöse* Differenzierungsmuster wurden von MURAKAMI et al. (1984) sowie von MORAN u. KOSS (1993) auch in gutartigen Thymomen beschrieben.

ROSAI (1987) beschrieb ein malignes Thymom mit *chondroider* und *myoblastärer* Differenzierung. In den Mitteilungen von WICK et al. (1982), PATIES et al. (1991) sowie von SUSTER u. ROSAI (1991) wird lediglich ein undifferenziertes sarkomatöses Stroma beschrieben [*„thymic stromal sarcomas"* (HAVLICEK u. ROSAI 1984; JONES et al. 1993)].

VALDERRAMA et al. (1983) beschrieben ein *Osteosarkom* innerhalb von ektopem (Pleura) Thymusgewebe.

10.1.7.7 *Klarzellige Karzinome*

Diese seltenen thymogenen Karzinome erinnern hinsichtlich ihrer zellulären Differenzierung an Nierenzellkarzinome. Die in Gruppen angeordneten Tumorzellen sind eingebettet in ein fibröses Stroma. Die relativ großen und polygonal gegeneinander abgekanteten Tumorzellen haben ein wasserklares, gelegentlich feingranuliertes und schwach eosinophiles, glykogenreiches Zytoplasma (Abb. 123). Histochemische Reaktionen für Fette und Muzikarmine fallen negativ aus. Die Zellgrenzen sind scharf gezeichnet, die Zellkerne rund-oval, gelegentlich nierenförmig (SNOVER et al. 1982; WOLFE et al. 1983; STEPHENS et al. 1987; KUO et al. 1990; TRUONG et al. 1990; SUSTER u. ROSAI 1991; Übersicht: HASSERJIAN et al. 1995).

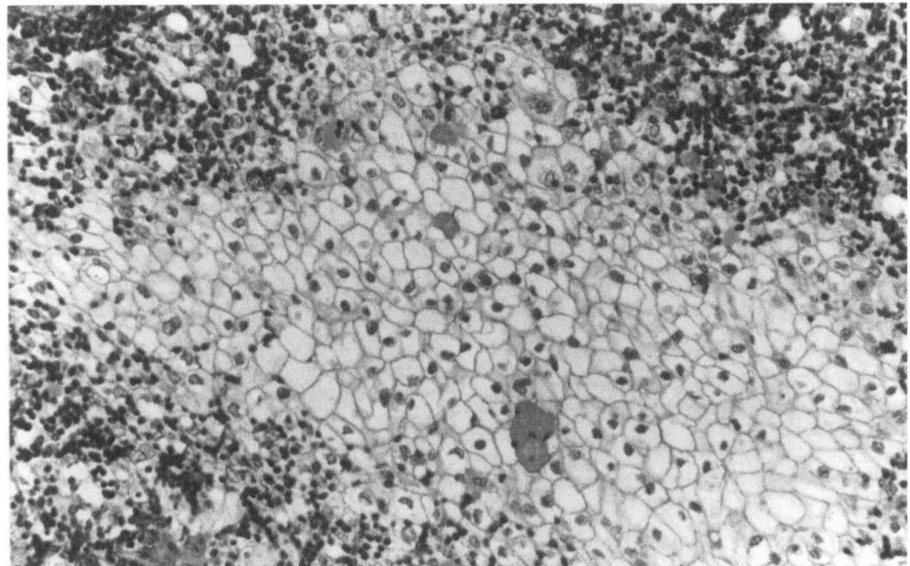

Abb. 123. Klarzelliges Thymuskarzinom, z.T. mit lymphozytärer Assoziation. HE, × 180

10.1.8 Morphologisch-funktionelle Korrelationen
Parathymische Syndrome

In etwa 30–50% verursachen Thymome keinerlei Beschwerden. Unter 432 Thymompatienten des eigenen Untersuchungsgutes waren 127 (= 29,4%) asymptomatisch (Tabelle 41). Sie wurden zufällig im Rahmen routine-diagnostischer Untersuchungen gefunden. Retrospektive Analysen zurückliegender Thoraxaufnahmen (2–7 Jahre) dieser Patienten zeigen, daß zumindest die asymptomatischen Thymome langsam wachsen.

Gelegentlich klagen Patienten über lokale Symptome, wie präkordiale Schmerzen, Dyspnoe bzw. Stridor, Husten oder Rhymthmusstörungen. Eine obere Einflußstauung (*„superior vena cava syndrome"*) ist eher selten und meistens nur bei invasiven bzw. malignen Thymomen zu finden (BERGH et al. 1978). Extrem selten dürften tumorbedingte kardiale „Depressionen" sein. Uns ist aus der Literatur nur der Fall von ATSMON et al. (1962) bekanntgeworden, bei dem ein Thymom eine rechtsaurikuläre Impression und damit offenbar den plötzlichen Tod eines 15jährigen Jungen verursachte. Auf die extrem seltenen intraperikardialen Thymommanifestationen wurde bereits auf Seite 145 hingewiesen.

Klinisch bedeutsamer sind sog. parathymische Syndrome (Übersichten: HIRST u. ROBERTSON 1967; SOUADJIAN et al. 1974; JANZEN u. LACHENMAYER 1976, 1977; MORELL u. KELLER 1988). Dabei handelt es sich um Thymom-assoziierte, systemisch auftretende Krankheiten im Sinne paraneoplastischer Syndrome. MILLER u. DUKOR (1964) sprachen in diesem Zusammenhang von *„primären Thymus-Syndromen"*, GOLDSTEIN u. MACKAY (1969) von Thymom-assoziierten *„extra-thymischen Krankheiten"*.

Tabelle 41. Thymom-assoziierte Krankheiten (n = 432)

1.	*Asymptomatische Thymome*	127
2.	*Krankheiten mit abnormen Immunbefunden*[a]	182
	Myasthenia gravis	180
	Aplastische Anämie	3
	Hypogammaglobulinämie	5
	Lupus erythematodes[b,c]	2
	Rheumatoide Arthritis[b,c]	2
	Polymyositis[b]	1
	Sjögren-Syndrom	1
	Morbus Boeck	1
3.	*Extrathymische Zweittumoren*	2
	T-lymphoblastisches Lymphom	1
	Colitis ulcerosa-assoziiertes Kolon-Karzinom	1
4.	*Thymome mit lokaler Symptomatik*	90
	Präkordiale Schmerzen, Dyspnoe, unproduktiver Husten, Herzrhythmusstörungen, obere Einflußstauung	
5.	*Keine oder keine eindeutigen klinischen Daten*	31

[a] Ob im Einzelfall tatsächlich pathogenetische Beziehungen zwischen den Thymomen und den Thymom-assoziierten Krankheiten bestehen, bleibt zumindest bei singulären Kasuistiken zweifelhaft.

[b] Je ein Patient mit gleichzeitig bestehender Myasthenia gravis.

[c] Je ein Patient mit Myasthenia gravis, viszeralem Erythematodes und rheumatoider Arthritis.

Angaben zur Häufigkeit Thymom-assoziierter Syndrome schwanken zwischen knapp 30 % und 50 % (z. B.: GILBERT et al. 1968; SOUADJIAN et al. 1974; ROSAI u. LEVINE 1976; SALYER u. EGGLESTON 1976; SLATER et al. 1978; NAMBA et al. 1978; GRAY u. GUTOWSKI 1979; ROSENOW u. HURLEY 1984; MORELL u. KELLER 1988). Unter 432 Thymompatienten des eigenen Untersuchungsgutes litten 182 Patienten unter parathymischen Syndromen (Tabelle 41). Treten entsprechende Krankheiten erst nach der operativen Entfernung eines Thymustumors (bzw. einer lymphofollikulären Thymushyperplasie) auf, spricht man von *Postthymektomie-Syndromen* (FERSHTAND u. SHAW 1952; EHRENREICH u. ALLEN 1958; JANZEN u. LACHENMAYER 1976, 1977). Ob und in welchem Ausmaß die Thymektomie zur Entstehung maligner extrathymischer Tumoren disponiert, ist unklar, scheint aber eher unwahrscheinlich zu sein (vgl. VESSEY u. DOLL 1972).

Unter den parathymischen Syndromen findet man vor allem immunologische Krankheitsbilder: autoimmun-hämolytische Anämien, essentielle Thrombozytosen, Dermatomyositiden, Morbus Crohn, Colitis ulcerosa, Morbus Basedow, Kaposi-Sarkome, Enzephalopathien, „minimal change"-Nephropathien, Vaskulitiden, Pemphigus vulgaris, Lupus erythematodes, Sjögren-Syndrom, Morbus Boeck (Übersicht: KORNSTEIN 1995, 1997). Die *Myasthenia gravis, aplastische Anämien* („pure red cell anemia") und *Hypogammaglobulinämien* sind die am häufigsten mit einem Thymom-assoziierten Krankheiten (Tabelle 42).

Tabelle 42. Thymom-assoziierte Krankheiten, zusammengstellt nach Daten der Mayo Clinic, Rochester, und der „Welt"-Literatur. (Modif. nach SOUADJIAN et al. 1974)

Assoziierte Krankheiten		Mayo Clinic (n = 146)	„Welt"-Literatur (n = 452)	% beider Gruppen
Gruppe I:	Krankheiten mit „abnormen Immunbefunden"	112	311	
	Myastenia gravis	61	125	43,9 % (von 423)
	Zytopenie	5	84	21,0 %
	Extrathymische Zweittumoren	31	39	16,5 %
	Hypogammaglobulinämie	2	25	6,3 %
	Polymyositis	2	18	4,7 %
	Lupus erythematodes	2	5	1,7 %
	Rheumatoide Arthritis	2	3	
	Thyreoiditis	2	3	
	Sjögren-Syndrom	–	4	
	Colitis ulcerosa	–	2	
	Perniziöse Anämie	1	–	
	Morbus Rauynaud	1	–	5,7 %
	Morbus Crohn	1	–	
	Rheumatoide Endokarditis	1	–	
	Sarkoidose	1	–	
	Dermatomyositis	–	1	
	Sklerodermie	–	1	
	Takayasu-Syndrom	–	1	
Gruppe II:	Endokrine Krankheiten[a]	3	17	
	Cushing-Syndrom	1	11	60,0 % (von 20)
	Hyperthyreoidismus	2	3	25,0 %
	Morbus Addision	–	1	
	Macrogenitosomia praecox	–	1	15,0 %
	Panhypopituitarismus	–	1	
Gruppe III:	Rekurrierende Infekte[b]	1	9	
		116	357	

[a] Bei den Thymustumoren, die mit Endokrinopathien assoziiert sind, dürfte es sich mehrheitlich um Thymus-Karzinoide handeln.

[b] Schwere, rekurrierende, oft polytop entwickelte Infekte sind pathogenetisch häufig auf erworbene „Immunopathien" (erworbener Immunmangel) zurückzuführen. Insofern sind die Krankheitsgruppen I und III eigentlich kaum zu trennen.

10.1.8.1 *Myasthenia gravis*

Häufigkeitsangaben über Thymom-assoziierte Myastheniesymptome schwanken zwischen 15 % und 75 % (z. B.: LEGG u. BRADY 1965; HOLMES SELLORS et al. 1967; SOUADJIAN et al. 1974; SALYER u. EGGLESTON 1976; BERGH et al. 1978; RUBIN et al. 1981). Die durchschnittliche Häufigkeit dürfte bei etwa 10–25 % liegen. Andererseits findet man bei Patienten mit einer Myasthenia gravis Thymome in 8,5 %–15 % (vgl. auch S. 127).

Bezüglich der epithelialen Differenzierungsmuster findet man unter Myasthenie-assoziierten Thymomen überwiegend kortikale Thymome, prädominant kortikale Thymome und sog. gut differenzierte Thymuskarzinome. Relativ selten ist die Myasthenie als paraneoplastisches Syndrom mit misch-differenzierten und medullären Thymomen oder mit Thymuskarzinomen im Sinne der Kategorie II nach LEVINE u. ROSAI (1978) assoziiert (LEGG u. BRADY 1965; HOLMES SELLORS et al. 1967; BERNATZ et al. 1973; SALYER u. EGGLESTON 1976; GRAY u. GUTOWSKI 1979; KIRCHNER et al. 1992; QUINTANILLA-MARTINEZ et al. 1993).

Im Gegensatz zu asymptomatischen Thymomen treten die mit einer Myasthenia gravis assoziierten Thymome nach Untersuchungen z. B. von WILKINS et al. (1966) bei jüngeren Patienten auf. Die Myasthenie erweist sich offenbar als „diagnostisches Leitsymptom" der Thymome. Insgesamt sind aber Thymom-assoziierte Myasthenie-Kollektive im Durchschnitt älter (30–80 Jahre), als diejenigen ohne Thymustumor (vgl. auch S. 142).

Myasthenie-assoziierte Thymome sind im allgemeinen kleiner [50 g (10–150 g)] als asymptomatische Thymome (vgl.: S. 149). In der AFIP-Serie von ROSAI u. LEVINE (1976) hatten lediglich 11 % der Myasthenie-assoziierten, aber 68 % der asymptomatischen Thymome ein Gewicht von über 100 g. Die Frage, ob invasive bzw. metastasierende Thymome häufiger mit Symptomen einer Myasthenia gravis einhergehen, wird in verschiedenen Thymomserien vermutet (Literatur: OTTO 1984), ist aber keineswegs eindeutig belegt. In der Serie des Massachusetts General Hospital, Boston, war ein statistisch signifikanter Unterschied nicht festzustellen (WILKINS u. CASTLEMAN 1979). LEGG u. BRADY (1965) sowie GRAY u. GUTOWSKI (1979) fanden unter den Myasthenie-assoziierten Thymomen jeweils nur einen invasiv wachsenden Tumor. Dagegen waren alle 6 Myasthenie-assoziierten Thymome in der Serie von EFFLER u. McCORMACK (1956) „maligne". In der AFIP-Serie von ROSAI u. LEVINE (1976) wuchsen unter den Myasthenie-assoziierten Thymomen 29% invasiv, unter den asymptomatischen lediglich 12 %.

In der Hälfte aller Thymomresektate findet man Thymusrestgewebe, das in etwa 70 % altersentsprechend normal ist (SALYER u. EGGLESTON 1976; ROSAI u. LEVINE 1976; GRAY u. GUTOWSKI 1979). In etwa 15–25 % ist eine lymphofollikuläre Hyperplasie (lymphofollikuläre Thymitis) nachweisbar. Bei dieser Konstellation sind Myasthenie-Symptome häufig (vgl.: S. 129). Aufgrund dieser Situation sollten bei der chirurgischen Therapie der Myasthenie gravis immer eine totale („*extended*") Thymektomie (= Tumor und Thymusrestgewebe) und eine sorgfältige Exploration des vorderen Mediastinums (ektopes bzw. polytopes Thymusgewebe) durchgeführt werden.

Im Serum findet man in etwa 90 % der Patienten Autoantikörper gegen Azetylcholinrezeptoren, gegen quergestreifte Muskulatur und gegen Titin (Übersicht: MARX et al. 1996, 1997).

10.1.8.2 *Thymom-assoziierte aplastische Anämien*

Man vermutet, daß über 50 % aller Patienten mit einer aplastischen Anämie („red cell hypoplasia/aplasia", „pure red cell aplasia", „erythroid hypoplasia"

„erythroblastopenic anemia", „aregenerative Anämie") gleichzeitig ein Thymom haben, während andererseits 5 % aller Thymompatienten zusätzlich an einer aplastischen Anämie leiden (HIRST u. ROBERTSON 1967; ROGERS et al. 1968; ROSENOW u. HURLEY 1984; BAILEY et al. 1988; MASAOKA et al. 1989). Gelegentlich manifestiert sich die Anämie auch als Postthymektomie-Syndrom (Übersicht: JANZEN u. LACHENMAYER 1977). In sehr seltenen Fällen sind aplastische Anämien auch mit einer lymphofollikulären Thymushyperplasie oder mit Thymolipomen assoziiert (MCMANUS et al. 1994; WONG et al. 1995). Im Knochenmark fehlen Erythroblasten, im peripheren Blut Retikulozyten (BAILEY et al. 1988). Nach BURROWS u. CARROLL (1971) besteht in etwa 30 % zusätzlich eine Thrombozytopenie und Leukopenie variabler Expressivität (vgl. auch: ACKLAND et al. 1988). In seltenen Fällen entwickelt sich mit der Zeit eine Panzytopenie. Zudem sind Kombinationen mit Hypogammaglobulinämien, multiplen Myelomen, mit Symptomen einer Myasthenia gravis und polytopen bakteriellen, viralen und mykotischen Infektionen beobachtet worden (HIRST u. ROBERTSON 1967; ROGERS et al. 1968; ROSENOW u. HURLEY 1984).

In über 70 % sind die Thymome spindelzellig (= medullär) differenziert. Die Thymomektomie soll in 25–30 % der Fälle zur Remission der Anämie führen (ZEOK et al. 1979).

Die Pathogenese der Thymom-assoziierten aplastischen Anämie ist keineswegs restlos geklärt. Verschiedene Befunde sprechen für immun-, bzw. autoimmun-pathogenetische Prozesse. Man findet assoziierte immunologische Abnormitäten, wie Hypogammaglobulinämien, antinukleäre Antikörper, LE-Zellen, Paraproteine, auch autoimmunhämolytische Anämien. In Einzelfällen wurden zudem Autoantikörper gegen Erythropoietin und gegen Erythroblastenzellkerne sowie T-Lymphozyten mit einem suppressiven Effekt auf die Erythropoese gefunden (AL-MONDHIRY et al. 1971; KRANTZ 1974, 1976; LITWIN u. ZANJANI 1977; CHARLES et al. 1996).

10.1.8.3 *Thymom-assoziierte Immunmangel-Syndrome (Good-Syndrom)*

Beobachtet werden vor allem *Hypogammaglobulinämien*. Eine entsprechende Kombination ist erstmals 1954 von GOOD beschrieben worden (*Good-Syndrom*). Inzwischen sind weitere gut dokumentierte Fälle bekannt geworden (HIRST u. ROBERTSON 1967; WALDMANN et al. 1967; ROGERS et al. 1967; BRASHER et al. 1972; SOUADJIAN et al. 1974; WATTS u. KELLY 1990; JAANDEL et al. 1994; YOSHIOKA et al. 1995; KORNACKI et al. 1995). Aktuelle Übersichten zur anstehenden Problematik: ASHERSON u. WEBSTER (1980) sowie MORELL u. KELLER (1988).

Es wird vermutet, daß etwa 10 % aller Patienten mit einer erworbenen Hypogammaglobulinämie ein Thymom haben (PETERSON et al. 1965). Umgekehrt fanden WALDMANN et al. (1967) unter 85 Thymompatienten 10 (= 11,8 %) mit einer Hypogammaglobulinämie. In der großen Sammelstatistik [Weltschrifttum (452 Thymome), „Mayo Clinic-Series" (146 Thymome)] von SOUADJIAN et al. (1974) waren unter 598 Thymompatienten 27 (= 4,5 %), die gleichzeitig eine Hypogammaglobulinämie hatten. Gelegentlich findet man Kombinationen mit aplastischen Anämien (GEARY et al. 1975; ROBINS-BROWNE et al. 1977).

Neben humoralen Immundefekten sind auch Funktionsstörungen der T-Lymphozyten bekannt geworden, so daß offenbar ein komplexes, pathogenetisch nicht restlos geklärtes Krankheitsbild vorliegt.

Die Thymome sind in über 70 % spindelzellig (= medullär) differenziert.

Im Vordergrund des klinischen Bildes stehen rekurrierende und polytope, meist schwer verlaufende Infektionen, wie Bronchopneumonien, Entzündungen der oropharyngealen Schleimhäute, der Nasen- und Nebenhöhlen, Enterokolitiden und Lymphadenitiden. Bei fast allen Patienten manifestieren sich die klinischen Symptome erst nach dem 40. Lebensjahr.

10.1.8.4 *Weitere Thymom-assoziierte Krankheiten*

Die Literatur über Thymom-assoziierte Krankheiten im Sinne parathymischer Syndrome ist kaum mehr überschaubar. Gute und kritisch kommentierende Übersichten findet man bei HIRST u. ROBERTSON (1967), GOLDSTEIN u. MACKAY (1969), SOUADJIAN et al. (1974) sowie bei JANZEN u. LACHENMAYER (1977). Die in der Übersicht von SOUADJIAN et al. (1974) gesammelten Daten sind in Tabelle 42 zusammengestellt. Da bezüglich mancher Thymom-assoziierter extra-thymischer Krankheiten lediglich Einzelkasuistiken vorliegen, bleibt die Frage eines ursächlichen Zusammenhangs sicher offen.

In wenigen Fällen wurde eine in Verbindung mit Thymomen auftretende periphere Lymphozytose (*„lymphocytic thymoma associated with T-cell lymphocytosis, but without lymphadenopathy, hepatosplenomegaly or skin lesions"*) beschrieben, die nach Thymektomie bzw. Strahlentherapie zumindest in einigen Fällen rückläufig war (PEDRAZA 1977; GRIFFIN et al. 1978; SHACHOR et al. 1988; DOLL et al. 1991; MEDEIROS et al. 1993; SMITH et al. 1994). PEDRAZA (1977) diskutiert bezüglich der peripheren Lymphozytose einen sog. *„spill over"*-Effekt, und zwar auf Grund eines humoralen Einflusses der epithelialen Tumorzellen.

10.1.8.5 *Thymom-assoziierte, extrathymische Tumoren*

Häufigkeitangaben über Thymom-assoziierte, extrathymische Tumoren schwanken erheblich. Auch in der neueren Literatur findet man fast nur Einzelkasuistiken: *lymphoblastische* bzw. *myeloische Leukämien* (ANDERSEN u. PEDERSEN 1967; KNOWLES 1976; THOMAS et al. 1983; FRIEDMAN et al. 1994), *maligne Lymphome* bzw. *Plasmozytome* (GILBERT et al. 1968; LINDSTROM et al. 1968; GOULD et al. 1977; SKINNIDER et al. 1982; NEMOTO et al. 1987), *Magenkarzinome* (SKINNIDER et al. 1982), *Astrozytome* (LEHAR u. HEARD 1979). MOYSETT et al. (1997) beschrieben ein medulläres Thymom in Assoziation mit einer CD4[+]-Lymphopenie, einer zytomegalen Infektion und mit einem *Kaposi-Sarkom*, ohne daß eine HIV-Infektion verifiziert werden konnte. Kaposi-Sarkome und Thymome, vgl. auch: MABERRY u. STONE (1967), ULBRIGHT et al. (1981), SAWAI u. TUCHIKAWA (1990).

Im Material der Mayo Clinic, Rochester, USA, hatten immerhin 17 % der Thymompatienten einen weiteren Primärtumor (LEWIS et al. 1987). COUTURE u. MOUNTAIN (1990) fanden unter 52 Thymompatienten 11 (= 21 %) mit einem

Zweittumor. In anderen Untersuchungsserien fanden sich Thymom-assoziierte Zweittumoren wesentlich seltener (3–7%) (z. B.: GRAY u. GUTOWSKI 1979; KORNSTEIN 1995). Außer hämatologischen Zweitneoplasien wurden Karzinome der Mammae, der Lungen, des Magens, der Nieren und gynäkologische Karzinome (Zervix, Endometrium, Ovarien) gefunden. Bei Patienten mit einer Thymom-assoziierten Myasthenia gravis schwanken Häufigkeitsangaben zu malignen Zweitneoplasien zwischen 5 und 18% (MONDEN et al. 1991).

Eine größere Obduktionsstudie zum anstehenden Problem wurde 1968 von SOUADJIAN et al. publiziert. Unter 146 auswertbaren Obduktionsprotokollen von Verstorbenen, die wegen eines Thymoms operiert worden waren (Mayo Clinic, Rochester, USA, 1925–1964), fanden die Autoren 31 (21,2%) extrathymische Zweittumoren. Die Latenzzeit zwischen der Thymomektomie und der Manifestation der Zweittumoren lag bei 10–15 Jahren. Maligene Lymphome bzw. Leukämien waren der häufigste Tumortyp (7/31). Außerdem wurden Karzinome der Lunge (4), der Brustdrüsen (2), der Schilddrüse (3), des Urogenitalbereiches (4), des Gastrointestinaltraktes (3) und Kaposi-Sarkome gefunden. Aus Daten der Literatur fanden SOUADJIAN et al. (1968, 1974) Thymom-assoziierte Zweittumoren in 17%, wenn die Thymomektomie mehr als 5 Jahre überlebt worden war. Darüber hinaus waren bei 517 Thymompatienten in 35 Fällen eine Leukämie und in 23 Fällen ein Lymphom beobachtet worden.

In einer von VESSEY und DOLL (1972) publizierten retrospektiven Studie, in der das umfangreiche Material von 4 Londoner Kliniken ausgewertet wurde, konnten die Ergebnisse von SOUADJIAN et al. (1968) nicht bestätigt werden. Unter 382 Patienten, die wegen einer Myasthenia gravis thymektomiert worden waren, hatten 65 (= 17%) ein Thymom. Lediglich bei 2 Thymompatienten entwickelte sich nach einer Latenzzeit von 11 bzw. 13 Jahren ein Mamakarzinom bzw. ein Bronchuskarzinoid. Unter 317 Patienten, deren Myasthenie mit einem Thymom assoziiert war, fanden VESSEY und DOLL (1972) 8–16 Jahre nach Thymomektomie lediglich in 8 Fällen (= 2,5%) einen malignen, extrathymischen Zweittumor. Die Autoren schließen aus ihren Erhebungen, daß eine im Erwachsenenalter durchgeführte Thymektomie nicht Karzinom-protektiv wirke und daß eine besondere Häufung Thymom-assoziierter, extra-thymischer Zweittumoren nicht bestehe.

10.1.9 Anmerkungen zur Diagnose

Thymom-spezifische Befunde, die zweifelsfrei eine präoperative Diagnose erlauben würden, sind bislang nicht bekannt geworden. Röntgendiagnostisch findet man eine mediastinale Raumforderung (Abb. 124, 125), die differentialdiagnostisch im allgemeinen nicht eindeutig zu interpretieren ist. Allenfalls in Verbindung mit einer „thymomtypischen" Symptomatik (z. B.: Myasthenia gravis, Hypogammaglobulinämie, aplastische Anämie, evtl. Panzytopenie, Neutropenie) kann die Diagnose „epithelialer Thymustumor (Thymom – Thymus-Karzinom) einigermaßen sicher gestellt werden. Gleiches gilt letztlich auch für computertomographische und magnetresonanztomographische Befunde. Selektive Venographien und Pneumomediastinogramme sind u. U. zum Nachweis

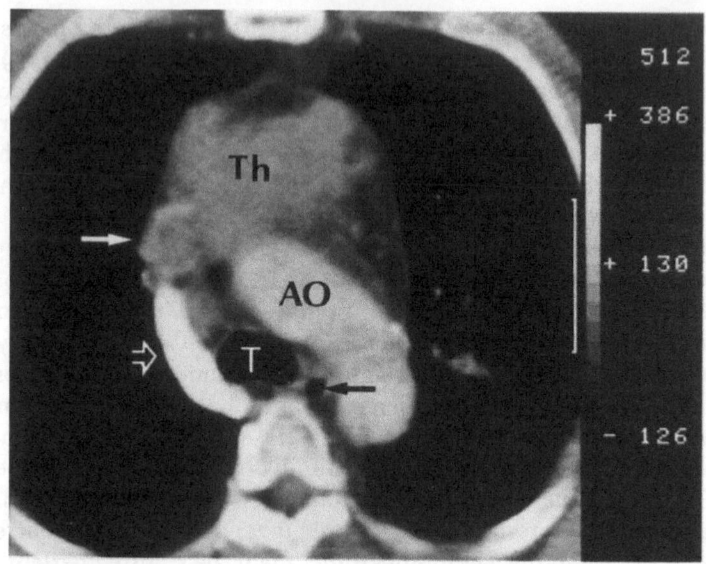

Abb. 124. Computertomographischer Befund eines im vorderen Mediastinums gelegenen, die V. cava (*Pfeil, weiß*) infiltrierenden Thymustumors (*Th*). Aortenbogen (*AO*). Trachea (*T*). V. azygos (*offener Pfeil*). Ösophagus (*Pfeil, schwarz*)

besonders kleiner Neoplasien geeignet. Offensichtlich werden beide Verfahren aber nur selten angewandt (Übersichten: GIVEL 1990; WALTER et al. 1992).

Offene, chirurgische Biopsien (explorative Thorakotomie), ggf. auch per- bzw. transthorakale Feinnadel- und/oder Stanzbiopsien führen im allgemeinen zu einer eindeutigen Artdiagnose des jeweiligen Tumors (ROSENBERGER u. ADLER 1978; BETTENDORF u. BAUER 1981; KORNSTEIN 1995; 1997), allerdings sind Aussagen zur Dignität häufig nicht möglich. Mithin ist die Thymom-/ Thymus-Karzinom-Diagnose im wesentlichen eine postoperative.

Nach wie vor problematisch ist die diagnostische Effizienz intraoperativer Schnellschnittuntersuchungen, vor allem dann, wenn mediastinale Raumforderungen nur selten gesehen werden und die notwendige diagnostische Erfahrung fehlt. In einer retrospektiven Studie konnte bei 76 malignen Mediastinaltumoren lediglich in 37 % der Fälle intraoperativ die richtige Diagnose gestellt werden, in 35 % war eine therapierelevante diagnostische Aussage nicht möglich und in 28 % wurde eine nicht richtige Diagnose gestellt (JUTTNER et al. 1990). Aus eigener Erfahrung erscheint uns der Prozentsatz richtiger intraoperativer Schnellschnittdiagnosen bemerkenswert gering (vgl. auch: KORNSTEIN et al. 1996).

Die Erfahrungen einer umfangreichen Konsilliartätigkeit haben gezeigt, daß sich Probleme in der paraffinhistologischen Diagnostik vor allem aus einer nicht optimalen Fixierung des Tumorgewebes ergeben. Das z. T. außerordentlich vulnerable Tumorgewebe muß schonend in *4%igem, neutral gepuffertem Formalin* oder in *Bouinscher Lösung* fixiert, optimal entwässert und in Paraplast eingebettet werden. Neben der konventionellen *Paraffinhistologie* mit den entspre-

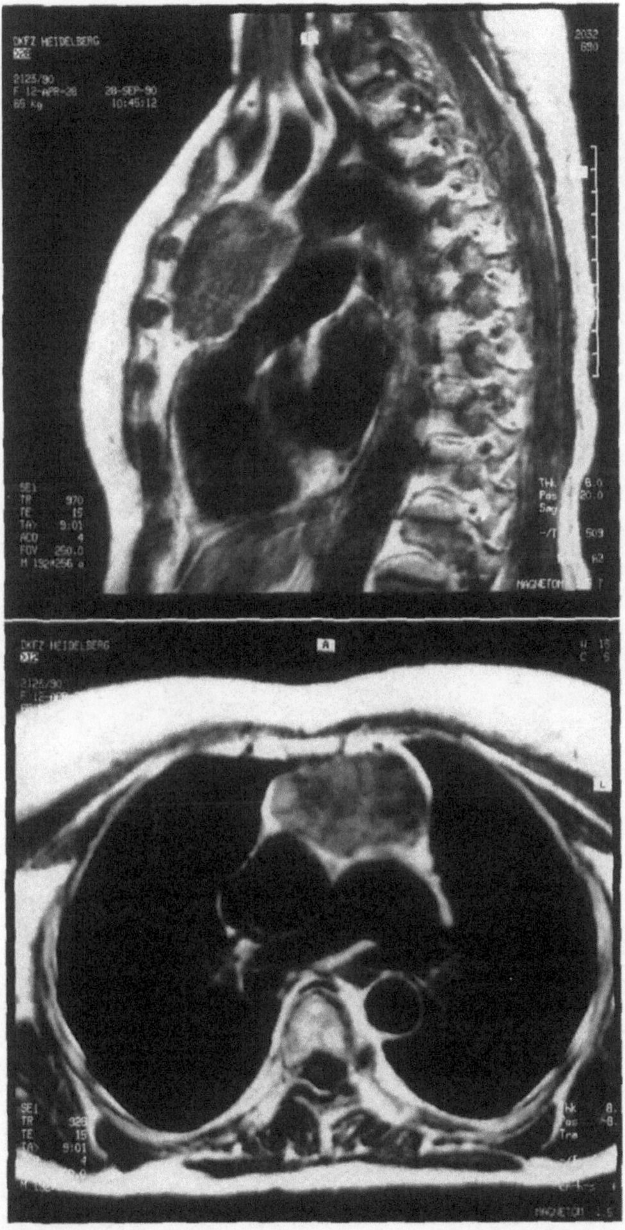

Abb. 125. Mediastinale Raumforderung. Im MR: T1 gewichtete Standardeinstellung sowie Doppelecho-Aufnahmen, transversale und saggitale Schnittführung. 7 × 4,7 × 5,5 cm große Raumforderung im vorderen Mediastinum, umgeben von signalreichem fettäquivalentem Randsaum. Der Befund paßt zu einem Thymom, das seitens der Klinik vermutet wurde. Histologie: Medulläres Thymom mit Kapseldurchbruch und Infiltration des parathymischen Weichgewebes. (Die Aufnahme wurde freundlicherweise von Herrn Prof. Dr. G. van Kaick, DKFZ Heidelberg, Abt. Onkologische Diagnostik und Therapie, zur Verfügung gestellt)

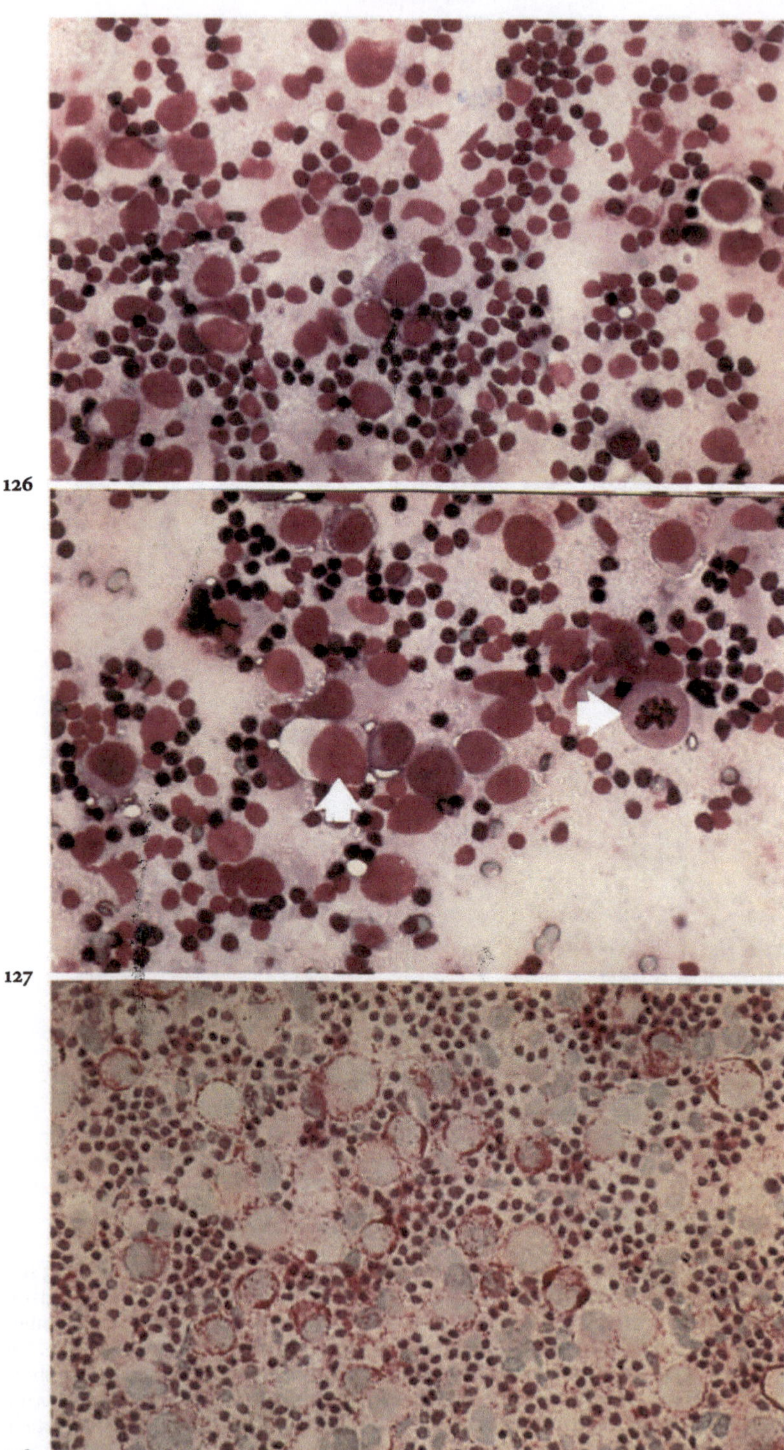

126

127

128

chenden Standardfärbungen (z.B.: HE, Giemsa, PAS, Masson-Goldner, Retikulinfaser-Färbung) haben sich *imprintzytologische* und *immunhistologische Techniken* als diagnostisch außerordentlich hilfreich und insofern als unverzichtbar erwiesen. Die früher häufig eingesetzte *Elektronenmikroskopie* spielt diagnostisch praktisch keine Rolle mehr, jedenfalls nach unserer Erfahrung.

10.1.9.1 *Zytologie*

Tupfpräparate (Imprint-Zytologie) und Ausstrichpräparate von Feinnadelbiopsien sind für die zytologische Analyse, aber auch für die Artdiagnose eines Tumors immer nützlich und von durchaus großer diagnostischer Effizienz (Abb. 126–129), ggf. auch unter intraoperativen Schnellschnittbedingungen (DAHLGREN et al. 1983; SHERMAN u. BLACK-SCHAFFER 1990; MAIR et al. 1991; WAKELY et al. 1993; KORNSTEIN et al. 1996).

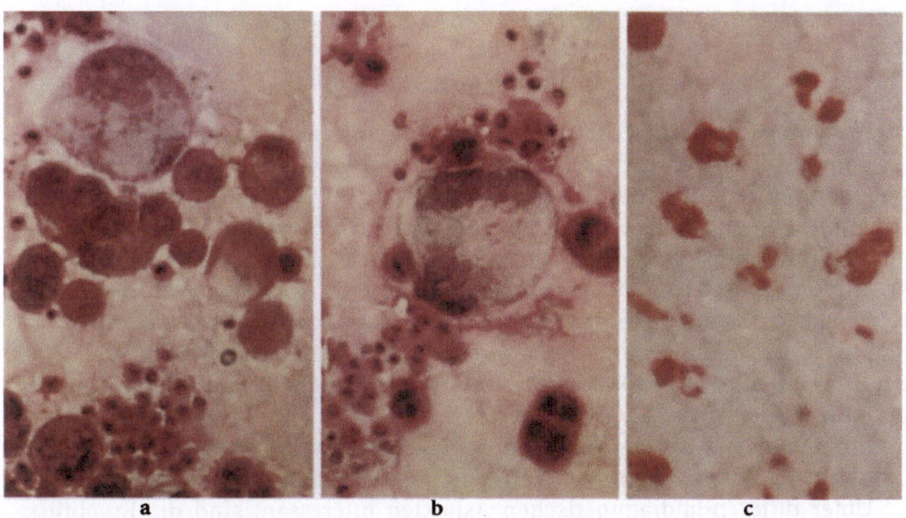

Abb. 129 a – c. Imprint-Zytologie eines histiozytären Mediastinaltumors. **a, b** Große, gelegentlich sogar mehrkernige Tumorzellen. Pappenheim, × 500. **c** Darstellung der sauren Phosphatase in den histiozytären Tumorzellen, × 320

Abb. 126. Imprint-Zytologie eines großzelligen, kortikalen Thymoms. Zwischen den großen epithelialen Tumorzellen mit deutlicher Kerngrößenvariabilität lymphoide Rundzellen. Pappenheim, × 500

Abb. 127. Imprint-Zytologie eines großzelligen, kortikalen Thymoms; gleicher Fall wie Abb. 126. In der linken Bildhälfte Mitose einer epithelialen Tumorzelle. Pappenheim, × 500

Abb. 128. Imprint-Zytologie eines mediastinalen Seminoms. Granuläre, PAS-positive Zytoplasmaeinschlüsse. Zwischen den Seminomzellen lymphoide Rundzellen. PAS, × 500

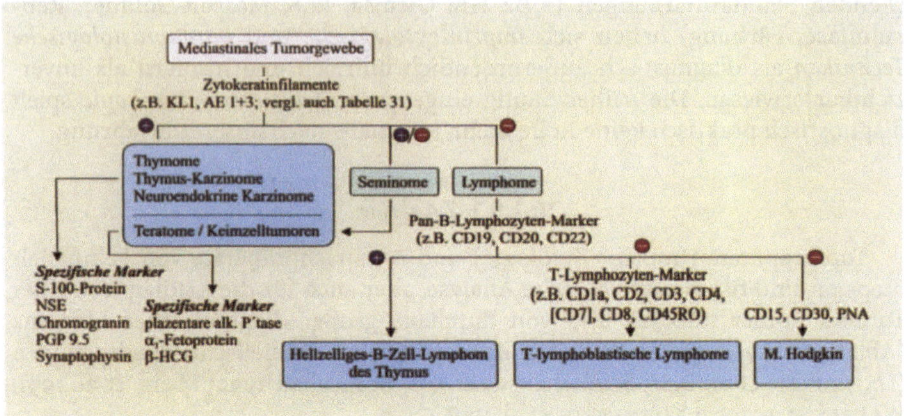

Abb. 130. Differentialdiagnostischer Algorythmus mediastinaler Tumoren unter Berücksichtigung immunhistologischer Befundkonstellationen

10.1.9.2 *Immunhistologie*

Immunhistologische Techniken sind in der Differentialdiagnose mediastinaler Raumforderungen inzwischen unverzichtbar geworden. Die zur Verfügung stehenden differenzierten Therapiemodalitäten für die verschiedenen Mediastinaltumoren erfordern eine subtile und exakte Differentialdiagnose, die häufig nur mit immunhistologischen Techniken möglich ist (CHAN et al. 1984; KORNSTEIN et al. 1985; MÜLLER-HERMELINK et al. 1985; KODAMA et al. 1986; SATO et al. 1986; ROSAI 1987; KORNSTEIN et al. 1988; HOFMANN et al. 1989; KONDO et al. 1990; WICK et al. 1990; FUKAI et al. 1993; QUINTANILLA-MARTINEZ et al. 1993; HISHIMA et al. 1994; GROMMISCH et al. 1997). Bezüglich immunhistologischer Befunde wird auch auf S. 182 verwiesen.

Ein möglicher differentialdiagnostischer Algorythmus unter Einbindung immunhistologischer Befunde ist in Abb. 130 dargestellt.

Unter differentialdiagnostischen Aspekten interessant sind die Ergebnisse von DORFMAN et al. (1997), die lediglich bei *Thymuskarzinomen* eine positive *CD5-Immunreaktivität*, nicht jedoch bei Thymomen und anderen mediastinalen Neoplasien bzw. bei mediastinalen Metastasen fanden. Da die entsprechenden Antikörper durchaus paraffingängig sind (Mikrowelle), könnte die CD5-Immunreaktivität ein durchaus brauchbares differentialdiagnostisches Kriterium sein.

10.1.10 Anmerkungen zur Therapie

Bei kritischer Würdigung der inzwischen umfangreichen Literatur muß festgehalten werden, daß es für die Therapie epithelialer Thymustumoren noch immer kein fest etabliertes Therapiekonzept gibt. Das gilt vor allem für chemo- und strahlentherapeutische Protokolle.

Kontrollierte Therapiestudien fehlen. Größere Tumorserien sind selten. Insofern verfügen viele Kliniken weder in der Behandlung noch in der Beurteilung der Dignität über eine ausreichend große Erfahrung. Aus den Therapievorschlägen der zumeist kleinen Untersuchungsserien sind verbindliche Therapiekonzepte kaum abzuleiten.

Bei nichtinvasiven, allseits kapselbegrenzten, zytologisch „blanden" Thymomen gilt als Therapie der Wahl die vollständige chirurgische Tumorextirpation im Sinne der „extended thymectomy" (LOEHRER 1993; COOPER 1993). KILMAN u. KLASSEN (1981) geben unter dieser Therapie eine 5-Jahres-Überlebensrate von 84 % an, MASAOKA et al. (1981) eine solche von 92,6 % (vgl. auch S. 192). Verschiedene Autoren plädieren aus Radikalitätsgründen für eine Teilresektion der V. cava superior mit anschließender Graft-Rekonstruktion (z. B.: CHIOU et al. 1990). Ob bei nichtinvasiven und allseits kapselbegrenzten Thymomen eine postoperative Strahlentherapie indiziert ist, wird unterschiedlich beurteilt. Verschiedene Autoren plädieren aus grundsätzlichen Erwägungen heraus immer für eine postoperative Strahlentherapie auch bei nicht invasiven und allseits kapselbegrenzten Thymomen (z. B.: NAKAHARA et al. 1988; RIVNER u. SWIFT 1990). In der Thymom-Serie von BATATA et al. (1974) hat innerhalb einer Nachbeobachtungszeit von 5–17 Jahren keiner der 18 Patienten, bei denen ein nichtinvasives Thymom radikal operiert worden war, ein Rezidiv entwickelt. In anderen Serien wird die lokale Rezidivrate nach alleiniger und radikaler Operation mit allenfalls 2 % angegeben (Übersicht: ROSENBERG 1993). Auf Grund dieser Daten wird derzeit von den meisten Autoren eine postoperative Strahlentherapie bei nichtinvasiven Thymomen abgelehnt. Lokale Tumorrezidive sind offenbar weit seltener als strahlentherapeutisch verursachte Komplikationen, wie *fibrosierende Alveolitiden* („schrumpfende radiogene Pneumonie"), ulzeröse *Oesophagitiden*, narbige *Stenosen des Aortenbogens* oder *Fibrosarkome* im zervikomediastinalen Bereich (ROSAI u. LEVINE 1976).

In der GETT-Klassifikation (LEVASSEUR et al. 1984) wird für die Stadien I b, II und IIIa eine postoperative Radiotherapie (50–60 Gy), in den Stadien III b und IVa eine kombinierte Radio- und Chemotherapie und im Stadium IV b lediglich eine Chemotherapie empfohlen (BRETEL 1989; FUENTES et al. 1992).

Bei invasiven Thymomen und bei Thymuskarzinomen [Kategorie I und II nach LEVINE u. ROSAI (1978)] wird derzeit generell nachbestrahlt (CURRAN et al. 1988). Das Tumorzentrum Heidelberg/Mannheim empfiehlt eine Radiotherapie, die nach Möglichkeit mit einer Kombination von Photonenstrahlen und hochenergetischen Elektronen erfolgen sollte. Dabei sollte das Zielvolumen das Mediastinum und die thorakale Ausdehnung des Tumors, möglicherweise auch die Supraklavikularregion umfassen. Die Referenzdosen sollten postoperativ 45–50 Gy, bei Inoperabilität 50–55 Gy betragen, appliziert in 5–6 Wochen (DRINGS et al. 1985).

Bei inoperablen Tumoren wird mehrheitlich ein *debulking* empfohlen (CURRAN et al. 1988). In der Literatur wurde längere Zeit kontrovers diskutiert, ob bei inoperablen Thymomen ein debulking oder lediglich eine diagnostische Biopsie mit nachfolgender Radiotherapie durchgeführt werden soll. Vergleicht man die prognostischen Daten (Rezidivhäufigkeit, Überlebensrate) beider

Modalitäten, ergibt sich kaum ein statistisch signifikante Unterschied (DAHAN et al. 1988; POLLACK et al. 1992). Allerdings haben NAKAHARA et al. (1988) über bessere Überlebensraten nach Debulking-Operationen berichtet. Auch hinsichtlich einer größeren Effizienz radio- und chemotherapeutischer Maßnahmen bei inoperablen Thymomen ist ein *„debulking"* der rein diagnostischen Biopsie vorzuziehen. Schließlich besteht die Möglichkeit einer präoperativen Radio- und/oder Chemotherapie, um auf diese Weise eine Resektabilität zu erzielen (MACKINTOSH et al. 1989; RIBET 1989).

Eine abschließende Beurteilung adjuvanter chemotherapeutischer Maßnahmen ist derzeit noch immer nicht möglich (Übersichten und kritische Wertung: DAUGAARD 1989; MOUSSEAU u. SCHAERER 1989). Kontrollierte und prospektive Therapiestudien fehlen. Retrospektive Studien umfassen nur kleine Patientenkollektive (z.B.: HU u. LEVINE 1986; GÖDEL et al. 1989). Häufig existieren nur kasuistische Mitteilungen. Dabei wird die adjuvante Chemotherapie teils als Monotherapie, teils als Kombinationstherapie eingesetzt, wobei immer wieder unterschiedliche Schemata angewandt wurden (Übersicht: DAUGAARD 1989; MOUSSEAU u. SCHAERER 1989). Das Tumorzentrum Heidelberg/Mannheim empfiehlt eine Kombinationstherapie mit CAP (Zyklophosphamid, Adriamycin, cis-Platin) oder CHOP (Zyklophosphamid, Adriamycin, Vincristin, Prednison) mit palliativer Zielsetzung im Stadium IV nach MASAOKA. Im Stadium III nach MASAOKA wird sie als postoperative Behandlungsmethode in Kombination mit der Radiotherapie empfohlen. Allgemein verbindliche Spätresultate liegen bislang nicht vor (DRINGS et al. 1985; vgl. auch: LOEHRER et al. 1990]).

Literatur: s. S. 331–343

10.2 Thymus-Karzinoide
(Neuroendokrine Karzinome)

Thymus-Karzinoide wurden erstmals als eigenständige Tumorentität 1972 von ROSAI u. HIGA beschrieben. Es handelt sich um außerordentlich seltene Tumoren. Das eigene Untersuchungsgut umfaßt 11 unterschiedlich differenzierte (s. unten) Karzinoidtumoren des Thymus (OTTO u. HÜSSELMANN 1976; OTTO et al. 1977; HERBST et al. 1987; WÖCKEL et al. 1990; HOFMANN u. OTTO 1992). Auch in der Literatur findet man zumeist nur Einzelkasuistiken (z.B.: LOWENTHAL et al. 1974; SUNDSTRÖM u. WILANDER 1976; CHALK u. DONALD 1977; RAO u. TAKITA 1977; HUNTRAKOON et al. 1984; VIEBAHN et al. 1985; WOLLENSACK et al. 1992; KUO 1994). „Größere" Übersichten sind selten (ROSAI u. HIGA 1972; ROSAI et al. 1972; HOSODA et al. 1975; SALYER et al. 1976). WICK et al. (1980) fanden zwischen 1953 und 1978 im Material der Mayo Clinic, Rochester, USA, unter 173 Mediastinaltumoren 7 (= 4,05%) Thymus-Karzinoide. In einer 1982 publizierten Zusammenstellung wird aus der gleichen Klinik über 15 mediastinale bzw. thymogene Karzinoidtumoren berichtet, die zwischen 1930 und 1980 beobachtet wurden (WICK et al. 1982; vgl. auch: WICK u. SCHEITHAUER 1984).

10.2.1 Klinische Aspekte

Unter klinischen Aspekten können Thymus-Karzinoide eingeteilt werden in:

1. asymptomatische Geschwülste, die im allgemeinen zufällig bei routinediagnostischen Untersuchungen gefunden werden.
2. Geschwülste mit ausschließlich lokaler Symptomatik in Form präkordialer Schmerzen, einer oberen Einflußstauung (*„superior vena cava syndrome"*) oder Herzrhythmusstörungen (WICK et al. 1980; PARISH et al. 1981),
3. Geschwülste mit systemisch-endokriner Manifestation, entweder im Rahmen der multiplen endokrinen Neoplasien (MEN I und MEN II) oder in etwa 34% als paraneoplastische Endokrinopathie im Sinne eines ektopen ACTH-(Cushing-)Syndroms (ROSAI et al. 1972; MARCHEVSKY u. DIKMAN 1979; STEWART u. KINGSTON 1980; WICK et al. 1980; FLOROS et al. 1982; HUNTRAKOON et al. 1984; GERL et al. 1990; WOLLENSAK et al. 1992, Literaturübersicht; ZEIGER et al. 1992; ZAHNER et al. 1994. Extrem selten gehen Thymus-Karzinoide mit einer *„inadäquaten Sekretion des antidiuretischen Hormones"* (vgl. auch S. 236), mit einem Eaton-Lambert-Syndrom oder mit einer (paraneoplastischen) hypertrophen Osteoarthropathie einher (WICK et al. 1980; WICK u. ROSAI 1990a, b).

Ob die Assoziation von Thymus-Karzinoiden mit paraneoplastischen Endokrinopathien bzw. ihr Auftreten im Rahmen der multiplen endokrinen Neoplasien von prognostischer Relevanz ist, wird in der Literatur unterschiedlich beurteilt (LEVINE u. ROSAI 1978; WICK et al. 1980; WICK u. ROSAI 1990).

Thymus-Karzinoide treten gehäuft bei Männern auf (m.:w. = 3:1). Das mittlere Lebensalter zum Zeitpunkt der Diagnose liegt zwischen 40 und 50 Jahren (4–87 Jahre).

Szintigraphien mit dem Somatostatin-Analogen ^{111}Indium-Pentetreotid (Octreoscan) erlauben durch den Nachweis von Somatostatinrezeptor-tragenden Geweben inzwischen auch für neuroendokrine Thymus-Tumoren eine Lokalisationsdiagnostik (ZAHNER et al. 1994).

Die Primärtherapie besteht in einer möglichst radikalen chirurgischen Entfernung des Tumorgewebes (ROSAI et al. 1976; ECCONOMOPOULOS et al. 1990). Ajuvante chemo- und/oder radiotherapeutische Konzepte sind, mit Ausnahme der oat-cell Karzinome, bislang nicht etabliert. Zur Therapie mit Somatostatin-Analoga (vgl. Abb. 135) liegen lediglich Einzelberichte vor, so daß die Effektivität dieser Therapie abschließend noch nicht beurteilt werden kann (HEARN et al. 1988). Gleiches gilt für die Interferontherapie (DORVAL u. POUILLART 1988).

10.2.2 Morphologie

Thymus-Karzinoide können eine beträchtliche Größe erreichen. Tumorgewichte von über 1000 g (ROSAI et al. 1972) bzw. von über 1600 g (WÖCKEL et al. 1990) sind beschrieben worden. Im eigenen Material fanden wir ein durchschnittliches Tumorgewicht von etwa 250 g. Die Durchmesser schwanken im allgemeinen zwischen 8 und 25 cm.

Etwa 30–50% aller Thymus-Karzinoide sollen von einer derben Bindegewebskapsel begrenzt sein. Es handelt sich um solide, grau-weiße Tumoren, die nur gelegentlich septiert bzw. lobuliert sind, die aber in 60–70% von herdförmigen Nekrosen, Hämorrhagien, kleinzystischen Regressionsherden und kalkigen Inkrustationen durchsetzt sein können.

Der Karzinoidbegriff, durch mancherlei Fehlinterpretationen (z.B.: obligate Zuordnung zum Karzinoidsyndrom) diskreditiert, wird derzeit mehr und mehr durch den des neuroendokrinen Tumors (Karzinoms) ersetzt. Man geht heute davon aus, daß die Zellen des neuroendokrinen Systems terminale Differenzierungen ortsständiger „Stamm"-Zellen sind. Das APUD-Konzept ist in seiner primären Konzeption wohl weitgehend überholt.

Unter histologisch-phänotypischen und histogenetischen Aspekten können die neuroendokrinen Tumoren (Karzinome) des Thymus unterteilt werden in (Rosai et al. 1976; Wick u. Rosai 1990a, b):

1. Gut differenzierte neuroendokrine Karzinome [Grad I = typische Karzinoide (DeLellis et al. 1984)],
2. intermediär differenzierte neuroendokrine Karzinome (Grad II = atypische Karzinoide),
3. kleinzellige Karzinome vom oat-cell-Typ [Grad III = niedrig differenzierte Karzinoide (Wick u. Scheithauer 1982)].

Chetty et al. (1997) beschrieben ein *großzelliges* neuroendokrines Karzinom des Thymus.

Der überwiegende Teil der neuroendokrinen Thymustumoren gehört zu den gut differenzierten Formen mit teils plexiform-soliden, trabekulären und alveolären, azinären oder auch kribriformen bzw. rosettenartigen Formationen (Abb. 131–133). Die häufig insulären, „organoiden" Zellcluster sind eingebettet in ein fibrovaskuläres Stroma. Die für Thymome typischen perivaskulären Spalträume fehlen ebenso wie lymphozytäre Infiltrate des Tumorgewebes. Die einzelnen Tumorzellen erscheinen vergleichsweise monomorph. Sie sind relativ groß, länglich-oval, gelegentlich polygonal gegeneinander abgekantet. Das Zytoplasma der Tumorzellen erscheint eosinophil bzw. amphophil und fein granuliert. Kernteilungsfiguren sind selten.

Herdförmig können epidermoide Differenzierungen entwickelt sein. Rosai u. Levine (1976) beschrieben Thymus-Karzinoide, die als umschriebene Nester im basalen Bereich plattenepithelial begrenzter Zysten gefunden wurden (vgl.: Fig. 133 und 134 in Rosai u. Levine 1976).

Argyrophile Reaktionen, etwa nach Grimelius oder Sevier-Munger, fallen bei den meisten Thymus-Karzinoiden positiv aus. Über ein *argentaffines* Thymus-Karzinoid haben u.W. nur Chalk u. Donald (1977) berichtet. *Biogene Amine* können zudem mit der *Formaldehyd-induzierten Fluoreszenz* nachgewiesen werden (Judge et al. 1976; Wick et al. 1980). Thymus-Karzinoide exprimieren zudem verschiedene Zytokeratinfilamente.

In neuroendokrinen Thymustumoren können relativ konstant Chromogranin A und C, Neuron-spezifische Enolase (mit den Isoformen α, β und γ), S-100-Protein und PGP 9.5, ein zytoplasmatisches Protein [*protein gene pro-*

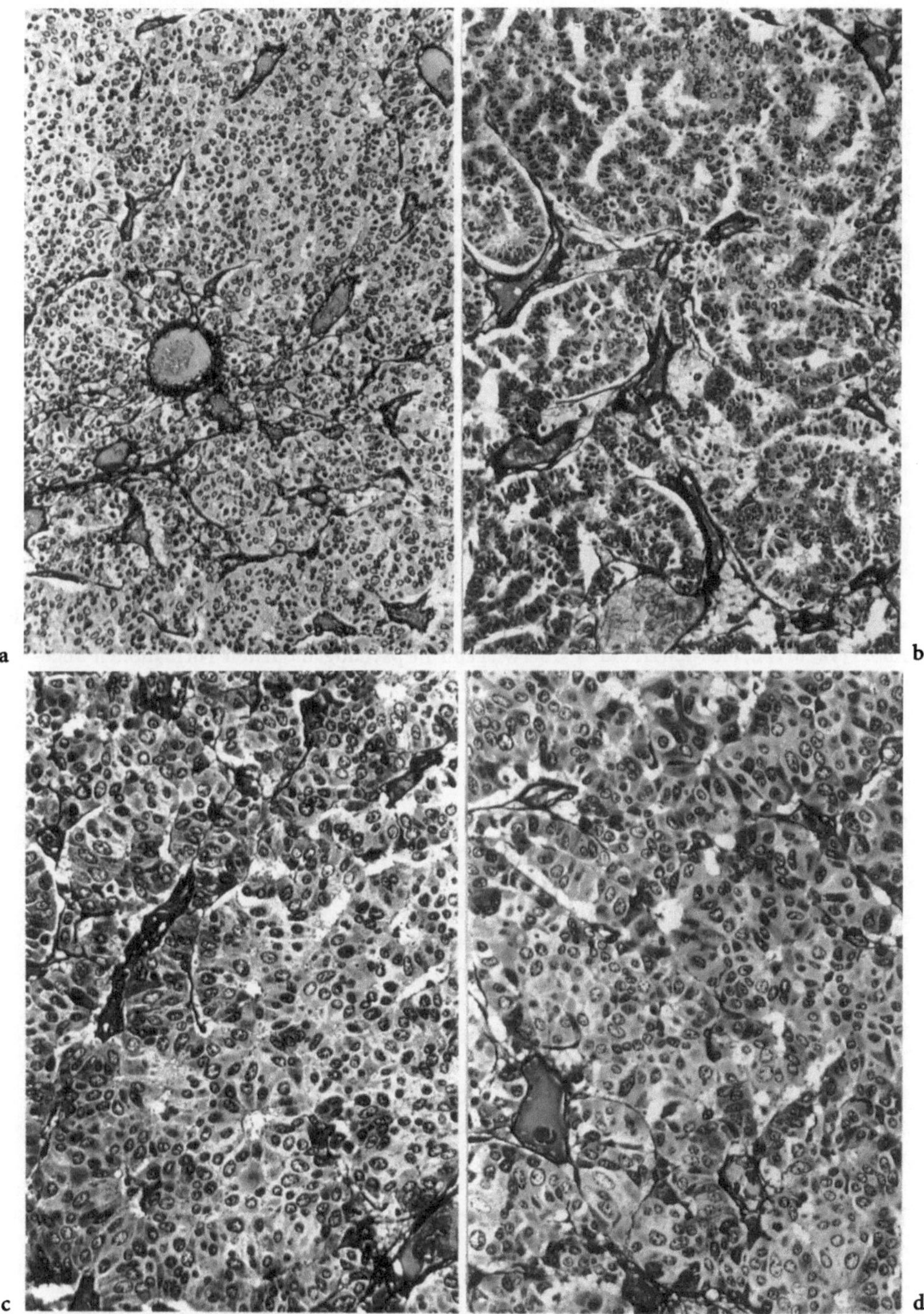

Abb. 131 a – d. Thymus-Karzinoid mit teilweise plexiform-soliden und trabekulären Strukturen. Acrylateinbettung. Versilberung nach Movat, × 180

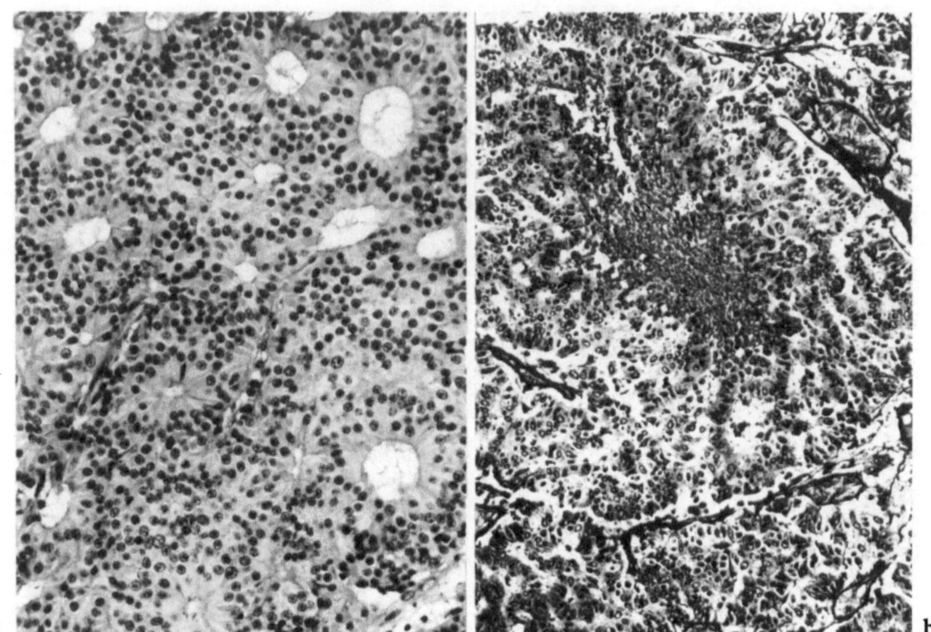

Abb. 132 a, b. Thymus-Karzinoid. a Überwiegend in pseudoglandulären Formationen angeordnete, durchweg isomorphe Tumorzellen. HE, × 160. b Thymus-Karzinoid mit überwiegend
trabekulären Formationen. Umschriebene Tumornekrose. Eponeinbettung. Versilberung nach
Movat, × 140

duct 9.5 (RODE et al. 1985)], als gleichsam diagnostische Markersubstanzen
neuroendokriner Neoplasien nachgewiesen werden (z. B.: WICK et al. 1983; WICK
u. SCHEITHAUER 1984; HUNTRAKOON et al. 1984; HERBST et al. 1987; WICK u.
ROSAI 1990 a, b; WÖCKEL et al. 1990; HOFMANN u. OTTO 1992; ZAHNER et al.
1994). In Übereinstimmung mit WICK und ROSAI (1990 a, b) waren im eigenen
Untersuchungsgut alle neuroendokrinen Thymustumoren mit diesen Markersubstanzen positiv (Abb. 134, 135). Dabei spielt die neuronspezifische Enolase
unter differentialdiagnostischen Aspekten praktisch keine Rolle, da sie auch in
mediastinalen Seminomen und in Thymomen exprimiert wird. Gleiches gilt für
den anti-Leu 7-Antikörper, der nach Untersuchungen von KOKAMA et al. (1986)
zwar in allen neuroendokrinen Thymustumoren, aber auch in fast der Hälfte
aller Thymome nachweisbar ist. Dagegen zeigen thymogene Oat-cell-Karzinome
eine positive Immunreaktivität nur in 25 %. Solide Karzinoidnester werden
häufig von sog. Sustentacular-Zellen umgrenzt, die eine intensive Expression
von S-100 β-Protein zeigen (SHIMOSATO u. MUKAI 1997).

Die in neuroendokrinen Thymustumoren nachgewiesenen Neuropeptide
und Hormone sind in den Tabellen 43 und 44 zusammengefaßt. Mit Ausnahme
der ACTH-positiven neuroendokrinen Thymustumoren (Cushing-Syndrom),
sind klinisch manifeste Endokrinopathien bei anderen Neuropeptiden oder
Hormonen bislang nicht beschrieben worden.

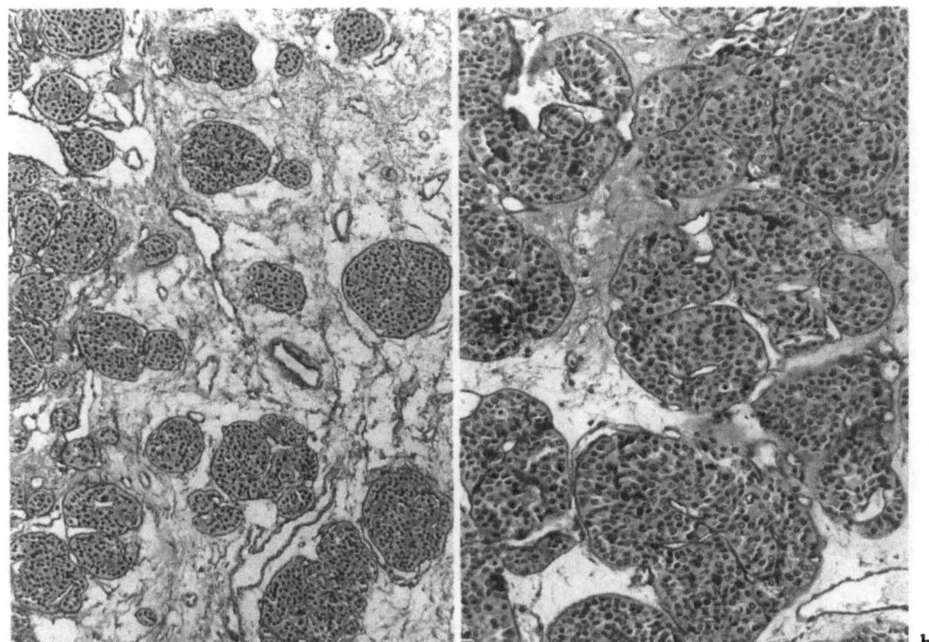

Abb. 133 a, b. Thymus-Karzinoid. Der Tumor wächst in soliden Nestern und Ballen, umgrenzt von retikulären Faserstrukturen (Differentialdiagnose: Paragangliom!). Retikulinfaser-Färbung nach Pap, × 120 (**a**) bzw. × 240 (**b**)

Elektronenmikroskopisch findet man neurosekretorische Granula mit einem Durchmesser von 140–150 nm (*„dense-core" granules*). Lysosomale Einschlußkörper sind selten. Im Zytoplasma sind 5–7 (–10) nm durchmessende Intermediärfilamente (Keratin) nachweisbar, die im allgemeinen aber nicht desmosomal bzw. hemidesmosomal verbunden sind.

Oat-cell-Karzinome des Thymus sind mikroskopisch weitgehend identisch mit Oat-cell-Karzinomen der Lunge (ROSAI et al. 1976; WICK u. SCHEITHAUER 1982; WICK et al. 1982; SWINBORNE-SHELDRAKE et al. 1985). Bisher sind etwa 20 Fälle beschrieben worden. Bei verschiedenen Mitteilungen über mediastinale Oat-cell-Karzinome dürfte es sich um Metastasen bronchopulmonaler Karzinome handeln (Differentialdiagnose).

Spindelzellige Varianten karzinoider Thymustumoren sind vor allem von LEVINE und ROSAI (1976) beschrieben worden und insgesamt äußerst selten (ROSAI et al. 1976; ROSAI u. LEVINE 1976). Die bisherigen Fälle dieser Karzinoidvariante zeigen weder einen positiven argyrophilen, noch einen argentaffinen Reaktionsausfall. In einem dieser Tumoren wurden ein amyloides Stroma und eine positive Immunreaktivität für Kalzitonin gefunden (DELELLIS u. WOLFE 1976).

Extrem selten sind *pigmentierte Karzinoid-Tumoren* des Thymus (HO u. HO 1977; WICK et al. 1982; WICK u. SCHEITHAUER 1984; LAGRANGE et al. 1987), wobei einerseits Zeroid-, andererseits Melaninpigmente diskutiert werden.

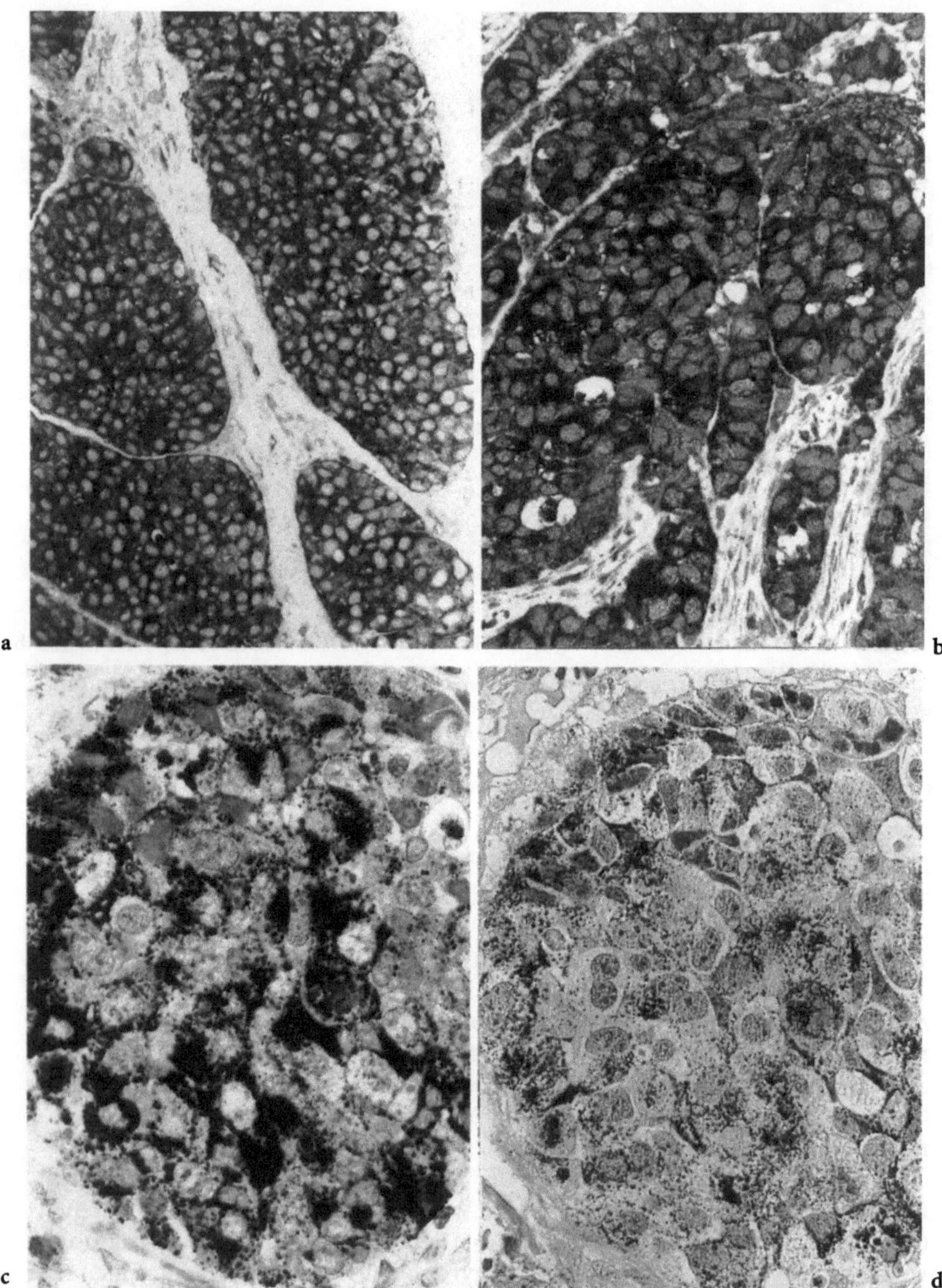

Abb. 134 a – d. Thymus-Karzinoid. Immunhistologische und histochemische Befunde. **a** Neuronspezifische Enolase (NSE) mit positiver Reaktion in allen Tumorzellen. Immunperoxidase, ×210. **b** Inhomogene Synaptophysin-Reaktivität in den Tumorzellen. anti-Sy38, Immunperoxidase, ×280. **c** Inhomogene Chromogranin A-Reaktivität. Immunperoxidase, ×400. **d** In den Chromogranin-positiven Tumorzellen findet sich eine argyrophile Reaktion nach Grimelius. Grimelius, ×400

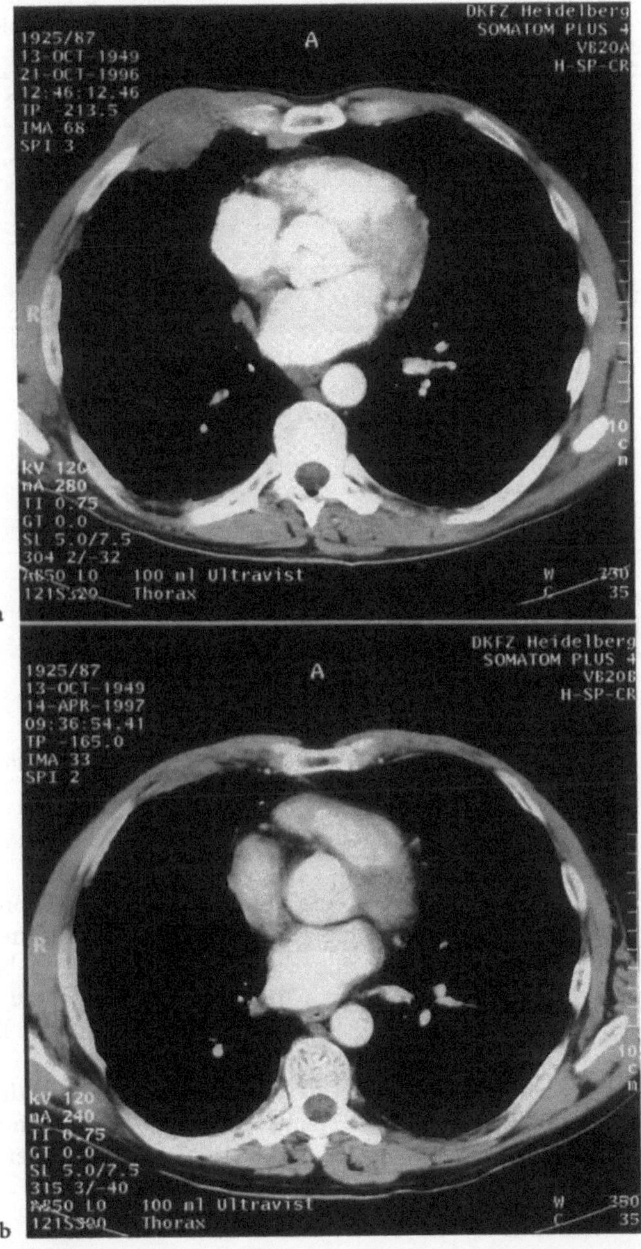

Abb. 135 a, b. 50jähriger Patient. Zustand nach operativer Therapie eines Thymuskarzinoids vor 10 Jahren. **a** In der Aufnahme vom 21.10.1996 pleurale (Spät-)Metastasen und Befall der ventralen Thoraxwand rechts. **b** Nach Einleitung einer Somatostatin-Therapie Kontrolluntersuchung am 14.04.1997 mit weitgehender Rückbildung der Pleurametastasen und des Thoraxwandbefalls. (Die Aufnahmen wurden freundlicherweise von Herrn Prof. Dr. G. VAN KAICK, DKFZ Heidelberg, Abt. Onkologische Diagnostik und Therapie, zur Verfügung gestellt)

Tabelle 43. Histochemische und immunhistochemische Ergebnisse bei 9 Karzinoidtumoren des Thymus[a] (HERBST et al. 1987; HOFMANN u. OTTO 1989)

	Fall 1	Fall 2	Fall 3	Fall 4	Fall 5	Fall 6	Fall 7	Fall 8	Fall 9
Grimelius (argyrophil)	+≪-	+≪-	-	-	+≪-	+/-	+≪-	-	+≪-
Masson-Fontana-Hamperl (argentaffin)	-	-	-	-	-	+≪-	-	-	-
Neuron-spezifische Enolase	+/-	+/-	+	(+)	+/-	+/-	+/-	+	+
Chromogranin A	+≪-	+/-	-	-	+≫-	+/-	+/-	+≪-	+≪-
Synaptophysin	(+)	+	+	+	+	+	+	(+)	+
Neurotensin	-	-	n.d.	+≪-	n.d.	+≪-	+≪-	n.d.	n.d.
ACTH	-	-	n.d.	+≪-	n.d.	-	+≫-	n.d.	n.d.
Kalzitonin	-	+≫-	n.d.	-	n.d.	-	-	n.d.	n.d.
Cholezystokinin	+≪-	-	n.d.	+≪-	n.d.	+≪-	+≪-	n.d.	n.d.

+   alle Tumorzellen positiv
+≫-   die meisten Tumorzellen positiv
+/-   ungefähr die Hälfte der Tumorzellen positiv
+≪-   wenige Tumorzellen positiv
-        alle Tumorzellen negativ
( )   schwache Reaktion
n.d.   keine Untersuchung

[a] Alle untersuchten Tumoren zeigten einen negativen Reaktionsausfall für „Calcitonin generelated peptide" (*CGRP*), Gastrin, Serotonin, Somatostatin und Substanz P.

SUSTER u. MORAN beschrieben 1995 eine Karzinoidvariante mit prominentem *muzinösem Stroma*, wobei auf Grund histochemischer Reaktionen nichtepitheliale stromale Mukosubstanzen angenommen wurden. KUO beschrieb 1994 einen Karzinoid-Tumor des Thymus mit einer *sarkomatösen Stromakomponente* unter Einschluß fibromatöser, chondroider und ossärer Differenzierungsmuster.

Differentialdiagnose neuroendokriner Thymustumoren: Mediastinale (gelegentlich pigmentierte) Paragangliome (HOFMANN et al. 1995), spindelzellige Thymome, Seminome, Metastasen neuroendokriner Tumoren anderer Lokalisation.

10.2.3 Prognose

Die neuroendokrinen Tumoren des Thymus sind vergleichsweise aggressiv (Tabelle 45). Etwa 50–60 % zeigen eine Infiltration angrenzender Thoraxorgane (Pleura, Perikard, Gefäße). In über 50 % findet man mediastinale und zervikale Lymphknotenmetastasen, besonders bei endokrin aktiven Tumoren (LEVINE u. ROSAI 1978). Die Häufigkeit extrathorakaler Metastasen wird mit 20–30 % ange-

Tabelle 44. Immunhistochemisch in Thymuskarzinoiden nachgewiesene Polypeptide

Substanz	Fälle (n)	Literatur	Jahr
ACTH	4–8	WICK et al.	1980–84
	2	HEITZ et al.	1981
	1	HUNTRAKOON et al.	1984
	3	SWINBORNE-SHELDRAKE et al.	1985
	1	VIEBAHN et al.	1985
	1	MÜLLER-HERMELINK et al.	1986
	1	LAGRANGE et al.	1987
	2	HOFMANN u. OTTO	1989
Somatostatin	7	WICK u. SCHEITHAUER	1984
Kalzitonin	1	DELELLIS u. WOLFE	1976
	1	SWINBORNE-SHELDRAKE et al.	1985
	2	MÜLLER-HERMELINK et al.	1986
	1	WÖCKEL et al.	1990
Serotonin	2	WICK et al.	1982
		WICK u. SCHEITHAUER	1984
Gastrin	1	RODE et al.	1986
β-Lipotrophin	2	HEITZ et al.	1981
β-Endorphin	1	MÜLLER-HERMELINK et al.	1986
	1	WICK u. ROSAI	1988
α-Metenkephalin	1	MÜLLER-HERMELINK et al.	1986
	1	WICK u. ROSAI	1988
Leukenkephalin	1	MÜLLER-HERMELINK et al.	1986
Cholezystokinin	4	HOFMANN u. OTTO	1989

Tabelle 45. Neuroendokrine Thymustumoren. Zusammenstellung des malignen Potentials (Invasion, Rezidiv, Metastasen) anhand verschiedener Untersuchungsserien

Autoren	Fallzahl	Invasion	Rezidiv	Metastasen
ROSAI u. HIGA (1972) ROSAI et al. (1972)	11	4/11	6/11	3/11
SALYER et al. (1976)	3	3/3	2/3	2/3
WICK et al. (1982)	15	8/15		11/15
ECONOMOPOULOS et al. (1990)	7	5/7	4/7	3/7
Eigene, z. T. publizierte (OTTO et al. 1977; HERBST et al. 1987), z. T. nicht publizierte Fälle	11	5/11	6/11	4/11
Total	47	25/47 53,2%	18/32 56,3%	23/47 48,9%

geben (WICK et al. 1980). In ihrer 1982 publizierten Übersicht über 15 Thymus-Karzinoide fanden WICK et al. Metastasen sogar in 73 % (11/15). Charakteristisch sollen Haut- und osteoklastäre Knochenmetastasen sein (ROSAI et al. 1976; SALYER et al. 1976; FISHMAN u. ROSENTHAL 1976). Auch bei eindeutig kapselbegrenzten neuroendokrinen Thymustumoren sind Rezidive, Spätrezidive nach 10 und mehr Jahren und Metastasen nicht selten. Unter 25 neuroendokrinen Thymustumoren, die 1976 von uns aus dem Schrifttum zusammengestellt wurden, traten trotz radikaler operativer Tumorentfernung, in 11 Fällen (= 44 %) sowohl lokale Rezidive mit örtlicher Lymphknotenmetastasierung, als auch hämatogene Fernmetastasen auf, und zwar in einem Zeitraum zwischen anderthalb und 14 Jahren (OTTO u. HÜSSELMANN 1976). Die Auswertung von 32 asymptomatischen neuroendokrinen Thymustumoren ergab eine 5-Jahres-Überlebensrate von 65,4 % und eine 10-Jahres-Rate von nur 46,2 %. WICK et al. (1980) geben folgende 10-Jahres-Mortalitätsraten an: für asymptomatische Tumoren 29 %, für neuroendokrine Thymustumoren im Rahmen eines MEA-Syndroms 50 %, für neuroendokrine Thymustumoren mit einem Cushing-Syndrom 65 %.

Literatur: s. S. 343–345

10.3 Mesenchymale Thymustumoren

Primäre Thymustumoren, die histogenetisch den mesenchymalen Strukturen des Organes zugerechnet werden können, sind, mit Ausnahme der Thymolipome, extrem selten (RINGERTZ u. LIDHOLM 1956; PACHTER u. LATTES 1963a–c, FRIEDMAN 1967; WHITTAKER u. LYNN 1973; SWANSON 1991).

Es besteht für die meisten der in der älteren Literatur mitgeteilten Kasuistiken und Übersichten über mesenchymale „Thymus"-Tumoren keine zwingende Notwendigkeit, sie als tatsächlich thymogene Tumoren zu interpretieren (zusammenfassende Übersicht der älteren Literatur: TESSERAUX 1959). Mehrheitlich gehen diese Geschwülste von extrathymisch gelegenen mesenchymalen Strukturen des Mediastinums aus. Im Einzelfall dürfte die exakte topographische Zuordnung (thymogen, nichtthymogen) der hier in Rede stehenden Tumoren ohnehin schwierig sein. Notwendig ist sie zumindest für bestimmte Tumorentitäten ohnehin nicht, da sich aus der mediastinalen/thymogenen Tumortopographie weder therapeutische noch prognostische Konsequenzen ergeben.

In diagnostischer Hinsicht können mediastinale Geschwülste mesenchymaler Natur erhebliche Schwierigkeiten bereiten, so daß in vielen Fällen ein breites Spektrum immunhistologischer Zusatzuntersuchungen zwingend erforderlich ist. In der bioptischen (mediastinoskopischen) Differentialdiagnose sind außerdem die fibröse und granulomatöse Medastinitis bzw. die idiopathische Mediastinalfibrose (vgl. S. 289) oder auch lokalisierte fibröse Pleuratumoren (vgl. S. 279) bedeutsam.

Die Problematik mesenchymaler Thymustumoren wird weiter dadurch „eskaliert", daß lange Zeit falsche Vorstellungen über die strukturellen und zellulären Baueigentümlichkeiten des Thymus und über die histo-/zytogenetische Entwicklung der einzelnen Bauelemente bestanden. Ausdruck dieser „Eskalation" sind die zahlreichen Vorschläge zur Tumor-Nomenklatur. Zudem haben moderne Untersuchungsmethoden gezeigt, daß z.B. die spindelzelligen Sarkome (der älteren Literatur) mehrheitlich epitheliale Thymustumoren sind (vgl. S. 205).

Literatur: s. S. 345–346

10.3.1 Thymolipome/Thymoliposarkome

10.3.1.1 *Thymolipome*

Unter den mesenchymalen Thymustumoren sind Thymolipome die häufigste Tumorgruppe (HALL 1948; BOETSCH et al. 1966; RINGE et al. 1979; MORAN et al. 1994, 1995). Nach MATHEY u. RENAUD (1962) sowie nach MOIGNETEAU et al. (1967) sollen sie 2–9 % aller primär thymogenen Geschwülste ausmachen. Demgegenüber scheinen mediastinale Lipome extrathymischer Herkunft etwas häufiger zu sein (HALL 1948; RUBIN u. MISHKIN 1954; TRÜBER et al. 1979; POLITIS et al. 1979). Im eigenen Material haben wir neben 432 epithelialen Thymustumoren lediglich 7 Thymolipome (= 1,62 %) beobachten können (Tabelle 46).

1916 beschrieb LANGE erstmals ein Thymolipom: eine 1600 g schwere, kapselbegrenzte, grau-gelbe Geschwulst von lobulärem Aufbau. LANGE sprach von einem *Lipom* des Thymus. Der Begriff *Thymolipom* geht auf HALL (1948) zurück. Gelegentlich werden die in Rede stehenden Geschwülste auch als *Lipothymome* (BIGELOW u. EHLER 1952; FALOR u. FERRO 1956; BOETSCH et al. 1966) bezeichnet, obwohl das Lipom-assoziierte Thymusgewebe kein neopalstisches ist (WICK u. ROSAI 1990).

Thymolipome können eine beträchtliche Größe erreichen. Über die Hälfte aller publizierten Fälle wog über 500 g, 23 % über 2000 g (BIGELOW u. EHLER 1952; BARNES u. O'GORMAN 1962; BENTON u. GERARD 1966; BOETSCH et al. 1966; KORHONEN u. LAUSTELA 1968). DUNN und FRKOVICH (1956) beschrieben ein über 6 kg, MOIGNETEAU et al. 81967) ein über 12 kg schweres Thymolipom.

Thymolipome werden von einer Bindegewebskapsel (Abb. 136) begrenzt, die z. T. zwickelartig in das Innere des Tumors einstrahlt. Relativ häufig können Kapseladhäsionen mit pleuralen und/oder perikardialen Strukturen beobachtet werden.

Die histologische Diagnostik (am Operationspräparat) bereitet zumeist keinerlei Schwierigkeiten (ALLEN 1981; MORAN et al. 1994, 1995). Man findet reifes, univakuoläres Fettgewebe, das durch schmale Bindegewebssepten in lobulären Formationen angeordnet ist. Inmitten des Fettgewebes liegen unterschiedlich große Areale lymphoepithelialer Gewebsformationen unter Einschluß Hassallscher Körperchen (Abb. 137). Nach Untersuchungen von LE MARC'HADOUR et al. (1991) soll es sich überwiegend um kortikal differenziertes Thymusgewebe handeln. Lymphfollikel wurden bislang nicht gefunden. In einem unserer Thymolipome, Myasthenia gravis assoziiert (s. unten), fanden wir kleinherdige Ansammlungen IgG-, kappa- und lambda-positiver Plasmazellen (OTTO et al. 1982). MORAN et al. (1994) beschrieben ein *Thymofibrolipom*, LIM (1980) ein mediastinales (thymogenes?) *Chondrolipom als „histologische Variante der Thymolipome"*, SCULLY (1960) ein Thymolipom in Assoziation mit einem zystischen *Lymphangiom*. ISEKI et al. (1990) beschrieben ein Thymolipom unter Einschluß myoider, Myoglobin-, Desmin- und Vimentin-positiver Zellkomplexe, die elektronenmikroskopisch eine typische Querstreifung mit Z-Band-Strukturen aufwiesen. Als bislang singuläre Kasuistik beschrieben VAN HEVEN u. BRENNAN (1993) ein sog. *Lipothymoadenom* der Glandula parathyreoidea: einen endokrin aktiven (Hyperparathyreoidismus) Tumor, aufgebaut aus univakuolärem Fett-

Tabelle 46. Thymolipome. Synopsis klinischer und morphologischer Befunde

Fall	Alter Geschlecht	Symptome	Dauer der Symptome	Klinische bzw. radiologische Diagnose	Tumor: Gewicht, Größe	Verlauf
1.	5 Jahre m.	Anämie, Rekurrierende Infekte	9 Monate	Anämie, Hypogamma-globulinämie Mediastinaltumor	320 g 17 × 9 × 7 cm	32 Jahre, beschwerdefrei
2.	32 Jahre m.	Asymptomatisch	–	Abnorme Mediastinal-verbreiterung, vorderes Mediastinum: Tumor bzw. Thymom?	270 g 12 × 9 × 5 cm	17 Jahre, beschwerdefrei
3.	57 Jahre w.	Asymptomatisch	–	Abnorme Mediastinal-verbreiterung, vorderes Mediastinum: Tumor bzw. Thymom?	420 g 19 × 11 × 9 cm	6 Jahre, beschwerdefrei
4.	64 Jahre m.	Asymptomatisch	–	Abnorme Mediastinal-verbreiterung, vorderes Mediastinum: Tumor?	120 g 7 × 6 × 6 cm	Exitus letalis mit 72 Jahren infolge eines ausgedehnten Herzinfarktes
5.	56 Jahre m.	Ptosis[a]	4 Jahre	Myasthenia gravis, Thymom? Thoraxdurchleuchtung: o.B. CT: Mediastinale Lipomatose	93 g 13 × 7 × 5 cm	Temporäre (postoperative) Remission. Nach wenigen Monaten erneut Symptome einer Myasthenia gravis. Exitus letalis im Alter von 67 Jahren infolge lappenfüllender Bronchopneumonie
6.	33 Jahre w.	Asymptomatisch	–	Mediastinale Raumforderung: Morbus Hodgkin?	105 g 7 × 6 × 5 cm	7 Jahre, beschwerdefrei
7.	56 Jahre m.	Asymptomatisch	–	Mediastinale Raumforderung: Tumor?	120 g 7 × 7 × 6 cm	3 Jahre, beschwerdefrei

[a] Einzelheiten der klinischen Symptome und der Therapie sind bereits ausführlich dargestellt worden (OTTO et al. 1982). Interessant war der Nachweis von IgG-Antikörpern gegen Skelettmuskulatur. Allerdings sind diese Antikörper lediglich als Epiphänomen zu interpretieren. Die Titerbewegungen spiegeln auch im vorliegenden Fall nicht die Krankheitsaktivität wider.

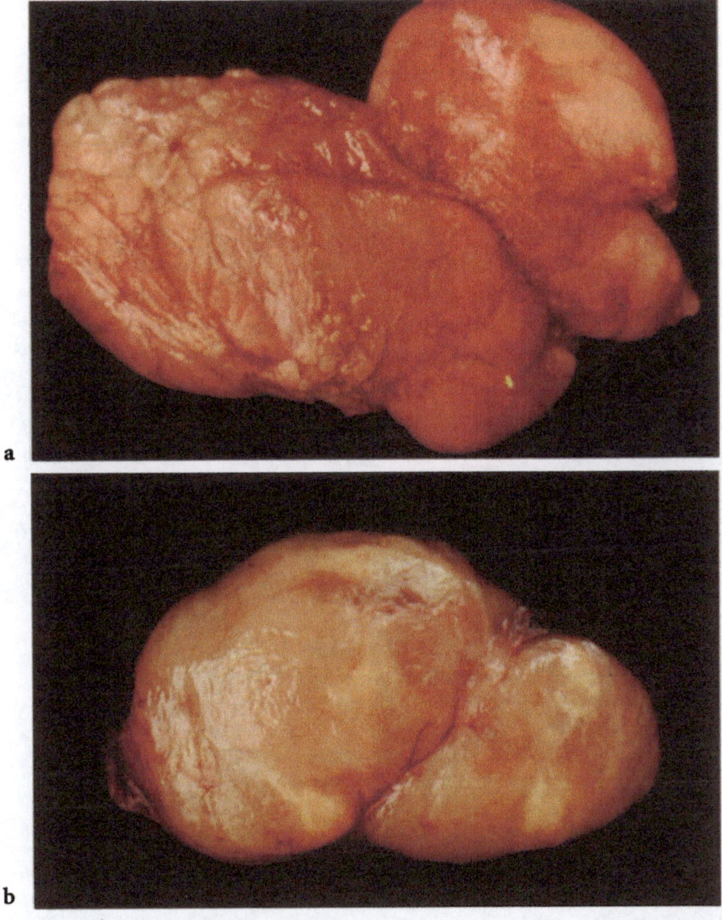

Abb. 136 a, b. a Allseits kapselbegrenztes, 93 g schweres Thymolipom, Myasthenie-assoziiert.
(Aus HOFMANN u. OTTO 1992), **b** Schnittfläche

gewebe, aus lymphoepithelialen Gewebsformationen unter Einschluß Hassallscher Körperchen und aus wasserklaren parathyreoidalen Hauptzellen.

Die Natur (Pathogenese, Histogenese) der Thymolipome wird nach wie vor
kontrovers diskutiert (Übersicht: ALMOG et al. 1997; REINTGEN et al. 1978; LE
MARC'HADOUR et al. 1991; MORAN et al. 1994, 1995). Die verschiedenen Tumor-
hypothesen [*„Lipoma hypothesis"* (DUNN u. FRKOVICH 1956), *„mixed tumor
hypothesis"* (Hall 1948), *„involution thymoma hypothesis"* (BENTON u. GERARD
1966), *„involution hyperplasia hypothesis"* (BIGELOW u. EHLER 1952; RUBIN u.
MISHKIN 1964)] überzeugen in letzter Konsequenz nicht. HENRY (1978) diskutiert eine hamartomatöse Läsion (vgl. auch: JAGHADA u. RAMASWAMY 1984).

Thymolipome können in jedem Lebensalter und ohne Geschlechtspräferenz
auftreten [2–64 Jahre in der Zusammenstellung von MORAN et al. (1995)]. Ein

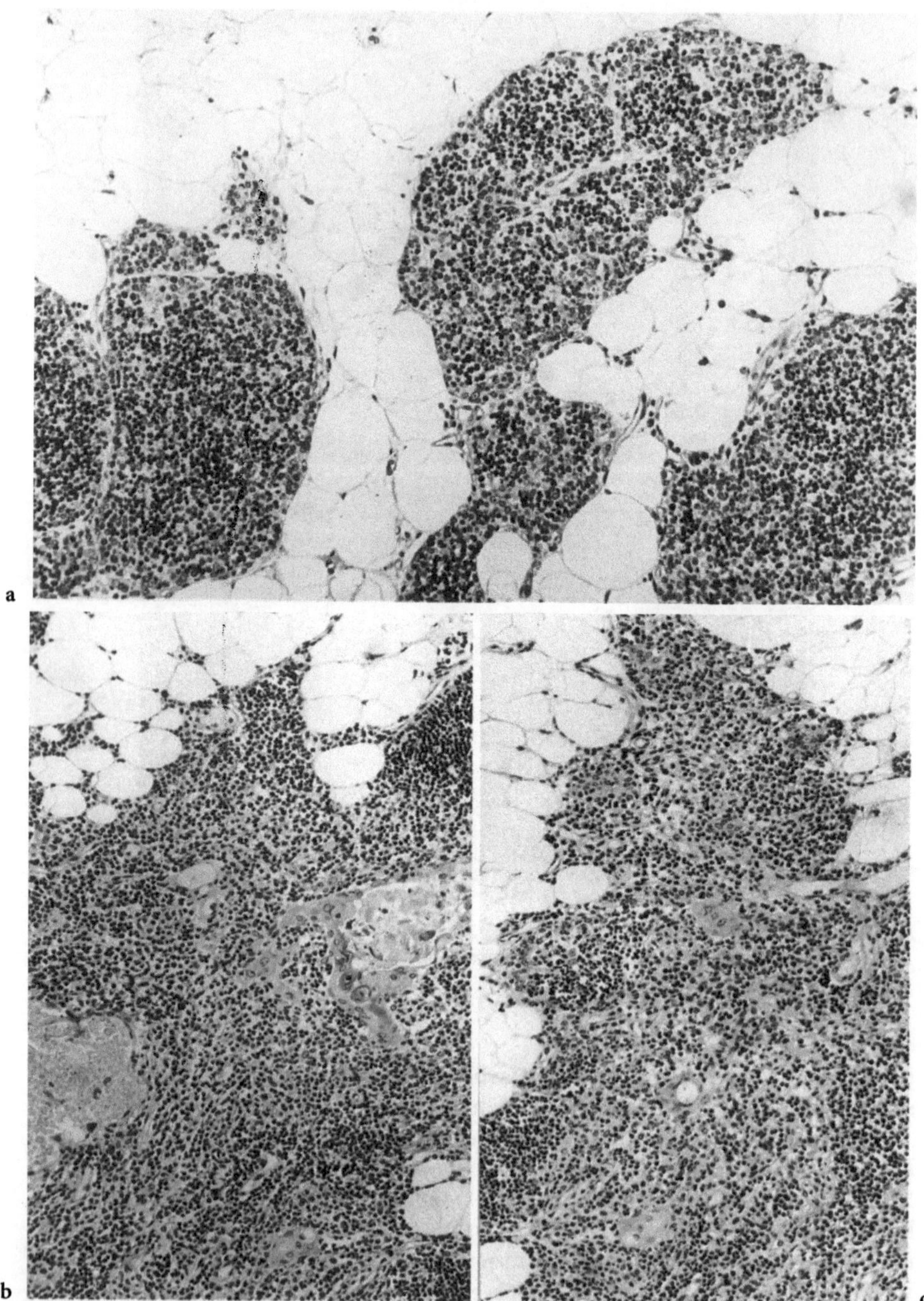

Abb. 137 a – c. Thymolipom. a Inmitten von univakuolärem Fettgewebe spärliche Reste von lymphoepithelialen Gewebsformationen, teilweise unter Einschluß Hassallscher Körperchen (b, c). HE, × 125

Häufigkeitsgipfel findet sich fraglos in der 3. Lebensdekade (TRITES 1966; KORHONEN u. LAUSTELA 1968; TEPLICK et al. 1973; ROSADO DE CHRISTENSON et al. 1994; MORAN et al. 1995). Über 50 % aller publizierten Thymolipome waren asymptomatisch. Sie wurden zufällig entdeckt bei routinemäßig durchgeführten Thoraxdurchleuchtungen. Gelegentlich klagen Thymolipompatienten über Luftnot, Husten und über uncharakteristische Thorax-"Schmerzen". Etwa 10 % der Patienten entwickeln paraneoplastische Syndrome. Neben *aplastischen Anämien* (BARNES u. O'GORMAN 1962; OTTO et al. 1982; McMANUS et al. 1994), *Hypogammaglobulinämien* (OTTO et al. 1982; McMANUS et al. 1994) und *Hyperthyreosen* (BENTON u. GERARD 1966), wurden in den letzten Jahren vermehrt auch *Myasthenia gravis-Symptome* (Tabellen 20, 47) beschrieben. Die pathogenetischen Beziehungen zwischen Thymolipomen und der Entwicklung einer Myasthenia gravis sind nicht geklärt. Ob die von ISEKI et al. (1990) in Thymolipomen beschriebenen *myoiden Zellen* tatsächlich eine pathogenetische Rolle spielen, ist unklar. Immerhin ist bemerkenswert, daß Myasthenia gravis-Symptome bei mediastinalen, aber extrathymisch lokalisierten Lipomen nicht beobachtet wurden. Extrem selten ist die Assoziation mit anderen Neoplasien, u. a. mit *chronischen lymphatischen Leukämien* oder mit einem *Morbus Hodgkin* (LEBRUN et al. 1985; PILLAI et al. 1985). 1966 beschrieb TRITES bei einem Patienten

Tabelle 47. Thymolipome und Myasthenia gravis

Literatur	Alter	Geschlecht	Gewicht und Größe der Tumoren	Follow up (postoperative Zeit)
REINTGEN et al. (1978)	60	M	100 g 15 × 4 × 3 cm	Besserung (3 Monate)
OTTO et al. (1982)	56	M	93 g 13 × 7 × 5 cm; 7 × 5 × 4 cm	Transistorische Besserung
OLANOW et al. (1982)	62	?	?	Besserung (40 Monate)
AALFARO et al. (1982, 1989)	31	M	10 g 13 × 3 × 0,5 cm	Besserung
MIKKELSEN (1984, 1986)	61	M	65 g 7 × 7 × 3 cm; 4,5 × 1 × 1 cm; 3 × 2 × 1 cm	Besserung (8 Monate) und leichter Rückgang
YAMANAKA et al. (1987)	55	F	186 g 12 × 7 × 5 cm	Besserung, danach leichter Rückgang
PAN et al. (1988)	62	F	90 g 11 × 10 × 2,5 cm	Besserung (24 Monate)
PAN et al. (1988)	54	F	15 × 6 × 2 cm	Besserung (18 Monate)
HIRAI et al. (1989)	40	F	2 × 1 × 0,5 cm	?
LE MARC' HADOUR et al. (1991)	52	M	185 g 10 × 8 × 3,5 cm	Besserung

eine sich metachron manifestierende *Lipomatose* im Bereich verschiedener Kiemendarmderivate: ein 2350 g schweres *Thymolipom*, ein 330 g schweres *Thyreolipom* sowie ein pendulierendes, 81 g schweres und 26,7 cm langes *Lipom* im Bereich der *aryepiglottischen Falte*.

De NICTOLIS et al. (1995) beschrieben ein *Elastofibrolipom* im vorderen Mediastinum.

10.3.1.2 *Thymoliposarkome*

Thymoliposarkome sind gegenüber den Thymolipomen extrem selten (HAVLICEK u. ROSAI 1984; CRISTALLINI et al. 1993; KLIMSTRA et al. 1995). Oft ist eine klare topographische Zuordnung zu primär thymogenen oder extrathymisch-mediastinalen Liposarkomen kaum möglich; in größeren Serien über mediastinale Liposarkome fehlen (insofern) exakte topographische Angaben (SCHWEITZER u. AGUAM 1977; OKUMORI et al. 1983; MULLEN u. RICHARDSON 1986). Zudem bleibt bei manchen Kasuistiken die exakte histogenetische Zuordnung problematisch (OKUMORI et al. 1983; JONES et al. 1993). HULL et al. (1995) beschrieben ein *„proliferierendes Thymolipom"*, ohne daß eine exakte Dignitätszuordnung erfolgte.

Literatur: s. S. 346–348

10.3.2 Neurogene Tumoren

Etwa 20 % aller mediastinaler Tumoren sind neurogenen Ursprungs. Sie sind überwiegend im hinteren Mediastinum, paravertebral, lokalisiert (SHIMOSATO u. MUKAI 1997). Das Spektrum neurogener Tumoren umfaßt in dieser Lokalisation periphere Nervenscheidentumoren (Neurofibrome, Schwannome, maligne Schwannome), Ganglioneurome, Ganglioneuroblastome und Neuroblastome, in seltenen Fällen auch maligne primitive (periphere) neuroektodermale Tumoren [Neuroepitheliome, malignent small-cell tumor of the thoracopulmonary region („Askin-Tumor", ASKIN et al. 1979), Ewing-Sarkome] (SHIELDS u. REYNOLDS 1988; SWANSON 1991).

Im vorderen Mediastinum sind neurogene Tumoren extrem selten.

Hinsichtlich einer primär thymischen Lokalisation sind uns lediglich drei kasuistische Mitteilungen mit insgesamt 5 Fällen eines *Neuroblastoms* bzw. eines *Ganglioneuroblastoms mit inadäquater Sekretion des antidiuretischen Hormones* [SIADH (SCHWARTZ et al. 1957)] bekannt geworden (SALTER et al. 1995; ASADA et al. 1996; ARGANI et al. 1997). Extrem selten auch die Lokalisation dieses Tumors im vorderen Mediastinum ohne Bezug zum Thymus (BUTHKER et al. 1964; KILTON et al. 1976; ADAM u. HOCHHOLZER 1981; TALERMAN u. GRATAMA 1983). ALGUACIL-GARCIA u. HALLIDAY (1987) beschrieben ein Thymuskarzinom mit fokaler neuroblastomatöser Differenzierung.

Literatur: s. S. 348

10.3.3 Tumoren histiozytärer und dendritischer Zellen

Unter den akzessorischen Zellen des lymphatischen Gewebes findet man im Thymus histiozytäre bzw. makrophagozytäre Zellen, interdigitierende Retikulumzellen und Langerhans-Zellen (vgl. S. 62). Reaktive und/oder neoplastische Proliferationen dieser Zellen sind als primär thymogene Läsionen extrem selten.

LEMOS u. HAMOUDI beschrieben 1978 bei einem 2 Monate alten Säugling einen aus *„primitiven mesenchymalen Zellen"* aufgebauten Thymustumor, der als *malignes Histiozytom* bzw. als histiozytäres Sarkom/Lymphom des Thymus klassifiziert wurde. Bei der Autopsie des im Alter von 5 ½ Monaten gestorbenen Säuglings wurden Knochen-, Leber- und Lungenmetastasen gefunden. Kasuistische Mitteilungen über histiozytäre Sarkome/Lymphome des Thymus liegen zudem von SZPORN et al. (1984) und BEN-EZRA et al. (1991) vor. Hinsichtlich ihrer immunphänotypischen Charakterisierung sind die thymogenen/mediastinalen histiozytären Sarkome/Lymphome weitgehend identisch mit vergleichbaren Tumoren anderer Lokalisation (TURNER et al. 1984; HANSON et al. 1989).

Im Sinne einer multitopen bzw. systemischen Tumormanifestation ist wahrscheinlich der von FELTKAMP (1981) beschriebene und histogenetisch den *interdigitierenden Retikulumzellen* zugeordnete Tumor zu interpretieren, der sich initial als mediastinale Raumforderung manifestierte, gefolgt von Lymphknoten- und Hautmanifestationen. Eine tatsächliche Beteiligung des Thymus ist allerdings nicht belegt.

Eine eigene Beobachtung eines im vorderen Mediastinum gelegenen Tumors zeigt gewisse Ähnlichkeiten mit der Morphologie der von FELTKAMP et al. (1981) publizierten Kasuistik.

Kasuistik. 22jähriger Patient. Stationäre Aufnahme wegen zunehmender Luftnot und oberer Einflußstauung. Röntgenologisch fand man eine große, im vorderen Mediastinum lokalisierte Raumforderung. Operative Entfernung eines 270 g schweren, 11×9×7 cm großen, unscharf begrenzten Tumors mit Infiltration von Pleura und Perikard. Lymphogene Metastasierung in die intrathorakalen Lymphknoten. Follow-up: exitus letalis nach 3 ½ Jahren infolge einer massiven Tumorgeneralisation.

Histologie (Abb. 138 –140): Große, z. T. polygonal gegeneinander abgekantete Tumorzellen mit lichtoptisch „unscharfen" Zellgrenzen. Im Zytoplasma ein perinukleär akzentuiertes, teilweise globuläres PAS- und Lysozym-positives Material. Immunhistologie: Vimentin[+], S-100-Protein[+], CD45[+], Keratinfilamente[-]. Die ausgesprochen anisomorphen, teilweise tief gekerbten Zellkerne enthalten zumeist prominente Nukleolen. Mitosen sind häufig zu beobachten. Deutliche Retikulinfaserbildung. Innerhalb des Tumors und teilweise tumoradhärent Thymusrestgewebe.

Elektronenmikroskopie (Abb. 141–143): Tumorzellen mit auffallend elektronentransparentem Zytoplasma, allerdings unter Einschluß zahlreicher Phagolysosomen, die in sich außerordentlich heteromorph sind. Mitochondrien, endoplasmatisches Retikulum und Golgi-Felder sind eher spärlich entwickelt. Keine Birbeck-Granula. Die Zellgrenzen sind mäanderartig verzahnt, oft mit tiefen zytoplasmatischen Invaginationen. Variable Kernkonfigurationen, z. T. tief gelappt, segmentiert.

Diagnose: Maligner histiozytärer Tumor, der unserer Meinung nach nicht weiter klassifiziert werden kann.

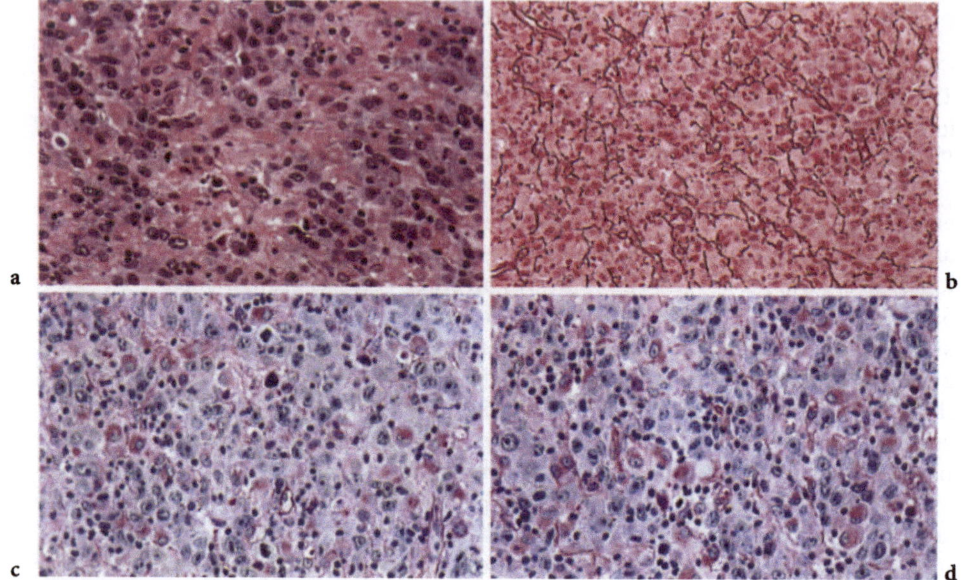

Abb. 138 a – d. Maligner histiozytärer Mediastinaltumor. Kasuistik, anamnestische Daten: s. Text.
a Relativ große und ausgesprochen polymorphe Tumorzellen mit Mitosen und Apoptosen.
HE, × 240. **b** Retikulinfaser-Färbung nach Pap, × 180. **c, d** Die Tumorzellen enthalten z. T.
PAS-positive, globuläre Einschlüsse. PAS, × 280

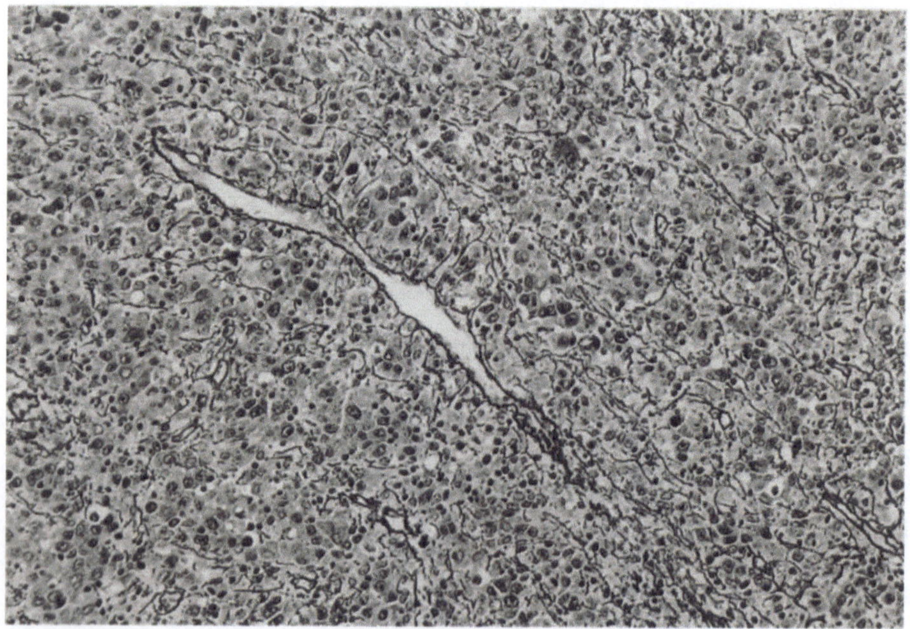

Abb. 139. Maligner histiozytärer Mediastinaltumor, gleicher Fall wie Abb. 138. Retikulinfaser-
Färbung nach Pap, × 150

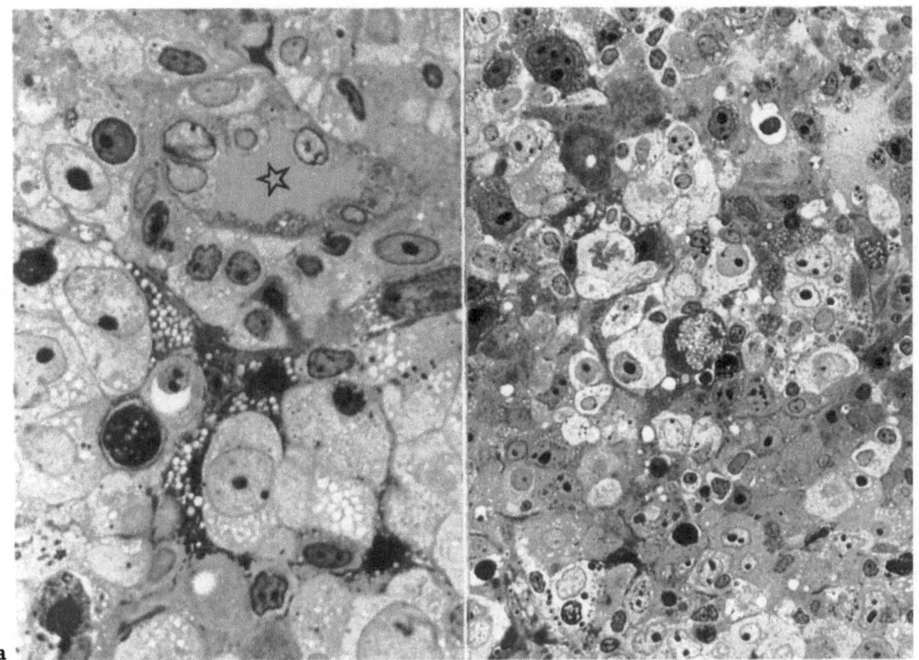

Abb. 140a, b. Maligner histiozytärer Mediastinaltumor, gleicher Fall wie Abb. 138. Große, deutlich anisomorphe und phagozytierende Tumorzellen. In a ein von hohem Endothel begrenzter Gefäßanschnitt (*Stern*). Eponeinbettung, Semidünnschnitt. Toluidinblau, × 720

10.3.3.1 *Histiocytosis X*
(Langerhans-Zell-Histiozytose/Granulomatose)

Die nosologische Einordnung und die ätiologischen Faktoren der Histiocytosis X sind noch immer umstritten (Übersicht: WEISS 1992; LIEBERMAN et al. 1996; CALLIHAN 1995). Die Krankheitsverläufe und damit die prognostischen Implikationen unterscheiden sich beträchtlich. In der aktuellen Literatur werden einerseits inflammatorische bzw. immunallergische, andererseits neoplastische Prozesse bzw. sog. *Borderline*-Läsionen diskutiert (Tabelle 48; FAVARA et al. 1983; WEISS 1992; WILLMAN et al. 1994; JOYCE u. PITEL 1996; DE GRAAF et al. 1996). Die Klassifikation histiozytärer Zellproliferationen durch die *Histiocyte Society* (*The Writing Group of the Histiocyte Society* 1987) ist in Tabelle 49 zusammengefaßt.

Der Histiocytosis X liegt eine Akkumulation und/oder Proliferation der Langerhans-Zellen (WRIGHT-BROWNE et al. 1997) bzw. von Zellen, die phänotypisch den Langerhans-Zellen ähneln, zugrunde, und zwar mit unterschiedlichen klinischen Verläufen und prognostischen Implikationen:

- eosinophiles Granulom als lokalisierte Knochenmanifestation,
- Hand-Schüller-Christian-Krankheit und das Abt-Letterer-Siwe-Syndrom als systemische Manifestation.

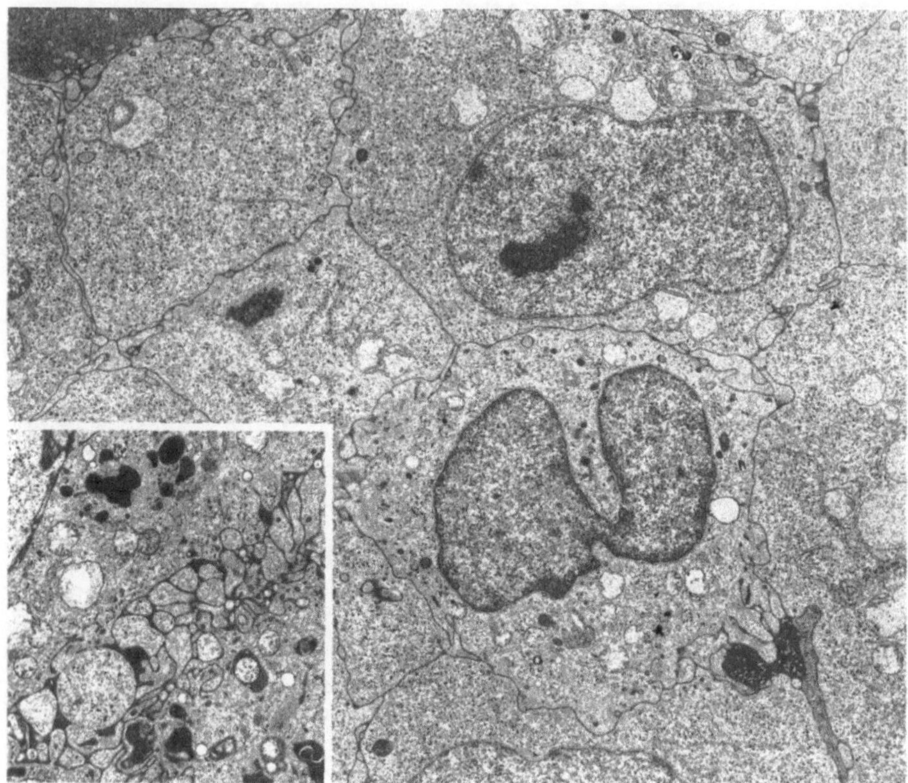

Abb. 141. Maligner histiozytärer Mediastinaltumor, gleicher Fall wie Abb. 138. Große, mäanderartig verzweigte (*Inset*) Tumorzellen mit auffallend elektronentransparentem Zyotoplasma. Fixierung: Glutaraldehyd-OsO$_4$. Kontrastierung: Bleizitrat und Uranylazetat, $\times$ 7800

BEN-EZRA et al. (1991) unterteilen die Histiozytosis X in folgende Gruppen und diskutieren durchaus unterschiedliche nosologische Entitäten:

- Gruppe A: Morphologisch benigne unter Einschluß der oben aufgeführten klinischen Krankheitsmanifestationen,
- Gruppe B: Morphologisch benigne, im klinischen Verlauf aber deutlich aggressiver, mit thymogenen Manifestationen,
- Gruppe C: Morphologisch atypisch und maligne, im klinischen Verlauf aber relativ benigne,
- Gruppe D: Morphologisch und klinisch atypisch und maligne, mit thymogenen Manifestationen [wahrscheinlich ein („true") histiozytäres Sarkom/Lymphom].

LIEBERMAN et al. (1996), die mit 238 Beobachtungen sicher über das größte Krankengut verfügen, unterteilen in uni- und multifokale Manifestationen der Histiocytosis X und diskutieren einen ausschließlich reaktiven Krankheitsprozeß.

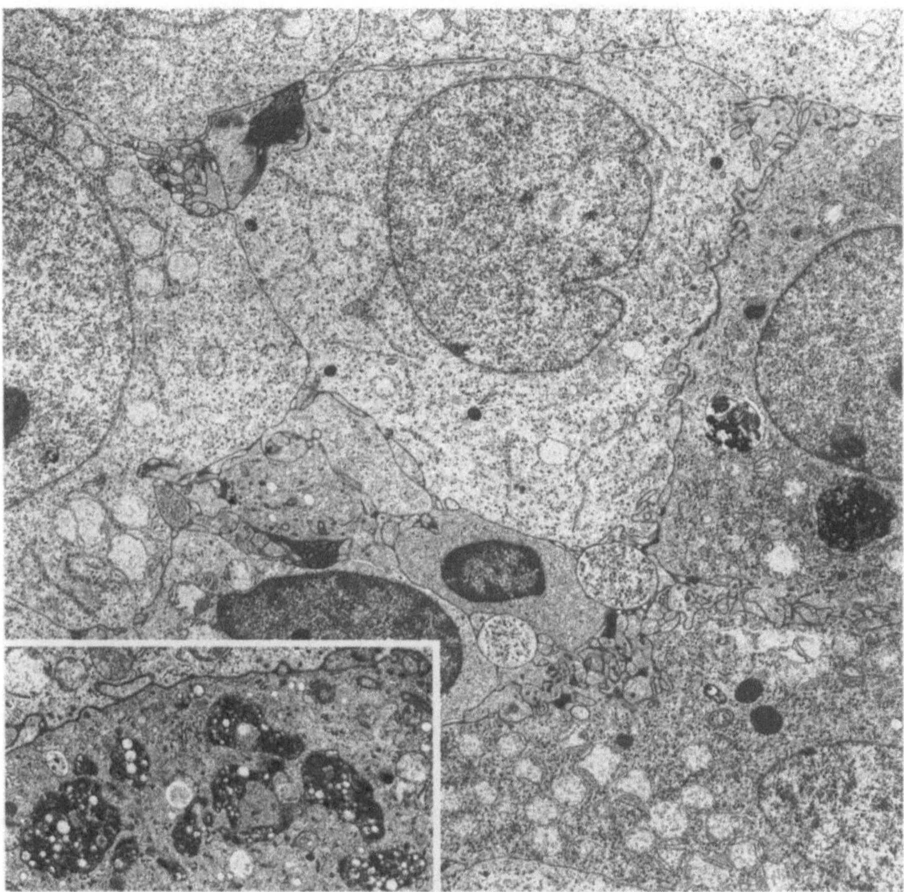

Abb. 142. Maligner histiozytärer Mediastinaltumor, gleicher Fall wie Abb. 138. Zahlreiche (*Inset*) und auffallend heteromorphe Phagolysosomen innerhalb der anisomorphen Tumorzellen. Fixierung: Glutaraldehyd-OsO$_4$. Kontrastierung: Bleizitrat und Uranylazetat, × 7800

Die Langerhans-Zellen sind als antigenpräsentierende, jedoch nicht phagozytierende Zellform elektronenmikroskopisch durch die typischen Bierbeck-Granula (Abb. 144) und immunphänotypisch u. a. durch folgendes Expressionsmuster charakterisiert: Vimentin, S-100-Protein, CD1, LN2, LN3, CD4, CD45, HLA-DR (WEISS 1992). Sie enthalten zudem Adenosin-Triphosphatease und α-Naphthylacetat-Esterase (WEISS 1992).

Interessant ist, daß bei nicht wenigen Patienten mit einer Histiocytosis X Thymusveränderungen gefunden werden, wie sie von kongenitalen Immundefekten (vgl. S. 91) her bekannt sind:

- das Fehlen der lobulären Architektur,
- der kortikomedullären Differenzierung,
- der Hassallschen Körperchen (HAMOUDI et al. 1973; BOVE et al. 1985).

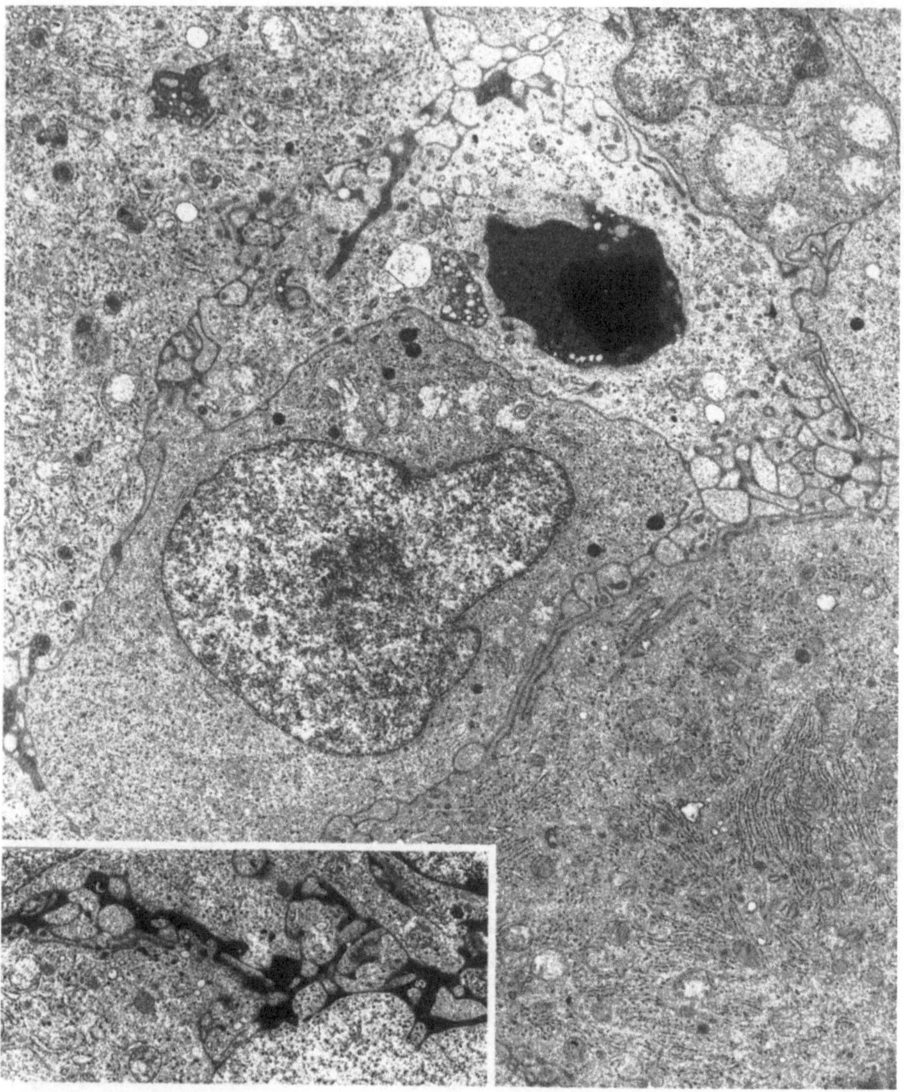

Abb. 143. Maligner histiozytärer Mediastinaltumor, gleicher Fall wie Abb. 138. Große, mäanderartig verzweigte Tumorzellen mit Phagolysosomen. Zwischen den Tumorzellen, im Bereich der mäanderartigen Zwickel stark osmiophiles Material (*Inset*). Fixierung: Glutaraldehyd-OsO$_4$. Kontrastierung: Bleizitrat und Uranylazetat, × 7800

Tabelle 48. Klassifikation der histiozytären und dentritischen Zellproliferationen (WEISS 1992)

I. *Benigne histiozytäre Proliferationen*
Sinushyperplasie
Sinushistiozytose mit massiver Lymphadenopathie
Infektions-assoziierte hämophagozytische Syndrome
Familiäre hämophagozytische Lymphohistiozytose
Malignes Lymphom mit benigner Erythrozytenphagozytose
Erythrophagozytisches Tγ-Lymphom
Histiozytische nekrotisierende Lymphadenitis

II. *Benigne dendritische Proliferationen*
Dermatopathische Lymphadenitis

III. *Borderline und maligne dendritische Proliferationen*
Langerhans-Zell-Histiozytose
Dendritische Zellneoplasien

IV. *Maligne histiozytäre Proliferationen*
Maligne histiozytäre Lymphome
Maligne Histiozytose assoziiert mit mediastinalen Keimzelltumoren
Histiozytäre medulläre Retikulose
Atypische Histiozytose

Tabelle 49. Klassifikation der Histiozytose-Syndrome bei Kindern (The Writing Group of the Histiocyte Society 1987)

Typ	Krankheitsbild	Pathologisch-anatomische Merkmale
I	Langerhans-Zell-Histiozytose	Langerhans-Zellen mit gekerbten Zellkernen und Birbeck-Granula
II	Infekt-assoziierte hämophagozytäre Syndrome Familiäre Lymphohistiozytose	Reaktive Makrophagen mit ausgeprägter Eryhtrophagozytose
III	Maligne Histiozytose Akute monozytäre Leukämie Histiozytäre Sarkome	Neoplastische Proliferationen von monozytären und makrophagozytären Zellen

HAMOUDI et al. (1982) unterscheiden hinsichtlich der morphologisch faßbaren Thymusveränderungen bei der Histiocytosis X einen *dysplastischen* (ohne histiozytäre Infiltrate) und einen *dysmorphen* Typ (mit histiozytären Infiltraten) und eine Thymusinvolution mit ausgeprägter lymphozytärer Depletion des Cortex. Desweiteren sind immer wieder *„T-lymphozytäre Dysfunktionen"* beschrieben worden (BOVE et al. 1985; CONSOLINI et al. 1987; NEWTON et al. 1987; LEIKIN 1987). Ob diesen Befunden eine pathogenetische Bedeutung für die Manifestation der Histiocytosis X zukommt, bleibt vorerst unklar. Immerhin scheint die therapeutische Applikation von Thymusextrakten den Krankheitsverlauf der Histiocytosis X positiv zu beeinflussen (OSBAND u. PARKMAN 1978; OSBAND et al. 1981; OSBAND 1987; CECI et al. 1988).

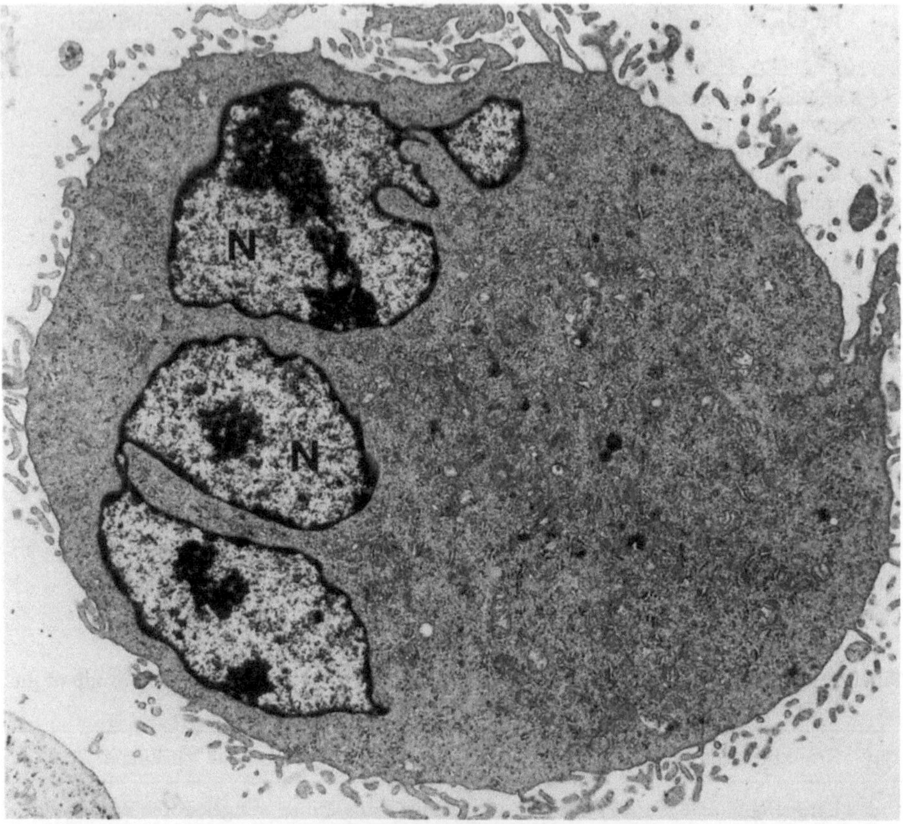

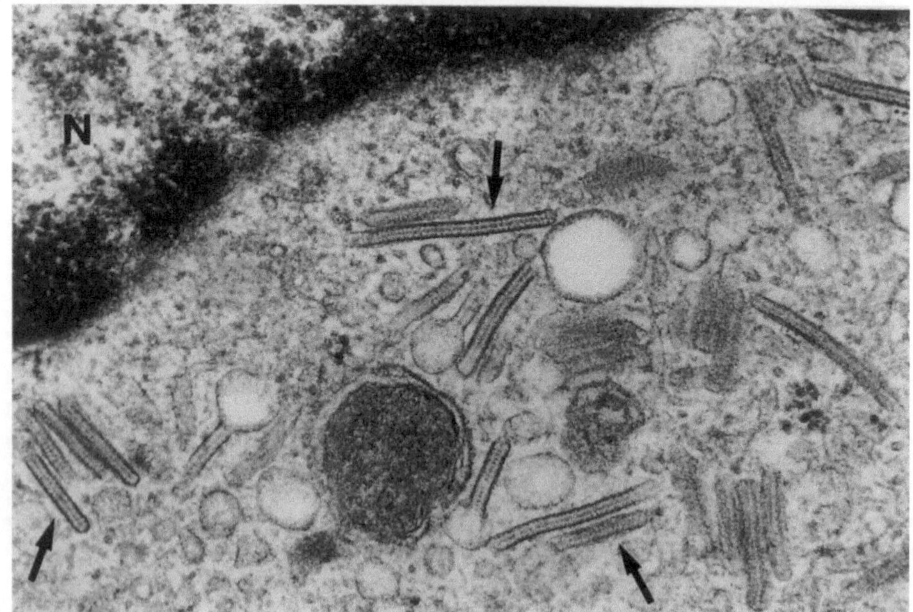

Bei Autopsien akuter und disseminierter Krankheitsmanifestationen wurden im Thymus nicht selten eine Akkumulation von Langerhans-Zellen und Kalzifikationen gefunden (OBERMAN 1971; WETTRELL et al. 1973; SIMS 1977; DANESHBOD u. KISSANE 1978; NEZELOF et al. 1979; SUMMER et al. 1993). Mediastinale bzw. thymogene Manifestationen der Histiocytosis X wurden von BEATTY (1963), PRITCHARD (1979), NAKATA et al. (1982), SIEGAL et al. (1985), BOVE et al. (1985), EFTEKHARI et al. (1986), BRAMWELL u. BURNS (1986), ABRAMSON et al. (1987), JAFFE (1987), ODAGIRI et al. (1991) und GILCREASE et al. (1997) beschrieben.

Histologisch ist die Histiocytosis X charakterisiert durch eine Proliferation von Langerhans-Zellen bzw. von Langerhans-ähnlichen, histiozytären Zellformen, die auch immunphänotypisch ein den normalen Langerhans-Zellen vergleichbares Expressionsmuster (s. oben) zeigen. Die Zellen der Histiocytosis X produzieren Interleukine (IL-1), Prostaglandin E2, Interferon-gamma, Granulozyten- und Makrophagen-stimulierende Faktoren, TNF-α, IL-1β und verschiedene Adhäsionsmoleküle (EMILE et al. 1993; DE GRAAF et al. 1994–1996). Das Zytoplasma der Histiocytosis-X-Zellen ist „Giemsa-grau" eingefärbt, die Zellkerne sind „dudelsackartig" eingebuchtet. Daneben findet man in wechselnder Häufigkeit eosinophile Granulozyten, Makrophagen (Schaumzellen), gelegentlich mehrkernige Riesenzellen.

Extrem selten ist die Histiocytosis X des Thymus assoziiert mit einer Myasthenia gravis (BRAMWELL u. BURNS 1986; PESCARMONA et al. 1989; BERTRAND et al. 1993; GILCREASE et al. 1997). Zudem kann die Histiocytosis X zusammen mit verschiedenen Neoplasien (Morbus Hodgkin, Non-Hodgkin-Lymphome, akute Leukämien, Karzinome) (BURNS et al. 1983; QUINTANILLA-MARTINEZ et al. 1992; EGELER et al. 1993), mit aplastischen Anämien und Erythrodermien in Kombination mit Immunmangel-Syndromen auftreten (HATHAWAY et al. 1965).

Differentialdiagnose: Histioeosinophiles Granulom (vergl. S. 112; HALICEK u. ROSAI 1984), Tumoren der follikulär-dendritischen Zellen (PEREZ-ORDONEZ et al. 1996; CHAN et al. 1997), histiocytäre Sarkome/Lymphome (LEMOS u. HAMOUDI 1978; SZPORN et al. 1984; TURNER et al. 1984; JAFFE 1995).

Literatur: s. S. 348–351

Abb. 144 a, b. Histiocytosis X. a Elektronenmikroskopische Aufnahme einer Langerhans-Zelle aus dem „spezifischen" Histiocytosis X-Infiltrat eines Neugeborenen. Tief gelappter Zellkern (*N*), ribosomenreiches Zytoplasma. × 6600. b Birbeck-Granula (Langerhans-Zell-Granula in der Golgi-Region einer Langerhans-Zelle (*Pfeile*). × 95 000 (die Aufnahmen wurden freundlicherweise von Frau Prof. Dr. I. ANTON-LAMPRECHT, Institut für Ultrastrukturforschung der Haut an der Hautklinik der Universität Heidelberg, zur Verfügung gestellt)

10.4 Maligne Lymphome

Das Mediastinum ist häufig Primärsitz von malignen Lymphomen, sowohl des Morbus Hodgkin als auch von Non-Hodgkin-Lymphomen. Maligne Lymphome, die sich klinisch zunächst in Form einer mediastinalen Raumforderung manifestieren, sind wahrscheinlich die häufigsten Neoplasien des vorderen (und mittleren) Mediastinums und dürften etwa 20–30%, bei Kindern sogar 45% aller hier lokalisierten Neoplasien ausmachen (LICHTENSTEIN et al. 1980; MULLEN u. RICHARDSON 1986; DAVIS et al. 1987). Primär betroffen sind die mediastinalen Lymphknoten und/oder der Thymus. Insofern sind im Mediastinum lokalisierte maligne Lymphome wenigstens teilweise den primär thymischen Geschwülsten, überwiegend jedoch den nichtthymogenen Mediastinaltumoren zuzurechnen. Unter Berücksichtigung eines möglichen primär thymogenen Ursprungs sollen im folgenden der Morbus Hodgkin, das T-lymphoblastische Lymphom, das hell- oder großzellige B-Zell-Lymphom und das low-grade B-Zell-Lymphom vom MALT-Typ besprochen werden.

Da lymphatische Zellen verschiedener Herkunft und verschiedener Differenzierungsgrade mit konventionellen histomorphologischen Methoden nicht oder zumindest nicht eindeutig identifiziert werden können, ist für ihre zweifelsfreie Identifizierung der Einsatz moderner immunhistologischer (Immunphänotypisierung) und molekularbiologischer (DNA-Analyse zum Klonalitätsnachweis) Methoden zwingend erforderlich. Das gilt hinsichtlich therapeutischer und prognostischer Implikationen insbesondere für neoplastisch transformierte lymphatische Zellen.

10.4.1 Morbus Hodgkin

Im Bereich des Mediastinums ist der Morbus Hodgkin fraglos das häufigste maligne Lymphom. Größere Untersuchungsserien haben gezeigt, daß 50–60% der mediastinalen Lymphome zur Gruppe des Morbus Hodgkin gehören (FECHNER 1969; MIR et al. 1993). Es können entweder der Thymus oder die mediastinalen Lymphknoten jeweils isoliert oder gemeinsam betroffen sein. Daß die Lymphogranulomatose isoliert im Thymus auftreten kann, geht z.B. aus der Studie von KELLER und CASTLEMAN (1974) zweifelsfrei hervor (vgl. auch: KATZ u. LATTES 1969; BERGH et al. 1978; VERLEY u. HOLLMANN 1992; ISAACSON u. NORTON 1994). Ein besonders häufiger Thymusbefall ist eher selten: MARSHALL u. WOOD (1957) fanden eine Thymusbeteiligung in 26% (Autopsiestudie), STEINER (1943) in nur 10% (vgl. auch: LEVASSEUR et al. 1976; SCULLY et al. 1976).

Makroskopisch handelt es sich zumeist um große und knollige, häufig lobulierte Tumoren von auffallend derber Konsistenz. Häufig sind im Randbereich eines größeren Tumorknotens kleinere „Tumorsatelliten" nachweisbar. Praktisch gehören alle im Thymus bzw. im vorderen Mediastinum lokalisierten Lymphogranulomatosen zur nodulär-sklerosierenden Form (Abb. 145; BERARD u. DORFMAN 1974). *Histologie, Immunphänotyp* und *Genotyp* sind identisch mit nodalen Manifestationen (ROSAI u. LEVINE 1976; STURM 1973; COLBY et al. 1982;

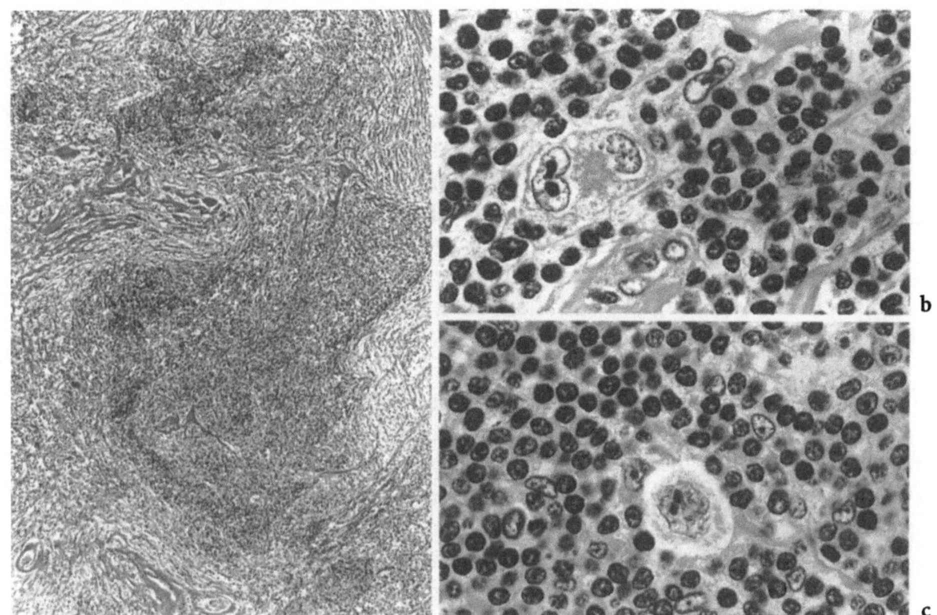

Abb. 145 a – c. Morbus Hodgkin, als „tumoröse Raumforderung im vorderen Mediastinum" operiert. Nodulär-sklerosierender Typ. **a** Übersicht mit nodulären Formationen und ausgeprägter Sklerose. HE, × 52. **b** Ausschnittsvergrößerung mit typischer Lakunar-Zelle. HE, × 637. **c** Ausschnittsvergrößerung mit Reed-Sternberg-Zelle. HE, × 637. (Aus HOFMANN u. OTTO 1992)

GROGAN 1985; VERLEY u. HOLLMANN 1992; ISAACSON u. NORTON 1994; KORN-STEIN 1995).

Mediastinale Lymphogranulomatosen können in seltenen Fällen mit paraneoplastischen Symptomen/Syndromen einhergehen [Myasthenia gravis (NULL et al. 1977), hypoplastische Anämie (REMIGIO 1971), hypertrophe Osteoarthropathie (PECK 1977)].

James EWING (1916) war der Meinung, daß der Morbus Hodgkin des Thymus sich aus den „reticulum cells of the thymus" entwickelt und von anderen Hodgkin-Formen abzugrenzen sei. Nicht zuletzt im Gefolge dieser Interpretation wurde von „granulomatösen Thymomen" oder von „Karzinomen des Thymus vom granulomatösen Typ" gesprochen (LOWENHAUPT u. BROWN 1951; LATTES 1962). Bis in die letzten Jahre hinein ist die diesbezügliche Problematik, die im Einzelfall zu erheblichen Konfusionen geführt hat, immer wieder diskutiert worden (KATZ u. LATTES 1969; FECHNER 1969; NICKELS et al. 1973; KELLER u. CASTLEMAN 1974; BATTAGLIA et al. 1981; OTTO 1992).

10.4.2 T-lymphoblastische Lymphome

Das lymphoblastische Lymphom wurde bereits 1976 durch NATHWANI, KIM u. RAPPAPORT morphologisch gut charakterisiert und in der Folgezeit als T-Zell-Lymphom mit unterschiedlichen Immunphänotypen, die der intrathymischen T-Zellreifung entsprechen, beschrieben (ROSEN et al. 1978; BERNARD et al.

1981; LENNERT u. FELLER 1990; KNOWLES 1992; SANDLUND u. MAGRATH 1997).
Nach der neuen R.E.A.L.-Klassifikation der malignen Lymphome wird es den
Vorläufer-T-Zellneoplasien zugerechnet (HARRIS et al. 1994).

Das T-lymphoblastische Lymphom manifestiert sich in hohem Prozentsatz
(50–80 %) als Mediastinaltumor; es nimmt meistens (in etwa 80 %) einen leukä-
mischen Verlauf: *„Tumorbildung im vorderen Mediastinum mit akuter lympho-
blastischer Leukämie"* (ROSEN et al. 1978). Die Besonderheiten dieses klinischen
Syndroms wurden bereits 1916 von STERNBERG beschrieben: *„Leukosarkomatose und Myeloblastenleukämie"* (Sternberg's lymphoma of the Thymus). Die
Pleura (Pleuraergüsse) und vor allem auch die supraklavikulären Lymphknoten
können initial mitbetroffen sein. Das Knochenmark ist primär im allgemeinen
nicht betroffen, später aber bei über 80 % der Patienten infiltriert.

Das T-lymphoblastische Lymphom ist insgesamt selten, betrifft überwiegend, aber nicht ausschließlich, Kinder und Jugendliche (NATHWANI et al. 1981).
Etwa 75 % der betroffenen Kinder gelangen nach intensiver und aggressiver
Chemotherapie in eine anhaltende Vollremission. Bei Erwachsenen ist die Prognose schlechter.

Die Kerne der Lymphomzellen sind z.T. gyriert [*„convoluted type"* lymphoma LUKES u. COLLINS 1975)]. Diese Kerneigenschaft ist weder typisch noch
pathognomisch für das T-lymphoblastische Lymphom; sie wird auch bei
B-lymphoblastischen Lymphomen beobachtet (KNOWLES 1992; KORNSTEIN
1995; SANDLUND u. MAGRATH 1997). Nach LENNERT und FELLER (1990) hat die
saure Phosphatase-Reaktion ein *„hohes diagnostisches Gewicht"*, da 80 % der
T-lymphoblastischen Lymphome einen fokal positiven Reaktionsausfall zeigen.

Die nicht kohäsiven Tumorzellen sind mittelgroß, sie besitzen ein schmales
und nur mäßig basophiles Zytoplasma (Abb. 146). Auf die z.T. gyriforme Kern-
konfiguration wurde bereits oben hingewiesen. Mitosen findet man reichlich.
Ein sog. Sternhimmelbild (*„tingible-body macrophages"*) ist relativ konstant
nachweisbar. Die Hassallschen Körperchen werden von den Lymphomzellen
infiltriert und zerstört (vgl. LENNERT u. FELLER 1990; Abb. 146b).

Immunphänotyp. Die T-lymphoblastischen Lymphome sind durch eine CD7-
Expression und durch eine zytoplasmatische und membrangebundene CD3-
Expression als T-Zell-Abkömmlinge identifizierbar. CD7 ist allerdings auch
in unterschiedlichen Prozentsätzen (bis ca. 20 %) in unreifen myelomono-
zytären Neoplasien nachweisbar (Differentialdiagnose!). Desweiteren exprimieren T-lymphoblastische Lymphome CD1, CD2, CD3, CD4, CD5, CD8, CD10, CD16,
CD25, CD38, CD57, allerdings in unterschiedlicher Häufigkeit (WEISS et al. 1986;
SHEIBANI et al. 1987; MORI et al. 1988; JACOBS et al. 1992). Auf Grund unterschiedlicher Expressionsmuster werden bei den T-lymphoblastischen Lymphomen und akuten Leukämien (T-ALL) insgesamt 8 Differenzierungsstufen unterschieden (FELLER et al. 1986). Zudem ist die immunphänotypische Charakterisierung T-lymphoblastischer Lymphome und akuter Leukämien hinsichtlich
verschiedener antigener Substanzen deutlich divergent.

Genotyp. Zytogenetische Studien an T-lymphoblastischen Lymphomen haben gezeigt, daß etwa 94 % der Lymphome chromosomale „Defekte" aufweisen

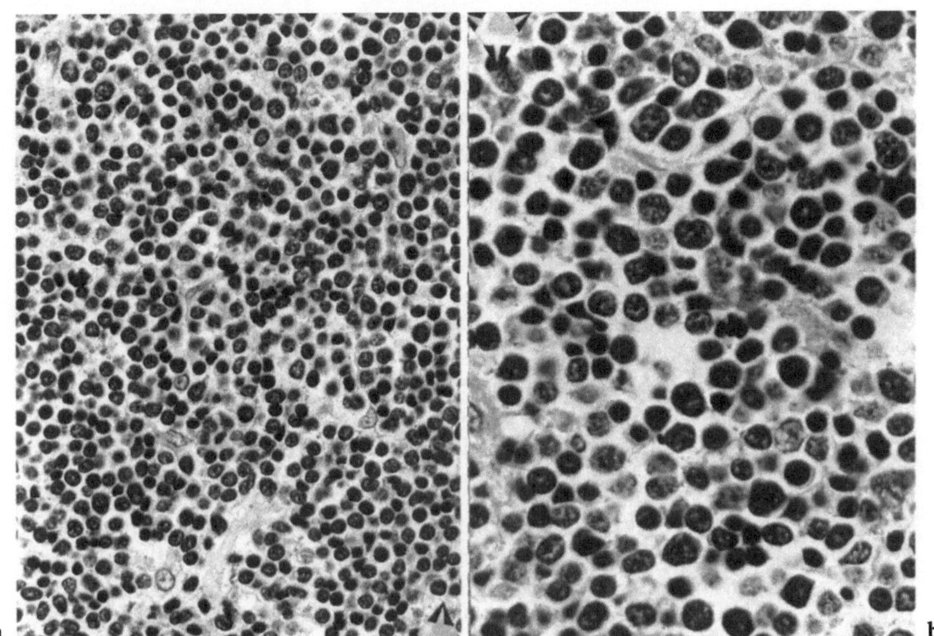

Abb. 146 a, b. T-lymphoblastisches Lymphom, vorderes Mediastinum. **a** In der Übersicht relativ kleine und nicht kohäsive Tumorzellen. HE, × 398. **b** Bei höherer Vergrößerung erkennt man die deutliche Pleomorphie der Lymphomzellen mit z. T. gyriformen Kernen. HE. × 637

(KNOWLES 1992, SANDLUND u. MAGRATH 1997). 30–50 % der chromosomalen Defekte betreffen Bruchpunkte auf den Chromosomen 14q11, 7q34–36 und/oder 7p15. Die Gene für die T-Zellrezeptoren befinden sich genau in den Bereichen, die durch die Chromosomenbrüche betroffen sind (Übersichten: KNOWLES 1992; SANDLUND u. MAGRATH 1997). Insgesamt dürfte der Grad der T-Zell-rezeptor-Umlagerung variabel und oft inkomplett sein.

Differentialdiagnose. B-lymphoblastische Lymphome, zentrozytische Lymphome, kleinzellig-pleomorphe T-Zell-Lymphome, akute myeloische und myelomonozytäre Leukämien (LENNERT u. FELLER 1990).

10.4.3 Hell- oder großzellige B-Zell-Lymphome

Die meisten primär mediastinalen, nicht-lymphoblastischen Non-Hodgkin-Lymphome sind B-Zell-Lymphome, wie immunhistologische und molekulargenetische Untersuchungen gezeigt haben (ADDIS u. ISAACSON 1986; MENESTRINA et al. 1986; MÖLLER et al. 1986 a, b, 1987 a, b, 1989 a, b; PERRONE et al. 1986; MOMBURG et al. 1987; SCARPA et al. 1987; JACOBSON et al. 1988; LAMARRE et al. 1989; DAVIS et al. 1990; LAVABRE-BERTRAND et al. 1992; JOOS et al. 1996). Der Immunphänotyp dieser groß- und hellzelligen Lymphome entspricht dem einer späten B-lymphozytären Reifungsstufe (MÖLLER et al. 1987, 1989 a, b).

R.E.A.L.-Klassifikation: Mediastinales (thymisches) B-Zell-Lymphom (HARRIS et al. 1994).

ISAACSON, NORTON und ADDIS und die Arbeitsgruppe um MÖLLER konnten zeigen, daß im normalen Thymus intramedullär B-Lymphozyten vorkommen (vgl. S. 60), die offensichtlich Ausgangspunkt des hell- und großzelligen B-Zell-Lymphoms sind (ADDIS u. ISAACSON 1986; MÖLLER et al. 1986a, b, 1989a, b).

Epidemiologie. Das thymische B-Zell-Lymphom, das überwiegend im jungen Erwachsenenalter, sporadisch aber auch in anderen Altersklassen vorkommt. Das Heidelberger Krankengut umfaßt deutlich mehr Frauen als Männer (MÖLLER et al. 1991). Diese Geschlechtspräponderanz findet sich z. B. auch in den Serien von MENESTRINA et al. (1986), ADDIS u. ISAACSON (1986), JACOBSON et al. (1988), LAMARRE et al. (1989), DAVIS et al. (1990), LAVABRE-BERTRAND et al. (1992), CAZALS-HATEM et al. (1996), ZINZANI et al. (1996) und von LAZZARINO et al. (1997). Eine Assoziation mit dem Epstein-Barr-Virus scheint nicht zu bestehen (CAZALS-HATEM et al. 1996).

Klinik. Als initiale Symptomatik findet man eine obere Einflußstauung, Symptome der Atemnot, Thoraxschmerzen und einen im allgemeinen unproduktiven Husten. Nur selten wurde bislang eine B-Symptomatik beobachtet. Das Lymphom wächst zunächst lokal und greift später auf die angrenzenden Hilusstrukturen, auf die Lunge und auf die Brustkorbmuskulatur über (Abb. 147). Über die dorsalen Zwerchfellschenkel infiltriert es den retroperitonealen Raum und, gleichsam kontinuierlich, die hier gelegenen Lymphknoten. Relativ kon-

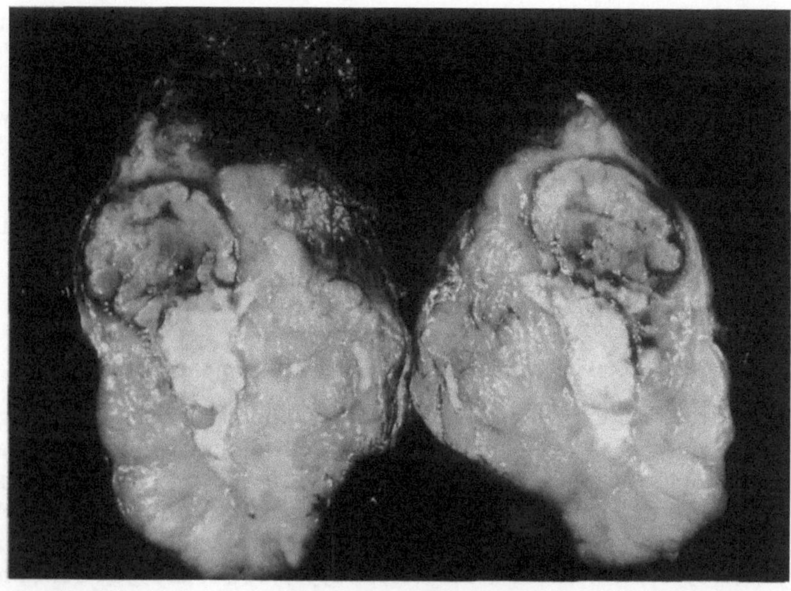

Abb. 147. Mediastinales B-Zell-Lymphom, Operationspräparat mit zentraler Nekrose. (Aus: HOFMANN u. OTTO 1992)

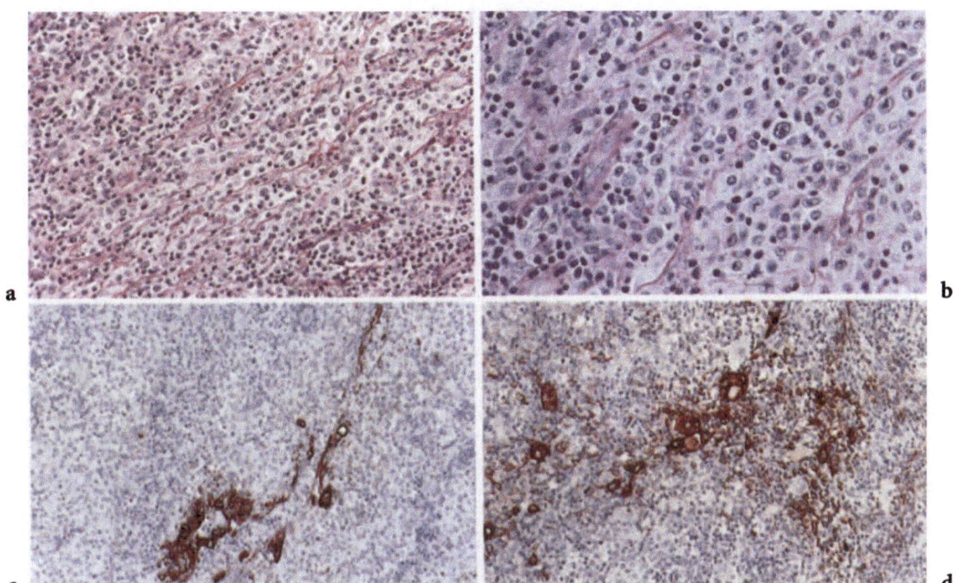

Abb. 148 a – d. Mediastinales groß- bzw. hellzelliges B-Zell-Lymphom. **a** Diffus wachsendes Lymphom mit wechselnder Sklerose. Man erkennt Mitosen, vereinzelt auch Apoptosen. PAS, ×180. **b** Bei stärkerer Vergrößerung wird vor allem die zytologische Variabilität der Lymphomzellen deutlich (vgl. diesbezüglich auch Abb. 149). Die Kerne sind entrundet, aber nur ganz vereinzelt gekerbt. PAS, ×240. **c, d** Thymusrestgewebe inmitten des B-Zell-Lymphoms, z.T. noch mit Hassallschen Körperchen (**d**). AE 1+3 und Hämalaun, ×180

stant findet man Lymphom-Manifestationen in der Leber und in den Nieren. Osteolysen wurden bislang nicht beobachtet, ebenso keine primär nodale Generalisation (MÖLLER et al. 1986a, 1991). Die üblichen laborchemischen Parameter sind weitgehend unauffällig.

Therapie. Therapiestudien sind bislang nicht etabliert. Unbehandelt ist die Prognose schlecht (TRUMP u. MANN 1982; MÖLLER et al. 1989b). Im allgemeinen wird das thymische B-Zell-Lymphom, stadienabhängig, wie ein hochmalignes (Non-Burkitt-) B-Zell-Lymphom behandelt, z.B. nach dem CHOP-Schema (Zyklophosphamid, Adriamycin, Cincristin, Prednison) mit anschließender konsolidierender Radiatio. Unter dieser Therapie ist nach den Untersuchungen von JACOBSON et al. (1988) eine 80 %ige Remissions- und eine 59 %ige tumorfreie 5-Jahres-Überlebensrate zu erzielen (vgl. auch: CAVALLI et al. 1988; LAMARRE et al. 1989; LAVABRE-BERTRAND et al. 1992).

Histologie (Abb. 148, 149). Das Wachstum der thymischen B-Zell-Lymphome ist regelmäßig diffus, nie nodal oder follikulär. Die Lymphomzellen sind unterschiedlich groß, z.T. grotesk und polymorph (MÖLLER et al. 1991). Gelegentlich erinnern die Lymphomzellen an Hodgkin- bzw. an Sternberg-Reed-Zellen. Die Zellkerne sind teils rundlich, teils bohnenförmig, gelegentlich und vor allem

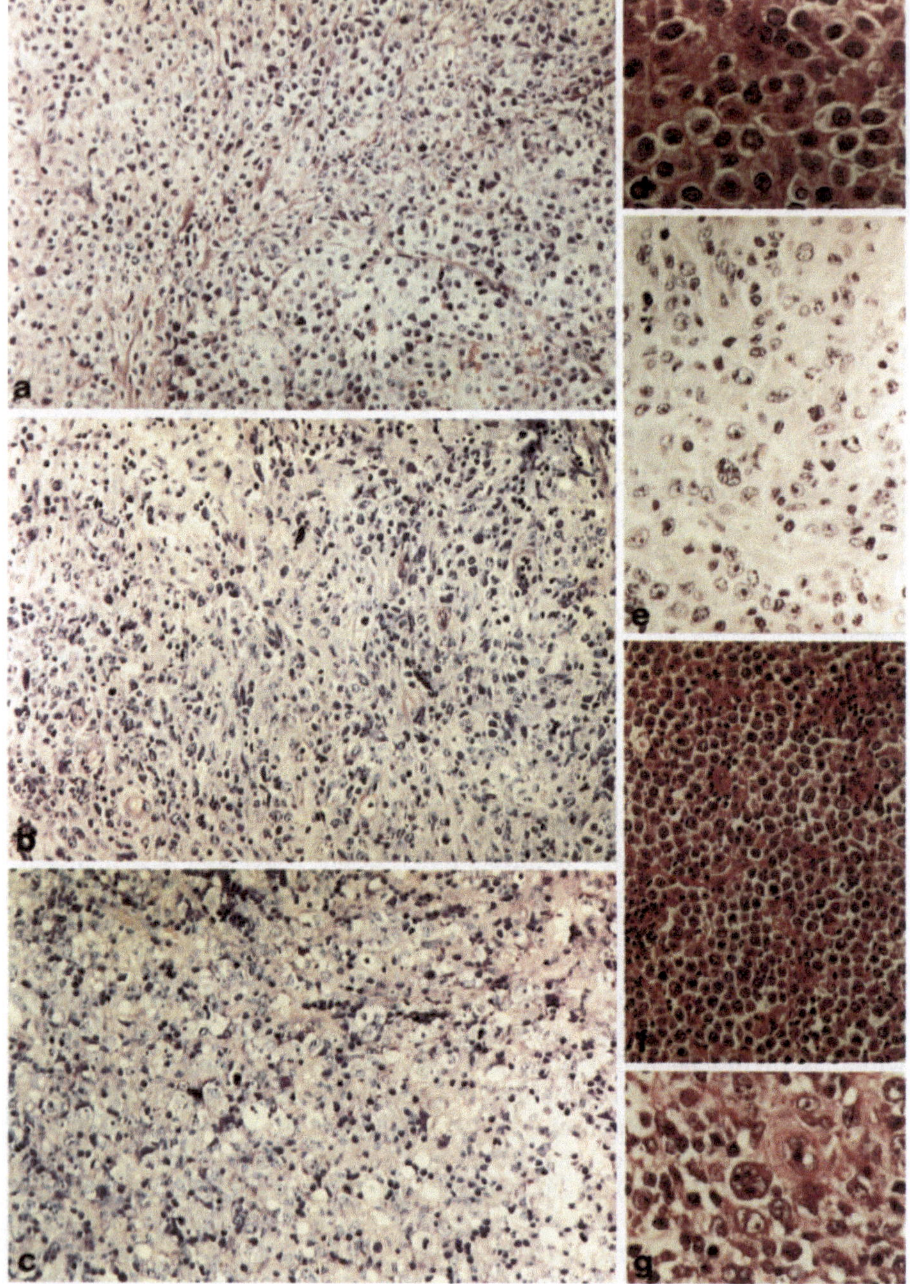

bei der großzelligen Variante pleomorph mit dichten Chromatinstrukturen. Die Zellkerne enthalten deutlich sichtbare Nukleoli. Mitosen sind reichlich nachweisbar. Mit Hilfe des proliferationsassoziierten Ki-67-Antigens konnten wechselnd hohe Proliferationsraten von 10–90% ermittelt werden. Die Lymphome sind in der DNA-Impulszytophotometrie überwiegend diploid, selten tetra- oder oktaploid, nie aneuploid. Die S-Phasen-Rate schwankt zwischen 3 und 21% (MÖLLER et al. 1986a). Die Lymphomzellen besitzen ein vergleichsweise voluminöses, leptochromes Zytoplasma. Daraus resultiert ein auffallend hellzelliger Aspekt („*mediastinal lymphoma of clear-cell type*"). Die thymischen B-Zell-Lymphome entwickeln intratumoral und auch fallweise eine unterschiedlich stark ausgeprägte retikuläre Sklerose („*sclerosing mediastinal lymphoma*"). Tumornekrosen und Apoptosen sind relativ häufig zu beobachten (MÖLLER et al. 1989b). Der immunhistologishe Zytokeratinnachweis verifiziert Lymphominfiltrierte Thymusreste mit „zersiedelten" Hassallschen Körperchen. Vor dem Hintergrund des orthologen Vorkommens intrathymischer B-Lymphozyten (vgl. S. 60) spricht auch dieser Befund dafür, daß das hellzellige mediastinale Lymphom im Thymus entsteht und somit zu den „*epithelassoziierten B-Zell-Lymphomen gerechnet werden kann*" (MÖLLER et al. 1989b). Auch die bislang vorliegenden Untersuchungen zum Rezeptorstatus verschiedener Adhäsionsmoleküle müssen in diesem Sinne interpretiert werden (EICHELMANN et al. 1992).

Immunphänotyp. Das Immunprofil des thymischen B-Zell-Lymphom ist durch einige Besonderheiten charakterisiert (Tabelle 50). Die Lymphomzellen exprieren die B-Lymphozyten-spezifischen Antigen CD19, CD20 und CD22. Sie sind dadurch eindeutig den B-Zell-Lymphomen zuzuordnen. Die Lymphomzellen sind aber nicht in der Lage, Immunglobuline zu synthetisieren. Im Heidelberger Material konnte lediglich bei einem Patienten zytoplasmatisch IgA nach-

Abb. 149 a – g. Mediastinales groß- bzw. hellzelliges B-Zell-Lymphom, charakterisiert durch eine nicht unerhebliche histologische und zytologische Variabilität. **a** Der typische Aspekt ist ein diffus wachsendes Lymphom mit wechselnd ausgeprägter Sklerose. Die Tumorzellen sind in der Giemsa-Färbung auffallend zytoplasmareich, wobei das Zytoplasma hell erscheint. Giemsa, × 80. **b** Bei ausgeprägter retikulärer Sklerose wirken die Lymphomzellen, stromabedingt, nahezu fibroblastoid. Apoptosen. Giemsa, × 80. **c** In der großzelligen Variante zeigen die Tumorzellen zufolge ihres Zytoplasmareichtums häufig Schrumpfungsartefakte, wobei Lakunarzell-ähnliche oder sogar an Adipozyten erinnernde Formen entstehen. Giemsa, × 120. **d** Die Kerne der Lymphomzellen sind typischerweise entrundet, im allgemeinen aber nicht gekerbt. Die Nukleoli sind meist klein. HE, × 240. **e** Gelegentlich sind die Kerne bizarr und/oder lobuliert, die Nukleoli dann meist prominent. HE, × 180. **f** Nicht immer ist das Zytoplasma abundant (Differentialdiagnose: Zentroblastisches Lymphom, polymorph). HE, × 100. **g** Gelegentlich kommen Hodgkin-ähnliche Lymphomzellen vor. HE, × 240 (Die Aufnahmen wurden dankenswerter Weise von Herrn Prof. Dr. P. MÖLLER, Pathologisches Institut der Universität Ulm, zur Verfügung gestellt)

Tabelle 50. Groß- bzw. hellzellige B-Zell-Lymphome des Thymus. Immunphänotypische Charakterisierung und klinische Symptomatik

---

Immunphänotypische Charakterisierung

Positiv	CD19, CD20, CD22, CD37, CD40, (CD45RA)
Inkonstant	CD11c, CD23
Negativ	CD5, CD10, CD21, CD30, (CD3, CD2)

Defekte der HLA-A, B, C-Expression
Defekte der HLA-DR-Expression
Defekte der Immunglobulin-Expression

Inkonstante Sklerose
Inkonstanter Nachweis von Thymusepithel (Keratinfilamente)

Klinische Symptomatik

1. *Klinische Symptome*
   Retrosternale Schmerzen
   Atemnot
   Obere Einflußstauung
   Unproduktiver Husten
   Keine B-Symptomatik

2. *Extrahymische Manifestationen („Spätstadium")*
   Hilusstrukturen und Lunge
   Nieren
   Thoraxmuskulatur
   Retroperitoneale Lymphknoten
   [Keine medullär-osteolytischen Manifestationen]

3. *Prognose*
   80 %ige Remissionsrate
   59 %ige tumorfreie 5-Jahres-Überlebensrate

---

gewiesen werden (MÖLLER et al. 1991). Alle übrigen, bislang publizierten Serien waren Ig-negativ (ADDIS u. ISAACSON 1986; MENESTRINA et al. 1986; BRANDTER et al. 1989; vgl. auch: MÖLLER et al. 1986a, 1989b).

Thymische B-Zell-Lymphome zeigen besonders häufig Verluste der HLA-A, B, C- und/oder HLA-DR-Moleküle, die auf normalen B-Lymphozyten in hoher Antigendichte exprimiert werden (MÖLLER et al. 1986b, 1987a; MOMBURG et al. 1987).

Das in Tabelle 50 zusammengefaßte Markerprofil der thymischen B-Zell-Lymphome entspricht der extrafollikulären Differenzierungsstufe der B-Zell-Differenzierung und -Reifung und macht insofern eine intrafollikuläre Differenzierung unwahrscheinlich.

Genotyp. Molekularbiologische Untersuchungen haben ergeben, daß sowohl die Gene der leichten und schweren Kette der Immunglobuline rearrangiert und daß die Gene des T-Zell-Antigenrezeptors nicht umgelagert sind (SCARPA et al. 1987; BRANDTER et al. 1989; KNAUF et al. 1989; TSANG et al. 1996). Eine Translokation des bcl-2 Gens oder Mutationen von bcl-1, bcl-6, c-myc, ras und p53 wurden bislang nicht beobachtet (BRANDTER et al. 1989; TSANG et al. 1996).

Über chromosomale *„Imbalancen"* (Amplifizierung chromosomalen Materials von 9p, 12q und Xq) liegen bislang nur wenige Publikationen vor (SCARPA et al. 1991; Joos et al. 1996; CAZALS-HATEM et al. 1996).

Differentialdiagnose. Morbus Hodgkin, T-Zell-Lymphome, Thymome und Thymuskarzinome, mediastinale Keimzelltumoren, sklerosierende Mediastiniitis.

10.4.4 Low-grade B-Zell-Lymphome vom MALT-Typ

Es handelt sich um ein extrem seltenes Lymphom, von dem unseres Wissens bislang 3 Fälle publiziert wurden (ISAACSOON et al. 1990; TAKAGI et al. 1992; NAKAGAWA et al. 1993). Bei einem der Patienten lag eine langjährige Sjögren-Anamnese vor.

Der Thymus war bei allen Patienten deutlich vergrößert. In 2 Fällen waren mediastinale Lymphknoten mitbetroffen.

Histologisch findet man reaktive B-Zellfollikel, die umgrenzt werden durch zentrozytenähnliche Tumorzellen. Die Lymphomzellen infiltrieren das medulläre Epithel des Thymus und die Hassallschen Körperchen nach Art einer lympho-epithelialen Läsionen. Die Lymphomzellen sind IgM+, IgD–, CD20+, CD5–, CD10–, CD32– (ISAACSON et al. 1990; TAKAGI et al. 192; ISAACSON u. NORTON 1994). Mittels der Southern-Blot-Analyse fanden TAKAGI et al. (1992) für schwere und leichte Ketten der Immunglobuline ein Gen-Rearrangement.

Literatur: s. S. 351–354

11 Tumorähnliche Thymusläsionen

Tumorähnliche Läsionen des Thymus sind durchweg selten. Das gilt vor allem für entzündliche Pseudotumoren, die als Einzelkasuistiken echte Raritäten darstellen. Eine gewisse differentialdiagnostische Bedeutung besitzen thymogene Zysten in der Abgrenzung zystischer Mediastinalläsionen [z.B.: bronchogene, pleuro-perikardiale, enterogene Zysten, zystische Lymphangiome; vgl. auch S. 280 (SPEER 1938; KRECH et al. 1954; RINGERTZ u. LIDHOLM 1956; FROBOESE 1969)].

11.1 Thymuszysten

Mediastinale, primär im Thymus lokalisierte Zysten sind seit langem bekannt, ihre Pathogenese ist umstritten (SIMMONDS 1908; RIBBERT 1912, KOPAC 1939; HERLITZKA u. GALE 1958; BIEGER u. McADAMS 1966; DYER 1967; BAILEY et al. 1977).

Die ersten Berichte über Thymuszysten betrafen ausschließlich Autopsiebefunde Neugeborener, die an einer kongenitalen Syphilis [*Duboissche Abszesse* (DUBOIS 1850)] oder an einer foudroyant verlaufenden Tuberkulose verstorben waren (Übersicht: LEONG 1990).

Thymuszysten liegen sowohl im vorderen Mediastinum als auch im lateralen Halsbereich [*„zerviko-mediastinale"* Thymus-Zysten (HYDE et al. 1944; WELLER et al. 1951; KRECH et al. 1954; COTE u. FORTIN 1961; GAECKLE u. GERBER 1962; BEHRING u. BERGMAN 1963; INDEGLIA et al. 1967; FURUYA u. BABA 1971; LAMESCH et al. 1974; BAILEY et al. 1977; GUBA et al. 1978)]. Die zervikalen Thymuszysten sind in 70 % linksseitig, in 23 % rechtsseitig und in 7 % medial bzw. pharyngeal lokalisiert (GUBA et al. 1978). MIKAL (1974) fand unter 47 zervikalen Zysten folgende Lokalisation: 25 branchial, 12 thyreoglossal, 8 thyreoidal, 1 intrathymisch, 1 parathyreoidal.

Thymuszysten sind meistens asymptomatisch. Sie werden im Rahmen routinediagnostischer Thoraxdurchleuchtungen entdeckt. Gelegentlich handelt es sich um Zufallsbefunde bei der Obduktion. Nur selten ist über Tracheal- und/oder Ösophaguskompressionen und über retrosternale Schmerzen berichtet woren (SUSTER u. ROSAI 1991). Zervikale Thymuszysten, die vor allem bei Kindern [3 – 8 Jahre (WELLER et al. 1951; FIELDING et al. 1963; FAHMY 1974; GUBA et al. 1978)] gefunden werden, manifestieren sich früh in Form eines palpablen, prall-elastischen und fluktuierenden Tumors.

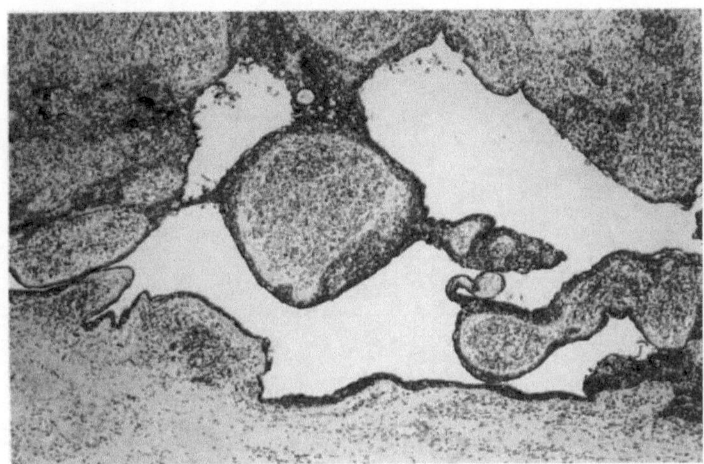

Abb. 150. Wand einer Thymuszyste, die durch verschiedene Epithelformationen ausgekleidet wird. Übersicht. AE 1+3, Hämalaun, × 80

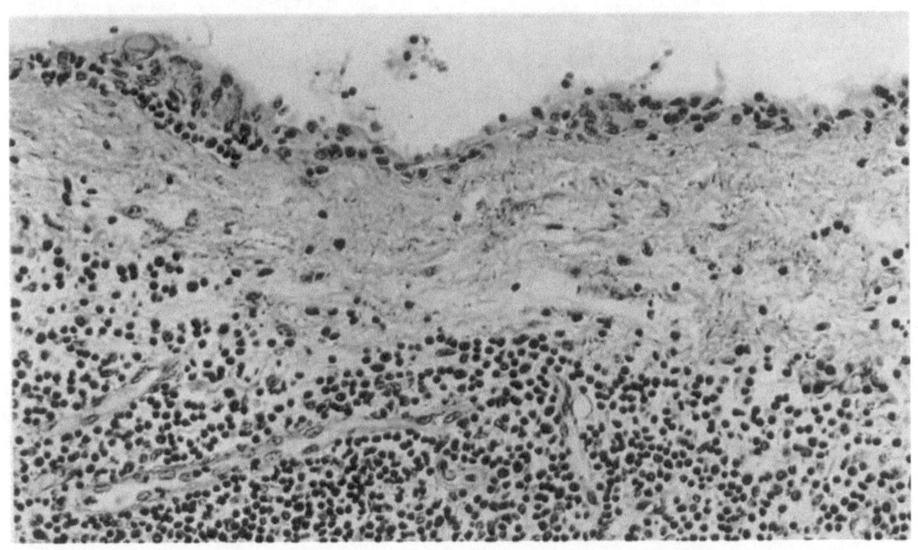

Abb. 151. Wand einer Thymuszyste mit z.T. mehrreihig angeordneten Epithelformationen. HE, × 125

Die unterschiedlich großen Thymuszysten sind überwiegend glattwandig begrenzt, uni- oder multilokulär (SUSTER u. ROSAI 1991; SUSTER et al. 1991). Sie enthalten meistens eine gelblich klare, mitunter blutig imbibierte Flüssigkeit. Gelegentlich ist der Zysteninhalt eingedickt (Zelldetritus, Cholesterinkristalle, Blutkoagula). Die Zystenauskleidung ist variabel (Abb. 150–152): *Zylinderepithel, Plattenepithel* oder auch *entzündliches Granulationsgewebe* mit Chole-

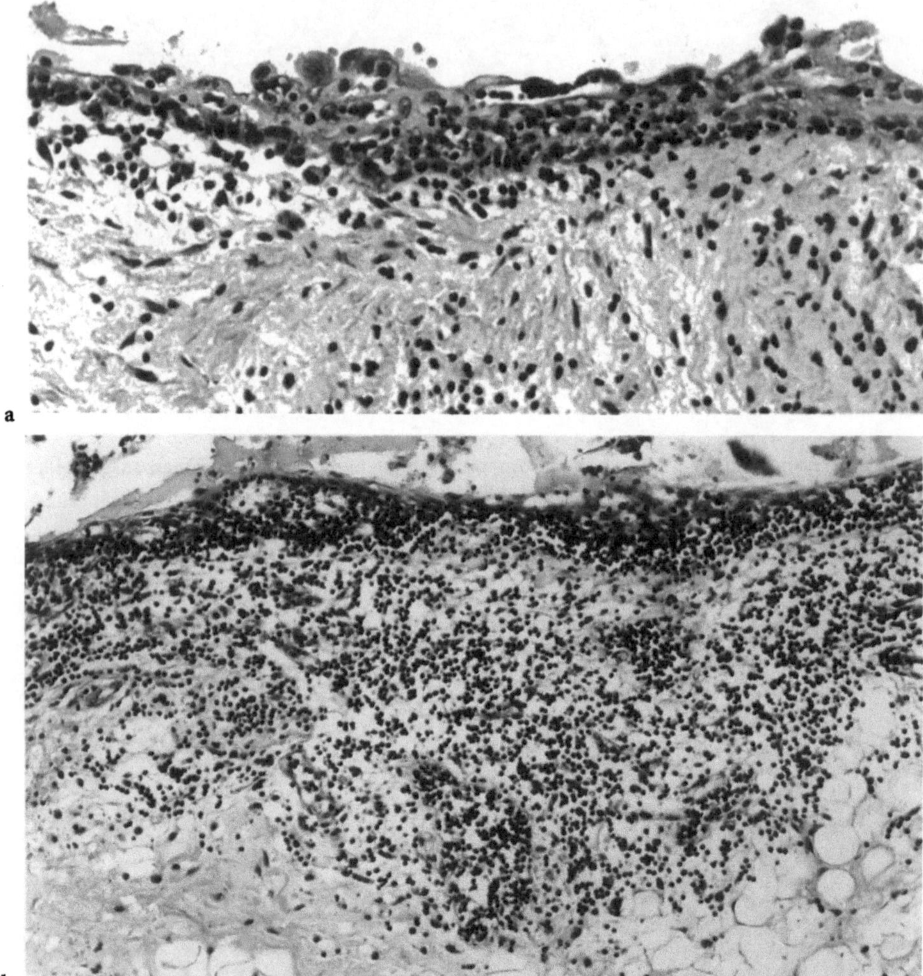

Abb. 152 a, b. Wand einer Thymuszyste. **a** Entzündliche Destruktion des begrenzenden Epithelverbandes. HE, × 125. **b** Zystenauskleidung durch entzündliches Granulationsgewebe. HE, × 90

steringranulomen (sekundär entzündliche Pseudozyste?). Pseudoepitheliomatöse Hyperplasien des Zystenepithels sind selten (SUSTER et al. 1991). In den angrenzenden Wandschichten findet man originäres, zum Teil atrophisches Thymusgewebe, Entzündungsinfiltrate mit lymphofollikulärer Hyperplasie (SUSTER u. ROSAI 1991), Kalzifikationen (WALTER et al. 1992), gelegentlich persistierende Rudimente des Ductus thymo-pharyngeus (BIEGER u. MCADAMS 1966; FAHMY 1974; vgl. auch: SCHAMBACHER 1903; SHIER 1981). MISHALANI et al. (1995) beschrieben bei einem 9jährigen HIV-Patienten eine multilokuläre

Thymuszyste mit ausgeprägter lymphofollikulärer Hyperplasie, bei der sie überwiegend sog. „nackte" Follikel (fehlende Mantelzone) fanden (Thymus und AIDS: vergl. S. 78). Gelegentlich sind multizystische Thymusläsionen auch bei aplastischen Anämien und beim Sjögren-Syndrom beobachtet worden (SUSTER u. ROSAI 1991).

SUSTER u. ROSAI (1991) beschrieben im Randbereich multilokulärer Thymuszysten kleine *Thymome* mit ausgeprägter lymphozytärer Assoziation (vgl. auch LIANG et al. 1996) und in einem Fall ein *basaloid differenziertes Karzinom*, LEONG u. BROWN (1984) ein Plattenepithelkarzinom.

Die zahlreichen Klassifikationsversuche thymogener Zysten deuten auf die ungeklärte und umstrittene Pathogenese dieser Läsionen hin (z. B.: SPEER 1938; KRECH et al. 1954; DYER 1967; SHIER 1981; LEONG 1990). In der älteren Literatur wurde zumeist zwischen *dysontogenetischen* und *autochthonen* (= „pathologischen") Zysten unterschieden (Übersicht: TESSERAUX 1959). *„Da in bezug auf die Natur und Genese der Thymuszysten keine einheitliche Auffassung besteht und insbesondere pathologische Zysten des Thymus von einigen Autoren auch als dysontogenetisch gedeutet werden, da eine Abgrenzung der einzelnen Formen oft nicht möglich"* sei, schlug TESSERAUX (1959) die folgende Einteilung vor:

1. *Zylinderepithel-Zysten.* Das begrenzende Epithel kann gelegentlich mehrreihig angeordnet sein. Sind derartige Zysten verzweigt, wurden sie auch als *Remaksche* Zysten bezeichnet. Sie sollen Ausdruck einer Fehlanlage des Thymus sein.
2. *Kolloidhaltige Follikel-Zysten* (Mikrozysten), von kubischem Epithel begrenzt. In einem Teil der Fälle dürfte es sich um ektopes Schilddrüsengewebe handeln.
3. *Plattenepithel-Zysten*, bei denen Beziehungen zu Hassallschen Körperchen bestehen sollen [„Desaggregation" [vgl. auch: Ross u. KORENCHEVSKY 1941; KRECH et al. 1954; FIELDING et al. 1963; SHIER 1963)].
4. *Sequester-Zysten* [Retentions-Zysten, zystische „Transformationen" des Thymus (?)]. Die Zysten werden z. T. von Zylinder-, Flimmer- und/oder Plattenepithel begrenzt. Zur Gruppe der Sequester-Zysten werden aber auch entzündliche Pseudozysten gerechnet. Insofern dürften sie wenigstens teilweise identisch sein mit den sog. Duboisschen Abszessen bzw. mit den sog. Bednar-Zysten.
5. *Blutzysten.* Apoplexia thymica als geburtstraumatisch bedingte Parenchymblutung (WOOLLEY et al. 1974; SIEGER et al. 1974).
6. *Thymusgang-Zysten.* Häufig im lateralen Halsdreieck gelegen, werden sie als persistierende Reststrukturen des Ductus thymo-pharyngeus interpretiert [Differentialdiagnose: Lymphangioma colli, laterale bzw. branchogene (= lympho-epitheliale) Halszysten].

SPEER (1938) diskutiert folgende Entstehungsmöglichkeiten zystischer Thymusläsionen:

1. aus persistierenden Embryonalstrukturen [Kiemenspalte, duktuläre Thymusstrukturen, Ductus thymo-pharyngeus („Kürsteiners Gang": GILMOUR 1941)];

2. durch Sequestrationen pathologischer Thymusinvolutionen;
3. neoplastische Prozesse;
4. aus degenerativ veränderten Hassallschen Körperchen;
5. aus Lymph- und Blutgefäßen.

EWING (1940) unterteilt zystische Thymusläsionen in:

1. epitheliale (embryonale) Zysten,
2. Dermoidzysten,
3. zystische Desaggregationen der Hassallschen Körperchen,
4. Lymphangiome.

In der Einteilung nach KRECH et al. (1954) werden folgende Formen unterschieden:

1. Entzündliche (Pseudo-)Zysten, die früher vor allem in Verbindung gebracht wurden mit einer konnatalen Syphilis (DUBOIS 1850; SIMMONDS 1908; RIBBERT 1912; KOPAC 1939);
2. neoplastische Zysten;
3. kongenitale („simple") Zysten.

LEONG (1990) untergliedert die zystischen Läsionen in:

1. kongenitale Thymuszysten (zervikale und mediastinale Thymuszysten),
2. erworbene Thymuszysten,
3. zystische Thymusneoplasien (vgl. S. 157).

Unter den erworbenen Thymuszysten werden von LEONG (1990) zum einen entzündlich bedingte Pseudozysten, zum anderen therapiebedingte (Strahlentherapie, Chemotherapie) zystische Regressionen, vor allem von Hodgkin-Lymphomen (KATZ et al. 1977; BARON et al. 1981; SCULLY et al. 1982; MURRAY u. PARKER 1984) subsummiert. Extrem selten sind *Echinokokkuszysten* (hydatid disease) (GIRAUD et al. 1963) und *Thymustuberkulome* (DUPREZ et al. 1962).

DELAMARRE et al. (1987) beschrieben eine *Dermoidzyste* des Thymus bei einem Gardner-Syndrom. Die Angaben von JARAMILLO et al. (1989), daß 15 % aller Thymuszysten sich im Gefolge chirurgischer Interventionen (Thorakotomie) entwickeln, läßt sich weder aus eigener Erfahrung noch aus den Daten der Literatur bestätigen.

11.2 Thymus-„Choristome"

Bei einem 2 Jahre alten Mädchen beschrieben BRECKLER u. JOHNSTON (1956) einen zum Teil zystischen Tumor des Thymus, der außer thymogenen Gewebsanteilen mit Hassallschen Körperchen auch Speicheldrüsen- und Nebenschilddrüsengewebe enthielt (*choristoma of the thymus"*). ROSAI u. LEVINE (1976) sahen bei einem 18 Jahre alten Mann einen vergleichbaren „Tumor".

Literatur: s. S. 354–356

12 Differentialdiagnostisch wichtige Mediastinaltumoren und tumorähnliche Läsionen

Aus Gründen der Tumortopographie (vorderes Mediastinum) spielen in der Differentialdiagnose primärer Thymustumoren neben malignen Lymphomen vor allem Keimzelltumoren (Teratome), Metastasen und tumorähnliche Läsionen eine Rolle (Tabelle 51). Die im Einzelfall problematische topographische Zuordnung *maligner Lymphome* zu thymogenen und/oder mediastinalen Lymphomen wurde bereits auf S. 230 diskutiert. *Metastasen* können sich aus praktisch allen Organregionen im Mediastinum entwickeln. Im folgenden soll lediglich auf die Keimzelltumoren/Teratome, auf die solitären fibrösen Pleuratumoren, auf die angiofollikuläre Lymphknotenhyperplasie und auf die fibrosierende Mediastinitis eingegangen werden.

Der diagnostisch problematische Bereich der im Mediastinum lokalisierten mesenchymalen Tumoren wird im Rahmen dieses Beitrages nicht diskutiert. Es wird auf die einschlägigen Monographien verwiesen.

Tabelle 51. Nicht-thymogene Mediastinaltumoren. Differentialdiagnostische Implikationen

1. Maligne Lymphome
   - Morbus Hodgkin
   - Non-Hodgkin-Lymphome

2. Keimzelltumoren/Teratome

3. Mesenchymale Tumoren
   insbesondere:
   - maligne fibröse Histiozytome
   - neurogene Tumoren

4. Neuroendokrine Tumoren
   - Paragangliome

5. Solitäre fibröse Pleura-/Mediastinaltumoren

6. Schilddrüsen-Tumoren

7. Tumor-ähnliche Läsionen
   - mediastinale Zysten
   - angiofollikuläre Lymphknoten-Hyperplasie (Castleman-Lymphom)
   - fibrosierende/sklerosierende Mediastinitis

12.1 Mediastinaltumoren

12.1.1 Keimzelltumoren/Teratome

Primär extragonadale Keimzelltumoren/Teratome sind seit langem bekannt (Übersichten: SCHLUMBERGER 1946, 1951; GONZALEZ-CRUSSI 1982). Entsprechend der fetalen Entwicklung der gonadalen Anlage (Einzelheiten bei: WARTENBERG 1993), findet man sie vor allem entlang der Mittellinie des Körpers, intrakraniell, im *Mediastinum*, im Retroperitonealraum sowie in der sakrokokzygealen Region. Es ist zumindest umstritten, ob es sich bei den im Mediastinum lokalisierten Keimzelltumoren/Teratomen tatsächlich um thymogene Tumoren handelt. Immerhin scheinen sich die meisten mediastinalen Keimzelltumoren/Teratome im Bereich der endgültigen Thymuslage (*„thymic bed"*) aus arretierten germinalen Zellkomplexen zu entwickeln (FRIEDMAN 1951; OBERMAN u. LIBCKE 1963; COX 1975; BERGH et al. 1978).

Die in der Literatur zum Teil kontrovers geführte Diskussion, ob es sich bei den mediastinalen Keimzelltumoren/Teratomen nicht um Metastasen eventuell ausgebrannter (*„burned out"*) gonadaler Tumoren handle, wird ausführlich von DEBLOIS (1995) auch unter zytogenetischen Aspekten kommentiert (vgl. auch: PRZYGODZKI et al. 1996).

Auch die Histogenese mediastinaler Keimzelltumoren/Teratome ist nicht restlos geklärt. Eine kritische Übersicht *„moderner"* Theorien (*germ cell theory, embryonic cell theory, unifying hypothesis, extraembryonic cell theory, included-twin hypothesis, fetus-in-fetu*) hat GONZALEZ-CRUSSI (1982) im AFIP-Atlas über extragonatale Teratome zusammengestellt und kritisch diskutiert (vgl. auch: FRIEDMAN u. VAN DE VELDE 1981).

Unter 1064 explorativen Thorakotomien, die wegen einer mediastinalen Raumforderung zwischen 1929 und 1968 an der Mayo Clinic, Rochester, USA, durchgeführt wurden, fanden WYCHULIS et al. (1971) 99 (= 9,3 %) teratoide Tumoren. Vergleichbare Häufigkeitsangaben wurden von MULLEN u. RICHARDSON (1986), DAVIS et al. (1987) und NICHOLS (1992) publiziert. MORAN u. SUSTER (1997a) fanden zwischen 1960 und 1994 im Material des Armed Forces Institute of Pathology und des Mount Sinai Medical Center of Greater Miami, Florida, 322 primär mediastinale Keimzelltumoren/Teratome (ausführliche Literatur-Übersicht). Innerhalb dieses Kollektivs waren 44 % teratoide Tumoren, 37 % Seminome, 16 % nicht-seminomatöse Keimzell-Tumoren und 3 % misch-differenziert. Die von MORAN u. SUSTER (1997a) praktizierte Klassifikation ist in Tabelle 52 zusammengefaßt.

Im eigenen Material fanden wir unter 16 mediastinalen Keimzelltumoren/Teratomen 5 mature Teratome, ein Teratokarzinom, 8 Seminome, einen Yolk sac-Tumor und ein Chorionkarzinom.

Neben maturen und immaturen *Teratomen* sind *Seminome* (Dysgerminome), *embryonale Karzinome, Teratokarzinom, Chorionkarzinom und Yolk sac-Tumoren* (endodermale Sinustumoren, Orchioblastome) beschrieben worden (PACHTER u. LATTES 1964; WYCHULIS et al. 1971; SCHANTZ et al. 1972; LEVINE 1973; MARTINI et al. 1974; BUERKI et al. 1977; BERGH et al. 1978; CANTY u. SIEMENS

Tabelle 52. Klassifikation mediastinaler Keimzelltumoren nach MORAN u. SUSTER (1997)

Teratoide Tumoren

Mature Teratome
Immature Teratome, unter Einschluß unreifer mesenchymaler und neuro-epithelialer
Gewebsformationen

Teratome, unter Einschluß maligner Gewebsformationen

Typ I   Teratome, kombiniert mit malignen Keimzell-Tumoren (Seminome, embryonale
          Karzinome, Yolk-sac-Tumoren u. a.)

Typ II   Teratome, kombiniert mit malignen epithelialen, aber nicht-germinalen Tumor-
          differenzierungen (z. B. epidermoide Karzinome, Adenokarzinome u. a.)

Typ III   Teratome, kombiniert mit malignen mesenchymalen Tumordifferenzierungen
          (z. B. Rhabdomyosarkome, Chondrosarkome u. a.)

Typ IV   Teratome, kombiniert mit Tumordifferenzierungen von Typ I bis Typ III

Nicht-teratomatöse Mediastinaltumoren

Seminome
Yolk-sac-Tumoren
Embryonale Karzinome
Chorionkarzinome
Mischdifferenzierte Keimzell-Tumoren

1978; MUKAI u. ADAMS 1979; POLANSKY et al. 1979; RAGHAVAN u. BARRETT 1980;
KITZIS et al. 1981; BUSH et al. 1981; THOMAS et al. 1981; HURT et al. 1982; KNAPP
et al. 1982, 1985, IRIE et al. 1982; CARTER et al. 1982). Dabei kann man zwischen
Tumoren mit nur einem histologischen Differenzierungsmuster (*„pure" histologic type*) und solchen mit mehr als einem Differenzierungstyp (*„mixed" histologic type*) unterscheiden (Tabellen 52, 53).

Mediastinale Keimzelltumoren/Teratome scheinen gehäuft mit hämatologischen Neoplasien aufzutreten (DEMENT et al. 1985; NICHOLS et al. 1985, 1990;
DEMENT 1990). Beschrieben wurden akute myelomonozytäre Leukämien, akute
megakaryozytäre Leukämien, refraktäre Thrombozytopenien, hämophago-
zytäre Syndrome, maligne Histiozytosen, systemische Mastozytosen (Übersichten: DEMENT et al. 1985; DEMENT 1990; DEBLOIS 1995). Die Assoziation zwischen
Keimzelltumoren/Teratomen wird teilweise synchron, teilweise metachron nach
einer Radio- und/oder Chemotherapie von Keimzelltumoren/Teratomen beobachtet. Möglicherweise liegen den synchronen Manifestationen von Keimzell-
Tumoren/Teratomen und hämatologischen Neoplasien identische zytogenetische Veränderungen [+i (12p)] vor (Übersichten: DEMENT 1990; DEBLOIS 1995).

12.1.1.1 *Mature Teratome*

Mature Teratome sind mit 80 % die häufigsten mediastinalen Keimzelltumoren. Ihre Häufigkeit, bezogen auf alle Mediastinaltumoren, wird in
größeren Übersichten und Liteaturzusammenfassungen mit 8 – 20 % angegeben
(RINGERTZ u. LIDHOLM 1956; LEWIS et al. 1983; MULLEN u. RICHARDSON 1986;
DAVIS et al. 1987; NICHOLS 1992). Geschlechtspräferenzen scheinen nicht zu

Tabelle 53. Mediastinale Keimzelltumoren/Teratome, histologische Differenzierungsmuster. (Zusammengestellt nach GONZALEZ-CRUSSI 1982)

Histologisches Differenzierungsmuster	Autoren						
	RECONDO u. LIBSHITZ (1978)	BERGH et al. (1978)	SAEGESSER et al. (1972)	COX (1975)	MARTINI et al. (1974)	HURT et al. (1982)	Total
I. Geschwülste mit *einem* („pure") histologischen Differenzierungstyp							
Seminome	5	2	1	6	10	17	41
Embryonale Karzinome	1	1	–	5	4	–	11
Chorionkarzinome	1	–	1	2	–	–	4
„Teratokarzinome"	4	4	2	7	–	–	17
II. Geschwülste mit *mehr als einem* („mixed") histologischen Differenzierungstyp							
Embryonale Karzinome und Teratokarzinome	2	–	–	–	10	–	12
Embryonale Karzinome, Teratokarzinome und Seminome	1	–	–	–	–	–	1
Embryonale Karzinome und Seminome	2	–	–	3	2	2	9
Embryonale Karzinome und Chorionkarzinome	–	–	–	–	4	–	4
„Teratokarzinome" und Seminome	1	–	1	1	–	2	5
Total	17	7	5	24	30	21	104

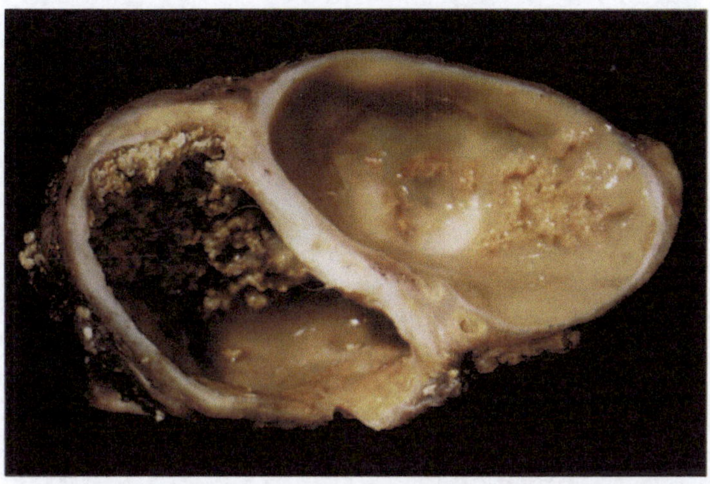

Abb. 153. Matures Teratom aus dem vorderen Mediastinum. Der multizystische, dickwandige Tumor zeigt histologisch reife Gewebsdifferenzierungen aller 3 Keimblattanlagen

bestehen. Ein Häufigkeitsgipfel findet sich in der 3. Lebensdekade. Eine erhöhte Inzidenz wird bei Patienten mit einem *Klinefelter-Syndrom* beobachtet (LACH-MANN et al. 1986). Die klinischen Symptome (Thoraxschmerzen, Dyspnoe, Husten, obere Einflußstauung) sind uncharakteristisch. Erhöhte Serumwerte für *α-Fetoprotein* oder *β-HCG* werden nicht gefunden (Differentialdiagnose: maligne Teratome bzw. Keimzelltumoren!). Extrem selten ist die Entwicklung nichtgonadaler maligner Tumoren (Plattenepithelkarzinome, Adenokarzinome, Becherzellkarzinoide, Sarkome) innerhalb maturer Teratome (ULBRIGHT et al. 1984; MORINAGA et al. 1994; LANCASTER et al. 1997). Therapie: komplette chirurgische Exzision (DULMET et al. 1993).

Mature Teratome sind scharf begrenzt, durchschnittlich 10–12 cm groß, im allgemeinen zystisch („Dermoidzyste"). Innerhalb der Zysten findet man Talg, Keratin, Haare, Schleim (Abb. 153). Histologisch findet man komplett ausgereifte Differenzierungsmuster aller 3 Keimblattanlagen. Unter klinischen Aspekten kann differenziertes *Pankreasgewebe* wegen seiner proteolytischen und lipolytischen (Gewebsnekrosen, Blutungen, erhöhte Serumamylase) und endokrinen (Hypoglykämie) Aktivitäten eine nicht unerhebliche Rolle spielen (HONICKY u. DEPAPP 1973; SUDA et al. 1984; DUNN 1984; BORDI et al. 1985). Die gelegentlich rupturierten Zysten führen zu einer intensiven inflammatorischen Reaktion, die auf mediastinale und pleural-pulmonale Strukturen übergreifen kann („Lipidpneumonie").

12.1.1.2 *Immature Teratome*

Die Häufigkeit immaturer Mediastinalteratome wird mit allenfalls 1 % angegeben (CARTER et al. 1982). Betroffen sind vor allem Kinder und Jugendliche

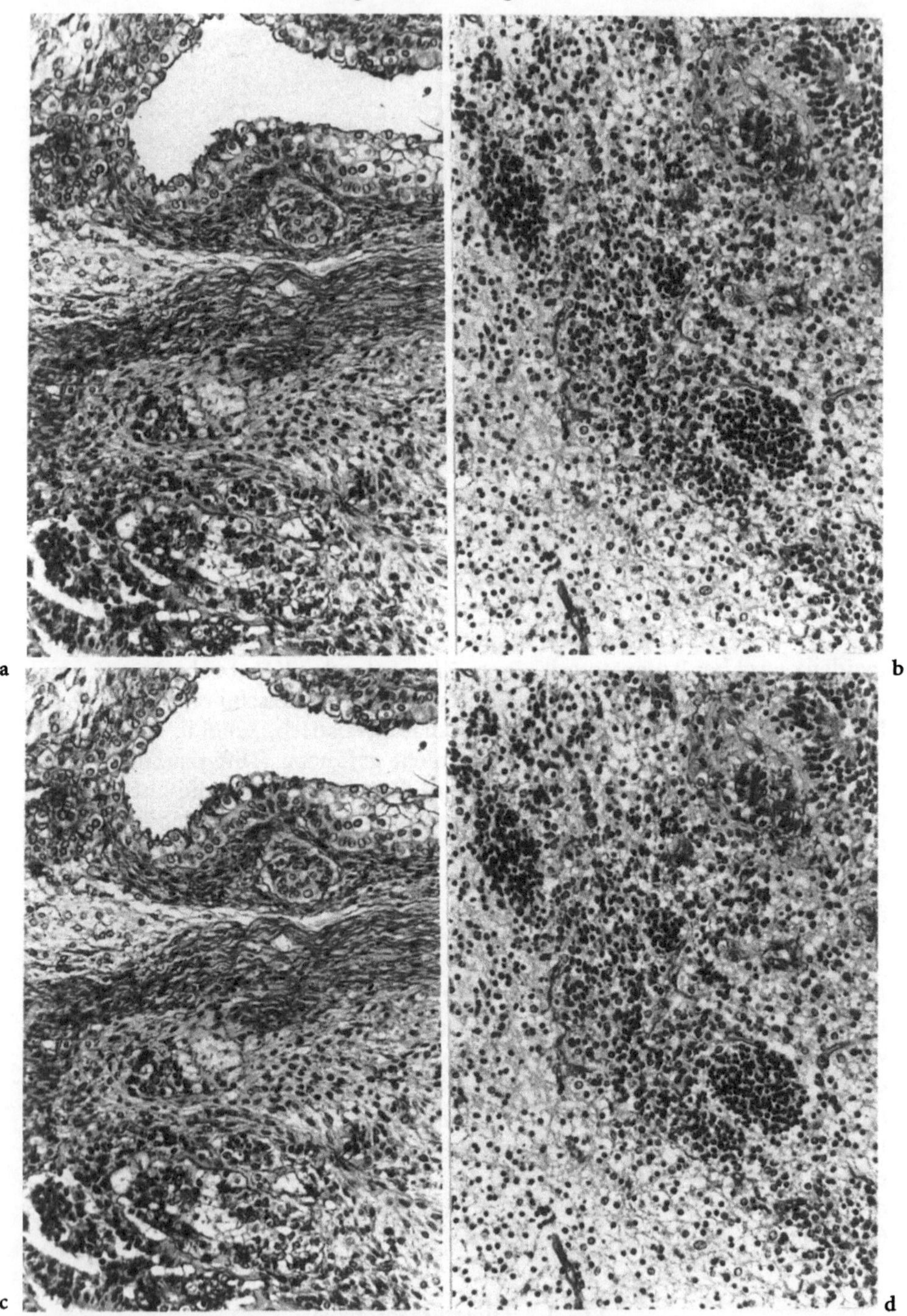

Abb. 154 a – d. Immatures (malignes) Mediastinalteratom mit adenokarzinomatösen (**a**) und neuroektodermalen (**b – d**) Differenzierungen. Die neuroektodermalen Differenzierungsmuster in Form teils solider (**b**), teils tubulärer (**c, d**) Anordnungen der neuroepithelialen Zellkomplexe, eingebettet in ein fibrilläres neurogliales Stroma. HE, × 280

(CARTER et al. 1982). Die meisten Patienten klagen über „Brustschmerzen", Luftnot, Husten, Gewichtsverlust und Fieber (CARTER et al. 1982; MULLEN u. RICHARDSON 1986; SAABYE et al. 1987).

Makromorphologisch bestehen keine Unterschiede zu den maturen Teratomen. Histologisch findet man neben ausdifferenzierten Gewebsformationen vor allem unreife kartilaginäre und neuroektodermale Strukturen (CARTER et al. 1982). Das neuroektodermale Gewebe besteht aus „basaloiden" Zellen, die in „primitiven" Pseudorosetten und tubulären Formationen angeordnet und in ein fibrilläres, neurogliales bzw. neuroglia-ähnliches Stroma eingebettet sind (Abb. 154). Die in anderer Lokalisation immaturer Teratome erwiesene prognostische Bedeutung dieses neuroektodermalen Gewebes [z.B. Ovarien (NORRIS et al. 1976)] trifft für die medistinale Lokalisation offenbar nur begrenzt zu. Die Prognose mediastinaler immaturer Teratome wird wesentlich bestimmt durch das Lebensalter der betroffenen Patienten. Immature Teratome, die sich klinisch nach dem 15. Lebensjahr manifestieren, verhalten sich offenbar aggressiver als solche, die früher auftreten (RINGERTZ u. LIDHOLM 1956; HODGE et al. 1959; DANIEL et al. 1960; OBERMAN u. LIBECKE 1964; BERRY et al. 1969; CARNEY et al. 1972; CANTY u. SIEMENS 1978; CARTER et al. 1982).

12.1.1.3 *Seminome*

Seminome sind häufig den thymogenen Geschwülsten zugeordnet worden: *„seminomatous thymoma", „pseudoseminomatous thymoma", „primary thymic seminoma", „seminoma-like tumor of the thymus", „seminomes thymiques"*. Die zahlreichen Synonyma belegen die Nomenklatur-immanenten Probleme in der Thymuspathologie. Ein im biologischen Verhalten grundsätzlicher Unterschied zwischen mediastinalen Seminomen und epithelialen Thymustumoren erfordert eine klare Trennung beider Tumorentitäten (vgl. auch S. 189).

Seminome sind die häufigsten *malignen* Keimzelltumoren des Mediastinums. Sie liegen fast ausschließlich im vorderen Mediastinum (RAGHAVAN u. BARRETT 1980; BUSH et al. 1981; KITZIS et al. 1981; HURT et al. 1982; KERSH et al. 1990; NICHOLS 1992; MORAN et al. 1997a).

Das durchschnittliche Erkrankungsalter zum Zeitpunkt der Diagnose liegt bei 25–30 Jahren (13–63 Jahre). Mediastinale Seminome kommen überwiegend bei Männern vor. MARTINI et al. (1974) fanden unter 10 rein seminomatös differenzierten Mediastinaltumoren eine Geschlechtsverteilung zwischen Männern und Frauen von 8:2, HURT et al. (1982) eine solche von 15:2 (vgl. auch: MORICONI et al. 1985; BROWN et al. 1989). Das Untersuchungsgut (21 Fälle) von SCHANTZ et al. (1972) von RAGHAVAN u. BARRETT (1980) (6 Fälle), von BUSH et al. (1981) (13 Fälle) sowie von KITZIS et al. (1982) (3 Fälle) umfaßt ausschließlich Männer.

Mediastinale Seminome sind solide, oft unscharf begrenzte, grau-weiße, unterschiedlich große [180–1100 g (KITZIS et al. 1981)] und häufig lobulierte Tumoren. Sie sind relativ homogen und von markiger Konsistenz. Nekrosen, Einblutungen oder zystische Regressionen sind eher selten. Ein Teil mediastinaler Seminome manifestiert sich allerdings als primär zystische Läsion

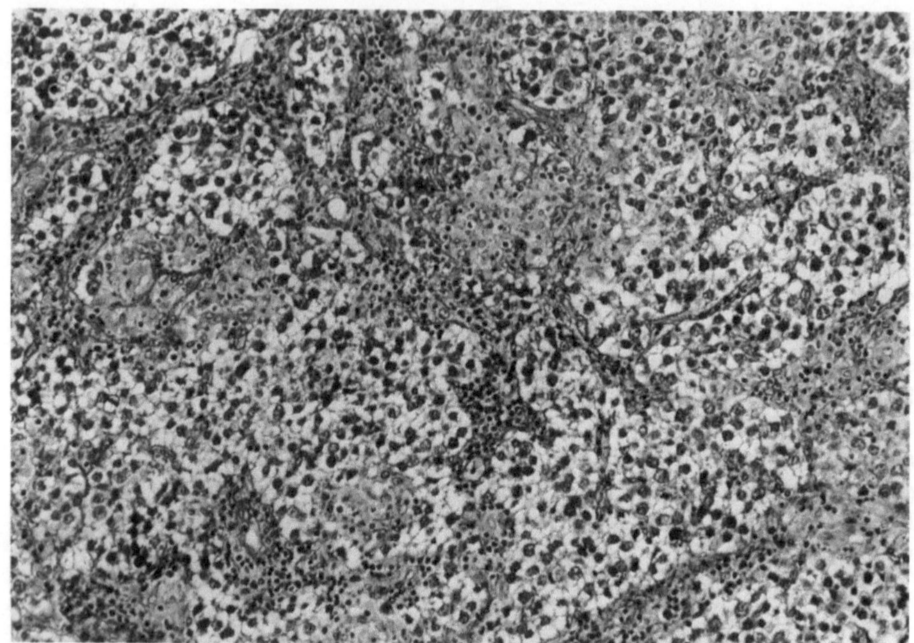

Abb. 155. Seminom, vorderes Mediastinum. Ballenartig angeordnete, dicht „gepackte" und abgerundete Tumorzellen. Dazwischen lymphoidzellige Infiltrate. HE, × 320

[„*thymic cyst*" (SCHANTZ et al. 1972; BURNS u. MCCAUGHEY 1986)]. Mediastinale Seminome können gelegentlich intrathymisch liegen, infiltrieren meistens aber das ganze vordere Mediastinum mit pleuralen und perikardialen, aber auch pulmonalen Tumormanifestationen.

Der histologische Aufbau mediastinaler Seminome ist weitgehend identisch mit dem der primär testikulären Tumoren. Die großen, ballenartig gruppierten Tumorzellen sind relativ glykogenreich (Abb. 155–157). Aufgrund einer bindegewebigen Septierung (fibrovaskuläre Septen) kann ein alveoläres Strukturmuster entstehen. Die nichtkohäsiven Tumorzellen sind vergleichsweise uniform. Man muß aber auch im mediastinalen Bereich zwischen sog. klassischen, spermatozytären, mitosereichen anaplastischen Seminomen und Seminomen mit synzytiotrophoblastären Riesenzellen unterscheiden. Die bläschenförmigen Zellkerne besitzen ein grobscholliges Chromatingerüst mit plumpen Nukleolen.

In den meisten Seminomen findet man eine ausgeprägte lymohoidzellige Infiltration des Tumorstromas, gelegentlich mit Lymphfollikeln und epitheloid-

Abb. 157. Seminom, vorderes Mediastinum. Das Zytoplasma der Tumorzellen (*Sem*) enthält z. T. fein-granuläre Glykogenpartikel. Einzelne Lymphozyten (*L*). Interstitium (*In*). Fixierung nach Dalton. Kontrastierung: Bleizitrat und Uranylazetat, × 7336. (Aus OTTO u. HÜSSELMANN 1978)

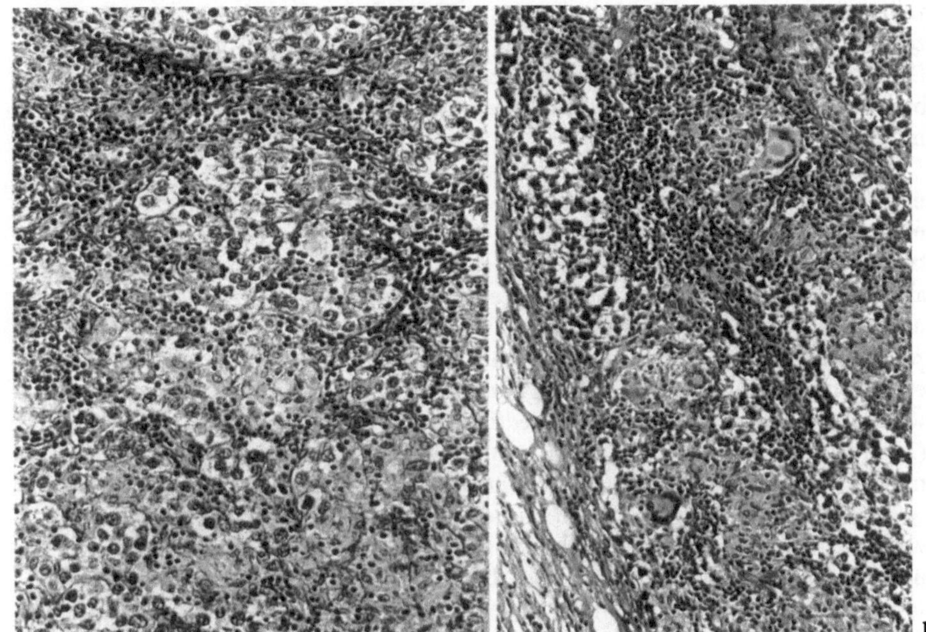

a   b

Abb. 156 a, b. Seminom, vorderes Mediastinum. **a** Durch septierendes Bindegewebe entsteht ein angedeutet alveoläres Strukturmuster. PAS, × 200. **b** Ausgeprägte epitheloidzellig-granulomatöse Reaktion mit mehrkernigen Riesenzellen vom Langhans-Typ. PAS, × 200

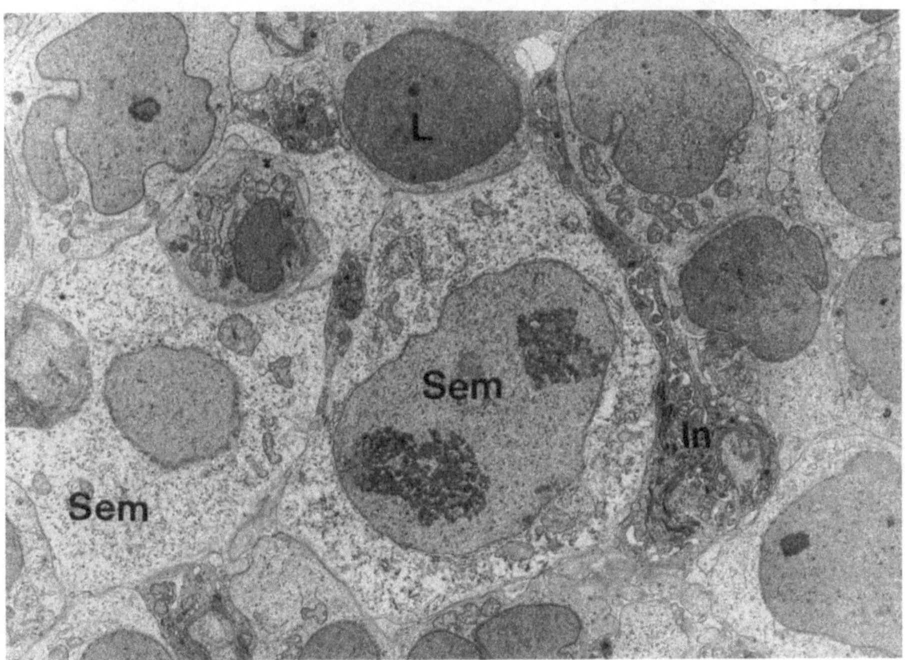

zellig-granulomatösen Reaktionen unter Einschluß von mehrkernigen Riesenzellen (Abb. 156). Die epitheloidzellig-granulomatösen Reaktionen können im Einzelfall so ausgeprägt sein, daß zumindest in der mediastinoskopischbioptischen Diagnostik Schwierigkeiten in der Abgrenzung einer Sarkoidose möglich sind.

Während in den nichtseminomatösen Keimzelltumoren häufig sog. Tumormarker (vgl. Tabelle 54) gefunden werden, reagieren reine Seminome im allgemeinen negativ auf EMA (SLOANE u. ORMEROD 1981), α-Fetoprotein, α_1-Antitrypsin und Neuropeptide (JACOBSEN et al. 1981; NIEHANS et al. 1988; BAILEY et al. 1988). Ein erhöhter AFP-Spiegel weist letztlich immer auf einen nichtseminomatösen Tumoranteil in scheinbar rein seminomatös differenzierten Keimzelltumoren hin, typischerweise auf Anteile eines Yolk-sac-Tumors und/oder auf embryonalkarzinomatöses Tumorgewebe. Befunde zur Zytokeratinexpression werden in der Literatur unterschiedlich, teils positiv, teils negativ, mitgeteilt (BATTIFORA et al. 1984; DENK et al. 1987; MORAN et al. 1997a). Seminome exprimieren *plazentare alkalische Phosphatase* (BECKSTEAD 1983; MANIVEL et al. 1987; MORAN et al. 1997a), Vimentin und Desmoplakin (DENK et al. 1987). β-HCG wird nur in Seminomen mit synzytiotrophoblastären Riesenzellen exprimiert und ist dann auch im Serum nachweisbar (ECONOMOU et al. 1982; NICHOLS 1991; 1992). BUERKI et al. (1977) fanden bei einem mediastinalen Seminom humorale Antikörper (IgG) gegen spermatopoetisches Gewebe mit rückläufigen postoperativen Titerwerten, BAILEY et al. (1988) beschrieben einen membranständigen antiseminomatösen monoklonalen Antikörper (vgl. auch Tabelle 54). Als tatsächlicher Seminommarker kann gegenwärtig also nur die *plazentare alkalische Phosphatase* bezeichnet werden.

Die Prognose mediastinaler Seminome wird im allgemeinen als gut bezeichnet, sie ist indessen etwas schlechter als die der testikulären Seminome (AYGUN et al. 1984; KNAPP et al. 1985; NICHOLS 1991; LEMARIE et al. 1992; DULMET et al. 1993). Im Untersuchungsgut von MORAN et al. (1997a) hatten ältere Patienten (> 37 Jahre) eine deutlich schlechtere Prognose als jüngere Patienten (< 37 Jahre). Neben einer möglichst radikalen operativen Tumorentfernung wird obligat eine

Tabelle 54. Mediastinale Keimzelltumoren/Teratome. Zusammenstellung der differentialdiagnostisch wichtigsten Immunreaktionen

Tumor	AFP	β-HCG	PLAP	EMA	CK
Seminome	–	–[a]	+++	–	–/+
Yolk-sac-Tumoren	++	–[a]	++	–	+
Embryonale Karzinome	+	–[a]	++	–	+
Chorionkarzinome	–	+++	+	–	+
Immature Teratome	+[b]	–	+	+	+

[a] Positiv in synzytiotrophoblastären Zellen.
[b] Positiv in immaturen neuralen, hepatischen und intestinalen Strukturen.
AFP α-Fetoprotein, *β-HCG* Choriongonadotropin, *PLAP* plazentare alkalische Phosphatase, *EMA* epitheliales Membran-Antigen, *CK* Zytokeratinfilamente.

Nachbestrahlung des Mediastinums unter Einschluß der supra- und infraklavi-
kulären und zervikalen Lymphknoten gefordert. Unter einer solchen Therapie
liegt die 5-Jahres-Überlebensrate bei etwa 75 %, die 10-Jahres-Rate bei 69 %
(POLANSKY et al. 1979; BUSH et al. 1981; HURT et al. 1982; Übersicht: KORN-
STEIN 1995). Ursprüngliche Vermutungen, daß mitoserreiche und β-HCG-posi-
tive Seminome eine schlechtere Prognose hätten als andere, haben sich nicht
bestätigt.

Etwa 20 % der Patienten mit mediastinalen Seminomen sind zum Zeitpunkt
der Diagnose ohne jede Symptomatik. Die immer wieder geklagten Symptome
sind Thoraxschmerzen, Luftnot, gelegentlich dysphagische Beschwerden, Fieber
und Gewichtsverlust (BUSH et al. 1981; HURT et al. 1982; LEMARIE et al. 1992).

Mediastinale Seminome führen in erster Linie zu intrathorakalen Metastasen
(Lymphknoten, Lunge). Das Skelettsystem ist offenbar der zweithäufigste Meta-
stasierungsort (MARTINI et al. 1974; COX 1975). In Einzelfällen sind metastatische
Absiedlungen u. a. in der Leber und Milz, in den Tonsillen, in der Schilddrüse, im
Gehirn sowie in der Haut beobachtet worden (POLANSKY et al. 1979).

Differentialdiagnose. Thymogene Zysten, Thymome und Thymuskarzinome,
großzellige Lymphome, Morbus Hodgkin, granulomatöse Entzündungen.

12.1.1.4 *Embryonale Karzinome*

Embryonale Karzinome, endodermale Sinustumoren, Chorionkarzinome,
Teratokarzinome und mischdifferenzierte Keimzelltumoren werden in der
Literatur z. T. unter dem Begriff der nichtseminomatösen Keimzelltumoren
zusammengefaßt. Die extragonadal-mediastinalen Keimzelltumoren liegen fast
ausschließlich im *vorderen* Mediastinum. Der Häufigkeitsgipfel liegt in der
zweiten bis dritten Lebensdekade (KAY et al. 1987; WRIGHT et al. 1990; TONER
et al. 1991; MORAN et al. 1997b).

Embryonale Karzinome sind im Mediastinum selten, häufig kombiniert mit
seminomatösen, teratomatösen, chorionkarzinomatösen und Yolk-sac-ähn-
lichen Strukturen (KNAPP et al. 1982). Männliche Patienten mit einem Klinefelter-Syndrom haben ein erhöhtes Risiko, embryonale Karzinome zu entwickeln (MCNEIL et al. 1981). Die Prognose ist schlecht. Trotz chirurgischer
Tumorresektion, Radiotherapie und einer aggressiven Chemotherapie wird die
mittlere Überlebenszeit mit 12 Monaten angegeben.

Embryonale Karzinome sind aus offenbar pluripotenten Stammzellen bzw.
aus arretierten germinalen Zellkomplexen aufgebaut, die in soliden Nestern
oder auch in primitiven tubulären und papillären Formationen angeordnet sind
(Abb. 158). Die undifferenzierten Tumorzellen besitzen große und vesikuläre,
sich häufig überlappende Kerne, ein amphophiles Zytoplasma. Die proliferative
Aktivität ist hoch. Intrazytoplasmatisch und extrazellulär findet man unterschiedliche große Globuli (α-Fetoprotein). Gelegentlich werden auch sog.
„embryoid bodies" gefunden.

Embryonale Karzinome sind EMA-negativ, aber Zytokeratin-positiv (Abb.
159; Tabelle 55). Die Mehrzahl der embryonalen Karzinome reagiert positiv

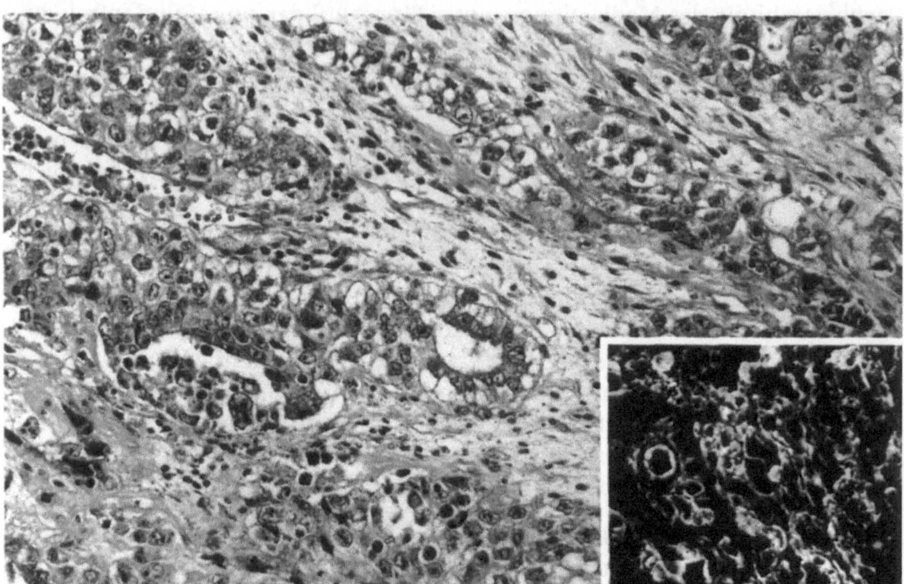

Abb. 158. Embryonales Karzinom, vorderes Mediastinum. Innerhalb eines fibrösen Stromas findet man primitive tubuläre Strukturen mit deutlicher zellulärer Anisomorphie. Abschnittsweise Tumornekrosen. HE, × 240. *Inset:* Keratin-positive Tumorzellen. AE 1 + 3, Immunfluoreszenz, × 180

mit Antikörpern gegen plazentare alkalische Phosphatase (BECKSTEAD 1983; MANIVEL et al. 1987) und Neuron-spezifischer Enolase. AFP ist in 50 – 77 % aller Fälle nachweisbar (KURMAN et al. 1977). Bei synzytiotrophoblastären Differenzierungen findet man zudem einen positiven Reaktionsausfall für β-HCG (NIEHANS et al. 1988).

12.1.1.5 *Endodermale Sinustumoren*

Primär im Mediastinum lokalisierte endodermale Sinustumoren (Yolksac-Tumoren, Dottersacktumoren) sind extrem selten (MUKAI u. ADAMS 1979; THOMAS et al. 1981; GOONERATNE et al. 1985; TRUONG et al. 1986; HAILEMARIAM et al. 1997). MUKAI und ADAMS fanden bis 1979 in der englischen Literatur, einschließlich einer eigenen Beobachtung, 12 kasuistische Mitteilungen. TRUONG et al. publizierten 1986 sieben eigene Beobachtungen und trugen aus der englischen Literatur 49 Fälle zusammen. Das eigene Material umfaßt lediglich eine einzige Beobachtung: eine 380 g schwere, im vorderen Mediastinum lokalisierte Geschwulst bei einem 24 Jahre alten Mann (Abb. 160).

Yolk-sac-tumoren sind charakterisiert durch ein lockeres *„vakuoläres Netzwerk"* kommunizierender *„Hohlräume"*, die oft durch ein hellzellig-"primitives" Epithel ausgekleidet werden. Viele dieser Zellen enthalten Glykogen, Schleime und Lipoproteine. Neben soliden Epithelformationen sieht man auch papilläre Differenzierungen, z. T. mit sog. Schiller-Duval-bodies [= endodermale Struk-

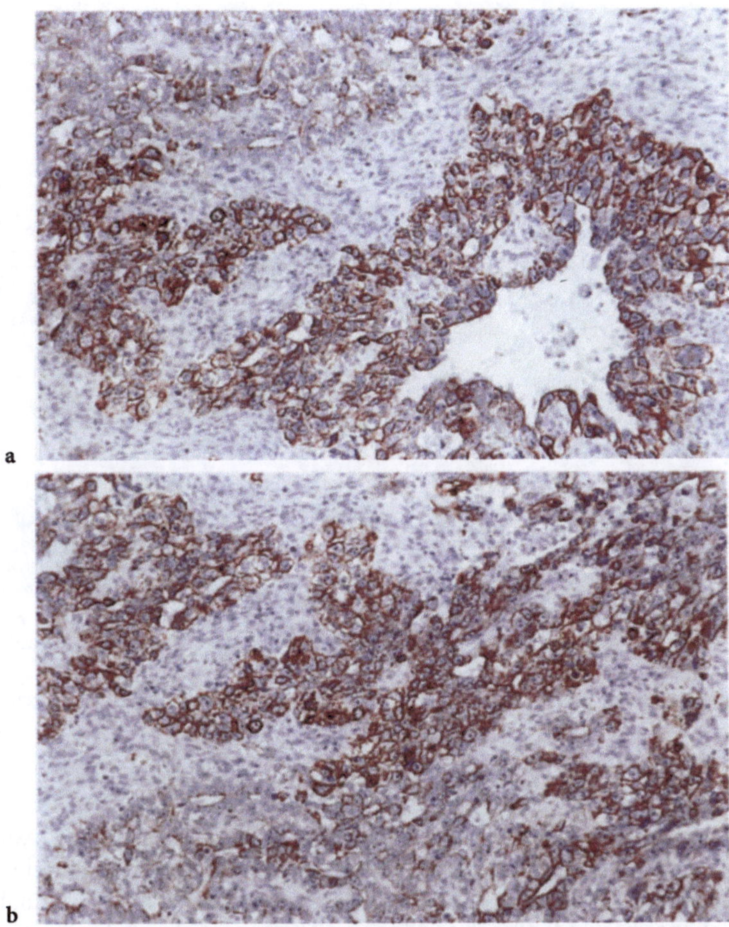

Abb. 159 a, b. Embryonales Karzinom, vorderes Mediastinum mit Keratin-positiven Tumorzellen, die in primitiven drüsig-tubulären Strukturen angeordnet sind. AE 1+3 und Hämalaun, × 240 (a, b)

turen, begrenzt von einem primitiven Epithel (embryonaler Dottersack)]. Charakteristisch sind sog. *„embryoid bodies"* (WICK u. ROSAI 1990). Das z.T. myxoide Stroma gleicht dem Magma reticulare (Abb. 161). MORAN u. SUSTER (1997 b, c) beschrieben in Yolk-sac-Tumoren besondere Differenzierungsmuster, einerseits in Form einer prominenten spindelzelligen, andererseits in Form einer „hepatoiden" Differenzierung.

Yolk-sac-Tumoren exprimieren AFP, α_1-Antitrypsin, Zytokeratine und plazentare alkalische Phosphatase, inkonstant auch Neuron-spezifische Enolase (MUKAI u. ADAMS 1979; SASS et al. 1983; NIEHANS et al. 1988).

Die Prognose der Yolk-sac-Tumoren ist schlecht. Zum Zeitpunkt der Diagnose findet man in den meisten Fällen bereits Metastasen in der Lunge, in der

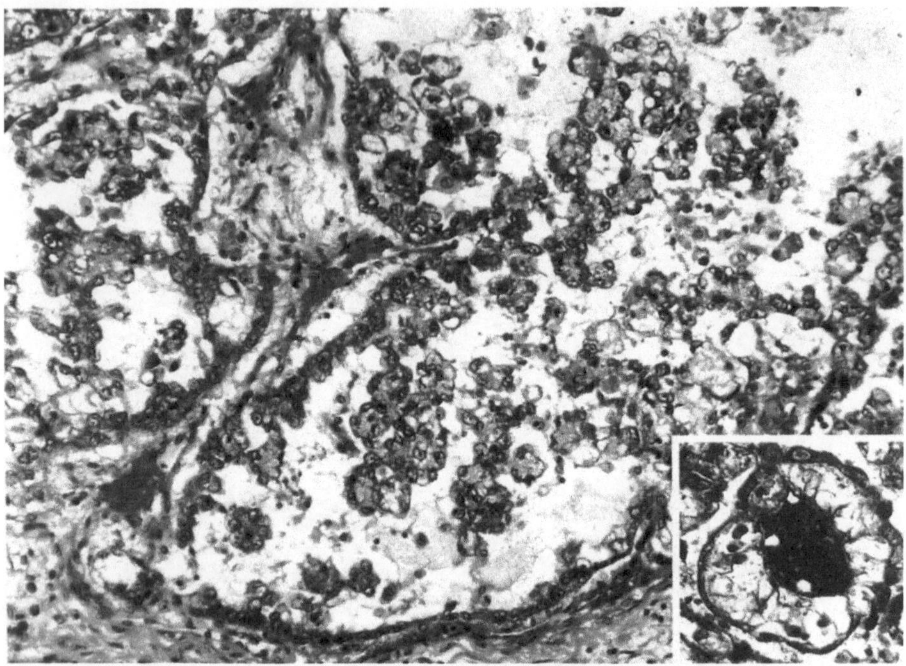

Abb. 160. Mediastinaler Yolk sac-Tumor. Papilläre Tumordifferenzierungen. PAS, × 270. Inset: Schiller-Duval-Körperchen. PAS, × 320

Leber, im Gehirn, in den Lymphknoten und im Knochen (MUKAI u. ADAMS 1979; FOX u. VIX 1980). Patienten mit residuellen Mediastinaltumoren und Metastasen haben auch nach adjuvanten radio- und chemotherapeutischen Maßnahmen eine Überlebenszeit von lediglich 10 Monaten (KUZUR et al. 1982).

12.1.1.6 *Chorionkarzinome*

Chorionkarzinome kommen nur selten in reiner Form vor und sind im Mediastinum extrem selten (MORAN u. SUSTER 1997d). Häufiger findet man Kombinationen mit Strukturen anderer Keimzelltumoren (= maligne trophoblastische Teratome) (WENGER et al. 1968; SICKELS et al. 1974; SANDHAUS et al. 1981; KNAPP et al. 1982). Die zytotrophoblastären und die synzytiotrophoblastären Differenzierungsmuster geben dem Tumor ein gleichsam biphasisches Bild (Abb. 162). Die beiden Zelltypen sind indessen kein zuverlässiges diagnostisches Kriterium, da zumindest synzytiotrophoblastäre Zellen auch in anderen Keimzelltumoren vorkommen können. Sehr häufig findet man spontane Tumornekrosen und Hämorrhagien.

Die synzytiotrophoblastären Zellen zeigen einen positiven Reaktionsausfall für β-HCG (Abb. 163; KNAPP et al. 1982; NIEHANS et al. 1988). Chorionkarzinome sind Zytokeratin-positiv und etwa 50 % zeigen eine fokal positive Reaktivität

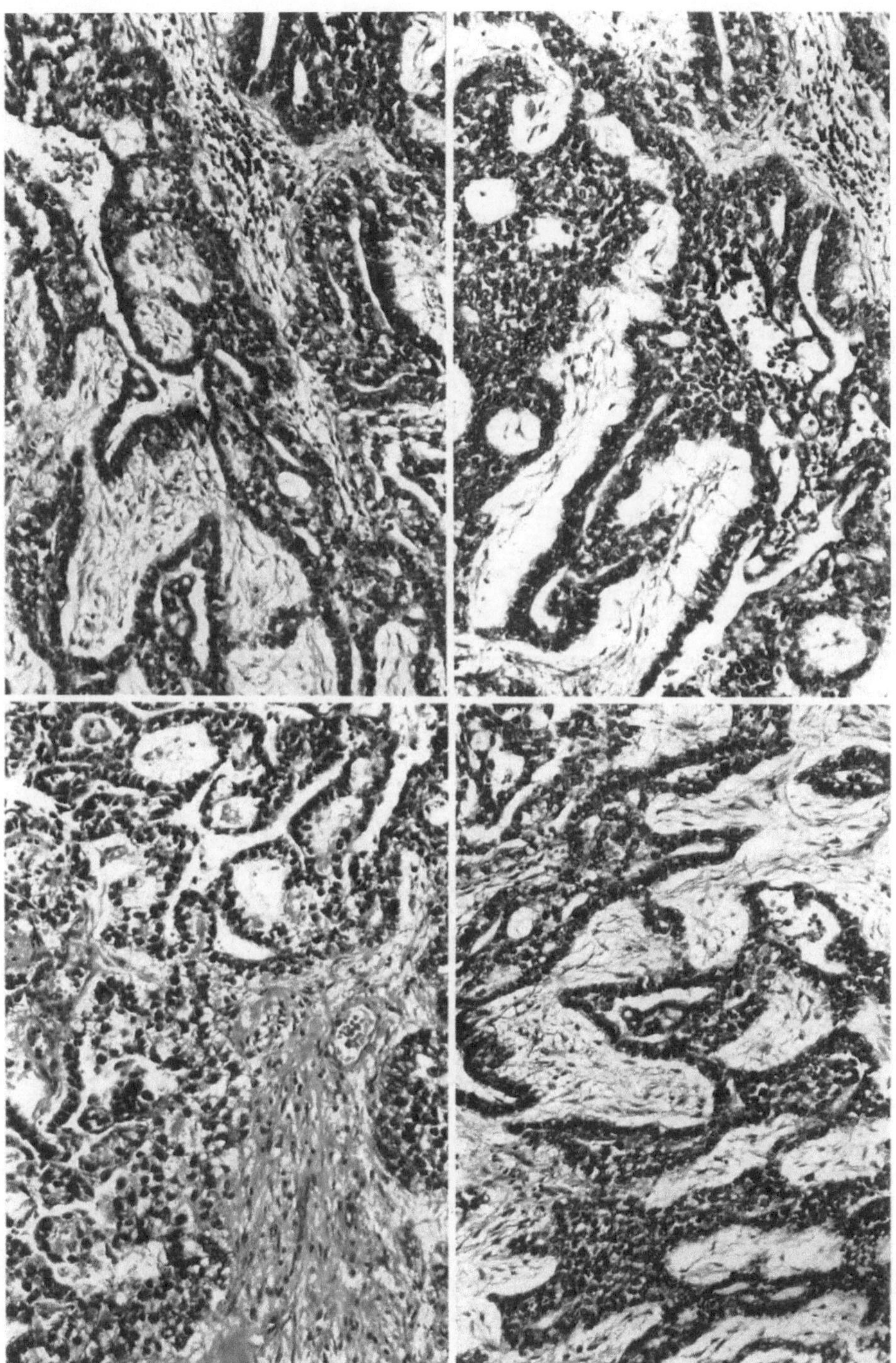

Abb. 161. Mediastinaler Yolk sac-Tumor mit ausgedehnten pulmonalen Metastasen bei einem 3 $^1/_2$ Jahre alt gewordenen Mädchen. HE, × 180. (Das Präparat wurde freundlicherweise von Prof. Dr. D. HARMS, Kiel, zur Verfügung gestellt)

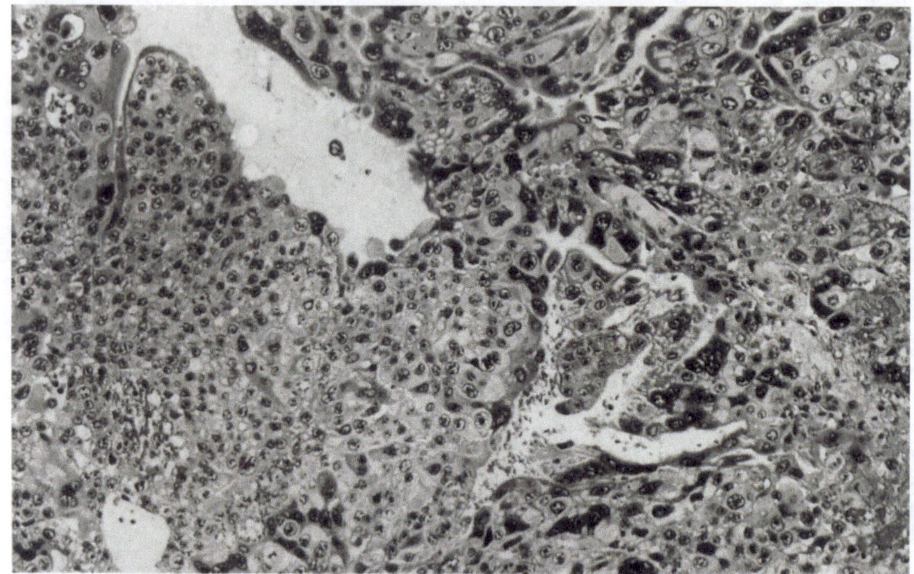

Abb. 162. Mediastinales Chorionkarzinom mit zytotrophoblastären und elongierten synzytiotrophoblastären Zellen. HE, × 180. (Aus HOFMANN u. OTTO 1992)

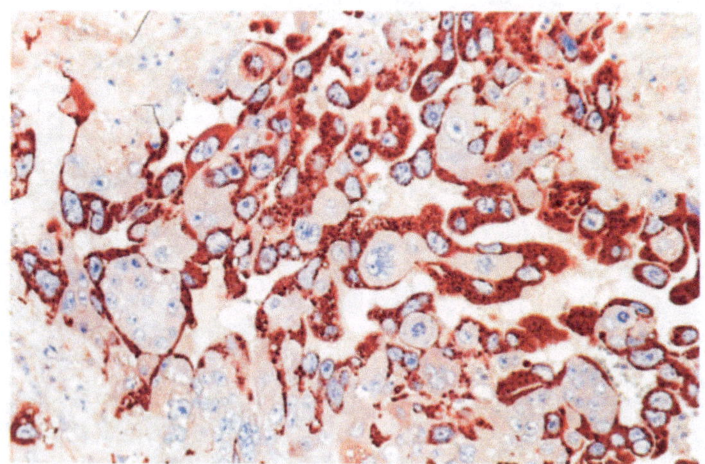

Abb. 163. Mediastinales Chorionkarzinom. β-HCG-Expression vor allem in den synzytialen Zellen. anti-β-HCG und Hämalaun, × 180

für Neuron-spezifische Enolase und für die plazentare alkalische Phosphatase (NIEHANS et al. 1988).

Die Prognose mediastinaler Chorionkarzinome ist schlecht, die mittlere Überlebenszeit wird trotz aggressiver Therapie mit 7 Monaten angegeben (REYNOLDS et al. 1979; KNAPP et al. 1985). Mediastinale Chorionkarzinome metastasieren früh in die Lunge, in die Leber, in das Knochensystem und ins Gehirn.

Literatur: s. S. 356–360

12.2 Solitäre fibröse Pleura-(Mediastinal-)Tumoren

Solitäre fibröse Pleura- bzw. Mediastinaltumoren sind seltene Tumoren, die bei beiden Geschlechtern etwa gleich häufig und in jedem Lebensalter auftreten können (BRISELLI et al. 1981; WITKIN u. ROSAI 1989; BROCKMANN u. MÜLLER 1991). Vorausgegangene Asbestexpositionen scheinen nicht zu bestehen (BRISELLI u. MARK 1986). Etwa 80 % der Tumoren gehen von der Pleura visceralis, 20 % von der Pleura parietalis aus (BRISELLI et al. 1981).

Solitäre fibröse Pleuratumoren können erstaunlich groß werden. Sie können wie durch einen Stiel an der Pleura „angeheftet" sein. Es handelt sich um rundliche Tumoren mit fester, grau-weißer Schnittfläche, mit umschriebenen Hämorrhagien und Nekrosen und zystischen Degenerationsherden.

Histologisch werden epitheliale, fibröse und biphasische Subtypen unterschieden (FOSTER u. ACKERMAN 1960). Der fibröse Subtyp ist mit Abstand der häufigste Differenzierungstyp. Er besteht aus überwiegend spindelförmigen, fibroblastären und fibrozytären Zellen, geflecht- und wirbelartig angeordnet. Die fibrösen Pleuratumoren sind reich an kollagenen Faserstrukturen (Abb. 164).

Immunhistologische Untersuchungen haben z. T. kontroverse Befunde erbracht. Der überwiegende Teil der solitären fibrösen Pleuratumoren ist CD34- und Vimentin-positiv und CD31-negativ (FLINT u. WEISS 1995; HANAU u. MIETTINEN 1995). Zudem findet man einen negativen Reaktionsausfall für Keratine, für das epitheliale Membran-Antigen (EMA), für das karzinoembryonale Antigen, für S-100-Protein, Desmin und Faktor-VIII-Antigen (Übersichten: WITKIN u. ROSAI 1989; FLINT u. WEISS 1995; HANAU u. MIETTINEN 1995; SHIMASATO u. MUKAI 1997).

Die Histogenese der solitären fibrösen Pleuratumoren ist umstritten. Einerseits wird ein mesotheliomatöser, andererseits ein submesotheliomatöser Ursprung angenommen (HERNANDEZ u. FERNANDEZ 1974; BÜRRIG u. KASTENDIECK 1984; DOUCET et al. 1986; ENGLAND et al. 1989; STEINETZ et al. 1990; FLINT u. WEISS 1995; HANAU u. MIETTINEN 1995).

Die solitären fibrösen Pleuratumoren besitzen eine nur sehr geringe Wachstumspotenz. Maligne Entartungen sind selten, allerdings können Rezidive auftreten. Gelegentlich findet man Hypoglykämiesymptome (WITKIN u. ROSAI 1989). Die Therapie besteht in einer möglichst radikalen chirurgischen Resektion.

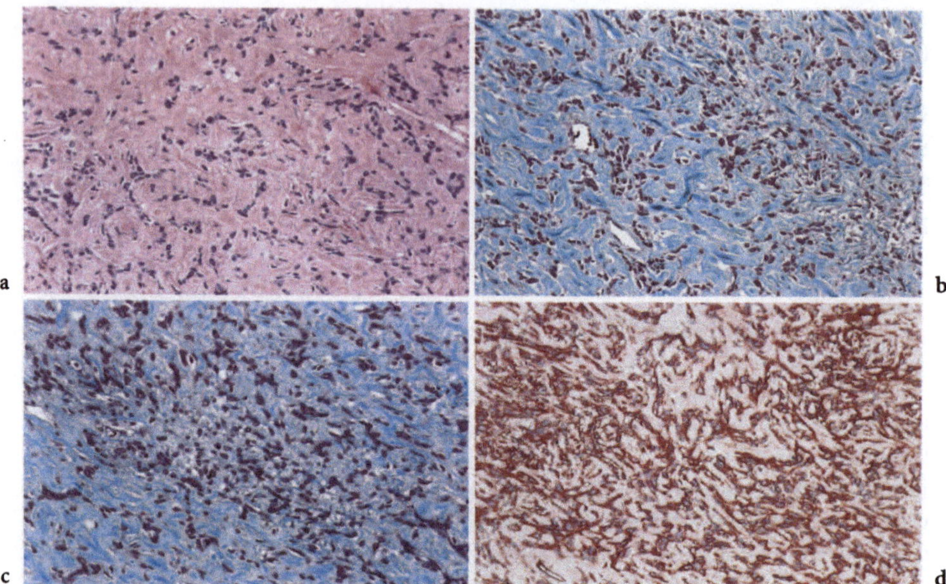

Abb. 164 a – d. Solitärer fibröser Pleuratumor. 395 g schweres Operationspräparat aus dem vorderen Mediastinum. 3. Rezidiv. 73jährige Patientin. **a** Relativ zellarmer Tumor mit geflechtartig formierten kollagenen Faserstrukturen. Die fibroblastären und fibrozytischen Tumorzellen besitzen länglich-ovale, relativ chromatindichte Kerne. HE, × 180. **b** und **c** Relativ zellreiche Tumorareale. Masson-Goldner, × 180. **d** CD34 positive Tumorzellen, × 320

Differentialdiagnose. Maligne Pleuramesotheliome [Immunhistologie: *Calretinin* (GOTZOS et al. 1996; DOGLIONI et al. 1996)], reaktive Pleuraläsionen, sekundäre Pleuratumoren, spindelzellige Thymome, neurogene Tumoren, Hämangioperizytome, Fibrosarkome, maligne fibröse Histiozytome (WITKIN u. ROSAI 1989), fibrosierende Mediastinitis (SHIMOSATO u. MUKAI 1997).

Literatur: s. S. 300

12.3 Tumorähnliche Läsionen

12.3.1 Mediastinale Zysten

Die mediastinalen, nicht-thymogenen Zysten machen etwa 10 – 20 % mediastinaler Raumforderungen aus (RINGERTZ u. LIDHOLM 1956; ABELL 1956; BOYD u. MIDELL 1968; WHITTAKER u. LYNN 1973; OVRUM u. BIRKELAND 1979; DAVIS et al. 1987; COHEN et al. 1991). MARCHEVSKY und KANEKO (1992) unterteilen die mediastinalen Zysten in *kongenitale* und *erworbene* Zysten und grenzen diese wiederum von zystischen Tumoren ab [z. B.: Lymphangiome (Hygrome)]. Bronchogene und perikardiale Zysten dürften die häufigsten mediastinalen Zysten sein. Die bronchogenen und enterogenen bzw. gastroenterischen Zysten können als Malformationen des Vorderdarmes und insofern als Vorderdarm-zysten interpretiert werden (FALLON et al. 1954; SIRIVELLA et al. 1985). Einzelheiten zur Lokalisation und Histologie der mediastinalen Zysten sind in Tabelle 55 zusammengefaßt. Bei den bronchogenen Zysten findet man als Komplikation nicht selten sekundäre Infektionen, die, selten, zu Lungenabszessen führen können (SIRIVELLA et al. 1985). Im Inhalt bronchogener Zysten und im Serum der betroffenen Patienten konnten zum Teil hohe CA 19-9- und CEA-Werte gemessen werden [Differentialdiagnose (UYAMA et al. 1989)]. Die Entwicklung maligner Tumoren (Adenokarzinome, Leiomyosarkom) als Komplikation mediastinaler Zysten ist extrem selten (BERNHEIM et al. 1980; CHUANG et al. 1981; OLSEN et al. 1991).

Literatur: s. S. 361

12.3.2 Angiofollikuläre Lymphknotenhyperplasie (Castleman-„Lymphom")

Die erstmals 1954 von CASTLEMAN beschriebene angiofollikuläre Lymphknotenhyperplasie (*„localized mediastinal lymph node hyperplasia resembling thymoma"*) soll aus Gründen der differentialdiagnostischen Abgrenzung gegenüber primär thymischen Geschwülsten ausführlicher dargestellt werden. Immerhin sind etwa 70 % dieser sog. *Castleman-Lymphome* intrathorakal bzw. mediastinal lokalisiert (CASTLEMAN et al. 1956; KELLER et al. 1972; FRIZERRA et al. 1983; KESSLER 1985; SALISBURY 1990; BARUCH et al. 1991), vor allem entlang des Tracheobronchialbaumes und im vorderen Mediastinum. Selten (im thorakalen Bereich) sind intrathymische (KARCHER et al. 1981), intraperikardiale (VIRMANI et al. 1982), interkostale (MATSUDA et al. 1988), thorakomuskuläre, laryngeale und kraniale Manifestationen (FRIZZERA 1985). Man unterscheidet zwischen einer *lokalisierten* und einer *systemischen* bzw. multizentrischen Form des Castleman-Lymphoms (GABA et al. 1978; FRIZZERA et al. 1983; FRIZZERA 1985; KESSLER 1985).

Es ist anzunehmen, daß derartige im Mediastinum lokalisierte Läsionen vor 1954 vielfach als dystope Thymustumoren fehlinterpretiert worden sind. In einer ersten Übersicht über 13 einschlägige Fälle aus dem Jahre 1956 (CASTLEMAN et al. 1956) sind z.B. 2 Fälle enthalten, die zuvor als ektopes bzw. intrapulmonales Thymom publiziert worden waren (CRANE u. CARRIGAN 1953; FORSEE et al. 1953).

Obwohl endoskopische Methoden (Mediastinoskopie, Thorakoskopie, Laparoskopie) weithin zur Verfügung stehen, erfolgt die histologische Sicherung der Diagnose auch heute noch in nahezu allen Fällen erst am Operationspräparat.

In der mediastinalen Manifestation findet man zumeist solitäre, kugelig-knotige „Tumoren", gelegentlich umgeben von kleinen „Tumor"-Satelliten (CASTLEMAN 1955; KELLER et al. 1972; ROSAI u. LEVINE 1976). Größe und Gewicht (bis 700 g) der Castleman-Lymphome können erheblich schwanken. Die Konsistenz ist fest, die Schnittfläche grau-weiß bzw. grau-rot, gelegentlich fein granuliert, sagokornartig (Abb. 165). Kalkige Inkrustationen oder ossäre Meta-

Tabelle 55. Mediastinale Zysten. Lokalisation und histologische Befunde. Zusammengestellt nach Angaben der Literatur (s. Text)

Zystentyp	Histologische Befunde	Lokalisation Anmerkungen
Thymuszysten	Zystenbegrenzung durch unterschiedliche Epithelverbände: Zylinder-, Plattenepithel. Pseudoepitheliomatöse Hyperplasie. Entzündliche Wandinfiltrate mit Cholesteringranulomen. In der Zystenwand Thymusgewebe.	Vorderes Mediastinum. Selten: zerviko-mediastinal. Uni- oder multilokulär. Sehr selten assoziiert mit Plattenepithel-Karzinomen.
Bronchogene Zysten	Flimmerepithel. Epidermoide Epithelmetaplasien. In der Zystenwand Knorpel, Bronchialdrüsen, glatte Muskulatur.	Mittleres und posteriores Mediastinum (paratracheal, subkarinal, hilär, paraösophageal). Kasuistik: Leiomyosarkom in einer bronchogenen Zyste.
Ösophaguszysten	Flimmer- oder Plattenepithel. Ösophagusdrüsen. Doppelte Muskellage.	Oberes und posteriores Mediastinum. Unilokulär. Einzelberichte über Adenokarzinome in Ösophaguszysten.
Gasto-enterische Zysten	Gastrales oder intestinales Epithel. Muscularis muscosae, intramurale Plexusanteile. Brunnersche Drüsen, Pankreas- und Speicheldrüsengewebe.	Posteriores Mediastinum, unilokulär. Ulzera und Perforationen durch die sekretorische Aktivität der gastralen Schleimhaut. Kombiniert mit vertebralen Anomalien. Einzelberichte über Adenokarzinome in gastro-enterischen Zysten.
Enterische Zysten mit Pankreasgewebe	Zylinderepithel. Pankreasgewebe in der Zystenwand.	Bislang 2 Fallberichte.
Perikardiale Zysten	Mesothelialer Zellbelag. Fibröses Wandgewebe.	Kardio-phrenischer Winkel.

Tabelle 55 (Fortsetzung)

Mesothelzysten	Mesothelialer Zellbelag. Fibröses Wandgewebe.	Oberes Mediastinum.
Thorakale Gangzysten	Endotheliale (?) Zystenauskleidung. Zystenwand ist aufgebaut aus Bindegewebe und glatter Muskulatur.	Variable Lokalisation. Postoperativ kann sich ein Chylothorax entwickeln.
Zysten der Glandula parathyreoidea	Kubische Epithelauskleidung. In der Zystenwand: Epithelkörperchengewebe, Thymusgewebe.	Oberes Mediastinum. Patientenalter: 30–50 Jahre. Selten: Hyperparathyreoidismus.
Zystische Tumoren	Thymome, Teratome bzw. Keimzelltumoren, Metastasen. Zystische Lympangiome (Hygrome).	Oberes Mediastinum, multilokulär.
Pankreatische Pseudozysten	Entzündliches Granulationsgewebe mit lipolytischen und proteolytischen Nekrosen (Pankreasgewebe).	Penetration vorwiegend in das posteriore Mediastinum.
Infektiöse Zysten	Echinokokkuszysten, Histoplasmose, Tuberkulose.	

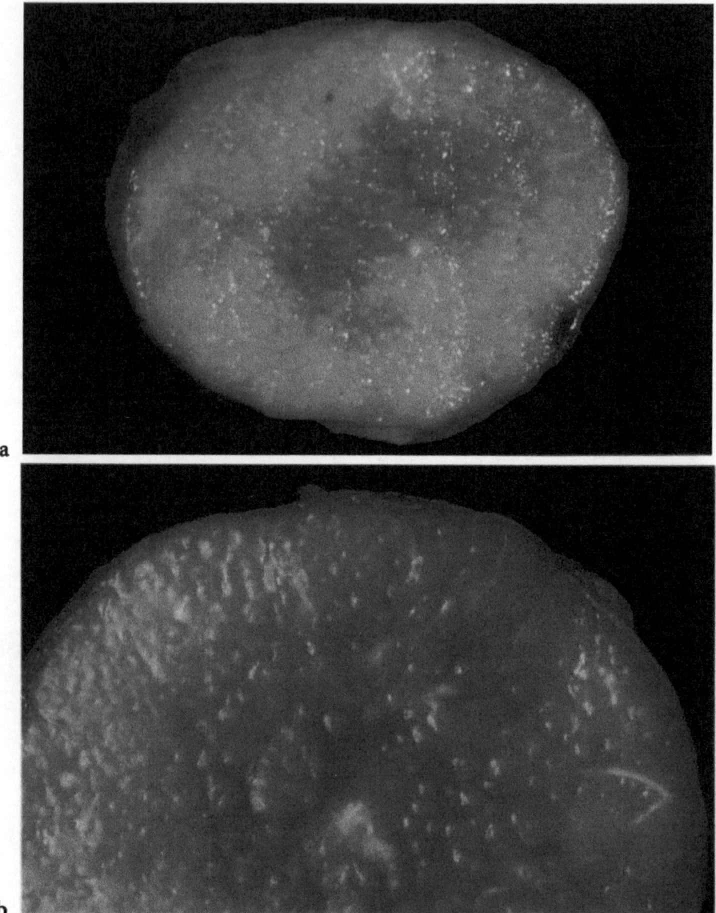

Abb. 165 a, b. Angiofollikuläre Lymphknoten-Hyperplasie. 6,5 × 4 × 4 cm großes, gut begrenztes Operationspräparat aus dem vorderen Mediastinum. 41 Jahre alte Patientin mit ekzematöser Dermatose und erheblichem Pruritus (a). **b** Ausschnittsvergrößerung mit sagokornartiger Schnittfläche

plasien sind vereinzelt beobachtet worden (HARRISON u. BERNATZ 1963; KELLER et al. 1972). Mit benachbarten Mediastinalstrukturen können Castleman-Lymphome fest verbacken sein.

Histologisch werden im allgemeinen 2 Typen der angiofollikulären Lymphknotenhyperplasie unterschieden: 1. ein *hyalin-vaskulärer* und 2. ein *plasmazellulärer* Typ. FLENDRIG (1969) grenzt zudem noch eine *Mischform* („*intermediate group*", „*transitional form*") ab, mit den histologischen Charakteristika sowohl des hyalin-vaskulären als auch des plasmazellulären Typs. Andererseits wurde vermutet, daß plasmazellulärer und hyalin-vaskulärer Typ lediglich Entwicklungsstadien (plasmazellulär → hyalin-vaskulär) ein- und desselben Prozesses darstellen (KELLER et al. 1972).

Die Vielzahl synonymer Krankheitsbezeichnungen deutet bereits an, daß Ätiologie und Pathogenese der angiofollikulären Lymphknotenhyperplasie noch immer ungeklärt sind: *„The variety of synonyms given to the condition of angiofollicular lymphoid hyperplasia is a good index of the fundamental lack of understanding of the condition"* (EMSON 1973).

CASTLEMAN et al. (1956) sahen in der angiofollikulären Lymphknotenhyperplasie eine chronische und unspezifische Entzündung [persistierende Virusinfekte? (FISHER et al. 1970)]. Kapillarproliferationen, Lymphfollikel sowie plasmazelluläre und ggf. auch eosinophile Infiltrate seien typische Stigmata einer chronischen Entzündung. LEE et al. (1965) sprechen in diesem Zusammenhang von einer *„immunologischen Chimäre".*

ZETTERGREN (1961) diskutiert eine gutartige Neoplasie: *„It is extremely improbable that an inflammatory process would give rise to change confined to a single node, leaving the other nodes in the area unaffected".*

Von anderen Autoren wurde die angiofollikuläre Lymphknoten-Hyperplasie im Sinne einer hamartomatösen Läsion (Choristom) interpretiert (Literatur: FRIZZERA 1992).

Hyalin-vaskulärer Typ

80–90 % aller angiofollikulären Lymphknotenhyperplasien gehören zu diesem Typ (KELLER et al. 1972). Die knotigen „Tumoren" werden von einer derben Bindegewebskapsel begrenzt, sie sind stark vaskularisiert (Abb. 165). Kleine, unterschiedlich dicht liegende „Lymphfollikel" werden durch einen breiten Wall zwiebelschalenartig formierter Lymphozyten begrenzt (*„Zwiebelschalen"*-Lymphom). Ist die Lymphozytenschale mächtig entwickelt, sprechen KELLER et al. (1972) von einer lymphoiden Variante (*„onion skin"*). Die kleinen [rückgebildeten? (*„regressively transformed"* follicles) bzw. atrophisch erscheinenden (*„burned out"* follicles)] Follikel enthalten überwiegend „histiozytäre", teilweise konzentrisch geschichtete Zellformen (FISHER et al. 1970), zwischen denen reichlich hyalines Material gefunden wird. Zufolge immunhistologischer Untersuchungen dürfte es sich überwiegend um dendritische Retikulumzellen handeln (VAN DEN OORD et al. 1984). Bei ausgeprägter Hyalinose [kalzifizierende Fibrose (KELLER et al. 1972)] erinnern diese Strukturen durchaus an Hassallsche Körperchen. Andere Follikel zeigen eine sog. *granulär-azidophile Transformation* (präzipitierte Proteine?). Häufig werden Follikelzentren von Kapillaren mit auffallend dicker und hyalinisierter Wand durchzogen. Gelegentlich ziehen Gefäße quer, *radiär* durch das Follikelstroma (*„hyalin-vascular type of germinal center"*). Das interfollikuläre Gewebe ist durch eine ausgeprägte Gefäßproliferation mit plumpen Endothelzellen und einer auch hier auffälligen Wandhyalinose charakterisiert (Abb. 166–169). Größere Gefäße sind von breiten hyalin-sklerotischen Bändern umgrenzt (KELLER et al. 1972; SAMUELS et al. 1990). Eingeschlossen sind Plasmazellen [IgG, IgA, IgM, kappa, lambda (VAN DEN OORD et al. 1984; KESSLER 1985; MARTIN et al. 1985)], Immunoblasten und kleine lymphoide Rundzellen (vgl. auch die immunhistologischen Befunde bei der multizentrischen Form des Castleman-Lymphoms).

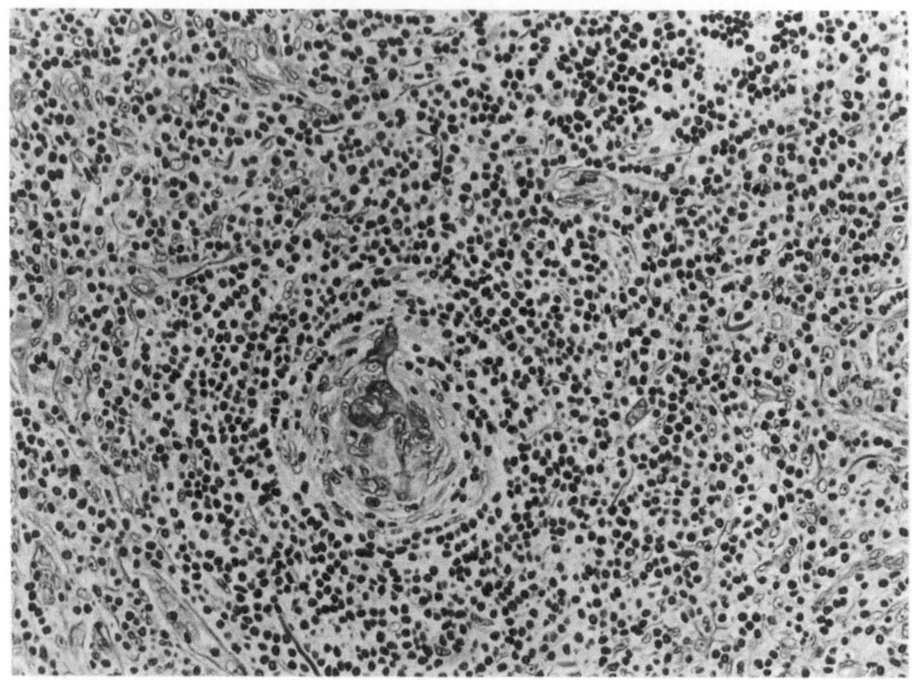

Abb. 166. Angiofollikuläre Lymphknoten-Hyperplasie, hyalin-vaskulärer Typ. Kleiner, zwiebelschalenartig begrenzter „Follikel" mit hyalinisierten Gefäßen. PAS, × 125

FISHER et al. (1970) haben auf große, basophile Zellelemente hingewiesen, die auch nach elektronenmikroskopischen Kriterien eine gewisse Ähnlichkeit mit Sternberg-Reed-Zellen haben. In diesem Zusammenhang ist eine Mitteilung von ROSAI u. LEVINE (1976) interessant, die in zwei Fällen eines zervikalen Morbus Hodgkin vom nodulär-sklerosierenden Typ größere Areale fanden, die von einer angiofollikulären Lymphknoten-Hyperplasie nicht eindeutig zu unterscheiden waren.

Die abnorm strukturierten Follikel sind keineswegs pathognomonisch für das Castleman-Lymphom. Vergleichbare Veränderungen findet man auch bei HIV-positiven Patienten (AIDS und AIDS-related complex) und bei der angioimmunoblastischen Lymphadenopathie, beim Wiskott-Aldrich-Syndrom, beim Kaposi-Sarkom und bei der rheumatoiden Arthritis (HARRIS 1984; LACHANT et al. 1985; DIEBOLD et al. 1985; FRIZZERA 1988).

Lediglich 3–5 % der im Mediastinum lokalisierten Castleman-Lymphome vom hyalin-vaskulären Typ verursachen uncharakteristische Allgemeinsymptome, wie Gewichtsverlust, Schwäche, Infektneigung, auch lokale tracheobronchiale Symptome (KELLER et al. 1972; ABEL et al. 1980). Bei allenfalls 10 % der Patienten findet man Anämien und Hypergammaglobulinämien (KELLER et al. 1972; FRIZZERA 1988). 1990 beschrieben GERALD et al. bei 7 Patienten mit

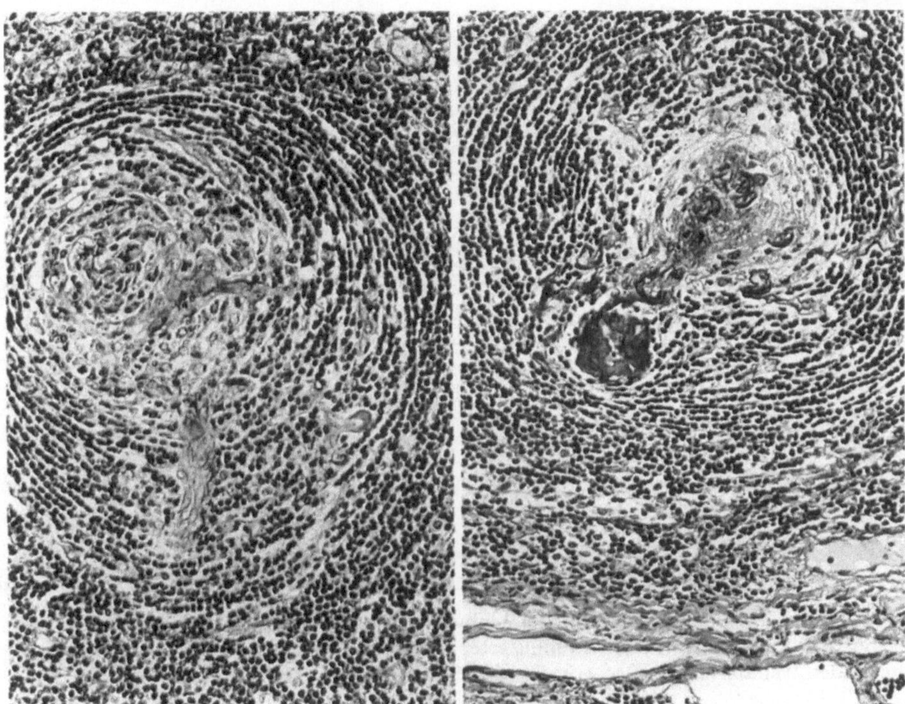

Abb. 167. Angiofollikuläre Lymphknotenhyperplasie, hyalin-vaskulärer Typ. In die zwiebelschalenartig begrenzten „Follikel" strahlen teilweise radiär stark hyalinisierte Gefäße ein.
PAS, × 125

einem Castleman-Lymphom vom hyalin-vaskulären Typ die Assoziation mit vaskulären Neoplasien.

Plasmazellulärer Typ

Etwa 10–20 % aller Castleman-Lymphome gehören zur plasmazellulären Variante. Mediastinale Manifestationen sind selten. Neben „blassen", sozusagen avaskulären, ansonsten aber normal großen Lymphfollikeln findet man in den interfollikulären Bereichen Nester von offenbar überstimulierten (Russel bodies) Plasmazellen. Interfollikuläre Gefäßproliferationen fehlen.

In über 60 % geht die plasmazelluläre Variante der angiofollikulären Lymphknotenhyperplasie mit einer eigenartigen klinischen Symptomatik einher, die vor allem hämatologische Befunde (Anämien, Thrombozytopenien), polyklonale Hypergammaglobulinämien, Hypalbuminämien sowie oft deutlich beschleunigte Senkungsreaktionen mit Fieber umfassen (HARTMEIER et al. 1997). Die Anämie ist im allgemeinen mikrozytär und hypochrom (MITO et al. 1991). Serologisch findet man anti-Erythropoitin-Antikörper (STEINBERG et al. 1990). Gelegentlich ist die plasmazelluläre Variante des Castleman-Lymphoms

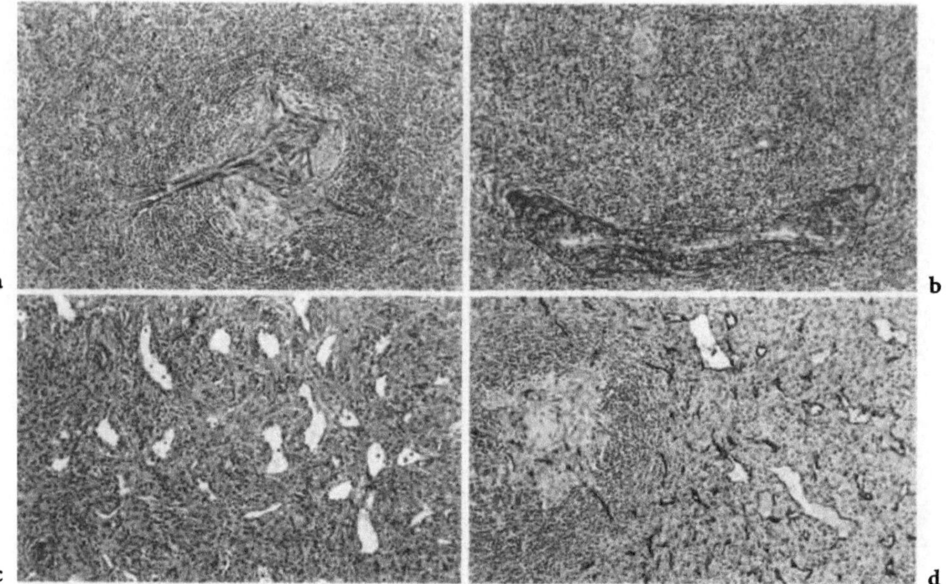

Abb. 168 a – d. Angiofollikuläre Lymphknotenhyperplasie, hyalin-vaskulärer Typ. **a** Rudimentär-abortiver „Follikel" mit stark hyalinisierten Gefäßen. PAS, × 320. **b** Gefäßanschnitt mit lymphoiden Wandinfiltraten. PAS, × 320. **c, d** Gefäßproliferate im inter-„follikulären" Bereich. Ulex, × 280

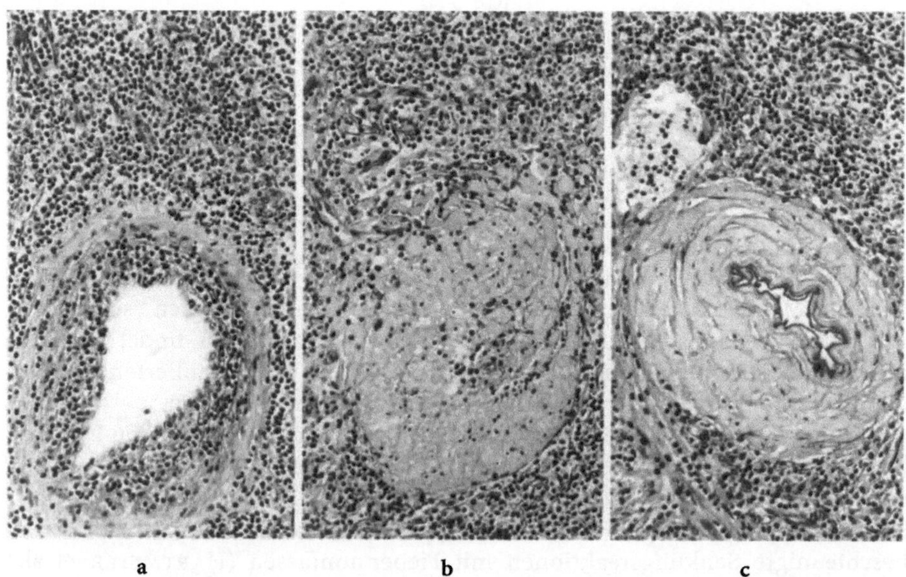

Abb. 169 a – c. Angiofollikuläre Lymphknotenhyperplasie. Gefäßläsionen im interfollikulären Gewebe: (a) Vaskulitis mit offenbar progressiver, von (b) nach (c) fortschreitender Wandhyalinose. PAS, × 125

Tabelle 56. Angio-follikuläre Lymphknoten-Hyperplasie (Castleman-Lymphom). Assoziierte klinische (para-"neoplastische") Symptome. (Zusammengstellt nach Angaben der Literatur [vgl. Text und FIZZERA 1992])

---

1. *Hämatologische Symptome*
   Anämien (mikrozytär, hypochrom), Thrombozytopenien, Leukozytosen,
   Hyperfibrinogenämien, Evans-Fisher-Syndrom[a], Myelofibrose, Plasmozytose

2. *Immunopathische Symptome*
   Hypergammaglobulinämien, Hypalbuminämien, anti-Erythropoitin-Antikörper (Serum),
   monoklonale Gammopathien, Lymphadenopathien, Splenomegalien

3. *Kutane Symptome*
   Lichen ruber, Pemphigus vulgaris, Pruritus, nodulär-kutane Plasmozytose,
   „glomeruloide" Hämangiome

4. *Neuro-muskuläre Symptome/Syndrome*
   Isolierte, monotopisch-periphere Neuropathien, POEMS-Syndrom[b], Myasthenia gravis,
   Guillain-Barre-Syndrom

5. *Internistische Symptome*
   Fieber, beschleunigte Blutsenkung, Hyposiderinämie, erhöhte Serum-Werte:
   alkalische Phosphatase, Leucin-Aminopeptidase, Kupfer, Ceruloplasmin,
   neprotische Syndrome, Amyloidosen, rheumatoide Arthritis, Bronchiolitis obliterans,
   Alveolitis, Vaskulitis, Sicca-Syndrom

6. *Assoziierte Neoplasien*
   Kaposi-Sarkome, Plasmozytome, Hodgkin- und Non-Hodgkin-Lymphome

---

[a] Erworbene hämolytische Anämie, Thrombozytopenie und Blutungsdiathese, die auf einer erworbenen Autoaggression gegen Erythro- und Thrombozyten beruhen.
[b] *Polyneuropathie, Organomegalie* (Hepatosplenomegalie, Lymphadenopathie), *Endokrinopathie* (Diabetes mellitus, Gynäkomastie, Amenorrhoe), *M Protein*, Haut- (skin-) Manifestationen (Pigmentanomalien, Sklerose, Hypertrichose, Hämangiome).

assoziiert mit nephrotischen Syndromen, peripheren Neuropathien und Amyloidosen (CHAN et al. 1984; FRIZZERA 1985, 1988; MARSH et al. 1990). Zudem ist über generalisierte Lymphadenopathien, Splenomegalien (splenische Krankheitsmanifestation?), Leukozytosen, Hyperfibrinogenämien, Hyposiderinämien, über erhöhte Serumwerte der alkalischen Phosphatase, der Leucin-Aminopeptidase, des Kupfers und Ceruloplasmins sowie über eine Myelofibrose und Plasmozytose des Knochenmarkes berichtet worden (LEE et al. 1965; KELLER et al. 1972; GEARY u. FOX 1978; WEISENBURGER et al. 1979; BARTOLI et al. 1980; COUCH 1980; KARCHER et al. 1981; CHAN et al. 1984; FRIZZERA 1988). In Einzelfällen ist über monoklonale Gammopathien mit entsprechendem Gen-Rearrangement und generalisierter Lymphadenopathie berichtet worden (HALL et al. 1989; RADASZKIEWICZ et al. 1989).

Die Fülle der klinischen, para-"neoplastischen" Symptome, die im Gefolge eines Castleman-Lymphoms auftreten können, ist in Tabelle 56 zusammengefaßt.

Multizentische Form des Castleman-Lymphoms

Diese Variante des Castleman-Lymphoms wurde unseres Wissens erstmals 1973 von LEIBETSEDER u. THURNER, schließlich 1978 ausführlicher von GABA et al. beschrieben (Übersicht: FRIZZERA 1992).

Zahlreiche *Synonyma* beleuchten die ungeklärte Ätiologie, Pathogenese und nosologische Einordnung [„*atypical lymphoproliferative disorder*" (FRIZZERA 1992)]: „*angiofollicular and plasmacytic polyadenopathy*", „*systemic lymphoproliferative disorder with morphologic features of Castleman's disease*", „*idiopathic plasmacytic lymphadenopathy with polyclonal hypergammaglobulinemia*", „*plasma cell dyscrasia*", „*lymphogranulomatosis X with excessive plasmacytosis*" (Übersicht und Literatur: FRIZERRA 1992).

Männer sind offenbar etwas häufiger betroffen als Frauen (m.:w. = 2,5:1) (FRIZZERA et al. 1983; FRIZZERA 1985; KESSLER 1985). Patienten mit einer multizentrischen Manifestation eines Castleman-Lymphoms haben häufig auch Hepatosplenomegalien, Hypergammaglobulinämien, Lymphadenopathien und Kaposi-Sarkome, ohne daß eine HIV-Infektion nachgewiesen werden konnte (CHEN 1984; DICKSON et al. 1985; FRIZZERA 1988; vgl. auch Tabelle 56). Desweiteren sind Assoziationen mit Karzinomen und mit Hodgkin-Manifestationen beschrieben worden (Literatur: FRIZZERA 1992). Allerdings wird von verschiedenen Autoren die Castleman-typische Histomorphologie als Epiphänomen der malignen Erkrankungen interpretiert, also nicht im Sinne einer synchronen Manifestation von zwei verschiedenen Krankheitsentitäten (FRIZZERA 1992).

Die multizentrische Form des Castleman-Lymphom verhält sich ausgesprochen aggressiv. Nach Angaben der Literatur beträgt die mittlere Überlebenszeit 27–30 Monate (WEISENBURGER et al. 1985; FRIZZERA et al. 1985; FRIZZERA 1992).

Histologisch findet man teils hyalin-vaskuläre, teils plasmazelluläre Manifestationen. Dabei dominiert die plasmazelluläre Variante (WEISENBURGER et al. 1985). Das Mediastinum ist in allenfalls 10 % mitbetroffen. Immunhistologisch findet man in der Peripherie der abnormen Follikel kleine Lymphozyten, die sich phänotypisch wie Lymphozyten der Mantelzone verhalten und CD5 exprimieren (HALL et al. 1989). Im Zentrum der follikulären Strukturen findet man reichlich dendritische Retikulumzellen, assoziiert mit wenigen T-Lymphozyten. Das Verhältnis von DC4- zu CD8-positiven Zellen scheint innerhalb der Follikel im Normbereich zu liegen (FRIZZERA 1992). In den interfollikulären Regionen findet man neben T-Lymphozyten eine ausgeprägte und zumeist polyklonale plasmazelluläre Proliferation (TANDA et al. 1983; MILLER et al. 1984; JONES et al. 1984). In der Literatur ist aber immer wieder darauf hingewiesen worden, daß innerhalb der polyklonalen Proliferationen monoklonale Plasmazellherde sich offensichtlich entwickeln können (Einzelheiten und Literatur: FRIZZERA 1992; OHYASHIKI et al. 1994). Unter immunpathogenetischen Aspekten scheint Interleukin-6 (IL-6) eine Rolle zu spielen. Immunhistologisch ist in follikulären Zellen IL-6 nachweisbar, und man findet hohe Serumwerte (YOSHIZAKI et al. 1989), ein Zytokin, das die B-lymphozytäre Proliferation und Differenzierung induziert (vgl. auch: YABUHARA et al. 1979 [*B-cell differentiation factor*], BRANDT et al. 1990; LEGER RAVET et al. 1991). Die immunhistologischen und

-serologischen Befunde sind zum Teil noch widersprüchlich, auch nicht immer reproduzierbar, so daß weitere Untersuchungen erforderlich sind, um die letztlich noch immer unklare Pathogenese tatsächlich abzuklären (McCarty et al. 1995).

Nach Frizzera (1985, 1988, 1992) beruht die Diagnose der multizentrischen Form des Castleman-Lymphoms auf 4 klinisch-pathologischen Kriterien:

1. auf der charakteristischen Histopathologie des Castleman-Lymphoms, vor allem des plasmazellulären Typs,
2. auf einer generalisierten Lymphadenopathie, wobei vor allem die peripheren Lymphknoten betroffen sind,
3. auf einer multisystemischen Manifestation, speziell des Knochenmarkes, der Leber, der Nieren und des Nervensystems,
4. auf der idiopathischen Natur.

Literatur: s. S. 361–363

12.3.3 Fibrosierende Mediastinitis

Synonyma: Fibröse, sklerosierende, granulomatöse Mediastinitis – idiopathische Mediastinalfibrose – mediastinal and hilar fibrosis – fibro-inflammatory lesion – mediastinal granuloma – granulomatous and fibros mediastinitis – tumor-like inflammatory fibrotic process.

Die fibrosierende Mediastinitis ist selten. Es handelt sich um eine chronische, progredient fortschreitende und sklerosierende Entzündung des mediastinalen Weichgewebes, überwiegend lokalisiert im vorderen Mediastinalraum. Sie wurde unseres Wissens erstmals 1855 von Oulmont als *„idiopathische fibröse Mediastinitis"* im Zusammenhang mit einer Obliteration der oberen Hohlvene (obere Einflußstauung) beschrieben (*Oulmont-Syndrom*). Die Kennzeichnung als „idiopathisch" dürfte für die meisten heute bei uns vorkommenden Fälle zutreffen. Früher ist die chronische Mediastinitis vor allem im Gefolge spezifischer (Tuberkulose, Syphilis) und mykotischer (Histoplasmose, Aspergillose, Kryptokokkose) Entzündungen beobachtet worden (Peabody et al. 1958; Baum et al. 1960; Schowengerdt et al. 1969; Arnett et al. 1977; Wieder u. Rabinowitz 1977; Marchevsky 1990). In den USA soll die häufigste Ursache der in Rede stehenen Mediastinitis nach wie vor eine Histoplasmose sein (Strimlan et al. 1975; Wieder u. Rabinowitz 1977). In Einzelfällen wurde der mediastinale Entzündungsprozeß auf Thoraxtraumen oder Medikamente (Methysergide) zurückgeführt. Unter pathogenetischen Aspekten werden neuerdings immunpathologische Reaktionen vom verzögerten Typ auf (noch) unbekannte antigene Substanzen diskutiert (Baum et al. 1960; Light 1978).

In der bildgebenden Diagnostik kann sich die fibrosierende Mediastinitis auch als tumoröse Raumforderung (tumor-like lesion) manifestieren. Die diesbezüglichen differentialdiagnostischen Implikationen sind in Tabelle 57 zusammengefaßt (Kunkel et al. 1954; Dozois et al. 1968; Schowengerdt et al. 1969; Yacoub u. Thompson 1971; Kountz et al. 1989; Marchevsky 1990).

Tabelle 57. Differentialdiagnostische Implikationen der tumorösen Form der (idiopathischen) chronisch-fibrosierenden Mediastinitis

1. Solitärer fibröser Pleura-/Mediastinaltumor
2. Mesotheliomatöse Tumoren
3. Primäre thymogene Geschwülste
4. Maligne Lymphome
5. Maligne fibröse Histiozytome
6. Neurogene Tumoren
   - Schwannome
   - Neurogene Sarkome
7. Angiogene Tumoren
8. Inflammatorischer Pseudotumor des Thymus[a]
9. Spezifisch-granulomatöse Entzündungen des Mediastinums

[a] Als singuläre Kasuistik bislang nur von HARPAZ et al. (1986) beschrieben (vgl. auch: MARCHEVSKY u. KANEKO 1992).

Klinik. Das wahrscheinlich häufigste Symptom einer fibrosierenden Mediastinitis ist die obere Einflußstauung (KALWEIT et al. 1996), die einerseits durch eine Kompression, andererseits aber auch durch (wahrscheinlich) sekundär entzündliche und gefäßthrombotische Läsionen der V. cava superior, der Vv. brachiocephalicae und/oder der V. azygos hervorgerufen wird. Selten sind Kompressionen der Trachea und des Ösophagus (SCHOWENGERDT et al. 1969; JAMES et al. 1980; RAMAKANTAN u. SHAH 1990) sowie kardiale bzw. koronarielle Symptome (HOLMAN et al. 1990), Kompressionen der Pulmonalvenen, der Pulmonalarterien mit thrombotischen Gefäßverschlüssen und der Entwicklung einer pulmonalen Hypertension (HEWLETT et al. 1966; DOZOIS et al. 1968; SCHOWENGERDT et al. 1969; British Medical Journal – Leading article 1971; STRIMLAN et al. 1975; ARNETT et al. 1977; DINES et al. 1979; KATZENSTEIN u. MAZUR 1980; SOBRINHO-SIMOES et al. 1981; DENT et al. 1983; CARLIN u. MOSER 1987; HOOGSTEDEN et al. 1988; BERRY et al. 1989; SCULLYY et al. 1989). Sehr selten entwickelt sich eine interstitielle Lungenfibrose (LIGHT 1978).

Gelegentlich findet man syndromatische Manifestationen im Sinne einer multifokalen Fibrose mit Manifestationen im Halsbereich (WOLD u. WEILAND 1983), im Retroperitonealraum (FENNER et al. 1987), im Bereich der Tränendrüsen und der Orbita (inflammatorischer Pseudotumor orbitae), kombiniert mit Entzündungen der Schilddrüse im Sinne einer Riedel-Struma, mit sklerosierenden Cholangitiden oder auch mit einer Takayasu-Arteriitis (Übersichten: MARCHEVSKY 1990; WESTHOFF 1988 a, b; OTTO 1992).

Die *Prognose* und das *therapeutische Prozedere* der fibrosierenden Mediastinitis, die übrigens keine besondere Alters- und Geschlechtskorrelation erkennen läßt, werden unterschiedlich beurteilt. Sind ätiologische Faktoren bekannt, ist eine kausale Therapie indiziert. Für die idiopathischen Formen wird im allgemeinen angenommen, daß der Entzündungsprozeß nur langsam fortschreitet. Spontane Regressionen sind immer wieder beobachtet worden. Die meisten

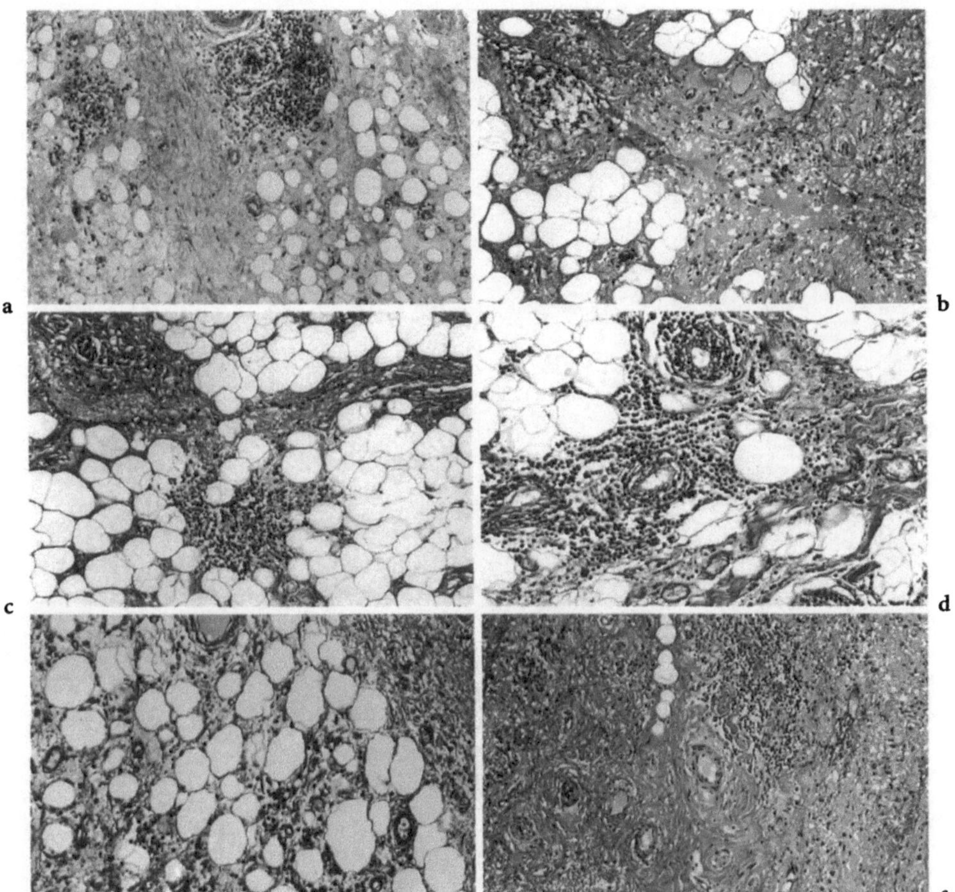

Abb. 170 a – f. Chronische Mediastinitis mit Fibrose und Sklerose des mediastinalen Weichgewebes (tumoröse Form der fibrosierenden Mediastinitis, 180 g schweres, multi-lobuläres Operationspräparat. 37 Jahre, weiblich). **a – c** Zellarmes, kollagenes Bindegewebe, das z.T. septierend das mediastinale bzw. retrosternale Fettgewebe „infiltriert". Herdförmig lymphoide Entzündungsinfiltrate. **d** Perivaskulär akzentuierte lymphoide Entzündungsinfiltrate, **e** gelegentlich unter Einschluß eosinophiler Granulozyten. **f** Progrediente Fibrose bzw. Sklerose (z. T. holzharte Konsistenz des Operationspräparates) mit obliterativer Vaskulopathie. HE, × 120

Patienten sterben nach 20–30 Jahren infolge einer progredienten kardiorespiratorischen Insuffizienz. Die Ergebnisse einer Kortikosteroidtherapie sind ebenso umstritten wie diejenigen einer zytostatischen Therapie. Bei den tumorösen Formen der fibrosierenden Mediastinitis, die in manchen Übersichten immerhin 25 % ausmachen, ist eine primär chirurgische Intervention indiziert.

Morphologie. Die fibrosierende und sklerosierende Mediastinitis ist histologisch durch eine „diffuse Infiltration" mediastinaler und pulmonal-hilärer Strukturen durch ein fibröses und eher zellarmes Bindegewebe unter Einschluß zumeist nur schütterer lymphoidzelliger Infiltrate charakterisiert (Abb. 170).

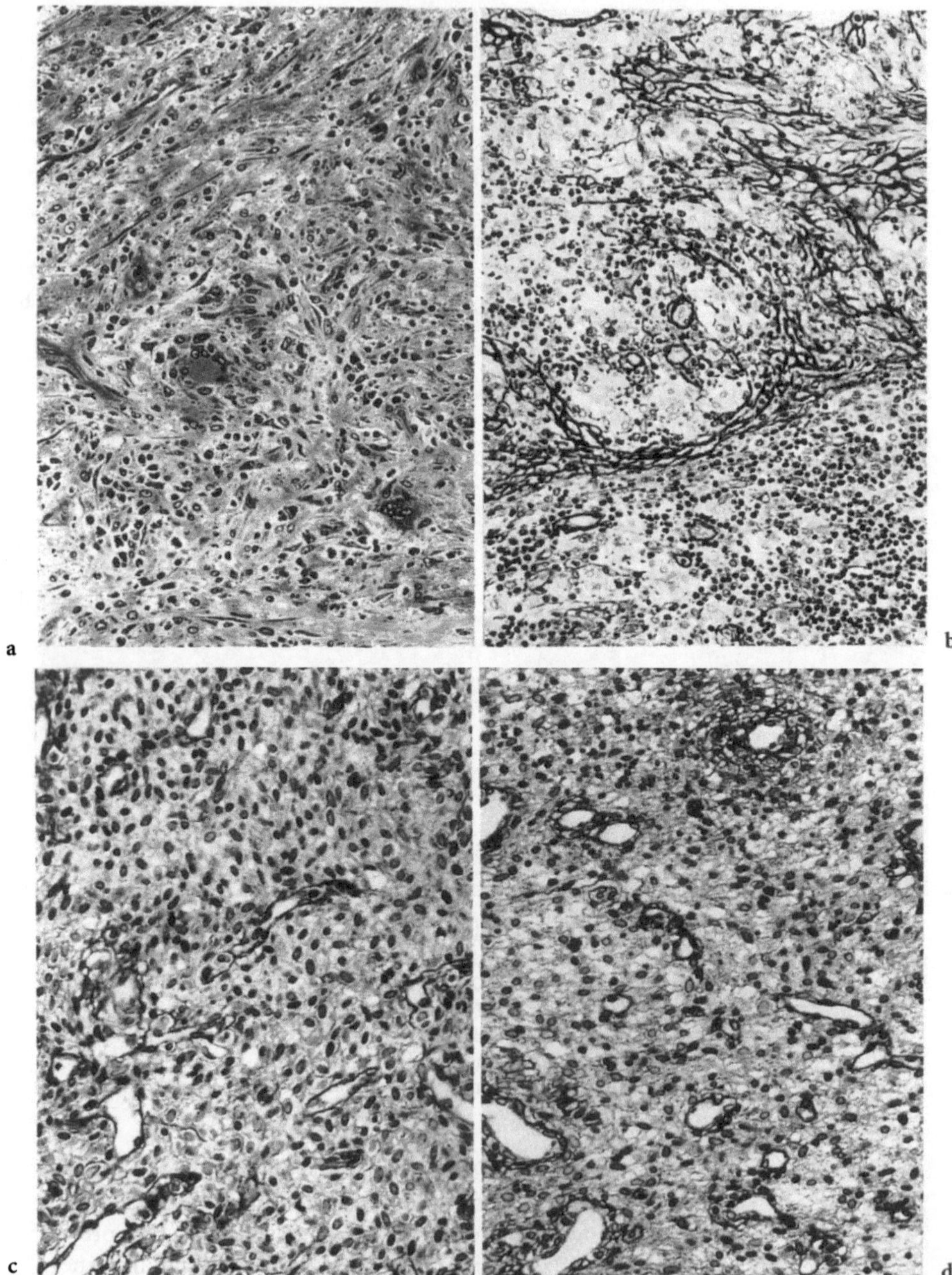

Abb. 171 a – d. „Floride" Mediastinitis. Operationspräparat eines 70 g schweren, weichen „Tumors" aus dem vorderen Mediastinum. 43jähriger Mann. **a** Relativ zellreiches Granulationsgewebe unter Einschluß mehrkerniger Riesenzellen. HE, × 180. **b** Floride Entzündungsinfiltrate, geflechtartig formierte Retikulinfasern. PAS, × 150. **c** Ausgeprägte fibroblastäre Proliferationen, die ein hämangioperizytom-ähnliches Muster bilden. HE, × 180. **d** Kapillarreiches Granulationsgewebe. PAS, × 180

Stehen größere Operationspräparate für die Diagnostik zur Verfügung, findet man eine zum Teil *holzharte* Konsistenz des Gewebes (Sklerose).

Das entzündlich-zelluläre Infiltrat kann allerdings von Fall zu Fall und auch innerhalb eines Falles bezüglich der Zelldichte und der Zellart stark wechseln (Abb. 171). Neben lymphoiden Rundzellen und Plasmazellen kann man Hämosiderinpigment-speichernde Makrophagen und gelegentlich massierte Ansammlungen von eosinophilen Granulozyten bzw. von Mastzellen finden. Abschnittsweise kann ein kapillarreiches Granulationsgewebe mit wahrscheinlich sekundär entzündlicher Vaskulopathie entwickelt sein. Selten sind abortive Granulome mit mehrkernigen Riesenzellen vom Fremdkörper- und Langhans-Typ und metaplastische Knochenneubildungen (KORNSTEIN 1995).

Literatur: s. S. 364–365

13 Thymusmetastasen

Metastatische Tumorabsiedlungen im Mediastinum sind ein relativ häufiger und gut dokumentierter Befund (Übersicht: SHIMOSATO u. MUKAI 1997). Über die tatsächliche Häufigkeit von Thymusmetastasen indessen ist wenig bekannt (ROSAI u. LEVINE 1976; MARCHEVSKY u. KANEKO 1992; KORNSTEIN 1995). Die unseres Wissens einzige systematische Untersuchung (Autopsiestudie) stammt von MIDDLETON aus dem Jahre 1966. Unter 102 obduzierten Karzinompatienten hatten 7 (= 6,9 %) metastatische Tumorabsiedlungen im Thymus (Mammae, Lunge, Larynx, Magen). Demgegenüber ist bei lymphoproliferativen Erkrankungen der Thymus wesentlich häufiger involviert. Unter 41 Lymphom-/Leukämienpatienten war der Thymus in immerhin 18 Fällen (= 43,9 %) betroffen.

Literatur: s. S. 365

Literatur

1 Geschichte zur Thymusforschung

Bargmann W (1943) Der Thymus. In: Möllendorff W v (Hrsg) Handbuch der mikroskopischen Anatomie des Menschen, Bd. 6/IV, S 1–172. Berlin, Springer

Bassius H (1731) Observationes anatomico chirurgico medicae in quatuor decades digestae veriis observatis rarioribus exornatae et solidis medicae scientiae principiis superstructae, cum figuris aeneis. Halae, Renger

Becker FG (1826) De glandulis thoracis lymphaticis atque thymo. Specimen pathologicum. Berolini, A. Hirschwaldium

Blalock A, Mason MF, Morgan HJ, Riven SS (1939) Myasthenia gravis and tumors of the thymic region. Report of a case in which the tumor was removed. Ann Surg 110: 544–561

Buzzard EF (1905/1906) The clinical history and post-mortem examination of five cases of myasthenia gravis. Brain 28: 438–483

Cappell DF (1934) On lympho-epithelioma of nasopharynx and tonsils. J Pathol Bact 39: 49–64

Cappell DF (1938) Pathology of nasopharyngeal tumours. J Laryngol Otol 53: 558–580

Cooper A (1832) The anatomy of the thymus gland. Longman, Rees, Orme, Green, and Brown, London

Cruveilhier JB (1829) L'anatomie pathologique du corps humain. Livr. 15. Bailliere, Paris 1829–42

Derigs P (1923) Lymphoepitheliales Carcinom des Rachens mit Metastasen. Virchows Arch [Pathol Anat] 244: 1–7

Doerr W (1956) Über lymphoepitheliale Geschwülste Schmincke-Regaud. Ärztl Wochenschr 11: 169–182

Doerr W (1979) Homologiebegriff und pathologische Anatomie. Virchows Arch [Pathol Anat] 383: 5–29

Döhnert G (1977) Über lymphoepitheliale Geschwülste. Erkenntnisse anhand der Gewebekultur und vergleichender klinischer, morphologischer und virologischer Untersuchungen. Sitzungsberichte der Heidelberger Akademie der Wissenschaften. Springer, Berlin Heidelberg New York

Ebner V v (1902) A. Koelliker's Handbuch der Gewebelehre des Menschen. 6. umgearbeitete Aufl, 3. Band. Wilhelm Engelmann, Leipzig

Friedleben A (1858) Die Physiologie der Thymusdrüse in Gesundheit und Krankheit vom Standpunkte experimenteller Forschung und klinischer Erfahrung. Ein Beitrag zur Lebensgeschichte der Kindheit. Literarische Anstalt [J. Rütten], Frankfurt

Friedmann, I, Osborn DA (1966) The nasopharynx. In: Wright GP, Symmers WStC (eds) Systemic Pathology, Vol. I. Longmans, London, Chap 8, pp 309–316

Frisk H (1960) Griechisches etymologisches Wörterbuch. Carl Winter, Universitätsverlag, Heidelberg

Gastpar H, Wilmes E, Wolf H (1981) Epidemiologic, etiologic and immunologic aspects of nasopharyngeal carcinoma [NPC]. M Med 12: 257–284

Glisson F (1671) De rhachitide. Lugd. Batav. 1671, pag. 15 [zit. n. Friedleben (1858)]

Grundmann E, Krueger GRF, Ablashi DV (eds) (1981) Nasopharyngeal carcinoma. In: Grundmann E (ed) Cancer Campaign, Vol. 5 Fischer, Stuttgart New York

Haller A v (1757–1766) Elementa physiologiae corporis humani. 8 Vols. Bousquet Lausanne

Hammar JA (1905) Histogenese und Involution der Thymusdrüse. Anat Anz 27: 23–30 und 41–89

Hammar JA (1909) Fünfzig Jahre Thymusforschung. Kritische Übersicht der normalen Morphologie. Ergeb Anat Entwickl-Gesch 19: 1–274

Hammar JA (1911) Zur gröberen Morphologie und Morphogenie der Menschenthymus. Anat Histol Embryol 32: 201–242

Hammar JA (1926) Die Menschenthymus in Gesundheit und Krankheit. Ergebnisse der numerischen Analyse von mehr als tausend menschlichen Thymusdrüsen. Teil I: Das normale Organ. Zugleich eine kritische Beleuchtung der Lehre des „Status thymicus". Z Mikrosk Anat Forsch 6 [Suppl] 1–570

Hammar JA (1929) Die Menschenthymus in Gesundheit und Krankheit. Ergebnisse der numerischen Analyse von mehr als tausend menschlichen Thymusdrüsen. Teil II: Das Organ unter anormalen Körperverhältnissen. Zugleich Grundlagen der Theorie der Thymusfunktion. Z Mikrosk Anat Forsch 16 [Suppl] 1–1114

Hammar JA (1936) Die normal-morphologische Thymusforschung im letzten Vierteljahrhundert. Analyse und Synthese nebst einigen Worten zu der Funktionsfrage. Joh. Ambros. Barth, Leipzig

Hammett FS (1928) Die Physiologie der Thymus. In: Abderhalden E (Hrsg) Fortschritte der naturwissenschaftlichen Forschung. N.F., Heft 4. Urban & Schwarzenberg, Berlin Wien

Hart C (1912) Thymusstudien. II. Die Thymuselemente. Virchows Arch [Pathol Anat] 210: 255–277

Hart C (1913) Thymusstudien. III. Die Pathologie der Thymus. Virchows Arch [Pathol Anat] 214: 1–83

Hart C (1915) Thymusstudien. V. Thymusbefunde bei Myasthenia gravis pseudoparalytica. Virchows Arch [Pathol Anat] 220: 185–213

Hartmann A (1914) Neue Untersuchungen über den lymphoiden Apparat des Kaninchendarmes. Anat Anz 47: 65–90

Hassall AH (1846–1849) The microscopic anatomy of the human body, in health and disease. 2 Vols. S. Highley, London – Deutsche Ausgabe: (1851) Arthur Hill Hassall's Mikroskopische Anatomie des menschlichen Körpers im gesunden und kranken Zustande. Aus dem Englischen übersetzt von Dr. O. Kohlschütter. Ernst Schäfter, Leizig

Haugsted FrChr (1812) Thymi in homine ac per seriem animalium Descriptio Anatomica, Pathologica et Physiologica, iconibus XXXIV ad naturam delineatis illustrata. Reitzel, Hafniae

Henle J (1841) Allgemeine Anatomie. L. Voss, Leipzig

Henle J (1846) Handbuch der rationellen Pathologie. Friedrich Vieweg u. Sohn, Braunschweig

Hirsch A (1884–1888) Biographisches Lexikon der hervorragenden Ärzte aller Zeiten und Völker. 6 Vols. Urban & Schwarzenberg, Wien Leipzig (Reprint München 1962)

His W (1858) Ueber die Thymusdrüse. Verh Naturf Ges. Zweiter Theil. Erstes Heft. 523–532

His W (1862) Zur Anatomie der menschlichen Thymusdrüse. Z Zool 11: 164

His W (1886) Ueber den Sinus praecervicalis und über die Thymusanlage. Arch Anat Entwickl.-Gesch Anat Abt 421–427

His W (1880–1885) Anatomie menschlicher Embryonen. Vogel, Leipzig

Hoppe HH (1892) Ein Beitrag zur Kenntnis der Bulbär-Paralyse. Berl Klin Wochenschr 29: 332–336

Hyrtl J (1880) Onomatologia Anatomica. Geschichte und Kritik der anatomischen Sprache der Gegenwart. Wilhelm Braumüller, Wien (Reprografischer Nachdruck: Georg Olms, Hildesheim New York 1970)

Jendrassik AE (1856) Untersuchungen über den Bau der Thymusdrüse. Sitzungsberichte der Wiener Akademie der Wissenschaften. Math.-Nat. Klasse, Bd. 22

Jolly J (1911) Les organes lympho-épithéliaux. C r Ass Anat 13: 164–176

Jolly J (1913) Sur les organes lympho-épithéliaux. C r Soc Biol (Paris) 65: 540–543

Jolly J (1914/15) La bourse de Fabricius et les organes lympho-épithéliaux. Arch Anat Microsc Morphol Exp 16: 363–547

Jolly J (1924) Le thymus et les organes lymphoides. C r Ass Anat 19: 167–173

Klose H (1912) Chirurgie der Thymusdrüse. In: Bruns P von (Hrsg) Neue Deutsche Chirurgie, 3. Bd. Ferdinand Enke, Stuttgart

Kneringer E, Priesel A (1923) Ein Beitrag zur Kenntnis der Thymome (Lymphoepithelioma thymi). Virchows Arch [Pathol Anat] 241: 475–487

Kölliker A (1852) Mikroskopische Anatomie oder Gewebelehre des Menschen. Wilhelm Engelmann, Leipzig

Kölliker A (1861) Entwicklungsgeschichte des Menschen und der höheren Thiere. Akademische Vorträge. Wilhelm Engelmann, Leipzig

Kopp JH (1830) Denkwürdigkeiten in der ärztlichen Praxis. Joh. Christ. Hermann'sche Buchhandlung, Frankfurt a. M.

Krueger GRF, Kottaridis SC, Wolf H, Ablashi DV, Sesterhenn K, Bertram G (1981) Histological types of nasopharyngeal carcinoma as compared to EBV serology. Anticancer Res 1: 187–194

Laquer L, Weigert C (1901) Beiträge zur Lehre von der Erb'schen Krankheit. I. Ueber die Erb'sche Krankheit (Myasthenia gravis). II. Pathologisch-anatomischer Beitrag zur Erb'schen Krankheit (Myasthenia gravis). Neurol Zentralbl 20: 594–601

Leydig F (1852) 1. Beiträge zur mikroskopischen Anatomie und Entwicklung der Rochen und Haie. Wilhelm Engelmann, Leipzig

Leydig F (1857) Lehrbuch der Histologie des Menschen und der Tiere. Meidinger, Sohn u. Co, Frankfurt a. M.

Liddell HG, Scott R (1940) A Greek-English Lexicon. A new edition, revised and augmented throughout by Sir H. St. Jones. Clarendon Press, Oxford

Lucae SChr (1811) Anatomische Untersuchungen der Thymus in Menschen und Thieren. Heinrich Ludwig Brönner, Frankfurt a. M.

Madri JA, Barwick KW (1982) An immunohistochemical study of nasopharyngeal neoplasms using keratin antibodies. Epithelial versus nonepithelial neoplasms. Am J Surg Pathol 6: 143–149

Maximow A (1909) Untersuchungen über Blut und Bindegewebe. II. Über die Histogenese der Thymus bei Säugetieren. Arch Mikroskop Anat 74: 525–621

Mayer S (1888) Zur Lehre der Schilddrüse und Thymus bei den Amphibien. Anat Anz 3: 97–103

Meckel JF (1812) Handbuch der pathologischen Anatomie. Carl Heinrich Reclam, Leipzig

Meckel JF (1815–1820) Handbuch der menschlichen Anatomie, 4 Bd. In den Buchhandlungen des Hallischen Waisenhauses, Halle und Berlin

Metzger GB (1679) Historia anatomico medica Thymi. Jo. Conr. Remmelin, Tubingae

Miettinen M, Lehto V-P, Virtanen I (1982) Nasopharyngeal lymphoepithelioma. Histological diagnosis as aided by immunohistochemical demonstration of keratin. Virchows Arch [Cell Pathol] 40: 163–169

Miloslavich E (1912) Ein weiterer Beitrag zur pathologischen Anatomie der militärischen Selbstmörder. Virchows Arch [Pathol Anat] 208: 44–53

Mollier S (1913) Die lymphoepithelialen Organe. Sitzgsber Ges Morph u Physiol München. 29: 14–37

Morton LT (1970) A medical bibliography (Garrison and Morton). An annotated checklist of texts illustrating the history of Medicine. 3rd ed. Grafton Book, Andre Deutsch, Edinburgh

Muir CS (1967) Nasopharyngeal cancer – a historical vignette. In: Muir CS, Shanmugaratnam K (eds) Cancer of the nasopharynx. UICC Monograph Series, Vol. 1. Munksgaard, Copenhagen, pp 13–17

Muir CS, Shanmugaratnam K (eds) (1967) Cancer of the nysopharynx. UICC Monograph Series, Vol. 1. Munksgaard, Copenhagen

Müller J (1830) De glandularum secernentium structura pentiori. L. Vossii, Lipsiae

New GB, Kirch W (1928) tumors of nose and throat: A review of literature. Arch Otolaryngol 8: 600–607

Paltauf A (1889) Ueber die Beziehungen der Thymus zum plötzlichen Tod. Wien Klin Wochenschr 2: 877–881

Paltauf A (1890) Ueber die Beziehungen der Thymus zum plötzlichen Tod. Wien Klin Wochenschr 3: 172–175

Passow F (1970) Handwörterbuch der griechischen Sprache. Wissenschaftliche Buchgesellschaft, Darmstadt

Platter F (1614) Observationum in hominis affectibus. L. König, Basileae

Porträt 2. Der Arzt. Graphische Bildnisse des 16.–20. Jahrhunderts aus dem Porträtarchiv Diepenbroick. Landschaftsverband Westfalen-Lippe, Westfälisches Landesmuseum für Kunst und Kulturgeschichte. Ausstellungskatalog 1979

Prenant A (1893) Recherches sur le développement organique et histologique des dérivés branchiaux. I. Thymus. Compt rend hebdom Soc Biol 9: 5

Prenant A (1894) Contribution a l'étude organique et histologique du thymus, de la glande thyroide et de la glande caroditienne. La Cellule 10

Quick D, Cutler M (1927) Transitional cell epidermoid carcinoma. Surg Gynec Obstet 45: 320–331

Regaud C (1921) Diskussionsbemerkung zu Reverchon und Coutard

Remak R (1855) Untersuchungen über die Entwicklung der Wirbelthiere. G. Reimer, Berlin

Reverchon L, Coutard H (1921) Lymphoepitheliome de l'hypopharynx traité par le roentgentherapie. Bull Soc Franç Oto-Rhino-Lar 34: 209–214

Schmincke A (1921) Über lymphoepitheliale Geschwülste. Beitr. Pathol Anat 68: 161–169

Schmincke A (1926) Pathologie des Thymus. In: Henke F, Lubarsch O (Hrsg) Drüsen mit innerer Sekretion. Springer, Berlin. (Handbuch der speziellen pathologischen Anatomie und Histologie, Achter Band, S 760–809)

Schumacher Roth (1913) Thymektomie bei einem Fall von Morbus Basedowi mit Myasthenie. Mitteil Grenzgeb Med Chir 25: 746–765

Shanmugaratnam K, Sobin LH (1978) Histological typing of upper respiratory tract tumours. International Histological Classification of Tumours, No. 19. World Health Organization, Geneva

Shanmugaratnam K, Chan SH, The G de, Goh JFH, Khor TH, Simons MJ, Tye CY (1979) Histopathology of nasopharyngeal carcinoma. Correlations with epidemiology, survival rates and other biological characteristics. Cancer 44: 1029–1044

Simon J (1845) A physiological essay on the thymus gland. Henry Renshaw, Strand, London

Sobotta J (1914) Die Thymusdrüse (Glandula thymus). In: Bardeleben K v (Hrsg) Handbuch der Anatomie des Menschen. 6. Bd, 3. Abteilung, 3. Teil. Fischer, Jena

Stieda L (1881) Untersuchungen über die Entwicklung der Glandula thymus, Glandula thyreoidea und Glandula carotica. Wilhelm Engelmann, Leipzig

Tesseraux H (1959) Physiologie und Pathologie des Thymus. In: Zwanglose Abhandlungen aus dem Gebiet der inneren Sekretion, Bd. 9. Joh. Ambros. Barth, Leipzig

Toldt C (1877) Lehrbuch der Gewebelehre. Ferdinand Enke, Stuttgart

Verhandlungen der Deutschen Gesellschaft für Pathologie. 65. Tagung (Dhom, G Hrsg). Fischer, Stuttgart New York

Watney H (1878) Note on the minute anatomy of the thymus. Proc Roy Soc (London) 27: 369–370

Watney H (1881) Further note on the minute anatomy of the thymus. Proc Roy Soc (London) 31: 326–327

Watney H (1882) The minute anatomy of the thymus. Proc Roy Soc (London) 33: 349–352

Watney H (1883) the minute anatomy of the thymus. Philosoph. Transactions of the Royal Society of London 173, Part III: 1063–1123

Wolf H (1981) Die Verwendung verschiedener Nukleinsäure-Hybridisierungstechniken am Beispiel von Epstein-Barr-Virus korrelierter Erkrankungen. Verh Dtsch Ges Pathol 65: 47–57

Wolf H, Bayliss GJ, Wilmes E (1981) Biological properties of Epstein-Barr virus. In: Grundmann E, Krueger GRF, Ablashi DV (eds) Nasopharyngeal Carcinoma. In: Grundmann E (ed) Cancer Campaign, Vol. 5. Fischer, Stuttgart New York, p 101–109

Yeh S (1962) A histological classification of carcinomas of the nasopharynx with a critical review as to the existence of lymphoepitheliomas. Cancer 15: 895–920

2.1 Topographie des Mediastinums

Besznyak I, Szende B, Lapis K (1984) Mediastinal tumors and pseudotumors. Diagnostic, pathology and surgical treatment. Akademiai Kiado, Budapest

Davis RD, Oldham HN, Sabiston DC (1987) Primary cysts and neoplasms of the mediastinum: Recent changes in clinical presentation, methods of diagnosis, management, and results. Ann Thorac Surg 44: 229–237

Gonzales-Crussi F (1982) Extragonadal teratomas. In: Atlas of tumor pathology, 2nd Ser, Fasc 18. Armed Forces Institute of Pathology, Washington, DC

Hafferl A (1957) Lehrbuch der topographischen Anatomie, 2. Aufl. Springer, Berlin Göttingen Heidelberg

Harper P, Addis B (1988) Unusual tumours of the mediastinum. In: Williams CJ, Krikorian JG, Green MR, Raghavan D (eds) Textbook of uncommen cancer. John Wiley & Sons, Chichester, pp 411–446

Heitzman ER (1977) Mediastinum: Radiologic correlations with anatomy and pathology. CV Mosby, Saint Louis, pp 1–42

Herlitzka AJ, Gale JW (1958) Tumors and cysts of the mediastinum. Arch Surg 76: 697–706

Hofmann WJ, Otto HF (1991) Die pathologische Anatomie der Mediastinaltumoren. In: Drings P, Vogt-Moykopf I (Hrsg) Thoraxtumoren. Diagnostik – Staging – gegenwärtiges Therapiekonzept. Springer, Berlin Heidelberg New York Tokyo, S 307–316

Kornstein MJ (1995) Pathology of the thymus and mediastinum. Major problems in pathology. Vol 33, Saunders, Philadelphia London Toronto Montreal Sydney Tokyo

Krumhaar D (1985) Neoplasmen des Mediastinums. In: Trendelenburg F (Hrsg) Handbuch der inneren Medizin, Bd IV, Teil B: Tumoren der Atmungsorgane und des Mediastinums B, spezieller Teil. Springer, Berlin Heidelberg New York Tokyo, S 582–651

Levasseur Ph, Kaswin R, Rojas-Miranda A, N'Guimbous J-F, Merlier M, Le Brigand H (1976) Profil des tumeurs chirurgiçales du mediastin. A propos d'une serie de 742 operes. Nouv Presse Med 42: 2857–2859

Marchevsky AM, Kaneko M (1992) Surgical pathology of the mediastinum, 2nd edn. Raven Press, New York

Morrison IM (1958) Tumours and cysts of the mediastinum. Thorax 13: 294–307

Rosenberg JC (1993) Neoplasms of the mediastinum. In: DeVita VT, Hellman S, Rosenberg SA (eds) Cancer. Priniciples & practice of oncology, 4th ed. Lippincott, Philadelphia, pp 759–775

Sabiston DC, Scott HW (1952) Primary neoplasms and cysts of the mediastinum. Ann Surg 136: 777–797

Shimosato Y, Mukai K (1997) Tumors of the mediastinum. In: Atlas of tumor pathology, 3rd Ser, Fasc 21. Armed Forces Institute of Pathology, Washington, DC

Töndury G (1981) Angewandte und topographische Anatomie, 5. Aufl. Thieme, Stuttgart New York

Verley JM, Hollmann KH (1992) Tumours of the mediastinum. Kluwer Academic Publishers, Dordrecht Boston London

Wassner UJ (1970) Mediastinalgeschwülste. Häufigkeit, Klinik, Gestalt und Charakter. Schattauer, Stuttgart New York

2.2 Embryonale Entwicklung des Thymus

Altenähr E (1981) Nebenschilddrüsen. In: Doerr W, Seifert G (Hrsg) Spezielle pathologische Anatomie, Bd 14/I. Springer, Berlin Heidelberg New York, S 417–521

Bargmann W (1943) Der Thymus. In: Möllendorff W von (Hrsg) Handbuch der mikroskopischen Anatomie des Menschen, Bd 6/IV. Springer, Berlin, S 1–172

Bryant BJ (1971) Lymphoproliferative cycles in the thymus cortex. J Immunol 107: 1791–1794

Cordier AC (1974) Ultrastructure of the thymus in „nude" mice. J Ultrastruct Res 47: 26–40

Cordier AC (1975) Ultrastructure of the cilia of thymic cysts in „nude" mice. Anat Rec 181: 227–250

Cordier AC, Haumont SA (1980) Development of thymus, parathyroids, and ultimobranchial bodies in NMRI and nude mice. Am J Anat 157: 227–263

Cordier AC, Heremans JF (1975) Nude mouse embryo: Ectodermal nature of the primordial thymic defect. Scand J Immunol 4: 193–196

Dearth OA (1928) Late development of the thymus in the cat: Nature and significance of the corpuscles of Hassall and cystic formations. Am J Anat 41: 321–352

Ebner V von (1902) Von der Thymus. In: A. Koelliker's Handbuch der Gewebelehre des Menschen. 6. Aufl. Bd. III. Wilhelm Engelmann, Leipzig, S 328–340

Ford CE, Micklein HS, Evans EP (1966) The inflow of bone marrow cells to the thymus. Studies with part body irradiated mice infected with chromosome marked bone marrow and subjected to antigenic stimulation. Ann NY Acad Sci 129: 283–296

Frazier JA (1973) Ultrastructure of the chick thymus. Z Zellforsch 136: 191–205

Gatin JG, Schneeberger EE, Merler E (1975) Analysis of human thymocyte subpopulations using discontinuous gradients of albumin: Precursor lymphocytes in human thymus. Eur J Immunol 5: 312–317

Gaudecker B von (1986) The development of the human thymus microenviroment. Curr Top Pathol 75: 1–41

Gaudecker B von (1993) Lymphatische Organe. In: Hinrichsen KV (Hrsg) Humanembryologie. Lehrbuch und Atlas der vorgeburtlichen Entwicklung des Menschen. Springer, Berlin Heidelberg New York Tokyo, S 340–380

Gaudecker B von, Müller-Hermelink HK (1980) Ontogeny und organization of the stationary non-lymphoid cells in the human thymus. Cell Tissue Res 207: 287–306

Gilmour JR (1937) The embryology of the parathyroid glands, thy thymus and certain associated rudiments. J Pathol Bact 45: 502–522

Groschuff K (1990) Über das Vorkommen eines Thymussegmentes der vierten Kiementasche beim Menschen. Anat. Anz 17: 161–170

Groscurth P, Kistler G (1975a) Histogenese des Immunsystems der „nude" Maus. I. Pränatale Entwicklung des Thymus: eine lichtmikroskopische Studie. Beitr Pathol 154: 109–124

Groscurth P, Kistler G (1975b) Histogenese des Immunsystems der „nude" Maus. IV. Ultrastruktur der Thymusanlage 12- und 13tägiger Embryonen. Beitr Pathol 156: 359–375

Groscurth P, Müntener M, Töndury G (1975) Histogenese des Immunsystems der „nude" Maus. II. Postnatale Entwicklung des Thymus: eine lichtmikroskopische Studie. Beitr Pathol 154: 125–139

Haar JL (1974) Light and electron microscopy of the human fetal thymus. Anat Rec 179: 463–476

Hammar JA (1905) Zur Histogenese und Involution der Thymusdrüse. Anat Anz 27: 23–30 und 41–89

Hammar JA (1909) Fünfzig Jahre Thymusforschung. Kritische Übersicht der normalen Morphologie. Ergeb Anat Entwickl-Gesch 19: 1–274

Hammar JA (1911a) Zur Kenntnis der Elasmobranchierthymus. Zool Jb Anat u Ontog 32: 135–180

Hammar JA (1911b) Zur gröberen Morphologie und Morphogenie der Menschenthymus. Anat Histol Embryol 43: 201–242

Hayward AR, Ezer G (1974) Development of lymphocyte populations in the human foetal thymus and spleen. Clin Exp Immunol 97: 169–178

Hemmingsson EJ, Alm GV (1973) Migration of haemopoietic cells from the yolk sac to the thymus and the bursa of Fabricius in the chick embryo. Acta Pathol Microbiol Scand [A] 81: 79–84

Hess MW (1970) Lymphatischer Apparat, insbesondere Thymus, in der Pathogenese der Defektimmunopathien. In: Studer A, Cottier H (Hrsg) Handbuch der allgemeinen Pathologie. Bd VII/3: Immunreaktionen. Springer, Berlin Heidelberg New York, S 182–236

Hirokawa K (1969) Electron microscopic observation of the human thymus of the fetus and the newborn. Acta Pathol Jpn 19: 1–13

Hirokawa K, Hatakeyama S (1969) Immuno-cytochemical study on the development and differentiation of the immune system of the human fetus. Acta Pathol Jpn 19: 151–160

Hoshino T, Takeda M, Abe K, Ito T (1969) Early development of thymic lymphocytes in mice, studied by light and electron microscopy. Anat Rec 164: 47–66

Jedlicka V (1928) Sur la persistance chez l'homme de restes du metamere thymique IV dans la vie postfoetale. Rev Franc Endocrin 6: 122–148

Kay HEM, Doe J, Hockley A (1970) Response of human foetal thymocytes to phythaemagglutinin (PHA). Immunology 18: 393–396

Kendall MD (1980) Avian thymus gland: A review. Develop Comp Immunol 4: 191–210

Kölliker A (1879) Entwicklungsgeschichte des Menschen und der höheren Tiere. Akademische Vorträge, 2. Aufl. Wilhelm Engelmann, Leipzig

Kostowiecki M (1967) Secretory component in the thymus on the pregnant white rats. Z Mikrosk Anat Forsch 76: 141–183

Krech WG, Storey CF, Umiker WC (1954) Thymic cysts. Review of the literature and report of two cases. J Thorac Surg 27: 477–493

Langman J (1981) Medical embryology. Williams & Wilkins, Baltimore

Le Douarin NM, Jotereau FV (1975) Tracing of cells of the avian thymus through embryonic life in interspecific chimera. J Exp Med 142: 17–40

Le Douarin NM, Jotereau FV (1981) The ontogeny of the thymus. In: Kendall MD (ed) The thymus gland. Academic Press, London New York Toronto Sydney San Francisco, pp 133–155

Moore MAS, Owen JJT (1967) Experimental studies on the development of the thymus. J Exp Med 126: 715–725

Norris EH (1938) The morphogenesis and histogenesis of the thymus gland in man. In which the origin of the Hassall's corpuscles of the human thymus is discovered. Carnegie Inst Wsh Publ, no 496. Contrib Embryol 27: 191–221

Owen JJT (1970) Ontogenesis of immunobiological systems. In: Studer A, Cottier H (Hrsg) Handbuch der allgemeinen Pathologie, Bd VII/3: Immunreaktionen. Springer, Berlin, Heidelberg New York, S 129–181

Owen JJT, Ritter MA (1969) Tissue interaction in the development of thymus lymphocytes. J Exp Med 129: 431–442

Papiernik M (1972) Ontogeny of the human lymphoid systems. Study of the cytological maturation and the intercorporation of tritiated thymidine and uridine in the foetal thymus and lymph node and in the infantile thymus. J Cell Physiol 80: 235–242

Pinkel D (1968) Ultrastructure of human fetal thymus. Am J Dis Child 115: 222–238

Politzer G, Hann F (1935) Über die Entwicklung der branchogenen Organe beim Menschen. Z Anat 104: 670–708

Röpke C, Deurs B van, Hoyer PE (1977) DNA-synthesizing cells in human fetal thymus. Cell Tissue Res 178: 333–339

Rygaard J (1973) Thymus & self. Immunobiology of the mouse mutant *nude*. F.A.D.L., Copenhagen

Schambacher A (1903) Über die Persistenz von Drüsenkanälen in der Thymus und ihre Beziehung zur Entstehung der Hassallschen Körperchen. Virchows Arch [Pathol Anat] 172: 368–394

Shier KJ (1963) The morphology of the epithelial thymus. Observations on lymphocyte-depleted and fetal thymus. Lab Invest 12: 316–326

Shier KJ (1981) The thymus according to Schambacher: Medullary ducts and reticular epithelium of thymus and thymomas. Cancer 48: 1183–1199

Sobotta J (1914) Anatomie der Thymusdrüse (Glandula thymus). In: Bardeleben K von (Hrsg) Handbuch der Anatomie des Menschen, Bd VI/3. Gustav Fischer, Jena, S 103–154

Stutman O (1982) A model for T-cell differentiation. In: Fabris N (ed) Immunology and ageing. Dev Haematol Immunol 3: 3–16

Stutman O, Good RA (1971) Immunocompetence of cells derived from hemopoietic liver after traffic to thymus. In: Lindahl-Kiessling K, Alm G, Hanna MG (eds) Morphological and functional aspects of immunity. Plenum Press, New York, pp 129–133

Tesseraux H (1959) Physiologie und Pathologie des Thymus. In: Zwanglose Abhandlungen aus dem Gebiet der inneren Sekretion, Bd 9. Joh. Ambr. Barth, Leipzig

Weller GL (1933) Development of the thyroid, parathyroid, and thymus glands in man. Carnegie Inst Wsh Publ, no 443. Contrib Embryol 24: 93–143

Wiesel J (1912) Pathologie des Thymus. In: Lubarsch O, Ostertag R (Hrsg) Ergebnisse der allgemeinen Pathologie und pathologischen Anatomie des Menschen und der Tiere. XV. Jahrgang. II. Abteilung. Germann, Wiesbaden, S 416–782

Wright RK (1976) Phylogenetic origin of the vertebrate lymphocyte and lymphoid tissue. In: Wright RK, Cooper EL (eds) Phylogeny of thymus and bone marrow-bursa cells. North-Holland Publ, Amsterdam New York Oxford, pp 57–70

Zimmermann A, Brun del Re G, Bürki H, Keller HU, Hess MW, Cottier H (1975) Lymphozytenformen. Morphologische und funktionelle Charakterisierungsmöglichkeiten, Herkunft und Entwicklung. In: Theml H, Begemann H (Hrsg) Lymphozyt und klinische Immunologie. Physiologie – Pathologie – Therapie. Springer, Berlin Heidelberg New York, S 2–15

2.3 Topographie und makroskopische Anatomie

Bargmann W (1943) Der Thymus. In: Möllendorff W von (Hrsg) Handbuch der mikroskopischen Anatomie des Menschen, Bd 6/IV. Springer, Berlin, S 1–172

Boyd E (1932) The weight of the thymus gland in health and in disease. Am J Dis Child 43: 1162–1214

Goldstein G, Mackay IF (1969) The human thymus. Heinemann, London

Gruber GB (1932) Die Entwicklungsstörungen der Thymusdrüse. In: Schwalbe E, Gruber GB (Hrsg) Die Morphologie der Mißbildungen des Menschen und der Tiere. 3. Teil, 12. Lieferung, Kap. X. Gustav Fischer, Jena, S 10–757

Hammar JA (1909) Fünfzig Jahre Thymusforschung. Kritische Übersicht der normalen Morphologie. Ergeb Anat Entwickl-Gesch 19: 1–274

Hammar JA (1911) Zur gröberen Morphologie und Morphogenie der Menschenthymus. Anat Hefte 43: 201–242

Hammar JA (1926) Die Menschenthymus in Gesundheit und Krankheit. Ergebnisse der numerischen Analyse von mehr als tausend menschlichen Thymusdrüsen. Teil I: Das normale Organ. Zugleich eine kritische Beleuchtung der Lehre des „Status thymicus". Z Mikr-Anat Forsch 6 [Suppl] 1–570

Hammar JA (1929) Die Menschenthymus in Gesundheit und Krankheit. Ergebnisse der numerischen Analyse von mehr als tausend menschlichen Thymusdrüsen. Teil II: Das Organ unter anormalen Körperverhältnissen. Zugleich Grundlagen der Theorie der Thymusfunktion. Z Mikr-Anat Forsch 16 [Suppl] 1–1114

Hammar JA (1936) Die normal-morphologische Thymusforschung im letzten Vierteljahrhundert. Analyse und Synthese nebst einigen Worten zu der Funktionsfrage. Joh. Ambros. Barth, Leipzig

Kendall MD (1990) Anatomy. In: Givel J-C (ed) Surgery of the thymus. Pathology, asociated disorders and surgical technique. Springer, Berlin Heidelberg New York Tokyo, pp 19–26

Kendall MD, Johnson HRM, Singh J (1980) The weight of the human thymus gland at necropsy. J Anat 131: 485–499

Sobotta J (1914) Anatomie der Thymusdrüse (Glandula thymus). In: Bardeleben K von (Hrsg) Handbuch der Anatomie des Menschen, Bd VI, 3. Teil. Gustav Fischer, Jena, S 103–154

Steinmann GG (1986) Changes in the human thymus during aging. Curr Top Pathol 75: 43–88

Waheed A (1936) Zur Topographie der Brustorgane beim menschlichen Fetus. Z Anat 106: 558–574

Weiss L (1977) The thymus. In: Weiss L, Greep RO (eds) Histology, 5th edn. McGraw-Hill, New York, pp 503–522

Wiesel J (1912) Pathologie des Thymus. In: Lubarsch O, Ostertag R (Hrsg) Ergebnisse der allgemeinen Pathologie und pathologischen Anatomie des Menschen und der Tiere, 15. Jahrg, 2. Abt. JF Bergmann, Wiesbaden, S 416–782

Wulfhekel U, Düllmann J (1985) Die Systeme und Organe der Abwehr. 7.2. Der Thymus. In: Fleischhauer K (Hrsg) Makroskopische und mikroskopische Anatomie des Menschen, 2. Band: Kreislauf und Eingeweide, 13./14. Aufl. Urban & Schwarzenberg, München Wien Baltimore, S 642–647

2.4 Funktionelle Histologie

Baak JPA, Kater L (1975) The central thymus area. A hitherto undescribed region in the Guineapig thymus. Biol Med Sci 78: 123–129

Baak JPA, Meijer ChJLM, Nieuwenhuyzen, Kruseman AC, Langevoort HL, Kater L (1976) B-lymphocytes in the Guinea pig thymus are specifically localized in the central area. J Immunol 117: 463–466

Baak JPA, Meijer, ChJLM, Scheper RJ, Mullink R, Kater L (1978) Production and traffic of B-lymphocytes in the extracortical central area of the Guinea pig thymus. Int Archs Allergy Appl Immunol 56: 423–434

Barthelemy H, Pelletier M, Landry D, Lafontaine M, Perreault C, Tautu C, Montplaisir S (1986) Demonstration of OKT6 antigen on human thymic dendritic cells in culture. Lab Invest 55: 540–545

Bearman RM, Bensch KG, Levine GD (1975) The normal thymic vasculature: An ultrastructural study. Anat Rec 183: 485–498

Bearman RM, Levine GD, Bensch KG (1978) The ultrastructure of the normal human thymus: A study of 36 cases. Anat Rec 190: 755–782

Blau JN (1967a) The dynamic behaviour of Hassall's corpuscles and the transport of particulate matter in the thymus of the guinea pig. Immunology 13: 281–292

Blau JN (1967b) Antigen und antibody localisation in Hassall's corpuscles. Nature 215: 1073–1075

Blau JN (1973) Hassall's corpuscles – a site of thymocyte death. Br J Exp Pathol 54: 634–637

Blau JN, Jones RN, Kennedy LA (1968) Hassall's corpuscles: A measure of activity in the thymus during involution and reconstitution. Immunology 15: 561–570

Bloodworth JMB, Hiratsuka H, Hickey RC, Wu J (1975) Ultrastructure of the human thymus, thymic tumors, and myasthenia gravis. Pathol Annu 10: 329–391

Bofill M, Janossy G, Willcox N, Chilosi M, Trejdosiewicz LK, Newsom-Davis J (1985) Microenvironments in the normal thymus and the thymus in myasthenia gravis. Am J. Pathol 119: 462–473

Bonnefoy JY, Reano A, Schmitt D, Thivolet J (1984) Thymic Hassall's corpuscles – epidermis antigenic relations defined by a common glycoprotein in man (GP 37). Thymus 6: 387–394

Brelinska R (1989) Thymic nurse cells: Division of thymocytes within complexes. Cell Tissue Res 258: 637–643

Burnet FM (1969) Cellular immunology. Books one and two. University Press, Melbourne Cambridge

Ciaccio C (1906) Ricerche istologiche e citologiche sul timo degli Uccelli. Anat Anz 29: 597–600

Ciaccio C (1942) Contributo all'istochimica delle cellule enterocromaffini. II. Cellule cromaffini del timo di Gallus domesticus. Boll Soc Ital Biol Sper 17: 619–620

Clark SL (1963) The thymus in mice of strain 129/J, studied with electron microscope. Am J Anat 112: 1–33

Clark SL (1966) Cytological evidences of secretion in the thymus. In: Wolstenholme GEW, Porter R (eds) The thymus: Experimental and clinical studies. Ciba Foundation Symposium. Churchill, London, pp 3–30

Clark SL (1968) Incorporation of sulfate by the mouse thymus: Its relation to secretion by medullary epithelial cells and to thymic lymphopoiesis. J Exp Med 128: 927–958

Clark SL (1973) The intrathymic environment. In: Davies AJS, Carter RL (eds) Thymus dependency. Contemp Topics Immunobiol, Vol II. Plenum Press, New York London, pp 77–79

Curtis SK, Volpe EP, Cowden RR (1972) Ultrastructure of the developing thymus of the leopard frog (Rana pipiens). Z Zellforsch 127: 323–346

Defresne M-P, Nabarra B, Van Vliet E, Willemsen R, Van Dongen H, Van Ewijk W (1994) The ER-TR4 monoclonal antibody recognizes murine thymic epithelial cells (type 1) and inhibits their capacity to interact with immature thymocytes: immuno-electron microscopic and functional studies. Histochemistry 101: 355–363

De Maagd RA, Mackenzie WA, Schuurman H-J, Ritter MA, Price KM, Broekhuizen R, Kater L (1985) The human thymus microenvironment: Heterogeneity detected by monoclonal antiepithelial cell antibodies. Immunology 54: 745–754

Dipasquale B, Tridente G (1991) Immunohistochemical characterization of nurse cells in normal human thymus. Histochemistry 96: 499–503

Drenckhahn D, Gaudecker B von, Müller-Hermelink HK, Unsicker K, Gröschel-Stewart U (1979) Myosin and actin containing cells in the human postnatal thymus. Ultrastructural and immunohistochemical findings in normal thymus and in myasthenia gravis. Virchows Arch B Cell Path 32: 33–45

Drenckhahn D, Unsicker K, Griesser GH, Schumacher U (1978) Different myosins in myoid and entodermal reticular epithelial cells of the thymus. An immunohistochemical study using specific antibodies against striated and smooth muscle myosin. Cell Tiss Res 187: 97–103

Eimoto T, Teshima K, Shirakusa T, Takeshita M, Okamura H, Naito H, Mitsui T, Kikuchi M (1986) Heterogeneity of epithelial cells and reactive components in thymomas: An ultrastructural and immunohistochemical study. Ultrastruct Pathol 10: 157–173

Engel WK, Trotter JI, McFarlin DE, McIntosh CI (1977 I) Thymic epithelial cells contains acetylcholine receptor. Lancet 1310–1311

Feldkamp-Vroom T (1966 I) Myoid cells in human thymus. Lancet 1320–1321

Fennell RA, Pearse AGE (1961) Some histochemical observations on the bursa of Fabricius and thymus of the chicken. Anat Rec 1139: 93–104

Frazier JA (1973) Ultrastructure of the chick thymus. Z Zellforsch 135: 191–205

Gad P, Clark SL (1968) Involution and regeneration of the thymus in mice, induced by bacterial endotoxin and studied by quantitative histology and electron microscopy. Am J Anat 122: 573–606

Galante L, Gudmundsson TV, Matthews EW (1968) Thymic and parathyroid origin of calcitonin in man. Lancet II: 537–539

Gaudecker B von (1977) Die fortschreitende Erweiterung mesodermaler perivasculärer Räume im Thymus des Menschen. Verh Anat Ges 71: 783–787

Gaudecker B von (1978) Ultrastructure of the age-involuted adult human thymus. Cell Tissue Res 186: 507–525

Gaudecker B von, Hinrichsen K (1965) Elektronenmikroskopische Untersuchungen zur Cytologie von Thymusrinde und Keimzentrum. Z Zellforsch 65: 139–162

Gaudecker B von, Müller-Hermelink HK (1979) Ontogenetic differentiation of epithelial and non-epithelial cells in the human thymus. Adv Exp Med Biol 114: 19–23

Gervaso MV (1969) Contributo alla cononscenza delle cellule enterocromaffini e preenterecromaffini argentofile nel timo dei rettili. Riv Istochim Norm Pat 15: 20–23

Gilhus NE, Matre R, Tönder O (1985) Hassall's corpuscles in the thymus of fetuses, infants and children: immunological and histochemical aspects. Thymus 7: 123–135

Gilmore RStC, Bridges JB (1974) Histological and ultrastructural studies on the myoid cells of the thymus of the domestic fowl (Gallus domesticus). J Anat 118: 409–416

Gitlin D, Landing BH, Whipple A (1953) The localization of homologous plasmaproteins in the tissue of young human beings as demonstrated with fluorescent antibodies. J Exp Med 97: 163–176

Goldstein G, Abbot A, Mackay IR (1968) An electron-microscope study of the human thymus: Normal appearances and findings in myasthenia gravis and systemic lupus erythematosus. J Pathol Bact 95: 211–215

Grommisch K, Hofmann WJ, Otto HF, Willgeroth K, Moll R (1997) Complex and differential cytokeratin profiles in thymomas and correlation with normal thymus. In: Marx A, Müller-Hermelink HK (eds) Epithelial tumors of the thymus: Pathology, biology, treatment. Plenum Press, New York, pp 81–89

Hakonson R, Larsson L-I, Sundler F (1974) Peptide and amine producing endocrinelike cells in the chicken thymus. A chemical, histochemical and electron microscopic study. Histochemistry 39: 25–34

Hammar JA (1905) Zur Histogenese und Involution der Thymusdrüse. Anat Anz 27: 23–30 und 41–89

Hammar JA (1909) Fünfzig Jahre Thymusforschung. Kritische Übersicht der normalen Morphologie. Ergeb Anat Entwickl Gesch 19: 1–274

Hammar JA (1924) Über progressive und regressive Formen Hassallscher Körper. Z Anat Entw 70: 466–488

Hammar JA (1926) Die Menschenthymus in Gesundheit und Krankheit. Ergebnisse der numerischen Analyse von mehr als tausend menschlichen Thymusdrüsen. Teil I: Das normale Organ. Zugleich eine kritische Beleuchtung der Lehre des „Status thymicus". Z Mikr-Anat Forsch 6 [Suppl]: 1–570

Haynes BF, Scearce RM, Lobach DF, Hensley LL (1984) Phenotypic characterization and ontogeny of mesodermal-derived and endocrine epithelial components of the human thymic microenvironment. J Exp Med 159: 1149–1168

Hayward AR (1972) Myoid cells in the human foetal thymus. J Pathol 106: 45–49

Heid HW, Moll I, Franke WW (1988) Patterns of expression of trichocytic and epithelial cytokeratins in mammalian tissues: II. Concomitant and exclusive synthesis of trichocytic and epithelial cytokeratins in diverse human and bovine tissues (hair follicle, nail bed and matrix, lingual papilla, thymic reticulum). Differentiation 37: 215–230

Heiniger HJ, Riedwyl H, Giger H, Sordat B, Cottier H (1967) Ultrastructural differences between thymic and lymph node small lymphocytes of mice: Nuclear size and cytoplasmic volume. Blood 30: 288–300

Henry K (1966) Mucin secretion and striated muscle in the human thymus. Lancet: 183–185

Henry K (1968) Striated muscle in human thymus. Lancet: 638–639

Henry K (1972) An unusual thymic tumor with a striated muscle (myoid) component (with a brief review of the literature on myoid cells). Brit J Dis Chest 66: 291–299

Henry K (1981) The human thymus in disease with particular emphasis on thymitis and thymoma. In: Kendall MD (ed) The thymus gland. Academic Press, London, pp 85–111

Henry K, Farrer-Brown G (1981) A colour atlas of thymus and lymph node histopathology with ultrastructure. Wolfe Medical Publications Ltd, London

Hinrichsen K (1965) Zellteilung und Zellwanderung im Thymus der erwachsenen Maus. Z Zellforsch 68: 427–444

Hiramine C, Hojo K, Koseto M, Nakagawa T, Mukasa A (1990) Establishment of a murine thymic epithelial cell line capable of inducing both thymic nurse cell formation and thymocyte apoptosis. Lab Invest 62: 41–54

Hiramine C, Nakagawa T, Miyauchi A, Hojo K (1996) Thymic nurse cells as the site of thymocyte apoptosis and apoptotic cell clearance in the thymus of cyclophosphamide-treated mice. Lab Invest 75: 185–201

Hirokawa K (1969) Electron microscopic observation of the human thymus of the fetus and the newborn. Acta Pathol Jpn 19: 1–13

Hofmann WJ, Momburg F, Möller P (1988a) Thymic medullary cells expressing B lymphocyte antigens. Hum Pathol 19: 1280–1287

Hofmann WJ, Momburg F, Möller P, Otto HF (1988b) Intra- and extrathymic B cells in physiologic and pathologic conditions. Immunohistochemical study on normal thymus and lymphofollicular hyperplasia of the thymus. Virchows Arch [A] 412: 431–442

Hofmann WJ, Pallesen G, Möller P, Kunze W-P, Kayser K, Otto HF (1989) Expression of cortical and madullary thymic epithelial antigens in thymomas. An immunohistological study of 14 cases including a characterization of the lymphocytic compartment. Histopathology 14: 447–463

Humble JG, Jayne WHW, Pulvertaft RJV (1956) Biological interaction between lymphocytes and other cells. Br J Haematol 2: 283–294

Hwang WS, Ho TY, Luk SC, Simon GT (1974) Ultrastructure of the rat thymus. A transmission, scanning electron microscope, and morphometric study. Lab Invest 31: 473–487

Irvine WJ (1970) The thymus in autoimmune disease. Proc Roy Soc Med 63: 718–722

Isaacson PG, Norton AJ, Addis BJ (1987) The human thymus contains a novel population of B lymphocytes. Lancet: 1488–1491

Ito T, Hoshino T, Abe K (1969) The fine structure of myoid cells in the human thymus. Arch Histol Jpn 30: 207–215

Itoh T, Kasahara S, Aizu S, Kato K, Takeuchi M, Mori T (1982) Formation of Hassall's corpuscles in vitro by the thymic epithelial cell line IT-26 r 21 of the rat. Cell Tissue Res 226: 469–476

Janossy G, Thomas JA, Bollum FJ, Granger S, Pizzolo G, Bradstock KF, Wong L, McMichael A, Ganeshaguru K, Hoffbrand AV (1980) The human thymic microenvironment: An immuno-histologic study. J Immunol 125: 202–212

Janossy G, Thomas JA, Goldstein G, Bollum FJ (1981) The human thymic microenvironment. In: Microenvironments in haemopoietic and lymphoid differentiation. Ciba Foundation Symposium 84, pp 193–207. Pitman, London

Janossy G, Bofill M, Trejdosiewicz LK, Willcox HNA, Chilosi M (1986) Cellular differentiation of lymphoid subpopulations and their microenvironments in the human thymus. Curr Top Pathol 75: 89–125

Kameda Y (1971a) The occurrence of a special parafollicular cell complex in and beside the dog thyroid gland. Arch Histol Jpn 33: 115–132

Kameda Y (1971b) The occurrence and distribution of the parafollicular cells in the thyroid, parathyroid IV and thymus IV in some mammals. Arch Histol Jpn 33: 282–292

Kao I, Drachman DB (1977) Thymus muscle cells bear acetylcholine receptors: Possible relation to myasthenia gravis. Science 195: 74–75

Kater L (1973) A note on Hassall's corpuscles. In: Davies AJS, Carter RL (eds) Thymus dependency. Contemporary Topics in Immunobiology, Vol II. Plenum Press, New York London, pp 101–109

Kater L, Gorp LHM van (1969) Morphological aspects of Hassall's corpuscles. Pathol Europ 4: 361–369

Kato K, Ikeyama S, Takaoki M, Shino A, Takeuchi M, Kakinuma A (1981) Epithelial cell components immunoreact with anti-serum thymic factor (FTS) antibodies: Possible association with intermediate-sized filaments. Cell 24: 885–895

Kendall MD (1989) The morphology of perivascular spaces in the thymus. Thymus 13: 157–164

Kendall MD (1990) Histology. In: Givel J-C (ed) Surgery of the thymus. Pathology, associated disorders and surgical technique. Springer, Berlin Heidelberg New York Tokyo, pp 27–38

Kendall MD (1991) Functional anatomy of the thymic microvironment. J Anat 177: 1–29

Kohnen P, Weiss L (1964) An electron microscopic study of thymic corpuscles in the guinea pig and the mouse. Anat Rec 148: 29–57

Kondo K, Mukai K, Sato Y, Matsuno Y, Shimosato Y, Monden Y (1990) An immunohistochemical study of thymic epithelial tumors. III. The distribution of interdigitating reticulum cells and S-100β-positive small lymphocytes. Am J Surg Pathol 14: 1139–1147

Kotani M, Fukumoto T, Brandon MR (1981) Destruction of Hassall's corpuscles by macrophages in the sheep thymus. Cell Tissue Res 217: 49–54

Kouvalainen K (1964) Significance of Hassall's corpuscles in the light of their morphological and histochemical appearance. Ann Med Exp Fenn 42: 177–184

Laster AJ, Haynes BF (1986) Characterization of a monoclonal antibody, RTE-21, that binds to keratohyalin granule-associated proteins in epithelial cells of human skin and thymus. Clin Immunol Immunopathol 41: 130–144

Laster AJ, Itoh T, Palker TJ, Haynes BF (1986) The human thymic microenvironment: Thymic epithelium contains specific keratins associated with early and late stages of epidermal keratinocyte maturation. Differentiation 31: 67–77

Lauriola L, Michetti F, Stolfi VM, Tallini G, Cocchia D (1984) Detection by S-100 immunolabelling of reticulum cells in human thymomas. Virchows Arch [B] 45: 187–195

Leene W, De Waal Malefijt R, Roholl PJM, Hoeben KA (1988) Lymphocyte depletion in thymic nurse cells: A tool to identify in situ lympho-epithelial complexes having thymic nurse cell characteristics. Cell Tissue Res 253: 61–68

Levine GD, Bearman RM (1980) The thymus. In: Johannessen JV (ed) Electron microscopy in human medicine, Vol 5: Cardiovascular system, lymphoreticular and hematopoietic system. McGraw-Hill International Book Company, Now York, pp 214–254

Lobach DF, Haynes BF (1987) Ontogeny of the human thymus during fetal development. J Clin Immunol 7: 81–97

Lobach DF, Scearce RM, Haynes BF (1985) The human thymic microenvironment. Phenotypic characterization of Hassall's bodies with the use of monoclonal antibodies. J Immunol 134: 250–257

Marshall AHE, White RG (1961a) Experimental thymic lesion resembling those of myasthenia gravis. Lancet: 1030

Marshall AHE, White RG (1961b) The immunological reactivity of the thymus. Br J Exp Pathol 42: 379–385

Mayer S (1888) Zur Lehre von der Schilddrüse und Thymus bei den Amphibien. Anat Anz 3: 97–103

Metcalf D (1966) The nature and regulation of lymphopoiesis in the normal and neoplastic thymus. In: Wolstenholme GEW, Porter R (eds) The thymus: Experimental and clinical studies. Ciba Foundation Symposium. J. and A. Churchill, London, pp 242–263

Moll R (1993) Cytokeratins as markers of differentiation: Expression profiles in epithelia and epithelial tumors. Prog Pathol 142: 1–197

Nabarra B, Andrianarison I (1987) Ultrastructural studies of thymic reticulum: I. Epithelial component. Thymus 9: 95–121

Nabarra B, Papiernik M (1988) Phenotype of thymic stromal cells. An immunoelectron microscopic study with anti-IA, anti-MAC-1, and anti-MAC-2 antibodies. Lab Invest 58: 524–531

Nakahama M, Mohri N, Mori S, Shindo G, Yokoi Y, Machinami R (1990) Immunohistochemical and histometrical studies of the human thymus with special emphasis on age-related changes in medullary epithelial and dendritic cells. Virchows Arch [B] 58: 245–251

Nakamura H, Ayer-Le Lievre C (1986) Neural crest and thymic myoid cells. Curr Top Dev Biol 20: 111–115

Ochs BA, Hofmann W, Franke WW, Otto HF (1986) Immunhistochemische und biochemische Untersuchungen der Cytokeratine im normalen menschlichen Thymusepithel und in Thymomen. Verh Dtsch Ges Pathol 70: 591

Olah I, Röhlich P, Törö I (1975) Ultrastructure of lymphoid organs. An electronmicroscopic atlas. Masson, Paris

Palestro G, Tridente G, Micca FB, Novero D, Valente G, Godia L (1983) Immunohistochemical and enzyme histochemical contributions to the problem concerning the role of the thymus in the pathogenesis of myasthenia gravis. Virchows Arch [B] 44: 173–186

Pallesen G, Nielsen S, Celis JE (1987) Characterization of a monoclonal antibody (BG3C8) that reacts with basal cells of stratified epithelia. Histopathology 11: 591–601

Pappenheimer AM (1910) A contribution to the normal and pathological histology of the thymus gland. J Med Res 22: 1–73

Pelletier M, Tautu C, Landry D, Montplaisir S, Chartrand C, Perreault C (1986) Characterization of human thymic dendritic cells in culture. Immunology 58: 263–270

Pereira G, Clermont Y (1971) Distribution of cell web-containing epithelial reticular cells in the rat thymus. Anat Rec 169: 613–626

Pinkel D (1968) Ultrastructure of human fetal thymus. Am J Dis Child 115: 222–238

Puchtler H, Meloan SN, Branch BW, Gropp S (1975) Myoepithelial cells in human thymus: Staining, polarization and fluorescence microscopic studies. Histochemistry 45: 163–176

Quaroni E (1956) Presenza di cellule preenterocromaffini argentofile nel timo di pollo. Riv Istochim Norm Pat 2: 185–187

Ranga V, Ispas AT, Chirulesca ARM (1981) Elements of structure and ultrastructure of the blood-thymus barrier in ACTH involuted thymus. Acta Anat 111: 177–189

Raviola E, Karnovsky MJ (1972) Evidence for a blood-thymus barrier using electron-opaque tracers. J Exp Med 136: 466–499

Raviola E, Raviola G (1967) Striated muscle cells in the thymus of reptiles and birds: An electron microscopic study. Am J Anat 121: 623–646

Reggiani M (1946) Contributo alla conoscenza delle cellule cromaffini del timo nel pollo. Boll Soc Ital Biol Sper 22: 108–109

Ritter MA, Sauvage CA, Cotmore SF (1981) The human thymus microenvironment: In vivo identification of thymic nurse cells and other antigenetically-distinct subpopulations of epithelial cells. Immunology 44: 439–446

Rosai J, Higa E (1972) Mediastinal endocrine neoplasm, of probable thymic origin, related to carcinoid tumor. Clinicopathologic study of 8 cases. Cancer 29: 1061–1074

Rouse RV, Weissman IL (1981) Microanatomy of the thymus: Its relationship to T cell differentiation. Ciba Found Symp 84: 161–177

Sato T, Tamaoki N (1989) Myoid cells in the human thymus and thymoma revealed by three different immunohistochemical markers for striated muscle. Acta Pathol Jpn 39: 509–519

Schmitt D, Monier JC, Dardenne M, Pleau JM, Deschaux P, Bach JF (1980) Cytoplasmic localization of FTS (facteur thymique serique) in thymic epithelial cells. An immunoelectron-microscopical study. Thymus 2: 177–186

Scholey JM, Smith RC, Drenckhahn D, Gröschel-Stewart U, Kendrick-Jones J (1982) Thymus myosin. Isolation and characterization of myosin from calf thymus and thymic lymphocytes, and studies on the effect of phosphorylation of its M_r = 20,000 light chain. J Biol Chem 257: 7737–7745

Schuurman HJ, Kater L (1985) Relevance of „nurse cells" histophysiology of lymphoid tissues. Thymus 7: 317–322

Seifert R, Christ B (1990) On the differentiation and origin of myoid cells in the avian thymus. Anat Embryol 181: 287–298

Sherman JD, Adner MM, Dameshek W (1965) Experimental production of germinal follicles in the thymus. Relationship of Hassall's corpuscles to germinal follicle formation. Ann N Y Acad Sci 124: 105–117

Sminia T, van Asselt AA, van de Ende MB, Dijkstra CD (1986) Rat thymus macrophages: An immunohistochemical study on fetal, neonatal and adult thymus. Thymus 8: 141–150

Söderström N, Axelsson JA, Hagelquist E (1970) Postcapillary venules of the lymph node in the thymus in myasthenia. Lab Invest 23: 451–458

Spencer J, Choy M, Hussell T (1992) Properties of human thymic B cells. Immunology 75: 596–600

Takacs L, Savino W, Monostori E, Ando I, Bach J-F, Dardenne M (1987) Cortical thymocyte differentiation in thymomas; An immunohistological analysis of the pathologic microenvironment. J Immunol 138: 5687–698

Taylor CR, Skinner JM (1976) Evidence for significant hematopoiesis in the human thymus. Blood 47: 305–313

Thorbecke GJ, Silberberg-Sinakin I, Flotte ThJ (1980) Langerhans cells as macrophages in skin and lymphoid organs. J Invest Dermatol 75: 32–43

Timens W, Boes A, Rozeboom-Uiterwijk T, Poppema S (1988) Immuno-architecture of human fetal lymphoid tissues. Virchows Arch [A] 413: 563–571

Tomasi TB, Yurchak AM (1972) The synthesis of secretory component by the human thymus. J Immunol 108: 1132–1135

Toussaint-Demylle D, Scheiff J-M, Haumont S (1991) Thymic accessory cell complexes in vitro and in vivo: morphological study. Cell Tissue Res 263: 293–301

Velde RL van de, Friedman NB (1966) The thymic „Myoidzellen" and myasthenia gravis. J Am Med Ass 198: 287–288

Velde RL van de, Friedman NB (1970) Thymic myoid cells and myasthenia gravis. Am J Pathol 59: 347–368

Vetters JM, Macadam RF (1973) Fine structural evidence for horme secretion by the human thymus. J Clin Pathol 26: 194–197

Viac J, Schmitt D, Staquet MJ, Thivolet J (1980) Epidermis-thymus antigenic relations with special reference to Hassall's corpuscles. Thymus 1: 319–328

Vialli M, Quaroni E (1956) Azione della reserpine sulle cellule enterocromaffini nel pollo. Riv Istochim Norm Pat 2: 111–116

Weiss L (1963) Electron microscopic observations on the vascular barrier in the cortex of the thymus of the mouse. Anat Rec 145: 413–437

Weiss L (1972) The cells and tissues of the immune system. Prentice-Hall Inc, Englewoods Cliffs, NJ

Weiss L (1977) The thymus. In: Weiss L, Greep RO (eds) Histology, 5th edn. McGraw-Hill, New York, pp 503–522

Weiss LM (1992) Histiocytic and dendritic cell proliferations. In: Knowles DM (ed) Neoplastic hematopathology. Williams & Wilkins, Blatimore Hong Kong London München Philadelphia Sydney Tokyo, pp 1459–1484

Wekerle H, Ketelsen U-P (1980) Thymic nurse cells. Ia-bearing epithelium involved in T-lymphocyte differentiation. Nature 283: 402–404

Wekerle H, Ketelsen U-P, Ernst M (1980) Thymic nurse cells. Lymphoepithelial cell complexes in murine thymuses: Morphological and serological characterization. J Exp Med 151: 925–944

White RG, Marshall AHE (1962 II) The autoimmune response in myasthenia gravis. Lancet: 120–123

Wijngaert FP van de, Kendall MD, Schuurman HJ, Rademakers JHPM, Kater L (1984) Heterogeneity of epithelial cells in the human thymus: An ultrastructural study. Cell Tissue Res 237: 227–237

Yokono H, Hibi T, Fujisawa T, Suzuki T, Ohbu M, Muraoka M, Tsuchiya M, Hata J (1993) Immunohistochemical study of thymic B cells in myasthenia gravis and ulcerative colitis. Acta Pathol Jpn 43: 386–395

Zoltowska A (1991) Myoid and epithelial differentiation in myasthenic thymuses. Thymus 17: 237–248

3 Funktion des Thymus

Acuto O, Reinherz EL (1985) The human T-cell receptor: Structure and function. N Engl J Med 312: 1100–1111

Bach J-F, Papiernik M (1981) Cellular and molecular signals in T cell differentiation. In: Microenvironments in haemopoietic and lymphoid differentiation. Ciba Foundation Symposium 84, pp 215–230. Pitman, London

Barak Y, Hahn T, Pecht M, Karov Y, Berrebi A, Zaizov R, Stark B, Buchner V, Burstein Y, Trainin N (1992) Thymic humoral factor-gamma 2, an immunoregulatory peptide, enhances human hematopoietic progenitor cell growth. Exp Hematol 20: 173–177

Bofill M, Janossy G, Wilcox N, Chilosi M, Trejdosiewicz LK, Newsom-Davis J (1985) Microenvironments in the normal thymus and the thymus in myasthenia gravis. Am J Pathol 119: 462–473

Bonnet D, Lemoine FM, Bonnet ML, Baillou C, Najman A, Guigon M (1996) Thymosin beta 4, inhibitor for normal hematopoietic progenitor cells. Exp Hematol 24: 776–782

Carpinterio P, Anadon R, Del-Amo FF, Gomez-Marquez J (1995) The thymosin beta 4 gene is strongly activated in neural tissues during early postimplantation mouse development. Neurosci Lett 16: 63–66

Caso LV (1976) Some endocrine aspects of the thymus gland. Jpn J Med Sci Biol 29: 289–321

Cleavers H, Alarcon B, Wileman T, Terhorst C (1988) The T cell receptor/CD3 complex: A dynamic protein ensemble. Ann Rev Immunol 6: 629–662

Comsa J (1971) The thymic hormones. Hormones 2: 226–255

De Maagd RA, MacKenzie WA, Schuurman H-J, Ritter MA, Price KM, Broekhuizen R, Kater L (1985) The human thymus microenvironment: Heterogeneity detected by monoclonal anti-epithelial antibodies. Immunology 54: 745–754

Fabien N, Auger C, Monier J-C (1988) Immunolocalization of thymosin alpha 1, thymopoietin and thymulin in mouse thymic epithelial cells at different stages of culture: A light and electron microscopic study. Immunology 63: 721–727

Ferrick DA, Ohashi PS, Wallace V, Schilham N, Mack TW (1989) Thymic ontogeny and selection of α/β and γ/δ T cells. Immunol Today 10: 403–407

Friedman H (ed) (1975) Thymus factors in immunity. Ann NY Acad Sci 249: 1–545

Geenen V, Legros JJ, Franchimont P, Baudrihaye M, Defresne MP, Boniver J (1986) The neuroendocrine thymus: Coexistence of oxytocin and neurophysin in the human thymus. Science 232: 508–511

Geenen V, Legros JJ, Franchimont P, Defresne MP, Boniver J, Ivell R, Richter D (1987) The thymus as a neuroendocrine organ. Synthesis of vasopressin and oxytocin in human thymic epithelium. Ann NY Acad Sci 496: 56–66

Geenen V, Defresne MP, Robert F, Legros JJ, Franchimont P, Boniver J (1988) The neurohormonal thymic microenvironment: Immunocytochemical evidence that thymic nurse cells are neuroendocrine cells. Neuroendocrinology 47: 365–368

Geenen V, Robert F, Defresne MP, Boniver J, Legros JJ, Franchimont P (1989a) Neuroendocrinology of the thymus. Horm Res 31: 81–84

Geenen V, Robert F, Fatemi M, Martens H, Defresne MP, Boniver J, Legros JJ, Franchimont P (1989b) Neuroendocrine-immune interactions in T cell ontogeny. Thymus 13: 131–140

Geenen V, Robert F, Legros JJ, Defresne MP, Boniver J, Martial J, Lefebvre PJ, Franchimont P (1991) Neuroendocrine-immunology: From systemic interactions to the immune tolerance of self neuroendocrine functions. Acta Clin Belg 46: 135–141

Geenen V, Cormann N, Benhida A, Martens H, Achour I, Defresne MP, Robert F (1992) The thymic repertorie of neuroendocrine self antigens and the central immune tolerance of neuroendocrine functions. Eur J Med 1: 158–165

Geenen V, Benhida A, Kecha O, Achour I, Vandermissen E, Vanneste Y, Goxe B, Martens H (1996) Development and evolutionary aspects of thymic T cell education to neuroendocrine self. Acta Haematol 95: 263–267

Goldstein AL, Asanuma Y, White A (1970) The thymus as an endocrine gland: Properties of thymosin, a new thymus hormone. Rec Progr Horm Res 26: 505–532

Goldstein AL, Thurman GB, Cohen GH, Rossio JL (1976) The endocrine thymus: Potential role for thymosin in the treatment of autoimmune disease. Ann NY Acad Sci 274: 390–401

Gorski A, Rancewicz Z, Nowaczyk M, Malejczyk M, Waski M (1983) Diminished synthesis of immunoglobulins by lymphocytes of patients treated with thymosin (TFX) and cyclophosphamide. Adv Exp Med Biol 166: 79–88

Goya RG, Gagnerault MC, Sosa YE, Bevilacqua JA, Dardenne M (1993) Effects of growth hormone and thyroxine on thymulin secretion in aging rats. Neuroendocrinology 58: 338–343

Haynes BF (1984) The human thymic microenvironment. Adv Immunol 36: 87–142

Haynes BF, Martin ME, Kay HH, Kurtzberg J (1988) Early events in human T cell ontogeny. Phenotypic characterization and immunohistologic localization of T cell precursors in early human fetal tissues. J Exp Med 168: 1061–1080

Haynes BF, Denning SM, Singer KH, Kurtzberg J (1989) Ontogeny of T cell precursors: A model for the initial stages of human T cell development. Immunol Today 10: 87–91

Hurwitz JL, Samaridis J, Pelkonen J (1988) Progression of rearrangements at T cell receptor beta and gamma gene loci during athymic differentiation of bone marrow cells in vitro. Cell 52: 821–829

Indig FE, Pecht M, Trainin N, Burstein Y, Blumberg S (1991) Hydrolysis of thymic humoral factor gamma 2 by neutral endopeptidase (EC 3.4.24.11).Biochem J 278: 891–894

Inghirami G, Knowles DM (1992) The immune system: Structure and function. In: Knowles DM (ed) Neoplastic hematopathology, pp 27–72. Williams & Wilkins, Baltimore Hong Kong London Munich, Philadelphia Sydney Tokyo

Jambon B, Montagne P, Bene M-C, Brayer M-P, Faure G, Duheille J (1981) Immunohistologic localization of „facteur thymique serique" (FTS) in human thymic epithelium. J Immunol 127: 2055–2059

Janossy G, Thomas JA, Bollum FJ, Granger S, Pizzolo G, Bradstock KF, Wong L, McMichael A, Ganeshaguru K, Hoffbrand AV (1980) The human thymic microenvironment: An immunohistologic study. J Immunol 125: 202–212

Janossy G, Thomas JA, Goldstein G, Bollum FJ (1981) The human thymic microenvironment. In: Microenvironments in haemopoietic and lymphoid differentiation. Ciba Foundation Symposium 84: Pitman, London, pp 193–207

Janossy G, Bofill M, Trejdosiewicz LK, Willcox HNA, Chilosi M (1986) Cellular differentiation of lymphoid subpopulations and their microenvironments in the human thymus. Curr Top Pathol 75: 89–125

Jordan RK, Robinson JH (1981) T lymphocyte differentiation. In: Kendall MD (ed) The thymus gland. Academic Press, London New York Toronto Sydney San Francisco, pp 151–177

Knowles DM, Chadburn A, Inghirami G (1992) Immunophenotypic markers useful in the diagnosis and classification of hematopoietic neoplasms. In: Knowles DM (ed) Neoplastic hematopathology. Williams & Wilkins, Baltimore Hong Kong London Munich Philadelphia Sydney Tokyo, pp 73–167

Koninkx JF, Schreurs AJ, Penninks AH, Seinen W (1984) Induction of postthymic T-cell maturation by thymic humoral factor (s) derived from a tumor cell of thymic epithelial origin. Thymus 6: 395–409

Laster AJ, Itoh T, Palker TJ, Haynes BF (1986) The human thymic microenvironment: Thymic epithelium contains specific keratins associated with early and late stages of epidermal keratinocyte maturation. Differentiation 31: 67–77

Laussac JP (1990) Structural and conformational analysis of metal-containing peptides by one- and two-dimensional NMR spectroscopy. The case of thymulin. Mol Chem Neuropathol 12: 37–54

Lobach DF, Scearce RM, Haynes BF (1985) The human thymic microenvironment. Phenotypic characterization of Hassall's bodies with the use of monoclonal antibodies. J Immunol 134: 250–257

Lucker TD (1973) Thymic hormones. University Park Press, Baltimore

Luckey TD (ed) (1973) Thymic hormones. Urban & Schwarzenberg, München Berlin Wien

Markert ML, Watson TJ, Kaplan I, Hale LP, Haynes BF (1997) The human thymic microenvironment during organ culture. Clin Immunol Immunopathol 82: 26–36

Martelli MF, Velardi A, Rambotti P, Cernetti C, Bracaglia AM, Ballatori S, Davis S (1982) The in vitro effect of a calf thymus extract (thymostimulin) on the immunologic parameters of patients with untreated Hodgkin's disease. Cancer 49: 245–250

McFarland EJ, Scearce RM, Haynes BF (1984) The human thymic microenvironment: Cortical thymic epithelium is an antigenetically distinct region of the thymic microenvironment. J Immunol 133: 1241–1249

Miller JFAP, Dukor P (1964) Die Biologie des Thymus nach dem heutigen Stand der Forschung. Akademische Verlagsgesellschaft, Frankfurt a. M.

Mocchegiani E, Santarelli L, Muzzioli M, Fabris N (1995) Reversibility of the thymic involution and of age-related peripheral immune dysfunctions by zinc supplementation in old mice. Int J Immunopharmacol 17: 703–718

Moll UM, Lane BL, Robert F, Geenen V, Legros JJ (1988) The neuroendocrine thymus. Abundant occurrence of oxytocin-, vasopressin-, and neurophysin-like peptides in epithelial cells. Histochemistry 89: 385–390

Ohga K, Incefy GS, Fok KF, Erickson BW, Good RA (1983) Radioimmunoassays for the thymic hormone serum thymic factor (FTS). J Immunol Methods 57: 171–184

Oosterom R, Kater L, Rademarks LHPM (1981) How unique is the thymus? Conditioned media from thymus and tonsil epithelial cultures share biological activities in T-cell maturation. Clin Immunol Immunopathol 19: 428–436

Ophir R, Pecht M, Relyveld EH, Burstein Y, Ben-Efraim S, Trainin N (1990) THF-gamma 2, a synthetic thymic hormone, increases effectiveness of combined chemotherapy and immunotherapy against RPC-5 murine plasmacytoma. Int J Immunopharmacol 12: 751–754

Quik M (1992) Thymopoietin, a thymic polypeptide, potently interacts at muscle and neuronal nicotinic alpha-bungarotoxin receptors. Mol Neurobiol 6: 19–40

Quik M, Philie J, Goldstein G (1992) Thymopoietin, a thymic polypeptide, prevents nicotinic agonist-induced morphological changes in neonatal muscle cells in culture. Brian Res 18: 117–128

Rotter V, Trainin N (1979) Role of thymic hormone (THF) and of a thymic plasma recirculating factor (TPRF) in the modulation of human lymphocyte response to PHA and ConA. J Immunol 122: 414–420

Savino W, Dardenne M (1984) Thymic hormone-containing cells. VI. Immunohistologic evidence for the simultaneous presence of thymulin, thymopoietin and thymosin α_1 in normal and pathological human thymuses. Eur J Immunol 14: 987–991

Savino W, de Mello-Coelho V, Dardenne M (1995) Control of the thymic microenvironment by growth hormone/insulin-like growth factor-I-mediated circuits. Neuroimmunomodulation 2: 313–318

Schulof RS (1985) Thymic peptide hormones: Basic properties and clinical applications in cancer. Crit Rev Ovol Hematol 3: 309–376

Schulof RS, Low TLK, Thurman GB, Goldstein AL (1981) Thymosins and other hormones of the thymus gland. Prog Clin Biol Res 58: 191–215

Stutman O (1982) A model for T-cell differentiation. Dev Haematol Immunol 3: 3–16

Talle MA, Brown MJ, Blynn CM, Audhya TK, Goldstein G (1991) Use of monoclonal antibodies to identify thymopietin in cultured human thymic epithelial cells. Thymus 18: 169–184

Trainin N (1974) Thymic hormones and the immune response. Physiol Rev 54: 272–315

Voelter W, Kapuzniotu A, Mihelic M, Gurvits B, Abrahamian G, Galoyan A (1995) The interaction of (1-4)-fragment of thymosin beta 4 with calmodulin-sensitive cAMP phosphodiesterase from hypothalamus. Neurochem Res 20: 55–59

Weber HA, Maciejewski J, Eckert R, Schutt M, Diezel W, Volk HD (1990) Splenopentin (DAc-SP-5) accelerates the restoration of myelopoietic and immune systems after sublethal radiation in mice. Int J Immunopharmacol 12: 761–768

Weisman IL (1967) Thymus cell migration. J Exp Med 126: 291–304

Zinkernagel RM (1979) The thymus: Its influence on recognition of self major histocompatibility antigens by T-cells and consequences for reconstitution of immuno-deficiency. In: Cooper MD, Lawton AR, Milscher PA, Mueller-Eberhard JH (eds) Immunodeficiency. Springer, Berlin Heidelberg New York, pp 171–181

4 Thymusinvolution

Baarlen J van, Schuurman H-J, Huber J (1988) Acute thymus involution in infancy and childhood: A reliable marker for duration of acute illness. Hum Pathol 19: 1155–1160

Bains GS, Sundaram K (1979) Effects of neonatal thymic exposure to high doses of X-irradiation. Int J Radiat Biol 36: 233–239

Benjamin EL (1930) Dubois' sequestra of the thymus gland of nonsyphilitic origin. Am J Dis Child 39: 586–590

Berry CL, Thompson EN (1968) Clinico-pathological study of thymic dysplasia. Arch Dis Child 43: 579–584

Beschorner WE, Hutchins GM, Elfenbein GJ, Santos GW (1978) The thymus in patients with allogenic bone marrow transplants. Am J Pathol 92: 173–186

Beschorner WE, Namnoum JD, Hess AD (1987a) Experimental use of cyclosporine: Distribution of toxic effects: Immunopathology of rat thymus after cyclosporine A. Transplant Proc 19: 1230–1235

Beschorner WE, Namnoum JD, Hess AD, Shinn C, Santos GW (1987b) Cyclosporin A and the thymus. Immunopathology. Am J Pathol 126: 487–496

Blair JT, Thomson AW, Whiting PH, Davidson RJL, Simpson JG (1982) Toxicity of the immune suppressant cyclosporin A in the rat. Pathology 138: 163–178

Bockman DE, Lawton AR, Cooper MD (1972) Fine structure of thymus after bone marrow transplantation in an infant with severe combined immunodeficiency. Lab Invest 26: 227–239

Boyd E (1936) Weight of the thymus and its component parts and number of Hassall corpuscles in health and disease. Am J Dis Child 51: 313–335

Constantian MB, Menzoian JO, Nimberg RB, Schmid K, Mannick JA (1977) Association of a circulating immunosuppressive polypeptide with operative and accidental trauma. Ann Surg 185: 73–79

Cowan WK, Sorenson GD (1964) Electron microscopic observations of acute thymic involution produced by hydrocortisone. Lab Invest 13: 353–358

Damoiseaux JGMC, Beijleveld LJJ, Breda Vriesman PJC van (1997) Multiple effects of cyclosporin A on the thymus in relation to T-cell development and autoimmunity. Clin Immunol Immunopathol 82: 197–202

Dourov N (1986) Thymic atrophy and immune deficiency in malnutrition. Curr Top Pathol 75: 127–150

Dubois P (1850) Du diagnostic de la syphilis consideree comme une des causes possibles de la mort du foetus. Gaz Med Paris 5: 392–395

Duprez A, Cordier R, Schmitz P (1962) Tuberculoma of the thymus. First case of surgical excision. J Thorax Cardiovasc Surg 44: 115–120

Elie R, Laroche AC, Arnoux E, Guerin J-M, Pierre G, Malebranche R, Seemayer TA, Dupuy J-M, Russo P, Lapp WS (1983) Thymic dysplasia in acquied immunodeficiency syndrome. N Engl J Med 308: 841–842

FitzGerald JM, Mayo JR, Miller RR, Jamieson WRE, Baumgartner F (1992) Tuberculosis of the thymus. Chest 102: 1604–1605

Fukushi N, Arase H, Wang B, Ogasawara K, Gotohda T, Good RA, Onoe K (1990) Thymus: A direct target tissue in graft-versus-host reaction after allogenic bone marrow transplantation that results in abrogation of induction of self-tolerance. Proc Natl Acad Sci USA 87: 6301–6305

Gartner JG (1991) Thymic involution with loss of Hassall's corpuscles mimicking thymic dysplasia in a child with transfusion-associated graft-versus-host disease. Pediatr Pathol 11: 449–456

Giraud G, Negre E, Thevenet A, Beraud P (1963) Kyste hydatique du thymus. Presse Med 71: 1375–1376

Goldstein G, Mackay IR (1969) The human thymus. William Heinemann Medical Books, London

Grody WW, Fligiel S, Naeim F (1985) Thymus involution in the acquired immunodeficiency syndrome. Am J Clin Pathol 84: 85–95

Guarda LA, Luna MA, Smith JL, Mansell PWA, Gyorkey F, Roca AN (1984) Acquired immune deficiency syndrome: Postmortem findings. Am J Clin Pathol 81: 549–557

Hammar JA (1905) Zur Histogenese und Involution der Thymusdrüse. Anat Anz 27: 23–30, 41–89

Hirokawa K, McClure JE, Goldstein AL (1982) Age-related changes in localization of thymosin in the human thymus. Thymus 4: 19–29

Jacobi A (1888) Contributions to the anatomy and pathology of the thymus gland. Trans Assoc Am Phys 3: 297–319

Joshi VV, Oleske JM (1985) Pathologic appraisal of the thymus gland in acquired immuno-deficiency syndrome in children. A study of four cases and a review of the literature. Arch Pathol Lab Med 109: 142–146

Joshi VV, Oleske JM, Minnefor AB, Singh R, Bokhari T, Rapkin RH (1984) Pathology of suspect-ed acquired immune deficiency syndrome in children: A study of eight cases. Pediatr Pathol 2: 71–87

Joshi VV, Oleske JM, Saad S, Gadol C, Connor E, Bobila R, Minnefor AB (1986) Thymus biopsy in children with acquired immunodeficiency syndrome. Arch Pathol Lab Med 110: 837–842

Kendall MD (1991) Functional anatomy of the thymic microenvironment. J Anat 177: 1–29

Kendall MD, Ritter MA (eds) (1991) Thymus update 4: The thymus in immunotoxicology. Harwood Academic Publishers, Chur, Switzerland

King CC, Jamieson BD, Reddy K, Bali N, Concepcion RJ, Ahmed R (1992) Viral infection of the thymus. J Virol 66: 3155–3160

Kornstein MJ (1995) Pathology of the thymus and mediastinum. Saunders, Philadelphia London Toronto Montreal Sydney Tokyo

Linder J (1987) The thymus gland in secondary immunodeficiency. Arch Pathol Lab Med 111: 1118–1122

Meyer JA, Meyer JD (1978) Splenectomy and the thymic involution of increasing age. Arch Surg 113: 972–975

Meyer JD, Meyer JA (1977) Prevention by splenectomy of thymus weight depletion in the presence of progressively growing tumor in rats: Brief communication. J Natl Cancer Inst 59: 1023–1026

Mishalani SH, Lones MA, Said JW (1995) Multilocular thymic cyst. A novel thymic lesion asso-ciated with human immunodeficiency virus infection. Arch Pathol Lab Med 119: 467–470

Moench TR, Griffin DE, Obriecht CR, Vaisberg AJ, Johnson RT (1988) Acute measles in patients with and without neurological involvement: Distribution of measles virus antigen and RNA. J Infect Dis 158: 433–442

Müller-Hermelink HK, Sale GE (1983) Pathologische Befunde bei Knochenmarkstransplanta-tionen. Verh Dtsch Ges Pathol 67: 335–361

Müller-Hermelink HK, Sale GE, Borisch B, Storb R (1987) Pathology of the thymus after allogenic bone marrow transplantation in man. A histologic immunohistochemical study of 36 patients. Am J Pathol 129: 242–256

Mugerwa JW (1971) The lymphoreticular system in kwashiorkor. J Pathol 105: 105–109

Numazaki K, DeStephano L, Wong I, Goldman H, Spira B, Wainberg MA (1989) Replication of cytomegalovirus in human thymic epithelial cells. Med Microbiol Immunol (Berlin) 178: 89–98

Oliver J (1917) Syphilitic disease of the thymus in infants and the mode of origin of the Dubois abcesses. Am J Dis Child 13: 158–166

Pekovic DD, Gornitsky M, Ajdukovic D, Dupuy J-M, Chausseau J-P, Michaud J, Lapointe N, Gilmore N, Tsoukas C, Zwadlo G, Popovic M (1987) Pathogenicity of HIV in lymphatic organs of patients with AIDS. J Pathol 152: 31–35

Reichert CM, O'Leary TJ, Levens DL, Simrell CR, Macher AM (1983) Autopsy pathology in the acquired immunodeficiency syndrome. Am J Pathol 112: 357–382

Revell PA (1974) Studies on the effects of cyclophosphamide on T and B lymphocytes in the blood, lymph nodes, and thymus of normal guinea pigs. Int Arch Allergy 47: 864–874

Ritter MA, Ladyman HM (1991) The effects of cyclosporin on the thymic microenvironment and T cell development. In: Kendall MD, Ritter MA (eds) Thymus update 4: The thymus in immunotoxicology. Harwood Academic Publishers, Chur, Switzerland, pp 157–177

Savino W (1990) The thymic microenvironment in infectious disease. Mem Inst Oswaldo Cruz 85: 255–260

Savino W, Dardenne M, Marche C, Trophilme D, Dupuy J-M, Pekovic D, Lapointe N, Bach J-F (1986) Thymic epithelium in AIDS. An immunohistologic study. Am J Pathol 122: 302–307

Savino W, Moraes MC de, Barbosa SD, Da Fonseca EC, De Almeida VC, Hontebeyrie-Joscowicz M (1992) Is the thymus a target organ in infectious disease? Mem Inst Oswaldo Cruz 87, Suppl 5: 73–78

Schonland M (1972) Depression of immunity in protein-calorie malnutrition: A post-mortem study. Environ Child Health 18: 217–224

Schuurman H-J, Baarlen J van, Krone WJA, Huber J (1988) The thymus in the acquired immune deficiency syndrome. In: Kendall MD, Ritter MA (eds) Thymus update 1: The micro-environment of the human thymus. Harwood Academic Publishers, Chur, Switzerland, pp 171–189

Schuurman H-J, Krone JA, Broekhuizen R, Baarlen J van, Veen P van, Goldstein AL, Huber J, Goudsmit J (1989) The thymus in acquired immune deficiency syndrome. Comparison with other types of immunodeficiency diseases, and presence of components of human immunodeficiency virus type 1. Am J Pathol 134: 1329–1338

Seddik M, Seemayer TA, Lapp WS (1980) T-cell functional defect associated with thymic epithelial cell injury induced by a graft-versus-host reaction. Transplantation 29: 61–67

Seemayer TA (1979) The graft-versus-host reaction: A pathogenetic mechanism of experimental and human disease. Perspect Pediat Pathol 5: 93–99

Seemayer TA, Bolande RP (1980) Thymic involution mimicking thymic dysplasia: A consequence of transfusion induced graft versus host disease in a premature infant. Arch Pathol Lab Med 104: 141–144

Seemayer TA, Lapp WS, Bolande RP (1977) Thymic involution in murine graft-versus-host reaction. Am J Pathol 88: 119–133

Seemayer TA, Laroche AC, Russo P, Malebranche R, Arnoux E, Guerin J-M, Pierre G, Dupuy J-M, Gartner JG, Lapp WS, Spira TJ, Elie R (1984) Precocious thymic involution manifest by epithelial injury in the acquired immunodeficiency syndrome. Hum Pathol 15: 469–474

Sinner WN von, Linjawi T, Al Watban J (1990) Mediastinal hydatid disease: Report of three cases. J Can Assoc Radiol 41: 79–82

Smith SM, Ossa-Gomez LJ (1981) A quantitative histologic comparison of the thymus in 100 healthy and diseased adults. Am J Clin Pathol 76: 657–665

Smythe PM, Schonland M, Brereton-Stiles GG, Coovadia HM, Grace HJ, Loening WEK, Mafoyane A, Parent MA, Vos GH (1971) Thymolymphatic deficiency and depression of cell-mediated immunity in protein calorie malnutrition. Lancet II: 939–943

Suster S, Rosai J (1991) Multilocular thymic cyst: An acquired reactive process. A study of 18 cases. Am J Surg Pathol 15: 388–398

Tesseraux H (1959) Physiologie und Pathologie des Thymus unter besonderer Berücksichtigung der pathologischen Morphologie. In: Zwanglose Abhandlungen aus dem Gebiete der Inneren Sekretion. Joh. Ambr. Barth, Leipzig

Thomas JA, Sloane JP, Imrie SF, Ritter MA, Schuurman H-J, Huber J (1986) Immunohistology of the thymus in bone marrow transplant recipients. Am J Pathol 122: 531–540

Thomson AW, Pugh-Humphreys RGP (1991) The antilymphocytic properties of FK-506 and its influence on the thymic environment. In: Kendall MD, Ritter MA (eds) Thymus update 4. The thymus in immunotoxicology. Harwood Academic Publishers, Chur, Switzerland, pp 93–127

Thomson AW, Whiting PH, Blair JT, Davidson JL, Simpson JG (1981) Pathological changes developing in the rat during a 3-week course of high dosage cyclosporin A and their reversal following drug withdrawal. Transplantation 32: 271–277

Watry D, Hedrick JA, Siervo S, Rhodes G, Lamberti JJ, Lambris JD, Tsoukas CD (1991) Infection of human thymocytes by Epstein-Barr virus. J Exp Med 173: 971–980

Watts T (1969) Thymus weights in malnourished children. J Top Pediatr 15: 155–158

Welch K, Finkbeiner W, Alpers CE, Blumenfeld W, Davis RL, Smuckler EA, Beckstead JH (1984) Autopsy findings in the acquired immune deficiency syndrome. JAMA 252: 1152–1159

Witherspoon RP, Kopecky K, Storb RF, Flournoy N, Sullivan KM, Sosa R, Deeg HJ, Ochs HD, Cheever MA, Fefer A, Thomas ED (1982) Immunological recovery in 48 patients following syngenic marrow transplantation for hematological malignancy. Transplantation 33: 143–147

5 Fehlbildungen

Arnheim EE, Gemson BL (1950) Persistent cervical thymus gland, thymectomy. Surgery 27: 603–608

Bhaskar SN, Bernier JL (1959) Histogenesis of branchial cysts. A report of 468 cases. A J Pathol 35: 407–423

Dustin AP, Gerard P (1921) Sur l'existence des rapports de continuite directe entre parathyroides, thyroide et nodules thymiques chez les mammiferes. C r Soc Biol (Paris) 85: 876–877

Dyke JH van (1941) On the origin of accessory thymus tissue, thymus IV. The occurrence in man. Anat Rec 79: 179–204

Dyke JH van (1945) Behavior of ultimobranchial tissue in the postnatal thyroid gland: Epithelial cysts, their relation to thyroid parenchyma and to „new-growth" in the thyroid gland of young sheep. Am J Anat 76: 201–251

Dyke JH van (1952) Origin of accessory thyroid tissue from thymus IV in adult baboon. Arch Pathol 54: 248–258

Dyke JH van (1953) Experimental aberrant mediastinal goiters (thymic) in the rat. Arch Pathol 55: 412–422

Erdheim J (1904) I. Über Schilddrüsenaplasie. II. Geschwülste des Ductus thyreoglossus. III. Über einige menschliche Kiemendarmderivate. Beitr Pathol Anat 35: 366–433

Freeman JB, Sherman BM, Mason EE (1976) Transcervical thymectomy: An integral part of neck exploration for hyperparathyroidism. Arch Surg 111: 359–364

Gilmour JR (1937) The embryology of the parathyroid glands, the thymus and certain associated rudiments. J Pathol Bact 45: 502–522

Groschuff K (1900) Über das Vorkommen eines Thymussegmentes der vierten Kiementasche beim Menschen. Anat Anz 17: 161–170

Gruber GB (1920) Über Variationen der Thymusform und -lage. Z Angew Anat 6: 320–332

Gruber GB (1932) Die Entwicklungsstörungen der Thymusdrüse. In: Schwalbe E, Gruber GB (Hrsg) Die Morphologie der Mißbildungen des Menschen und der Tiere. III. Teil: Die Einzelmißbildungen. XV. Lieferung, 3. Abteilung. Fischer, Jena, S 710–757

Hagens EW (1932) Malformation of the auditory apparatus in the newborn associated with ectopic thymus. Arch Otolaryngol 15: 671–680

Hammar JA (1936) Die normal-morphologische Thymusforschung im letzten Vierteljahrhundert. Analyse und Synthese nebst einigen Worten zu der Funktionsfrage. Joh. Ambr. Barth, Leipzig

Kurtay M, Crile G (1969) Aberrant parathyroid glands in relationship to the thymus. Am J Surg 117: 705

Laage-Hellman JE (1952) Accessory thymus tissue of the neck. Acta Otolaryngol (Stockh) 42: 375–378

Lewis MR (1962) Persistance of the thymus in the cervical area. J Pediatr 61: 887–893

Maruta M, Yoshino K, Mimura T, Yoshimaatsu H, Oekusa M (1972) A case of intrathymic parathyroid adenoma with hyperparathyroidism. Keio J Med 21: 181–188

Nathaniels EK, Nathaniels AM, Wang Ch-A (1970) Mediastinal parathyroid tumors: A clinical and pathological study of 84 cases. Ann Surg 171: 165–170

Politzer G, Hann F (1935) Über die Entwicklung der branchiogenen Organe beim Menschen. Z Anat 104: 670–708

Ridenhour CE, Henzel JH, DeWeese MS, Earl Kerr S (1970) Thymoma arising from undescended cervical thymus. Surgery 67: 614–619

Rosai J, Levine GD (1976) Tumors of the thymus. In: Atlas of tumor pathology. Sec Ser, Fasc 13. Armed Forces Institute of Pathology, Washington, DC

Schmincke A (1926) Pathologie des Thymus. In: Henke F, Lubarsch O (Hrsg) Handbuch der speziellen pathologischen Anatomie und Histologie. Bd 8, Springer, Berlin, S 760–809

Tesseraux H (1959) Physiologie und Pathologie des Thymus. In: Zwanglose Abhandlungen aus dem Gebiet der inneren Sekretion, Bd 9. Joh. Ambr. Barth, Leipzig

Tsuchiya M, Kamegaya K, Shimabukuro K, Takagi K, Yoshimatsu H (1971) Intrathymic parathyroid tissue in man: Clinical significance and report of a case of intrathymic parathyroid adenoma. Keio J Med 20: 91–102

Wadon A (1934) Thymoma intratracheale. Zentralbl Pathol 60: 308–312
Wang Ch-A (1971) Surgery of the parathyroid glands. Adv Surg 5: 109–127
Wang Ch-A (1976) The anatomic basis of parathyroid surgery. Ann Surg 183: 271–275
Weller GL (1933) Development of the thyroid, parathyroid, and thymus glands in man. Carnegie Inst. Wash. Publ. No 443. Contrib Embryol 24: 93–143

6 Kongenitale Defektimmunopathien

Adkins WY, Gussen R (1974) Temporal bone findings in the third and fourth pharyngeal pouch (Di George) syndrome. Arch Otolaryngol 100: 206–208
Aldrich RA, Steinberg A, Campbell DC (1954) Pedigree demonstrating a sex-linked recessive condition characterized by draining ears, eczematoid dermatitis and bloody diarrhea. Pediatrics 13: 133–138
Amman AJ (1987) Immunodeficiency diseases. In: Stites DP, Stobo JD, Wells JV (eds) Basic and clinical immunology, 6th edn. Appleton & Lange, Norwalk, Connecticut, pp 317–355
Barth RF, Vergara GG, Khurana SK, Lowman JT (1972) Rapidly fatal familial histiocytosis associated with eosinophilia and primary immunological deficiency. Lancet I: 503–506
Belohradsky BH (1985) Thymusaplasie und -hypoplasie mit Hypoparathyreoidismus, Herz- und Gefäßmißbildungen (Di George-Syndrom). Ergb Inn Med Kinderheilkd 54: 35–105
Bienenstock J, McDermott M, Befus AD, O'Neill M (1978) A common mucosal immunologic system involving the bronchus, breast and bowel. In: McGhee JR, Mestecky J, Babb JL (eds) Secretory immunity and infection. Plenum Press, New York, pp 53–66
Black OF, Spanier SS, Kohut RI (1975) Aural abnormalities in partial DiGeorge syndrome. Arch Otolaryngol 101: 129–134
Blaese RM, Strober W, Brown RS, Waldmann TA (1968) The Wiskott-Aldrich syndrome: A disorder with a possible defect in antigen processing or recognition. Lancet I 1056–1061
Blaese RM, Strober W, Levy AL, Waldmann TA (1971) Hypercatabolism of IgG, IgA, IgM and albumin in the Wiskott-Aldrich syndrome. J Clin Invest 50: 2331–2338
Blaese RM, Strober W, Waldmann TA (1975) Immunodeficiency in the Wiskott-Aldrich syndrome. Birth Defects 11: 250–254
Boder E (1975) Ataxia-teleangiectasia: Some historic, clinical, and pathologic observations. Birth Defects 11: 255–270
Boder E, Sedgwick RP (1958) Ataxia-teleangiectasia. A familial syndrome of progressive cerebellar ataxia, oculocutaneous teleangiectasia and frequent pulmonary infection. Pediatrics 21: 526–554
Boder E, Sedgwick RP (1963) Ataxia-teleangiectasia: A review of 101 cases. In: Walsh G (ed) Cerebellum posture and cerebral palsy, Vol 8, pp 110–118. Little Club Clin Develop Med, National Spastics Society, Medical, Education and Information Unit, London
Borzy MS, Schulte-Wissermann H, Gilbert E, Horowitz SD, Pellett J, Hong R (1979) Thymic morphology in immunodeficiency diseases: Results of thymic biopsies. Clin Immuol Immunopathol 12: 31–51
Brand MM, Marinkovich VA (1969) Primary malignant reticulosis of the brain in Wiskott-Aldrich-syndrome. Report of a case. Arch Dis Childh 44: 536–542
Broder S, Uchiyama T, Waldmann TA (1979) Neoplasms of immunoregulatory cells. Am J Clin Pathol 72: 724–731
Burnet M (1961) The immunological recognition of self. Science 133: 307
Burnet M (1970) The concept immunological surveillance. Prog Exp Tumor Res 13: 1–27
Carbonari M, Cherchi M, Paganelli R, Giannini G, Galli E, Gaetano C, Papetti C, Fiorilli M (1990) Relative increase of T cells expressing the gamma/delta rather than the alpha/beta receptor in ataxia-teleangiectasia. N Engl J Med 322: 73–76
Chandra RK, Cooper MD, Hitzig WH, Rosen FS, Seligmann M, Soothill JF, Terry RJ (1979) Immunodeficiency. Report of a WHO Scientific Group. Clin Immunol Immunopathol 13: 296–359
Conley ME, Ziegler MM; Borden S, Huff DS, Boyle JT (1988) Multifocal adenocarcinoma of the stomach in a child with common variable immunodeficiency. J Pediatr Gastroenterol Nutr 7: 456–460

Cooper MD, Butler JL (1989) Primary immunodeficiency diseases. In: Paul WE (ed) Fundamental immunology, 2nd edn. Raven Press Ltd, New York, pp 1033–1057

Cooper MD, Chase HP, Lowman JT, Krivit W, Good RA (1968a) Wiskott-Aldrich syndrome. An immunologic deficiency disease involving the afferent limb of immunity. Am J Med 44: 499–513

Cooper MD, Perrey DY, Peterson RDA, Gabrielsen AE, Good RA (1968b) The two-component concept of the lymphoid system. In: Bergsma D, Good RA (eds) Immunologic deficiency diseases in man. US Natl Found Original Article Series IV, pp 7–12

Cooper MD, Keightley RG, Wu L-Y, Lawton AR (1973) Developmental defects of T and B cell lines in humans. Transplant Rev 16: 51–84

Cottier H (1957) Zur Histopathologie des Antikörpermangelsyndroms. Trans 6th Congr Europ Soc Haematol. Copenhagen, pp 41–46

Cottier H (1980) Pathogenese, Bd 2. Springer, Berlin Heidelberg New York

Cottier H, Kraft R, Meister F (1991) Primary immunodeficiency syndromes and their manifestations in lymph nodes. Curr Top Pathol 84/2: 81–155

Cunningham-Rundles C (1989) Clinical and immunologic analyses of 103 patients with common variable immunodeficiency. J Clin Immunol 9: 22–33

Cunningham-Rundles C, Siegal FP, Cunningham-Rundles S, Lieberman P (1987) Incidence of cancer in 98 patients with common variable immunodeficiency. J Clin Immunol 7: 294–299

DeVaal OM, Seynhave V (1959) Reticular dysgenesia. Lancet II: 1123–1125

Di George AM (1965) A new concept of the cellular basis of immunity. J Pediatr 67: 907–908

Di George AM (1968) Congenital absence of the thymus and its immunologic consequences: Concurrence with congenital hypoparathyroidism. Birth Defects 4: 116–121

Donner M, Schwartz M, Carlsson KU, Holmberg L (1988) Hereditary X-linked thrombocytopenia maps to the same chromosomal region as the Wiskott-Aldrich syndrome. Blood 72: 1849–1853

Dunn HG, Meuwissen H, Liningstone CS, Pump KK (1964) Ataxia-teleangiectasia. Can Med Massoc J 91: 1106–1117

Durham JC, Stephens DS, Rimland D, Nassar VH, Spira TJ (1987) Common variable hypogammaglobulinemia complicated by an unusual T-suppressor/cytotoxic cell lymphoma. Cancer 59: 271–276

Eskola J, Savilahti E, Nikoskelainen J, Ruuskanen O (1989) Regulatory T-cell function in primary humoral immunodeficiency states. J Clin Lab Imunol 28: 55–60

Fischer A, Griscelli C, Friedrich W, Kuanek B, Levinsky R, Morgan G, Vossen J, Wagemaker G, Landias P (1986) Bone marrow transplantation for immunodeficiencies and osteopetrosis: European survey, 1968–1985. Lancet 1080–1084

Fischer A, Landais P, Friedrich W, Morgan G, Gerritsen B, Fasth A, Porta F, Griscelli C, Goldman SF, Levinsky R (1990) European experience of bone-marrow transplantation for severe combined immunodeficiency. Lancet 850–854

Forsyth K, Matthews C, Seshadri R, Heddle R (1988) Wiskott-Aldrich syndrome in identical twins: abnormality of CD4 and CD8 positive lymphocytes. Aust NZ J Med 18: 73–76

Freedom RM, Rosen FS, Nadas AS (1972) Congenital cardiovascular disease and anomalies of the third and fourth paryngeal pouch. Circulation 46: 165–172

Gatti RA, Good RA (1971) Occurrence of malignancy in immunodeficiency diseases. Cancer 28: 89–98

Gatti RA, Gershanik JJ, Levkoff AH, Wertelecki W, Good RA (1972) Di George syndrome associated with combined immunodeficiency: Dissociation of phytohemagglutinin and mixed leukocyte culture responses. J Pediatr 81: 920–926

Gatti RA, Gershanik JJ; Levkoff AH, Wertelecki W, Good RA (1973) Combined system immunodeficiency with Di George syndrome and dissociation of PHA/MCC responses. Adv Exp Med Biol 29: 327–336

German J (1995) Bloom's syndrome. Dermatol Clin 13: 7–18

Gerritsen EJA, Berg H van den, Langlois van den Berg R, Schellekens PTA, Tol MJD van, Dooren LJ, Vossen JM (1988) Gecombineerde immunologische deficientie. Tijdschr Kindergeneeskd 56: 196–205

Giblett ER, Anderson JE, Cohen F, Pollara B, Meuwissen HJ (1972) Adenosinedeaminase deficiency in two patients with severely impaired cellular immunity. Lancet II: 1067–1069

Giblett ER, Ammann AJ, Wara DW, Sandman R, Diamond LK (1975) Nucleoside-phosphorylase deficiency in a child with severely defective T-cell immunity and normal B-cell immunity. Lancet I: 1010–1013

Gitlin D, Vawter G, Craig JM (1964) Thymic alymphoplasia and congenital aleukocytosis. Pediatrics 33: 184–192

Glanzmann E, Riniker P (1950) Essentielle Lymphocytophthise. Wien Med Wochenschr 100: 35–36

Gönczy P, Reith W, Barras E, Lisowska-Grospierre B, Griscelli C, Hadam MR, Mach B (1989) Inherited immunodeficiency with a defect in a major histocompatibility complex class II promotor-binding protein differs in the chromatin structure of the HLA-DRA gene. Mol Cell Biol 9: 296–302

Good RA (1972) Relations between immunity and malignancy. Proc Natl Acad Sci (USA) 69: 1026–1032

Good RA, Cooper MD, Peterson RDA (1966) The role of the thymus in immune process. Ann NY Acad Sci 135: 451–478

Gosseye S, Nezelof C (1981) T system immunodeficiencies in infancy and childhood. Pathol Res Pract 171: 142–158

Greenberg F, Elder FFB, Haffner P, Northrup H, Ledbetter DH (1988) Cytogenetic findings in a prospective series of patients with Di George anomaly. Am J Hum Genet 43: 605–611

Griscelli C, Lisowska-Grospierre B (1989) Combined immunodeficiency with defective expression in MHC class II genes. Immunodeficiency Rev 1: 135–153

Griscelli C, Lisowska-Grospierre B, Le Deist F, et al. (1989) Combined immunodeficiency with abnormal expression of MHC class II genes. Clin Immunol Immunopathol 50: S140–S148

Harland C, Shah T, Webster AD, Peters TJ (1988) Dipeptidyl peptidase IV – subcellular localization, activity and kinetics in lymphocytes from control subjects, immunodeficient patients and cord blood. Clin Exp Immunol 74: 201–205

Hecht F, Hecht BK (1987) Chromosome changes connect immunodeficiency and cancer in ataxia-teleangiectasia. Am J Pediatr Hematol Oncol 9: 185–188

Heremans JF (1975) The secretory immune system: A critical appraisal. In: Neter E, Milgram F (eds) The immune system and infectious disease. Karger, Basel, pp 91–100

Hess MW (1970) Lymphatischer Apparat, insbesondere Thymus, in der Pathogenese der Defektimmunopathien. In: Studer A, Cottier H (Hrsg) Handbuch der allgemeinen Pathologie, Bd VII/3: Immunreaktionen. Springer, Berlin Heidelberg New York, S 182–236

Hess MW, Schädeli J, Cottier H (1971) Pathogenese und Pathomorphologie kindlicher Immunopathien. Verh Dtsch Ges Pathol 55: 175–189

Heymer B, Niethammer D, Haas R, Meister H, Haferkamp O (1976) Pathomorphologic findings in severe combined immunodeficiency and reticular dysgenesis. Virchows Arch [Pathol Anat] 370: 151–162

Hirschhorn R, Ellenbogen A (1986) Genetic heterogeneity in adenosine deaminase (ADA) deficiency: Five different mutations in five new patients with partial ADA deficiency. Am J Hum Genet 38: 13–25

Hitzig WH (1974) Immunmangel-Krankheiten. Pathophysiologie und Klinik. In: Schwiegk H (Hrsg) Handbuch der inneren Medizin, Bd VII/I. Springer, Berlin Heidelberg New York, S 681–760

Hitzig WH, Barandun S, Cottier H (1968) Die schweizerische Form der Agammaglobulinämie. Ergeb Inn Med Kinderheilk 27: 79–154

Hong R, Horowitz SD, Borzy MF, Gilbert EF, Arya S, McLeod N, Peterson RDA (1981) The cerebro-hepato-renal syndrome of Zellweger: Similarity to and differentiation from the Di George syndrome. Thymus 3: 97–104

Incefy GS, Flomenberg N, Heller G, Kernan NA, Brochstein J, Kirkpatrick D, Kapoor N, Groshen S, O'Reilly RJ (1990) Evidence that appearance of thymulinin plasma follows lymphoid chimerism and precedes development in immunity in patients with lethal combined – immunodeficiency transplanted with T cell-depleted haploidentical marrow. Transplantation 50: 55–61

Janeway ChA (1968) Progress in immunology: Syndromes of diminished resistance to infection. J Pediatr 72: 885–903

Kaneko H, Inoue R, Yamada Y, Sukegawa K, Fukao T, Tashita H, Teramoto T, Kasahara K, Takami T, Kondo N (1996) Microsatellite instability in B-cell lymphoma originating form Bloom syndrome. Int J Cancer 20: 480–483

Keppen LD, Fasules JW, Burks AW, Gollin SM, Sawyer JR, Miller CH (1988) Confirmation of autosomal dominant transmission of the Di George malformation complex. J Pediatr 113: 506–508

Kersey JH, Spector BD, Good RA (1973a) Primary immunodeficiency diseases and cancer: The immunodeficiency-cancer-registry. Int J Cancer 12: 333–347

Kersey JH, Spector BD, Good RA (1973b) Immunodeficiency and cancer. Adv Cancer Res 18: 211–230

Kersey JH, Shapiro RS, Filipovich AH (1988) Relationship of immunodeficiency to lymphoid malignancy. Pediatr Infect Dis J 7: 104–112

Knutsen AP, Rosse WF, Kinney ThS, Buckley RH (1981) Immunologic studies before and after splenectomy in a patient with Wiskott-Aldrich syndrome. J Clin Immunol 1: 13–19

König R (1997) CATCH 22. Kinderarzt 28: 43–48

Kretschmer R, Say B, Brown D (1978) Congenital aplasia of the thymus gland (Di George's syndrome). N Engl J Med 279: 1295–1301

Kuhn EM, Therman E (1986) Cytogenetics of Bloom's syndrome. Cancer Genet Cytogenet 22: 1–18

Lamvik J, Moe PJ (1969) Thymic dysplasia with immunological deficiency. Acta Pathol Microbiol Scand 76: 349–360

Larocca LM, Lauriola L, Ranelletti OF, Piantelli M, Maggiano N, Ricci R, Capelli A (1990) Morphological and immunohistochemical study of Down syndrome thymus. Am J Med Genet 7 (Suppl): 225–230

Larocca LM, Piantelli M, Valitutti S, Castellino F, Maggiano N, Musiani P (1988) Alterations in thymocyte subpopulations in Down's syndrome (Trisomy 21) Clin Immunol Immunopathol 49: 175–186

Lau YL, Levinsky RJ (1988) Prenatal diagnosis and carrier detection in primary immunodeficiency disorders. Arch Dis Child 63: 758–764

Le PT, Vollger LW, Haynes BF, Singer KH (1990) Ligand binding to the LFA-3 cell adhesion molecule induces IL-1 production by human thymic epithelial cells. J Immunol 144: 4541–4547

Levy Y, Hershfield MS, Fernandez-Mejia C, Polmar SH, Scudiery D, Berger M, Sorensen RU (1988) Adenosine deaminase deficiency with late onset of recurrent infections: Response to treatment with polyethylene glycol-modified adenosine deaminase. J Pediatr 113: 312–317

Lischner HW (1972) Di George syndrome(s). J Pediatr 81: 1041–1044

Lischner HW, Di George AM (1969) Role of the thymus in humoral immunity: Observations in complete or partial congenital absence of the thymus. Lancet 1044–1049

Lischner HW, Dacou C, Di George AM (1967a) Normal lymphocyte transfer (NLT) test: Negative response in a patient with congenital absence of the thymus. Transplantation 5: 555–557

Lischner HW, Punnett HR, Di George AM (1967b) Lymphocytes in congenital absence of the thymus. Nature (Lond) 214: 580–582

Louis-Bar D (1941) Sur un syndrome progressif comprenant des teleangiectasies capillaires cutanees et conjuctivales symmetriques, a disposition naevoide et de troubles cerebelleux. Confin Neurol (Basel) 4: 32–42

Lum LG, Tubergen DG, Carcish L, Blaese RM (1980) Splenectomy in the management of the thrombocytopenia of the Wiskott-Aldrich syndrome. New Engl J Med 302: 892–896

MacFarlin DE, Strober W, Waldmann TA (1972) Ataxia-teleangiectasia. Medicine 51: 281–314

Markert ML, Hershfield MS, Wiginton DA et al. (1987) Identification of a deletion in the adenosine deaminase gene in a child with severe combined immunodeficiency. J Immunol 138: 3203–3206

McKusick VA, Cross HE (1966) Ataxia-teleangiectasia and Swiss-type agammaglobulinemia. Two genetic disorders of the immune mechanism in related Amish sibships. J Am Med Ass 195: 739–745

Miller JFAP, Dukor P (1964) Die Biologie des Thymus nach dem heutigen Stande der Forschung. Akademische Verlagsgesellschaft, Frankfurt

Müller-Hermelink HK, Müller J (1991) Die angeborenen Immundefekte. Verh Dtsch Ges Pathol 75: 32–50

Murphy M, Friend DS, Pike-Nobile L, Epstein LB (1992) Tumor necrosis factor-alpha and interferon-gamma expression in human thymus: localization and overexpression in Down syndrome. J Immunol 149: 2506–2512

Murphy M, Insoft RM, Pike-Nobile L, Derbin KS, Epstein LB (1993) Overexpression of LFA-1 and ICAM-1 in Down syndrome thymus. J Immunol 150: 5696–5703

Nezelof C (1968) Thymic dysplasia with normal immunoglobulins and immunologic deficiency: Pure alymphocytosis. Birth Defects 4: 104–112

Nezelof Ch (1986) Pathology of the thymus in immunodeficiency states. Curr Top Pathol 75: 151–177

Nezelof C, Jammet ML, Lortholary P, Labrune B, Lamy M (1964) L'hypoplasia hereditaire du thymus. Sa place et sa responsabilite dans une observation d'aplasie lymphocytaire normo-plasmocytaire et normoglobulinemique du nourrisson. Arch Fr Pediatr 21: 897–920

Ochs HD, Slichter SJ, Harker LA, Behrens WE von, Clark RA, Wedgwood RJ (1980) The Wiskott-Aldrich syndrome: Studies of lymphocytes, granulocytes and platelets. Blood 55: 243–252

Omenn GS (1965) Familial reticuloendotheliosis with eosinophilia. N Engl J Med 273: 427–432

Oppenheim JJ, Blaese RM, Waldmann TA (1970) Defective lymphocyte transformation and delayed hypersensitivity in Wiskott-Aldrich syndrome. J Immunol 104: 835–844

Ownby DR, Pizzo S, Blackmon L, Gall SA, Buckley RH (1976) Severe combined immunodeficiency with leukopenia (reticular dysgenesis) in siblings: Immunologic and histopathologic findings. J Pediatr 89: 382–387

Pachman LM, Lynch PA, Silver RK, Ozog DL, Poznanski AK (1989) Primary immunodeficiency disease in children: An update. Curr Probl Pediatr 19: 1–64

Page AR, Hansen AE, Good RA (1963) Occurrence of leukemia and lymphoma in patients with agammaglobulinemia. Blood 21: 197–261

Pallant A, Eskenazi A, Mattei M-G, Fournier REK, Carlsson SR, Fukuda M, Frelinger JG (1989) Characterization of cDNAs encoding human leukosialin and localization of the leukosialin gene to chromosome 16. Proc Natl Acad Sci USA 86: 1328–1332

Perry GS, Spector BD, Schuman LM, Mandel JS, Anderson VE, McHugh RB, Hanson MR, Fahlstrom SM, Krivit W, Kersey JH (1980) The Wiskott-Aldrich syndrome in the United States and Canada (1892–1979). J Pediatr 97: 72–78

Peter HH (1991) Immunologische Defektsyndrome. In: Gemsa D, Kalden JR, Resch K (Hrsg) Immunologie. Grundlagen – Klinik – Praxis. Thieme, Stuttgart New York, S 300–321

Peterson RDA, Kelly WD, Good RA (1964) Ataxia-teleangiectasia. Its association with a defective thymus, immunological deficiency and malignancy. Lancet 1189–1193

Purtilo DT (1981) Malignant lymphoproliferative diseases induced by Epstein-Barr virus in immunodeficient patients, including X-linked, cytogenetic, and familial syndromes. Review article. Cancer Genet Cytogenet 4: 251–268

Radford DJ, Perkins L, Lachman R, Thong YH (1988) Spectrum of Di George syndrome in patients with truncus arteriosus: expanded Di George syndrome. Pediatr Cardiol 9: 95–101

Radl J, Dooren LJ, Morell A, Skvaril F, Vossen MJJ, Vittenbogaart CH (1976) Immunoglobulins and transient paraproteins in sera of patients with the Wiskott Aldrich syndrome: A follow-up study. Clin Exp Immunol 25: 256–263

Ratech H, Greco MA, Gallo G, Rimoin DL, Kamino H, Hirschorn R (1985) Pathologic findings in adenosine-deaminase-deficient severe combined immunodeficiency. I. Kidney, adrenal, and chondro-osseous tissue alterations. Am J Pathol 120: 157–169

Reith W, Satola S, Sanchez CH, Amaldi J, Lisowska-Grospierre B, Griscelli C, Hadam MR, Mach B (1988) Congenital immunodeficiency with a regulatory defect in MHC class II gene expressionlacks a specific HLA-DR promotor binding protein („RF-X"). Cell 53: 897–906

Rich KC, Arnold WJ, Palella T, Fox IH (1979) Cellular immune deficiency with autoimmune hemolytic anemia in purine nucleoside phosphorylase deficiency. Am J Med 67: 172–176

Robinson HB (1975) Di George's or the III-IV pharyngeal pouch syndrome: Pathology and a theory of pathogenesis. Perspect Pediatr Pathol 2: 173–206

Rosen FS, Cooper MD, Wedgwood RJP (1984a) The primary immunodeficiencies (first of two parts) N Engl J Med 311: 235–242

Rosen FS, Cooper MD, Wedgwood RJP (1984b) The primary immunodeficiencies (second of two parts). N Engl J Med 311: 300–310

Rosen FS, Wedgwood RJ, Eibl M, Aiuti F, Cooper MD, Good RA, Griscelli C, Hanson LA, Hitzig WH, Matsumoto S, Seligmann M, Soothill J, Waldmann TA (1986) Primary immuno-deficiency diseases. Report of a World Health Organization Scientific Group. Clin Immunol Immunopathol 40: 166–196

Rössle R (1932) Über gleichzeitige Mißbildungen der branchiogenen Organe und über ange-borenen Mangel der Epithelkörperchen. Virchows Arch [Pathol Anat] 283: 41–57

Rössle R (1938) Über den angeborenen Mangel der Epithelkörperchen. Schweiz Med Wochen-schr 68: 848–849

Ruco LP, Stoppacciaro A, Pezzella F, Mirolo M, Ussini S, Barsotti P, Cassano AM, Boner AI, Businco L, Fazio A, Baroni CD (1985) The Omenn syndrome: Histological, immuno-histochemical and ultrastructural evidence for a partial T cell deficiency evolving in an abnormal proliferation of T lymphocytes and S-100+/T-6+ Langerhans-like cells. Virchows Arch 407: 69–82

Ryan AK (1996) Spectrum of malformations and developmental outcome in 555 patients with 22q11 deletions: A European collaborative study. 7th Manchester Birth Defects Conference, Manchester, UK, 8–11 Okt. 1996

Schaefer HE (1991) Tumoren bei Immundefekten. Verh Dtsch Ges Pathol 75: 80–97

Schuurman HJ, van de Wijngaert FP, Huber J, Schuurman RKB, Zegers BJM, Roord JJ, Kater L (1985) The thymus in „bare lymphocyte" syndrome: Significance of expression of major histocompatibility complex antigens on the thymic epithelial cells in intrathymic T-cell-maturation. Hum Immunology 13: 69–82

Schwaiger H, Weirich HG, Brunner P, Rass C, Hirsch-Kauffmann M, Groner Y, Schweiger M (1989) Radiation sensitivity of Down's syndrome fibroblasts might be due to overexpressed Cu/Zn-superoxide-Dismutase (EC 1.15.1.1). Eur J Cell Biol 48: 79–87

Schwartz RS (1972) Immunoregulation, oncogenic viruses, and malignant lymphomas. Lancet 1266–1269

Schwartz RS (1975) Another look at immunologic surveillance. N Engl J Med 293: 181–184

Sedgwick RP, Boder E (1972) Ataxia-teleangiectasia. In: Vinicen PJ, Bruyn GW (eds) A handbook of clinical neurology, Vol 14. North Holland Publishing Company, Amsterdam, pp 267–339

Shah T, Webster ADB, Peters TJ (1983) Lymphocyte enzyme activities in immunodeficiency syndromes with particular reference to common variable hypogammaglobulinemia. Clin Exp Immunol 53: 413–422

Shores EW, Ewijk W van, Singer A (1991) Disorganization and restoration of thymic medullary epithelial cells in T cell receptor-negative SCID mice: Evidence that receptor-bearing lympho-cytes influence maturation of the thymic microenvironment. Eur J Immunol 21: 1657–1661

Shprintzen RJ, Goldberg RB, Lewin ML, Sidoti EJ, Berkman MD, Argamaso RV, Young D (1978) A new syndrome involving cleft palate, cardiac anomalies, typical facies, and learning disabilities: Velo-cardio-facial syndrome. Cleft Palate J 15: 56–62

Snover DC, Frizzera C, Spector BD, Perry GS, Kersey JH (1981) Wiskott-Aldrich syndrome: Histopathologic findings in the lymph nodes and spleens of 15 patients. Hum Pathol 12: 821–831

Spector BD, Good RA, Kersey JH (1978) Immunodeficiency diseases and malignancy. In: Lipkin M, Good RA (eds) Gastrointestinal tract cancer. Plenum Medical Book Comp, New York London, pp 51–70

Spitler LE, Levin AS, Stites DP, Fudenberg HH, Huber H (1975) The Wiskott-Aldrich syndrome: Immunologic studies in nine patients and selected family members. Cell Immunol 19: 201–218

Stevens CA, Carey JC, Shigeoka AO (1990) Di George anomaly and velocardiofacial syndrome. Pediatrics 85: 526–529

Strauss PR, Henderson JF, Goodman MG (1985) Nucleosides and lymphocytes – an overview. Proc Soc Exp Biol Med 179: 413–418

Sullivan KE, Stobo JD, Peterlin BM (1985) Molecular analysis of the bare lymphocyte syndrome. J Clin Invest 76: 75–79

Swift M, Sholman L, Perry M, Chase C (1976) Malignant neoplasma in the families of patients with ataxia-teleangictasia. Cancer Res 36: 209–215

Thomas L (1959) Reactions to homologous tissue antigens in relation to hypersensitivity. In: Lawrence HS (ed) Cellular and humoral aspects of the hypersensitive states. Hoeber-Harper, New York, pp 529–532

Thompson LF, Seegmiller JE (1980) Adenosine deaminase deficiency and severe combined immunodeficiency disease. Adv Enzymol 51: 167–210

Touraine JL, Betuel H, Souillet G, Jeune M (1978) Combined immunodeficiency disease associated with absence of cell-surface HLA-A and -B antigens. J Pediatr 93: 47–51

Touraine JL, Marseglia GL, Betuel H (1985) Thirty international cases of bare lymphocyte syndrome: Biological significance of HLA antigens. Exp Hematol [Suppl 17] 13: 86–87

Tykocinski M, Schinella RA, Greco MA (1983) Fibroblastic reticulum cells in human lymph nodes. An ultrastructural study. Arch Pathol Lab Med 107: 418–422

Vossbeck S, Friedrich W, Heymer B (1991) Pathogenese und Histomorphologie des sogenannten Omenn-Syndroms. Verh Dtsch Ges Pathol 75: 121–125

Waldmann TA, McIntire KR (1972 II) Serum-alpha-fetoprotein levels in patients with ataxia-teleangiectasia. Lancet 1112–1115

Watanabe S, Iwata M, Maeda H, Ishibashi Y (1987) Immunohistochemical studies of major histocompatibility antigens in a case of the bare lymphocyte syndrome without immunodeficiency. J Am Acad Dermatol 17: 895–902

Wilson D, Burn J, Scambler P, Goodship J (1993) Di George syndrome: Part of CATCH 22. J Med Genet 30: 852–856

Wise WS, Still WJS, Joshi VV (1976) Severe combined immunodeficiency with thymic mast cell hyperplasia. Arch Pathol Lab Med 100: 283–286

Wiskott A (1937) Familiärer, angeborener Morbus Werlhofii? Monatsschr Kinderheilhd 68: 212–216

World Health Organization (1983) Primary immunodeficiency diseases. Report prepared for the WHO by a scientific group on immunodeficiency. Clin Immunol Immunopathol 28: 450–475

World Health Organization (1986) Primary immunodeficiency diseases. Report of a World Health Organization scientific group. Clin Immunol Immunopathol 40: 166–196

World Health Organization (1989) Primary immunodeficiency diseases. Report of a WHO sponsored meeting. Immunodeficiency Rev 1: 173–205

7 Sonstige, nicht neoplastische Thymusläsionen

Askin FB, McCann BG, Kuhn C (1977) Reactive eosinophilic pleuritis. A lesion to be distinguished form pulmonary eosinophilic granuloma. Arch Pathol Lab Med 101: 187–191

Dourov N (1974) Study of the cytoplasmic lipids in thymic involution. Path Europ 9: 43–57

Gilcrease MZ, Rajan B, Ostrowsky ML, Ramzy I, Schwartz MR (1997) Localized thymic Langerhans' cell histiocytosis and its relationship with myasthenia gravis: Immunohistochemical, ultrastructural and cytometric studies. Arch Pathol Lab Med 121: 134–138

Gomez-Roman JJ, Val Bernal JJ (1997) Histioeosinophilic granuloma of the thymus (Letters to the Editor). Arch Pathol Lab 121: 921–922

Halicek F, Rosai J (1984) Histioeosinophilic granuloma in the thymuses of 29 myasthenic patients: A complication of pneumodiastinum. Hum Pathol 15: 1137–1144

Jessurum J, Azevedo M, Saldana M (1986) Allergic angiitis and granulomatosis (Churg-Strauss syndrome): Report of a case with massive thymic involvement in a non-asthmatic patient. Hum Pathol 17: 637–639

Michal M, Havlicek F (1993) Immunohistochemical phenotypes of histioeosinophilic granulomas of thymus and reactive eosinophilic pleuritis. Acta Histochem 94: 97–101

8 Thymushyperplasie

Althoff H (1980) Sudden infant death syndrome (SIDS). Forensic-medical experience, research and conclusions regarding a general medical problem. In: Büngeler W, Eder M, Lennert K, Peters G, Sandritter W, Seifert G (Hrsg) Veröffentlichungen aus der Pathologie. Progress in pathology, Vol 114, 2nd edn. Fischer, Stuttgart New York

Arliss J, Scholes J, Dicksan PR, Messina JJ (1988) Massive thymic hyperplasia in an adolescent. Ann Thorac Surg 45: 220–222

Balcom RJ, Hakanson DO, Verner A, Gordon LP (1985) Massive thymic hyperplasia in an infant with Beckwith-Wiedemann syndrome. Arch Pathol Lab Med 109: 153–155

Barcia PJ, Nelson TG (1979) Hyperplasia of the thymus and thymic neoplasms in children. Milit Med 144: 799–801

Barth K, Schnauffer L, Kaufmann HJ (1976) Giant idiopathic thymomegaly. Pediatr Radiol 4: 117

Beddingfield GW, Campbell DC, Hood RH, Dooley BN (1967) Simultaneous disorders of thyroid and thymus: Report of two cases. Ann Thorac Surg 4: 445–450

Bell BA, Esseltine DW, Azouz EM (1984) Rebound thymic hyperplasia in a child with cancer. Med Pediatr Oncol 12: 144–147

Bergman TA, Mariash CN, Oppenheimer JH (1982) Anterior mediastinal mass in a patient with Graves' disease. J Clin Endocrinol Metab 55: 587–588

Bertoye A, Beraud C, Depierre A, Duc H, Beraud A (1956) Hypertrophie thymique et primo-infection du nourrisson. Pediatrie 11: 545–549

Blasimann B, Kuffer F, Bettex M (1977) Chirurgische Betrachtungen über die Thymushyper-plasie. Z Kinderchir 21: 214–230

Bower RJ, Kiesewetter WB (1977) Mediastinal masses in infants and children. Arch Surg 112: 1003–1009

Boyd E (1936) Weight of the thymus and its component parts and number of Hassall corpuscles in health and in disease. Am J Dis Child 51: 313–335

Bratton AB (1925) The normal weight of the human thymus. J Pathol Bacteriol 28: 609–620

Caffey J, Silbey R (1960) Regrowth and overgrowth of the thymus after atrophy induced by the oral administration of adrenocorticosteroids to human infants. Pediatrics 26: 762–770

Cardelli NF (1989) Thymus pathology and disease states. In: Cardelli NF (ed) The thymus in health and senescence, Vol 1: Thymus and immunity. CRC Press, Boca Raton, pp 133–160

Carmosino L, Dibenedetto A, Feffer S (1985) Thymic hyperplasia following successful chemo-therapy. A report of two cases and review of the literature. Cancer 56: 1526–1528

Carr JL (1945) Status thymico-lymphaticus. J Pediatrics 27: 1–43

Chertoff J, Barth RA, Dickerman JD (1991) Rebound thymic hyperplasia five years after chemo-therapy for Wilm's tumor. Pediatr Radiol 21: 596–597

Cohen M, Hill CA, Cangir A, Sullivan MP (1980) Thymic rebound after treatment of childhood tumors. Am J Roentg 135: 151–156

Dieckmann K-P, Düe W, Bauknecht K-J, Hamm B (1988) Reaktive benigne Thymushyperplasie nach zytostatischer Chemotherapie. Dtsch Med Wochenschr 113: 598–601

Düe W, Dieckmann K-P, Stein H (1989) Thymic hyperplasia following chemotherapy of a testi-cular germ cell tumor. Immunohistological evidence for a simple rebound phenomenon. Cancer 63: 446–449

Fabris N, Mocchegiani E, Mariotti S, Paccini F, Pinchera A (1989) Thyroid-thymus interactions during development and aging. Horm Res 31: 85–89

Filler RM, Simpson JS, Ein SH (1979) Mediastinal masses in infants and children. Pediatr Clin North Am 26: 677–690

Fyfe B, Dominguez F, Poppiti RJ (1990) Thymic hyperplasia: A clue to the diagnosis of hyper-thyroidism. Am J Forensic Med Pathol 11: 257–260

Gelfand DW, Goldman AS, Law EJ, MacMillan BG, Larson D, Abston S, Schreiber JT (1972) Thymic hyperplasia in children recovering from thermal burns. J Trauma 12: 813–817

Goldstein G, Mackay IR (1969) The human thymus. William Heinemann Medical Books, London

Graham CB, Berdon WE, Patriquin HB, Kuhn JP (1990) Thymic hyperplasia. Film panel cases Soc. of Pediatr Radiol Pediatr Radiol 20: 371

Greenwood M, Woods HM (1927) „Status thymico-lymphaticus" considered in the light of recent work on the thymus. J Hyg 26: 305–326

Grissom JR, Durant JR, Whittley RJ, Flint A (1983) Thymic hyperplasia in a case of Hodgkin's disease. South Med J 76: 1189–1192

Haller JA, Mazur DO, Morgan WW (1969) Diagnosis and management of mediastinal masses in children. J Thorax Cardiovasc Surg 58: 385–393

Hammar JA (1926) Die Menschenthymus in Gesundheit und Krankheit. Ergebnisse der numerischen Analyse von mehr als tausend menschlichen Thymusdrüsen. Teil I: Das normale Organ. Zugleich eine kritische Beleuchtung der Lehre des „Status thymicus". Z Mikrosk Anat Forsch 6 [Suppl] 1–570

Hammar JA (1936) Die normal-morphologische Thymusforschung im letzten Vierteljahrhundert. Analyse und Synthese nebst einigen Worten zu der Funktionsfrage. Barth, Leipzig

Hart C (1912) Thymusstudien. II. Die Thymuselemente. Virchows Arch [Pathol Anat] 210: 255–277

Hart C (1913) Thymusstudien. III. Die Pathologie der Thymus. Virchows Arch [Pathol Anat] 214: 1–83

Hart C (1915) Thymusstudien. V. Thymusbefunde bei Myasthenia gravis pseudoparalytica. Virchows Arch [Pathol Anat] 220: 185–213

Hermann R, Greminger P, Dommann-Scherrer C, Krestin GP, Stahel R (1994) Diffuse Thymushyperplasie nach Chemotherapie eines nodulär-sklerosierenden Hodgkin-Lymphoms. Schweiz Med Wochenschr 124: 1666–1671

Hill CA, Dodd GD (1970) Thymic hyperplasia simulating mediastinal metastasis. Tex Med 66: 78–81

Hofmann WJ, Möller P, Momburg F, Moldenhauer G, Otto HF (1984) Struktur des normalen Thymus, der lymphofollikulären Thymushyperplasie und der Thymome, dargestellt mit Lectinen, S-100-Protein und Keratin-Antiseren und monoklonalen (epitheliotropen) Antikörpern. Verh Dtsch Ges Pathol 68: 504

Hofmann WJ, Möller P, Otto HF (1987a) Thymic hyperplasia. I. True thymic hyperplasia. Review of the literature. Klin Wochenschr 65: 49–52

Hofmann WJ, Möller P, Otto HF (1987b) Thymic hyperplasia. II. Lymphofollicular hyperplasia of the thymus. An immunohistological study. Klin Wochenschr 65: 53–60

Hofmann WJ, Momburg F, Möller P, Otto HF (1988a) Intra- and extrathymic B cells in physiological and pathological conditions. Immunohistochemical study on normal thymus and lymphofollicular hyperplasia of the thymus. Virchows Arch A 412: 431–442

Hofmann WJ, Momburg F, Möller P (1988b) Thymic medullary cells expressing B-lymphocyte antigens. Hum Pathol 19: 1280–1287

Hofmann WJ, Möller P, Otto HF (1990) Hyperplasia. In: Givel J-C (ed) Surgery of the thymus. Pathology, associated disorders and surgical technique. Springer, Berlin Heidelberg New York London Paris Tokyo Hong Kong, pp 59–70

Ichiki S, Komatsu C, Ogata H, Mitsudome A (1992) A case of myasthenia gravis complicated with hyperthyroidism and thymic hyperplasia in childhood. Brain Dev 14: 164–166

Judd R, Bueso-Ramos C (1990) Combined true thymic hyperplasia and lymphoid hyperplasia in Graves' disease. Pediatr Pathol 10: 829–836

Judd RL (1987) Massive thymic hyperplasia with myoid cell differentiation. Hum Pathol 18: 1180–1183

Judd RL, Welch SL (1988) Myoid cell differentiation in true thymic hyperplasia and lymphoid hyperplasia. Arch Pathol Lab Med 112: 1140–1144

Katz SM, Chatten J, Bishop HC, Rosenblum H (1977) Massive thymic enlargement. Am J Clin Pathol 68: 786–790

Kendall MD, Johnson HRM, Singh J (1980) The weight of the thymus gland at necropsy. J Anat 131: 485–499

Kissin CM, Husband JE, Nicholas D, Eversman W (1987) Benign thymic enlargement in adults after chemotherapy: CT demonstration. Radiology 163: 67–70

Klose H (1912) Chirurgie der Thymusdrüse. In: Bruns P von (Hrsg) Neue Deutsche Chirurgie, Bd 3. Enke, Stuttgart

Konstantopoulos K, Androulaki A, Aessopos A, Patsouris E, Dosios TH, Psychogios A, Louko-poulos D (1995) Pure red cell aplasia associated with true thymic hyperplasia. Hum Pathol 26: 1160–1162

Lack EE (1981) Thymic hyperplasia with massive enlargement. J Thorac Cardiovasc Surg 81: 741–746

Lamesch AJ (1983) Massive thymic hyperplasia in infants. Z Kinderchir 38: 16–18

Lee Y, Moallem S, Clauss RH (1979) Massive hyperplastic thymus in a 22-month-old infant. Ann Thorac Surg 27: 356–358

Leibundgut K, Willi U, Pluss HJ (1992) Thymic rebound following successful chemotherapy of B-lymphoma in an adolescent boy. Eur J Pediatr 151: 95–97

Linegar AG, Odell JA, Fennell WM, Close PM, De Groot MK, Casserly DR, Perold JI (1993) Massive thymic hyperplasia. Ann Thorax Surg 55: 1197–1201

Marine D, Manley OT, Baumann EJ (1924) The influence of thyroidectomy, gonadectomy, suprarenalectomy, and splenectomy on the thymus gland of rabbits. J Exp Med 40: 429–443

Mele F, Forman B, Caride VJ (1996) Thymic uptake of gallium in a patient with unsuspected hyperthyroidism. Am J Roentgenol 166: 450–451

Michie W, Beck JS, Mahaffy RG, Honein EF, Fowler G (1967) Quantitative radiological and histological studies of the thymus in thyroid disease. Lancet I: 691–695

Michel F, Gilbeau JP, Six C, Michaux JL, Delannoy A (1995) Progressive mediastinal widening after therapy for Hodgkin's disease. Acta Clin Belg 50: 282–287

Morgagni GB (1761) De sedibus, et causis morborum per anatomen indagatis. Vol 1, Buch 2 (De morbis thoracis). Thypographia Remondiniana, Venetiis, S 129–298

Nezelof C, Normand C (1986) Tumor-like massive thymic hyperplasia in childhood: a possible defect of T-cell maturation, histological and cytoenzymatic studies of three cases. Thymus 8: 177–186

Nicholson RL (1978) Thymic hyperplasia in thyrotoxicosis. J Can Assoc Radiol 29: 264–265

Obaro RO (1996) Case report: true massive thymic hyperplasia. Clin Radiol 51: 62–64

Oh KS, Weber AL, Borden S (1971) Normal mediastinal mass in late childhood. Radiology 101: 625–628

O'Shea PA, Pansatiankul B, Farners P (1978) Giant thymic hyperplasia in infancy: immunologic, histologic, and ultrastructural observations. Lab Invest 38: 391 (abstr)

Osler W (1914) Principles and practice of medicine. Appleton, New York

Paltauf A (1889) Ueber die Beziehungen der Thymus zum plötzlichen Tod. Wien Klin Wschr 2: 877–881

Paltauf A (1890) Ueber die Beziehungen der Thymus zum plötzlichen Tod. Wien Klin Wochen-schr 3: 172–175

Panadero MA, Cruz JJ, Gomez A, Fonseca E, Garcia MJ, Garcia J, Martin G, Sanchez P, Duenas GA (1996) Mediastinal mass following chemotherapy in patients with Ewing sarcoma and osteosarcoma. J Intern Med 239: 457–460

Pardo-Mindan FJ, Crisci CD, Serrano M, Arcas R (1980) Immunological aspects of sarcoidosis associated with true thymic hyperplasia. Allergol Immunopathol (Madr) 8: 91–96

Pendlebury SC, Boyages S, Koutts J, Boyages J (1992) Thymic hyperplasia associated with Hodgkin's disease and thyrotoxicosis. Cancer 70: 1985–1987

Platter F (1614) Observationum in hominis affectibus. Buch I, S 172. L. König, Basileae Rasore-Quartino A, Rebizzo F, Romagnoli G (1979) Iperplasia gigante del timo nell'infanzia. Patho-logica 71: 711–715

Rasore-Quartino A, Rebizzo F, Romagnoli G (1979) Iperplasia gigante del timo nell'infanzia. Pathologica 71: 711–715

Rice HE, Flake AW, Hori T, Galy A, Verhoogen RH (1994) Massive thymic hyperplasia: Characterization of a rare mediastinal mass. J Pediatr Surg 29: 1561–1564

Rizk G, Cueto L, Amplatz K (1972) Rebound enlargement of the thymus after successful corrective surgery for transposition of the great vessels. AJR 116: 528–530

Rose JS, Lam C (1982) Thymic enlargement in association with hyperthyroidism. Pediatr Radiol 12: 37–38

Ruco LP, Rosati S, Palmieri B, Pescarmona E, Rendina EA, Baroni CD (1989) True thymic hyperplasia: A histological and immunohistochemical study. Histopathology 15: 640–643

Saegesser F, Zoupanos G (1970) Thymomas, tumors of the thymic site, and the paraneoplastic immunological syndromes associated with them. In: Saegesser F, Pettavee J (eds) Surgical oncology. Huber, Bern, pp 447–488

Sauter ER, Arensman RM, Falterman KM (1991) Thymic enlargement in children. Am Surg 57: 21–23

Scheiff JM, Cordier AC, Haumont S (1977) Epithelial cell proliferation in thymic hyperplasia induced by triiodothyronine. Clin Exp Immunol 27: 516–521

Schmincke A (1922) Über Thymushyperplasie. Klin Wochenschr 1: 2025–2029

Schmincke A (1926) Pathologie des Thymus. In: Henke F, Lubarsch O (Hrsg) Handbuch der speziellen pathologischen Anatomie und Histologie, Bd VIII: Drüsen mit innerer Sekretion. Springer, Berlin Heidelberg, S 760–809

Shin MS, Ho KJ (1983) Diffuse thymic hyperplasia following chemotherapy for nodular sclerosing Hodgkin's disease. Cancer 51: 30–33

Silverman NA, Sabiston DC jr (1980) Mediastinal masses. Surg Clin North Am 60: 757–777

Small EJ, Venook AP, Damon LE (1993) Gallium-avid thymic hyperplasia in an adult after chemotherapy for Hodgkin's disease. Cancer 72: 905–908

Tartas NE, Korin J, Dengra CS, Barazutti LM (1985) Diffuse thymic enlargement in Hodgkin's disease. JAMA 254: 406

Tesseraux H (1959) Physiologie und Pathologie des Thymus unter besonderer Berücksichtigung der pathologischen Morphologie. In: Zwanglose Abhandlungen aus dem Gebiete der Inneren Sekretion, Bd 9, Barth, Leipzig

Tobisu K-I, Kakizoe T, Takai K, Matsumoto K, Tsuchiya (1987) Thymic enlargement following treatment for a metastatic germ cell tumor: A case report. J Urol 137: 520–521

Valdes-Dapena M (1982) The pathologist and the sudden infant death syndrome. Am J Pathol 106: 118–131

Villa-Verde DMS, Defresne M-P, Vannier-Dos-Santos MA, Dussault JH, Boniver J, Savino W (1992) Identification of nuclear triiodothyronine receptors in the thymic epithelium. Endocrinology 131: 1313–1320

White S, Hall JB, Little A (1986) An approach to mediastinal masses associated with hyperthyroidism. Chest 90: 691–693

Wiesel J (1912) Pathologie des Thymus. In: Lubarsch O, Ostertag R (Hrsg) Ergebnisse der allgemeinen Pathologie und pathologischen Anatomie des Menschen und der Tiere. 15. Jahrg, 2. Abt, 1911. JF Bergmann, Wiesbaden, S 416–782

Wilske J (1984) Der plötzliche Säuglingstod. Morphologische Abgrenzung, Pathomechanismus und Folgerungen für die Praxis. Springer, Berlin Heidelberg New York Tokyo

Wunsch C, Wunsch R, Richter GM, Betsch B, Brado M, Kauffmann GW (1997) Lymphome im Kindesalter. Radiologe 37: 51–61

Wychulis AR, Payne WS, Clagett OT, Woolner LB (1971) Surgical treatment of mediastinal tumors. J Thorac Cardiovasc Surg 62: 379–392

Young M, Turnbull HM (1931) An analysis of the data collected by the status lymphaticus investigation committee. J Pathol 34: 213–258

Yulish BS, Owens RP (1980) Thymic enlargement in a child during therapy for primary hypothyroidism. Am J Roentgenol 135: 157–158

9 Thymusbefunde bei Myasthenia gravis

Aarli JA, Stefansson K, Marton LSG, Wollmann RL (1990) Patients with myasthenia gravis and thymoma have in their sera IgG autoantibodies against titin. Clin Exp Immunol 82: 284–288

Balzereit F, Bay V, Otto HF, Rittmeyer P, Sobirey Chr (1972) Die Thymektomie im Behandlungsplan der Myasthenie. Z Neurol 201: 136–159

Bell ET (1917) Tumors of the thymus in myasthenia gravis. J Nerv Ment Dis 45: 130–143

Bender AN, Ringel StP, Engel WK, Daniels MP, Vogel Z (1975) Myasthenia gravis: A serum factor blocking acetylcholine receptors of the human neuromuscular junction. Lancet I: 607–608

Bender AN, Ringel StP, Engel WK, Vogel Z, Daniels MP (1976) Immunoperoxidase localization of alpha Bungarotoxin: A new approach to myasthenia gravis. Ann NY Acad Sci 274: 20–30

Buzzard EF (1905) The clinical history and postmortem examination of five cases of myasthenia gravis. Brain 28: 438–483

Castleman B (1966) The pathology of the thymus gland in myasthenia gravis. Ann NY Acad Sci 135: 496–505

Castleman B, Norris EH (1949) The pathology of the thymus in myasthenia gravis. Medicine 28: 27–58

Changeux J-P, Devillers-Thiery A, Chemouilli P (1984) Acetylcholine receptor: An allosteric protein. Science 25: 1335–1345

Drachman DB (1994) Myasthenia gravis. N Engl J Med 330: 1797–1810

Engel AG, Tsujihata M, Lindstrom JM, Lennon VA (1976) The motor end plate in myasthenia gravis and in experimental autoimmune myasthenia gravis. A quantitative ultrastructural study. Ann NY Acad Sci 274: 60–79

Engel AG, Lindstrom JM, Lambert EH, Lennon VP (1977a) Ultrastructural localization of the acetylcholine receptor in myasthenia gravis and its experimental autoimmune model. Neurology 27: 307–325

Engel AG, Lambert EH, Howard FM (1977b) Ultrastructural localization of immune complex (IgG and C3) at the neuromuscular junction in myasthenia gravis. Neurology 27: 364 (Abstr)

Engel AG, Lambert EH, Howard FM (1977c) Immune complexes (IgG and C3) at the motor end-plate in myasthenia gravis. Ultrastructural and light microscopic localization and electrophysiologic correlations. Mayo Clin Proc 52: 267–280

Engel AG, Lambert EH, Gomez MR (1977d) A new myasthenic syndrome with endplate acetylcholinesterase deficiency, small nerve terminals and reduced acetylcholine release. Ann Neurol 1: 315–330

Engel AG, Lambert EH, Mulder DM, Gomez MR, Whitaker JN, Hart Z, Sahashi K (1981a) Recently recognized congenital myasthenic syndromes: (A) End-plate acetylcholine (ACh) esterase deficiency. (B) Putative abnormality of the ACh induced ion channel. (C) Putative defect of ACh resynthesis or mobilization – Clinical features, ultrastructure and cytochemistry. Ann NY Acad Sci 377: 614–637

Engel AG, Sahashi K, Fumagalli G (1981b) The immunopathology of acquired myasthenia gravis. Ann NY Acad Sci 377: 158–174

Fambrough DM, Drachman DB, Satyamurti S (1973) Neuromuscular junction in myasthenia gravis: Decreased acetylcholine receptors. Science 182: 293–295

Freeman StS, Engel AG, Drachman DB (1976) Experimental acetylcholine blockade of the neuromuscular junction. Effects on and plate and muscle fiber ultrastructure. Ann NY Acad Sci 274: 46–59

Gautel M, Lakey A, Barlow DP, Holmes Z, Scales S, Leonard K, Labeit S, Mygland A, Gilhus NE, Aarli JA (1993) Titin antibodies in myasthenia gravis: Identification of a major immunogenic region of titin. Neurology 43: 1581–1585

Genkins G, Papatestas AE, Horowitz StH, Kornfeld P (1975) Studies in myasthenia gravis: Early thymectomy. Electrophysiologic and pathologic correlations. Am J Med 58: 517–524

Gilhus NE, Aarli JA, Janzen RWC, Otto HF, Fasske E, Matre R (1985) Skeletal muscle antibodies in patients with a thymic tumour but without myasthenia gravis. J Neuroimmunol 8: 69–78

Givel J-C (1990) Historical review. In: Givel J-C (ed) Surgery of the thymus. Pathology, associated disorders and surgical technique. Springer, Berlin Heidelberg New York Tokyo, pp 1–9

Goldstein G (1966a) Plasma cells in the human thymus. Aust J Exp Biol Med Sci 44: 695–699

Goldstein G (1966b) Thymitis and myasthenia gravis. Lancet II: 1164–1167

Goldstein G, Hoffman WW (1968) Electrophysiological changes similar to those of myasthenia gravis in rats with experimental autoimmune thymitis. J Neurol Neurosurg Psychiat 31: 453–459

Goldstein G, Hoffman WW (1969) Endocrine function of the thymus affecting neuromuscular transmission. Clin Exp Immunol 4: 181–189

Goldstein G, Mackay IR (1965) Contrasting abnormalities in the thymus in systemic lupus erythematosus and myasthenia gravis. A quantitative histological study. Aust J Exp Biol Med Sci 43: 381–390

Goldstein G, Mackay IR (1969) The human thymus. Heinemann Medical Books, London

Grob D, Brunner NG, Namba T (1981) The natural course of myasthenia gravis and effect of therapeutic measures. Ann NY Acad Sci 377: 652–669

Grody WW, Jobst S, Keesey J, Herrmann C, Maeim F (1986) Pathologic evaluation of thymic hyperplasia in myasthenia gravis and Lambert-Eaton syndrome. Arch Pathol Lab Med 110: 843–846

Hart C (1915) Thymusstudien. V. Thymusbefunde bei Myasthenia gravis pseudoparalytica. Virchows Arch [Pathol Anat] 220: 185–213

Hofmann WJ, Möller P, Otto HF (1987) Thymic hyperplasia. II. Lymphofollicular hyperplasia on the thymus. An immunohistologic study. Klin Wochenschr 65: 53–60

Hofmann WJ, Momburg F, Möller P, Otto HF (1988a) Intra- and extrathymic B cells in physiological and pathological conditions. Immunohistochemical study on normal thymus and lymphofollicular hyperplasia of the thymus. Virchows Arch A 412: 431–442

Hofmann WJ, Momburg F, Möller P (1988b) Thymic medullary cells expressing B-lymphocyte antigens. Hum Pathol 19: 1280–1287

Hofmann WJ, Möller P, Otto HF (1990) Hyperplasia. In Givel J-C (ed) Surgery of the thymus. Pathology, associated disorders and surgical technique. Springer, Berlin Heidelberg New York Tokyo, pp 59–70

Judd RL (1987) Massive thymic hyperplasia with myoid cell differentiation. Hum Pathol 18: 1180–1183

Judd RL, Welch SL (1988) Myoid cell differentiation in true thymic hyperplasia and lymphoid hyperplasia. Arch Pathol Lab Med 112: 1140–1144

Kalies I, Kalden JR, Heinz F, Janzen RWCh, Lachenmayer L (1979) Nachweis von Acetylcholin-Rezeptor-Antikörpern im Serum von Myasthenia gravis-Patienten unter Verwendung affinitätschromatographisch gereinigter humaner Acetylcholin-Rezeptor-Präparationen. Klin Wochenschr 57: 875–881

Kirchner T, Schalke B, Melms A, Kügelgen T von, Müller-Hermelink HK (1986) Immunohistological patterns of non-neoplastic changes in the thymus in myasthenia gravis. Virchows Arch [Cell Pathol] 52: 237–257

Kirchner T, Hoppe F, Schalke B, Müller-Hermelink HK (1988) Microenvironment of thymic myoid cells in myasthenia gravis. Virchows Arch B [Cell Pathol] 54: 295–302

Kistler J, Stroud RM, Klymkowsky MW, Lalancette RA, Fairclough RH (1982) Structure and function of an acetylcholine receptor. Biophys J 37: 371–382

Laquer L, Weigert C (1901) Beiträge zur Lehre von der Erb'schen Krankheit. I. Ueber die Erb'sche Krankheit (Myasthenia gravis). II. Pathologisch-anatomischer Beitrag zur Erb'schen Krankheit (Myasthenia gravis). Neurol Zentralbl 20: 594–601

Lennon VA, Lindstrom JM, Seybold ME (1975) Experimental autoimmune myasthenia: A model of myasthenia gravis in rats and guinea pigs. J Exp Med 141: 1365–1375

Lennon VA, Lindstrom JM, Seybold ME (1976) Experimental autoimmune myasthenia gravis: Cellular and humoral immune responses. Ann NY Acad Sci 274: 283–299

Lindstrom JM (1979) Autoimmune response to acetylcholine receptor in myasthenia gravis and its animal model. Adv Immunol 27: 1–50

Lindstrom JM, Seybold ME, Lennon VA, Whittingham S, Duane D (1976) Antibody to acetylcholine receptor in myasthenia gravis. Prevalence, clinical correlates and diagnostic value. Neurology 26: 1054–1059

Mackay IR (1966) Histopathology of the human thymus. In: Wolstenholme GEW, Porter R (eds) The thymus: Experimental and clinical studies. Ciba Foundation Symposium. Churchill, London, pp 449–464

Marx A, Schultz A, Wilisch A, Nenninger R, Müller-Hermelink HK (1966) Myasthenia gravis. Verh Dtsch Ges Pathol 80: 116–126

Marx A, Wilisch A, Schultz A, Gattenlöhner S, Nenninger R, Müller-Hermelink HK (1997) Pathogenesis of myasthenia gravis. Virchows Arch 430: 355–364

Melms A, Schalke BC, Kirchner Th, Müller-Hermelink HK, Albert E, Wekerle H (1988) Thymus in myasthenia gravis. Isolation of T lymphocyte lines specific for the nicotinic acetylcholine receptor from thymuses of myasthenic patients. J Clin Invest 81: 902–908

Melms A, Malcherek G, Gern U, Wiethölter H, Müller CA, Schoepfer R, Lindstrom J (1992) T cells from normal and myasthenic individuals recognize the human acetylcholine receptor: Heterogeneity of antigenic sites on the alpha-subunit. Ann Neurol 31: 311–318

Middleton G (1967) The incidence of follicular structures in the human thymus at autopsy. Aust J Exp Biol Med Sci 45: 189–199

Mittag T, Komfeld P, Tormay A, Woo C (1976) Detection of anti-acetylcholine receptor factors in serum and thymus from patients with myasthenia gravis. N Engl J Med 294: 691–694

Monnier VM, Fulpius BW (1977) A radioimmunoassay for the quantitative evaluation of antihuman acetylcholine receptor antibodies in myasthenia gravis. Clin Exp Immunol 29: 16–22

Nastuk WL, Strauss AJL, Osserman KE (1959) Search for a neuromuscular blocking agent in the blood of patients with myasthenia gravis. Am J Med 26: 394–409

Numa S, Noda M, Takahashi H, Tanabe T, Toyosato M, Furutani Y, Kikyotani S (1983) Molecular structure of the nicotinic acetylcholine receptor. Cold Spring Harbor Symp Quant Biol 48: 57–70

Okabe H (1966) Thymic lymph follicles: A histopathologic study of 1,356 autopsy cases. Acta Pathol Jpn 16: 109–130

Oosterhuis HJ (1981) Observations of the natural history myasthenia gravis and the effect of thymectomy. Ann NY Acad Sci 377: 678–690

Oppenheim H (1899) Weiterer Beitrag zur Lehre von der acuten, nicht-eitrigen Encephalitis und der Poliencephalomyelitis. Dtsch Z Nervenh (J Neurol) 15: 1–27

Oppenheim H (1901) Die myasthenische Paralyse (Bulbärparalyse ohne anatomischen Befund). Karger, Berlin

Otto HF (1984) Pathologie des Thymus. In: Doerr W, Seifert G (Hrsg) Spezielle pathologische Anatomie, Bd 17. Springer, Berlin Heidelberg New York Tokyo

Palestro G, Tridente G, Botto Micca F, Novero D, Valente G, Godio L (1983) Immunohistochemical and enzyme histochemical contributions to the problem concerning the role of the thymus in the pathogenesis of myasthenia gravis. Virchows Arch [Cell Pathol] 44: 173–186

Papatestas AE, Alpert LI, Osserman KE, Osserman RS, Kark AE (1971) Studies in myasthenia gravis: Effects of thymectomy. Results on 185 patients with non-thymomatous and thymomatous myasthenia gravis, 1941–1969. Am J Med 50: 465–474

Papatestas AE, Genkins G, Horowitz StH, Kornfeld P (1976) Thymectomy in myasthenia gravis: Pathologic, clinical, and electrophysiologic correlations. Ann NY Acad Sci 274: 555–573

Papatestas AE, Genkins G, Kornfeld P (1981) Comparison of the results of the transcervical and transsternal thymectomy in myasthenia gravis. Ann NY Acad Sci 377: 766–778

Patrick J, Lindstrom J (1973) Autoimmune response to acetylcholine receptor. Science 180: 871–872

Porter CW, Barnard EA (1976) Ultrastructural studies on the acetylcholine receptor at motor end plates of normal and pathologic muscles. Ann NY Acad Sci 274: 85–107

Perlo VP, Arnason B, Poskanzer D, Castleman B, Schwab RS, Osserman KE, Papatestas AE, Alpert L, Kark A (1971) The role of thymectomy in the treatment of myasthenia gravis. Ann NY Acad Sci 183: 308–315

Perlo VP, Arnason B, Castleman B (1975) The thymus gland in elderly patients with myasthenia gravis. Neurology 25: 294–295

Rash JE, Hudson CS, Albuquerque EX, Eldefrawi ME, Mayer RF, Graham WF, Johnson TJA, Giddings FD (1981) Freeze-fracture, labelled-replica, and electro-pysiological studies of junctional fold destruction in myasthenia gravis and experimental autoimmune myasthenia gravis. Ann NY Acad Sci 377: 38–59

Rubin JW, Ellison RG, Moore HV, Pai GP (1981) Factors affecting response to thymectomy for myasthenia gravis. J Thorac Cardiovasc Surg 82: 720–728

Scadding GK, Vincent A, Newsom-Davis J, Henry K (1981) Acetylcholine receptor antibody synthesis by thymic lymphocytes: Correlation with thymic histology. Neurology 31: 935–943

Schadewald H (1977) Zur Geschichte der Myasthenia gravis. In: Hertel G, Mertens HG, Ricker K, Schimrigk K (Hrsg) Myasthenia gravis und andere Störungen der neuromuskulären Synapse, S 1–4. Thieme, Stuttgart

Schalke B, Mertens HG, Kirchner T, Wegener S, Müller-Hermelink HK (1987) Longterm treatment with azathioprine abolishes thymic lymphoid follicular hyperplasia in myasthenia gravis (letter). Lancet II: 682

Schumacher ED, Roth J (1912) Thymektomie bei einem Fall von Morbus Basedowi mit Myasthenie. Mitt Grenzgeb Med Chir (Jena) 25: 746–765

Simpson JA (1960) Myasthenia gravis. A new hypothesis. Scot Med J 5: 419–436

Sloan HE (1943) The thymus in myasthenia gravis with observations on the normal anatomy and histology of the thymus. Surgery 13: 154–174

Smithers DW (1959) Tumours of the thyroid gland in relation to some general concepts of neoplasia. J Facult Radiol 10: 3–16

Söderstrom N, Axelsson J-A, Hagelqvist E (1970) Postcapillary venules of the lymph node type in the thymus in myasthenia. Lab Invest 23: 451–458

Strauss AJL, Seegal BC, Hsu KC, Burkholder PM, Nastuk WL, Osserman KE (1960) Immunofluorescence demonstration of a muscle binding, complement-fixing serum globulin fraction in myasthenia gravis. Proc Soc Exp Biol Med 105: 184–191

Vetters M, Barclay RS (1973) The incidence of germinal centers in thymus glands of patients with congenital heart disease. J Clin Pathol 26: 583–591

Willcox N (1993) Myasthenia gravis. Curr Opin Immunol 5: 910–917

Willcox N, Newsom-Davis J, Calder LR (1983) Greatly increased autoantibody production in myasthenia gravis by thymocyte suspensions prepared with proteolytic enzymes. Clin Exp Immunol 54: 378–386

Willcox N, Schluep M, Ritter MA, Newsom-Davis J (1991) The thymus in seronegative myasthenia gravis patients. J Neurol 238: 256–261

10.1 Thymustumoren, Thymome und Thymuskarzinome

Ackland SP, Bur ME, Adler SS, Robertson M, Baron JM (1988) White blood cell aplasia associated with thymoma. Am J Clin Pathol 89: 260–263

Albertini A von, Roulet FC (1974) Histologische Geschwulstdiagnostik. Systematische Morphologie der menschlichen Geschwülste als Grundlage für die klinische Beurteilung, 2. Aufl. Thieme, Stuttgart

Alguacil-Garcia A, Halliday WC (1987) Thymic carcinoma with focal neuroblastoma differentiation. Am J Surg Pathol 11: 474–479

Al-Mondhiry M, Zanjani ED, Spivack M, Zalusky R, Gordon AS (1971) Pure red cell aplasia and thymoma: Loss of serum inhibitor of erythropoiesis following thymectomy. Blood 38: 576–582

Andersen V, Pedersen (1967) Thymoma and acute leukaemia. Acta Med Scand 182: 581–590

Andritsakis GD, Sommers SC (1959) Criteria of thymic cancer and clinical correlations of thymic tumors. J Thorac Surg 37: 273–290

Andrus WDW, Foot NC (1937) Report of a large thymic tumor successfully removed by operation. J Thorac Surg 6: 648–659

Armour A, Williamson JMS (1993) Ectopic cervical hamartomatous thymoma showing extensive myoid differentiation. J Laryngol Otol 107: 155–158

Asa SL, Dardick I, Nostrand AWP van, Bailey DJ, Gullane PJ (1988) Primary thyroid thymoma: A distinct clinicopathologic entity. Hum Pathol 19: 1463–1467

Asamura H, Nakajima T, Mukai K, Noguchi M, Shimosato Y (1988) Degree of malignancy of thymic epithelial tumors in terms of nuclear DNA content and nuclear area. An analysis of 39 cases. Am J Pathol 133: 615–622

Asherson GL, Webster ADB (1980) Thymoma and immunodeficiency. In: Diagnosis and treatment of immunodeficiency diseases. Blackwell Scientific Publications, Oxford London, pp 78–98

Atsmon A, Pinkhas J, Djaldetti M (1962) Sudden death caused by pressure of a thymoma of the right atrium. Arch Intern Med 110: 295–298

Attaran SY, Omrani GH, Tavangar SM (1966) Lymphoepithelial-like intrathyroidal thymic carcinoma with foci of squamous differentiation. APMIS 104: 419–423

Bailey RO, Dunn HG, Rubin AM, Ritaccio AL (1988) Myasthenia gravis with thymoma and pure red blood cell aplasia. Am J Clin Pathol 89: 687–693

Batata MA, Martini N, Huvos AG, Aguilar RI, Beattie EJ (1974) Thymomas: Clinicopathologic features, therapy, and prognosis. Cancer 34: 389–396

Bell ET (1917) Tumors of the thymus in myasthenia gravis. J Nerv Ment Dis 45: 130–143

Berezowski K, Grimes MM, Gal A, Kornstein MJ (1996) CD5 immunoreactivity of epithelial cells in thymic carcinoma and CASTLE using paraffin-embedded tissue. Am J Clin Pathol 106: 483–486

Bergh NP, Gatzinsky P, Larsson S, Lundin P, Ridell B (1978) Tumors of the thymus and thymic region. I. Clinicopathological studies on thymomas. Ann Thorac Surg 25: 91–98

Bernatz PhE, Harrison EG, Clagett OTh (1961) Thymoma: A clinicopathologic study. J Thorac Cardiovasc Surg 42: 424–444

Bernatz PhE, Khonsari S, Harrison EG, Taylor WF (1973) Thymoma: Factors influencing prognosis. Surg Clin North Am 53: 885–892

Bertelsen S, Malmstron J, Heerfordt J, Pedersen H (1975) Tumors of the thymic region. Thorax 30: 19–25

Bettendorf U, Bauer K-H (1981) Thymomdiagnostik unter besonderer Berücksichtigung der computertomographisch gesteuerten perthorakalen Biopsie. Dtsch Med Wochenschr 106: 84–88

Bläker H, Dragoje S, Laissue JA, Otto HF (1998) Intrapericardial thymoma. Clinicopathologic and immunohistochemical study of two cases and review of the literatur (in press)

Blumberg D, Port JL, Weksler B, Delgado R, Rosai J, Bains MS, Ginsberg RJ, Martini N, McCormack PM, Rusch V, Burt ME (1995) Thymoma: A multivariate analysis of factors predicting survival. Ann Thorac Surg 60: 908–913

Böhm W, Strauch G (1962) Zur Morphologie der epithelialen Thymusgeschwülste. Virchows Arch [Pathol Anat] 335: 632–641

Borisch B, Kirchner T, Marx A, Müller-Hermelink HK (1990) Absence of the Epstein-Barr virus genome in the normal thymus, thymic epithelial tumors, thymic lymphoid hyperplasia in a European population. Virchows Arch [B] 59: 359–365

Brasher GW, Howard PH, Brindley GV (1972) Thymoma and hypogamma-globulinemia (Good's syndrome). Surg Clin North Am 52: 429–438

Bretel J-J (1989) Staging and preliminary results of the thymic tumour study group. In: Sarrazin R, Vrousos C, Vincent F (eds) Thymic tumors. 7th Cancer Research Workshop, Grenoble 1987. Karger, Basel München Paris London New York New Delhi Singapore Tokyo Sydney, pp 156–164

Brightman I, Morgan JA, Kunze WP, Sheppard MN (1992) Primary mucoepidermoid carcinoma of the thymus: A rare cause of mediastinal tumor. Thorac Cardiovasc Surg 40: 90–91

Brocheriou I, Carnot F, Briere J (1995) Immunohistochemical detection of bcl-2 protein in thymoma. Histopathology 27: 251–255

Burrows S, Carroll R (1971) Thymoma associated with pancytopenia. Arch Pathol 92: 465–468

Castleman B (1955) Tumors of the thymus gland. In: Atlas of tumor pathology. Sec V, Fasc 19. Armed Forces Institute of Pathology, Washington, DC

Chan JKC, Rosai J (1991) Tumors of the neck showing thymic or related branchial pouch differentiation: a unifying concept. Hum Pathol 22: 349–367

Chan WC, Zaatari GS, Tabei S, Bibb M, Brynes RK (1984) Thymoma: An immunohistochemical study. Am J Clin Pathol 82: 160–166

Chang AC, Salomon DR, Wadsworth S, Hong M-JP, Mojcik CF, Otto S, Shevach EM, Coligan JE (1995) $\alpha_3\beta_1$ and $\alpha_6\beta_1$ integrins mediate laminin/merosin binding and function as costimulatory molecules for human thymocyte proliferation. J Immunol 154: 500–510

Charles RJ, Sabo KM, Kidd PG, Abkowitz JL (1996) The pathophysiology of pure red cell aplasia: Implications for therapy. Blood 87: 4831–4838

Chatten J, Katz SM (1976) Thymoma in a 12-year-old boy. Cancer 37: 953–957

Chen F-F, Yan J-J, Jin Y-T, Su I-J (1996) Detection of bcl-2 and p53 in thymoma: Expression of bcl-2 as a reliable marker of tumor aggressiveness. Hum Pathol 27: 1089–1102

Chilosi M, Iannucci AM, Pizzolo G, Menestrina F, Fiore-Donati L, Janossy G (1984) Immuno-histochemical analysis of thymomas: Evidence for medullary origin of epithelial cells. Am J Surg Pathol 8: 309–318

Chilosi M, Castelli P, Martignoni G, Pizzolo G, Montresor E, Facchetti F, Truini M, Mombello A, Lestani M, Scarpa A, Menestrina F (1992) Neoplastic epithelial cells in a subset of human thymomas express the B cell-associated CD20 antigen. Am J Surg Pathol 16: 988–997

Chiou GTJ, Chen C-L, Wei J, Hwang W-S (1990) Reconstruction of superior vena cava in invasive thymoma. Chest 97: 502–503

Chopek MW, Rosai J, Levine GD (1976) Malignant thymoma with rhabdomyosarcomatous („myoid cell") differentiation: Report of a case and review of the literature. Lab Invest 34: 343 (Abstr)

Close PM, Kirchner T, Uys CJ, Müller-Hermelink HK (1995) Reproducibility of a histogenetic classification of thymic epithelial tumours. Histopathology 26: 339–343

Cooper GN, Narodick BG (1972) Posterior mediastinal thymoma, case report. J Thorac Cardio-vasc Surg 63: 561–563

Cooper JD (1993) Current therapy for thymoma. Chest 103 (Suppl): 334–336

Couture MM, Mountain CF (1990) Thymoma. Semin Surg Oncol 6: 110–114

Curran WJ, Kornstein MJ, Brooks JJ, Turrisi AT (1988) Invasive thymoma: The role of media-stinal irradiation following complete or incomplete surgical resection. J Clin Oncol 6: 1722–1727

Dahan M, Gaillard J, Mary H, Renella-Coll J, Berjaud J (1988) Survie eloignee des thymomes lympho-epitheliaux peres. Rev Mal Respir 5: 159–165

Dahlgren S, Sandstedt B, Sundstrom C (1983) Fine needle aspiration cytology of thymic tumors. Acta Cytol 27: 1–6

Danisch F, Nedelmann E (1928) Bösartiges Thymom bei einem 3½ jährigen Kind mit eigen-artiger Metastasierung ins Zentralnervensystem (Zugleich ein Beitrag zur Klinik und pathologischen Anatomie der Geschwulstmetastasierung auf dem Liquorwege). Virchows Arch [Pathol Anat] 268: 492–514

Daugaard G (1989) The effect of chemotherapy in the treatment of malignant thymoma. In: Sarrazin R, Vrousos C, Vincent F (eds) Thymic tumors. 7th Cancer Research Workshop, Grenoble 1987. Karger, Basel München Paris London New York New Delhi Singapore Tokyo Sydney, pp 112–119

Davies SE, Macartney JC, Camplejohn RS, Morris RW, Ring NP, Corrin B (1989) DNA flow cyto-metry of thymomas. Histopathology 15: 77–83

Davis RD, Oldham HN, Sabiston DC (1987) Primary cysts and neoplasms of the mediastinum: Recent changes in clinical presentation, methods of diagnosis, management, and results. Ann Thorac Surg 44: 229–237

Dawson A, Ibrahim NB, Gibbs AR (1994) Observer variation in the histopathological classi-fication of thymoma: Correlation with prognosis. J Clin Pathol 47: 519–523

Dehner LP, Martin SA, Sumner HW (1977) Thymus related tumors and tumor-like lesions in childhood with rapid clinical progression and death. Hum Pathol 8: 53–66

DiMario FJ, Lisak RP, Kornstein MJ, Brooks JJ (1988) Myasthenia gravis and primary squamous cell carcinoma of the thymus: A case report. Neurology 38: 580–582

Dimery IW, Lee JS, Blick M, Pearson G, Spitzer G, Hong WK (1988) Association of the Epstein-Barr virus with lymphoepithelioma of the thymus. Cancer 61: 2475–2480

Doll DC, Landreneau RJ, List AF (1991) Malignant thymoma associated with peripheral T cell lymphocytosis. Med Pediatr Oncol 19: 496–498

Dorfman DM, Shahsafaei A, Chan JK (1997) Thymic carcinoma, but not thymomas and carcino-mas of other sites, show CD5 immunoreactivity. Am J Surg Pathol 21: 936–94

Drings P, Kayser K, Kuttig H, Otto HF, Vogt-Moykopf I (1985) Die bösartigen Tumoren von Lunge, Pleura und Thymus. Empfehlungen für eine standardisierte Diagnostik, Therapie und Nachsorge. Schriftenreihe des Tumorzentrums Heidelberg/Mannheim

Effler DB, McCormack LJ (1956) Thymic neoplasms. J Thorac Surg 31: 60–82

Ehrenreich Th, Allen AC (1958) Myasthenia gravis following extirpation of an asymptomatic thymoma. Cancer 11: 173–180

Eimoto T, Kohichi T, Shirakusa T, Takeshita M, Okamura H, Naito H, Mitsui T, Kikuchi M (1986) Heterogeneity of epithelial cells and reactive components in thymomas: An ultrastructural and immunohistochemical study. Ultrastruct Pathol 10: 157–173

Engel P, Pilsgaard B, Francis D (1995) Thymomas and thymic carcinomas. A retrospective investigation with histological reclassification. APMIS 103: 671–678

Engel P, Dabelsteen E, Francis D, Graem N (1996) Histo-blood group antigens in human fetal thymus and in thymomas. APMIS 104: 741–749

Ewing J (1916) The thymus and its tumors. Report of three cases thymoma. Surg Gynec Obstet 22: 461–472

Fechner RE (1969) Recurrence of noninvasive thymomas. Report of four cases and review of literature. Cancer 23: 1423–1427

Fershtand JB, Shaw RR (1951) Malignant tumor of the thymus gland, myasthenia gravis developing after removal. Ann Intern Med 34: 1025–1035

Fetch JF, Weiss SW (1990) Ectopic hamartomatous thymoma: clinicopathologic, immunohistochemical, and histogenetic considerations in four new cases. Hum Pathol 21: 662–668

Fisher ER (1968) The thymus. In: Bloodworth JMB (ed) Endocrine pathology. The Williams and Wilkins Comp, Baltimore, pp 197–219

Flanders E, Kornstein MJ, Wakely PE, Kardos TF, Frable WJ (1993) Lymphoglandular bodies in fine needle aspiration cytology. Am J Clin Pathol 99: 566–569

Fong PH, Wee A, Chan HL, Tan YO (1992) Primary thymic carcinoma and its association with dermatomyositis and pure red cell aplasia. Int J Dermatol 31: 426–428

Friedman HD, Inman DA, Hutchinson RE, Poiesz BJ (1994) Concurrent invasive thymoma and T-cell lymphoblastic leukemia and lymphoma. A case report with necropsy findings and literature review of thymoma and associated hematologic neoplasm. Am J Clin Pathol 101: 432–437

Friedman NB (1967) Tumors of the thymus. J Thorac Cardiovasc Surg 53: 163–182

Fuentes P, Leude E, Ruiz C, Bordigoni L, Thomas P, Giudicelli R, Gastaud JA, Morati N (1992) Treatment of thymomas. A report of 67 cases. Eur J Cardio-thorac Surg 6: 180–188

Fukai I, Masaoka A, Hashimoto T, Yamakawa Y, Mizuno T, Tanamura O (1992) The distribution of epithelial membrane antigen in thymic epithelial neoplasms. Cancer 70: 2077–2081

Fukai I, Masaoka A, Hashimoto T, Yamakawa Y, Mizuno T, Tanamura O (1993) Cytokeratins in normal thymus and thymic epithelial tumors. Cancer 71: 99–105

Fukayama M, Maeda Y, Funata N, Koike M, Saito K, Sakai T, Ikeda T (1988) Pulmonary and pleural thymoma. Diagnostic application of lymphocyte markers to the thymoma of unusual site. Am J Clin Pathol 89: 617–621

Geary CG, Byron PR, Taylor G, MacIver JE, Zervas J (1975) Thymoma associated with pure red cell aplasia, immunoglobulin deficiency and an inhibitor of antigen-induced lymphocyte transformation. Br J Haematol 29: 479–485

Gilbert EF, Harley JB, Anido V, Mengoli HF, Hughes JT (1968) Thymoma, plasma cell myeloma, red cell aplasia and malabsorption syndrome. Am J Med 44: 820–829

Giraud F, Fabien N, Auger C, Girod C, Loire R, Monier JC (1990) Human epithelial thymic tumours: Heterogeneity in immunostaining of epithelial cell markers and thymic hormones. Thymus 15: 15–29

Givel J-C (ed) (1990) Surgery of the thymus. Pathology, associated disorders and surgical technique. Springer, Berlin Heidelberg New York Tokyo

Göldel N, Böning L, Fredrik A, Hölzel D, Hartenstein R, Wilmanns W (1989) Chemotherapy of invasive thymoma. A retrospective study of 22 cases. Cancer 63: 1493–1500

Goldstein G, Mackay IR (1969) The human thymus. William Heinemann Medical Books, London

Good RA (1954) Agammaglobulinemia – a provocative experiment of nature. Bull Univ Minn Hosp 26: 1–19

Gould ThS, Tanguay PR, DeLellis RA (1977) Thymoma and primary lymphoma of the small intestine. Cancer 40: 1755–1758

Grandhomme F (1900) Ueber Tumoren des vorderen Mediastinums und ihre Beziehungen zu der Thymusdruese. Inaug Diss, Heidelberg. L.C. Witich'sche Hofbuchdruckerei, Darmstadt

Gray GF, Gutowski WTh (1979) Thymoma. A clinicopathologic study of 54 cases. Am J Surg Pathol 3: 235–249

Green WR, Pressoir R, Gumbs RV, Warner O, Naab T, Qayumi M (1987) Intrapulmonary thymoma. Arch Pathol Lab Med 111: 1074–1076

Griffin JD, Aisenberg AC, Long JC (1978) Lymphocytic thymoma associated with T-cell lymphocytosis. Am J Med 64: 1075–1079

Groisman GM, Ben-Izhak O, Best L-AE (1994) Thymoma with foci of medullary differentiation in an 11-year-old boy. Arch Pathol Lab Med 118: 653–655

Grommisch K, Hofmann WJ, Otto HF, Willgeroth K, Moll R (1997) Complex and differential cytokeratin profiles in thymomas and correlation with normal thymus. In: Marx A, Müller-Hermelink HK (eds) Epithelial tumors of the thymus: Pathology, biology, treatment. Plenum Press, New York, pp 81–89

Halpern SR, Schoelzel E, Johnson RB (1966) Thymoma in a young child producing symptoms of asthma. Am J Dis Child 111: 99–104

Hartmann C-A, Hanke S (1984) Ungewöhnliche Pleurabeteiligung eines metastasierenden Thymoms. Pathologe 5: 169–172

Hartmann C-A, Roth Chr, Minck C, Niedobitek G (1990) Thymic carcinoma. Report of five cases and review of the literature. J Cancer Res Clin Oncol 116: 69–82

Hasserjian RP, Klimstra DS, Rosai J (1995) Carcinoma of the thymus with clear-cell features. Report of eight cases and review of the literature. Am J Surg Pathol 19: 835–841

Havlicek F, Rosai J (1984) A sarcoma of thymic stroma with features of liposarcoma. Am J Clin Pathol 82: 217–224

Hayashi Y, Ishii N, Obayashi C, Jinnai K, Hanioka K, Imai Y, Itoh H (1995) Thymoma: Tumour type related to expression of epidermal growth factor (EGF), EGF-receptor, p53, v-erb B and ras p21. Virchows Arch 426: 43–50

Haynes BF (1984) The human thymic microenvironment. Adv Immunol 36: 87–142

Hellwig CA (1941) Malignant thymoma. Clinical-pathological study of eight cases. Surg Gynec Obstet 73: 851–863

Henry K (1972) An unusual thymic tumour with a striated muscle (myoid) component (with a brief review of the literature on myoid cells). Br J Dis Chest 66: 291–299

Henry K, Farrer-Brown G (1981) A colour atlas of thymus and lymph node histopathology with ultrastructure. Wolfe Medical Publications, London

Hirokawa K, Utsuyama M, Moriizumi E, Hashimoto T, Masaoka A, Goldstein (1988) Immunohistochemical studies in human thymomas. Localization of thymosin and various cell markers. Virchows Arch B Cell Pathol 55: 371–380

Hirst E, Robertson TI (1967) The syndrome of thymoma and erythroblastopenic anemia. A review of 56 cases including 3 case reports. Medicine 46: 225–264

Hishima T, Fukayama M, Fujisawa M, Hayashi Y, Arai K, Funata N, Koike M (1994) CD5 expression in thymic carcinoma. Am J Pathol 145: 268–275

Ho FCS, Lam SY, Chiu SW, Chan ACL, Müller-Hermelink HK (1994) Evaluation of a histogenetic classification for thymic epithelial tumours. Histopathology 25: 21–29

Hofman P, Mainguene C, Michiels JF, Pages A, Thyss A (1955) Thyroid spindle epithelial tumor with thymus-like differentiation (the „SETTLE“ tumor): An immunohistochemical and electron microscopic study. Eur Arch Otorhinolaryngol 252: 316–320

Hofmann WJ, Möller P, Manke H-G, Otto HF (1985) Thymoma: A clinicopathologic study of 98 cases with special reference to three unusual cases. Pathol Res Pract 179: 337–353

Hofmann WJ, Pallesen G, Möller P, Kunze W-P, Kayser K, Otto HF (1989) Expression of cortical and medullary thymic epithelial antigens in thymomas. An immunohistological study of 14 cases including a characterization of the lymphocytic compartment. Histopathology 14: 447–463

Holmes Sellors T, Thackray AC, Thomson AD (1967) Tumours of the thymus. A review of 88 operation cases. Thorax 22: 193–220

Holt S, Deverall PB, Boddy JE (1978) A teratoma of the lung containing thymic tissue. J Pathol 126: 85–89

Hu E, Levine J (1986) Chemotherapy of malignant thymoma. Case report and review of the literature. Cancer 57: 1101–1104

Inghirami G, Chilosi M, Knowles DM (1990) Western thymomas lack Epstein-Barr virus by southern blotting analysis and by polymerase chain reaction. Am J Pathol 136: 1429–1436

Ito M, Taki T, Miyake M, Mitsuoka A (1988) Lymphocyte subsets in human thymoma studied with monoclonal antibodies. Cancer 61: 284–287

Iverson L (1956)Thymoma. A review and reclassification. Am J Pathol 32: 695–719

Janzen RWCh, Lachenmayer L (1976) Parathymische Syndrome. Dtsch Med Wochenschr 101: 1292–1294

Janzen RWCh, Lachenmayer L (1977) Früh- und Spätsyndrome bei Thymomen. In: Hertel G, Mertens HG, Ricker K, Schimrigk K (Hrsg) Myasthenia gravis und andere Störungen der neuromuskulären Synapse. Thieme, Stuttgart, S 132–139

Jeandel C, Gastin I, Blain H, Jouanny P, Laurain MC, Penin F, Saunier M, Nicolas JP, Gueant JL (1994) Thymoma with immunodeficiency (Good's syndrome) associated with selective cobalamin malabsorption and benign IgM.kappa gammopathy. J Intern Med 23: 179–182

Jones H, Yaman M, Penn C, Clarke T (1993) Primary stromal sarcoma of the thymus with areas of liposarcoma. Histopathology 23: 81–82

Juttner FM, Fellbaum C, Popper H, Arian K, Pinter H, Friehs G (1990) Pitfalls in intraoperative frozen section histology of mediastinal neoplasms. Eur J Cardiothorax Surg 4: 584–586

Kaplinsky C, Mor C, Cohen IJ, Goshen Y, Yaniv I, Jaber L, Stark B, Stern S, Zaizov R (1993) Childhood malignant thymoma: Clinical, therapeutic, immunohistochemical considerations. Pediatr Hematol Oncol 261–268

Kenny-Moynihan MB, Gal AA, Kornstein MJ, De-Rose PB, Cohen C (1994) DNA flow cytometry in thymic neoplasms: A comparison between flow and image cytometry and correlation with clinical outcome. Mod Pathol 7: 164 A (Abstr.)

Kilman JW, Klassen PK (1971) Thymoma. Am J Surg 121: 710–711

Kirchner T, Müller-Hermelink HK (1989) New approaches to the diagnosis of thymic epithelial tumors. Progr Surg Pathol 10: 167–189

Kirchner T, Schalke B, Marx A, Müller-Hermelink HK (1989) Evaluation of prognostic features in thymic epithelial tumors. Thymus 14: 195–203

Kirchner T, Schalke B, Buchwald J, Ritter M, Marx A, Müller-Hermelink HK (1992) Well-differentiated thymic carcinoma. An organotypical low-grade carcinoma with relationship to cortical thymoma. Am J Surg Pathol 16: 1153–1169

Kneringer E, Priesel A (1923) Ein Beitrag zur Kenntnis der Thymome (Lymphoepithelioma thymi). Virchows Arch [Pathol Anat] 241: 475–487

Knowles DM (1976) Thymoma and chronic myelogenous leukemia. A case report. Cancer 38: 1414–1419

Kodama T, Watanabe S, Sato Y, Shimosato Y, Miyazawa N (1986) An immunohistochemical study of thymic epithelial tumors. I. Epithelial component. Am J Surg Pathol 10: 26–33

Koga K, Matsuno Y, Noguchi M, Mukai K, Asamura H, Goya T, Shimosato Y (1994) A review of 79 thymomas: Modification of staging system and reappraisal of conventional division into invasive and non-invasive thymoma. Pathol Internat 44: 359–367

Kornacki S, Hansen FC, Lazenby A (1995) Graft-versus-host-like colitis associated with malignant thymoma. Am J Surg Pathol 19: 224–228

Kondo K, Mukai K, Sato Y, Matsuno Y, Shimosato Y, Monden Y (1990) An immunohistochemical study of thymic epithelial tumors. III. The distribution of interdigittating reticulum cells and S-100β-positive small lymphocytes. Am J Surg Pathol 14: 1139–1147

Kornstein MJ, Kay SB (1990) B cells in thymomas. Mod Pathol 3: 61–63

Kornstein MJ, Hoxie JA, Levinson AI, Brooks JJ (1985) Immunohistology of human thymomas. Arch Pathol Lab Med 109: 460–463

Kornstein MJ (1992) Controversies regarding the pathology of thymomas. Pathol Ann 2: 1–13

Kornstein MJ (1995) Pathology of the thymus and mediastinum. Major problems in pathology, Vol 33, Saunders, Philadelphia London Toronto Montreal Sydney Tokyo

Kornstein MJ (1997) The mediastinum and thymus. In: Silverberg SG, DeLellis RA, Farbe WJ (eds) Principles and practice of surgical pathology and cytopathology, 3rd edn, Vol 2. Churchill Livingstone, New York Edinburgh London Madrid Melbourne San Francisco Tokyo, pp 1517–1562

Kornstein MJ, Curran WJ, Turrisi AT, Brooks JJ (1988) Cortical versus medullary thymomas: A useful morphologic distinction? Hum Pathol 19: 1335–1339

Kornstein MJ, Max LD, Wakely PE (1996) Touch imprints in the intraoperative diagnosis of anterior mediastinal neoplasms. Arch Pathol Lab Med 120: 1116–1122

Krantz SB (1974) Pure red-cell aplasia. N Engl. J Med 291: 345–350

Krantz SB (1976) Diagnosis and treatment of pure redcell aplasia. Med Clin North Am 60: 945–958

Kung I, Loke SL, So SY, Lam WK, Mok CK, Khin MA (1985) Intrapulmonary thymoma: Report of two cases. Thorax 40: 471–474

Kuo T-T, Chang J-P, Lin F-J, Wu W-C, Chang C-H (1990) Thymic carcinomas: Histopathological varieties and immunohistochemical study. Am J Surg Pathol 14: 24–34

Kuo T-T, Lo S-K (1993a) DNA flow cytometric study of thymic epithelial tumors with evaluation of its usefulness in the pathologic classification. Hum Pathol 24: 746–749

Kuo T-T, Lo S-K (1993b) Thymoma: A study of the pathologic classification of 71 cases with evaluation of the Müller-Hermelink system. Hum Pathol 24: 766–771

Lattes R (1962) Thymoma and other tumors of the thymus. An analysis of 107 cases. Cancer 15: 1224–1260

Lauriola L, Maggiano N, Marino M, Carbone A, Piantelli M, Musiani P (1981) Human thymomas: Immunologic characteristics of the lymphocytic component. Cancer 48: 1992–1995

Lauriola L, Maggiano N, Serra FG, Nori S, Tardio ML, Capelli A, Piantelli M, Ranelletti OF (1997) Immunohistochemical and in situ hybridization detection of growth-hormone-producing cells in human thymoma. Am J Pathol 151: 55–61

Legg MA, Brady WJ (1965) Pathology and clinical behavior of thymomas. A survey of 51 cases. Cancer 18: 1131–1144

LeGolvan DP, Abell MR (1977) Thymomas. Cancer 39: 2142–2157

Lehar ThJ, Heard JL (1970) Agammaglobulinemia and thymoma associated with nonthymic cancer. Cancer 25: 875–879

Le Marc-Hadour F, Ramos JM, Pasquier B, Pasquier D, Couderc P (1989) Association d'une carcinome thymique, d'un thyroidite de Hashimoto et d'une polymyositr: Une observation anatomoclinique avec donnees autopsiques. Ann Pathol 9: 355–359

Levasseur P, Dahan M, Rojas-Miranda A, Dartevelle P, Regnard JF, Verley JM, Merlier M (1984) Resultats et facteurs prognostiques des thymomes operes. A propos d'une serie de 194 cas. Rev Pneumol Clin 40: 279–284

Levine GD, Rosai J (1978) Thymic hyperplasia and neoplasia: a review of current concepts. Hum Pathol 9: 495–515

Lewis JE, Wick MR, Scheithauer BW, Bernatz PE, Taylor WF (1987) Thymoma: clinicopathologic review. Cancer 60: 2727–2743

Leyvraz S, Henle W, Chahinian AP, Perlman C, Klein G, Gordon RE, Rosenblum M, Holland JF (1985) Association of Epstein-Barr virus with thymic carcinoma. N Engl J Med 312: 1296–1299

Lindstrom FD, Williams RC, Brunning RD (1968) Thymoma associated with multiple myeloma. Arch Intern Med 122: 526–531

Litwin SD, Zanjani ED (1977) Lymphocytes suppressing both immunoglobulin production and erythroid differentiation in hypogammaglobulinemia. Nature 266: 57–58

Loehrer PJ (1993) Thymomas: Current experience and future directions in therapy. Drugs 45: 477–487

Loehrer PJ, Perez CA, Roth LM, Greco A, Livingston RB, Einhorn LH (1990) Chemotherapy for advanced thymoma. Preliminary results of an intergroup study. Ann Intern Med 113: 520–524

Lowenhaupt E (1948) Tumors of the thymus in relation to the thymic epithelial anlage. Cancer 1: 547–563

Maberry JD, Stone DJ (1967) Kaposi's sarcoma with thymoma. Arch Dermatol 95: 210–217

Mackintosh JF, Hawson GAT, Matar KS, Johnston NG (1989) Initial chemotherapy followed by surgery in malignant thymoma. Aust N Z J Med 19: 362–364

Maggi G, Giaccone G, Donadio M, Cuffreda L, Dalesio O, Leria G, Trifiletti G, Casadio C, Palestro G, Mancuso M, Calciati A (1986) Thymomas: A review of 169 cases, with particular reference to results of surgical treatment. Cancer 58: 765–776

Mair S, Lash RH, Suskin D, Mendelsohn G (1991) Intraoperative surgical specimen evaluation: Frozen section analysis, cytologic examination, or both? Am J Clin Pathol 96: 8–14

Mann RB, Wu T-C, MacMahon EM, Ling Y, Charache P, Ambinder RF (1992) In situ localization of Epstein-Barr virus in thymic carcinoma. Mod Pathol 5: 363–366

Marino M, Müller-Hermelink HK (1985) Thymoma and thymic carcinoma. Relation of thymoma epithelial cells to the cortical and medullary differentiation of thymus. Virchows Arch [Pathol Anat] 407: 119–149

Martin JME, Randhawa G, Temple WJ (1986) Cervical thymoma. Arch Pathol Lab Med 110: 354–357

Marx A, Kirchner T, Greiner A, Schalke B, Müller-Hermelink HK (1992) Neurofilament epitope expression in thymic epithelial tumors and anti-axonal autoantibodies in myasthenia gravis: A model for autoimmunity by abnormal T cell selection. Verh Dtsch Ges Pathol 76: 256–261

Marx A, Schultz A, Wilisch A, Nenninger R, Müller-Hermelink HK (1996) Myasthenia gravis. Verh Dtsch Ges Pathol 80: 116–126

Marx A, Wilisch A, Schultz A, Gattenlöhner S, Nenninger R, Müller-Hermelink HK (1997) Pathogenesis of myasthenia gravis. Virchows Arch 430: 355–364

Masaoka A, Monden Y, Nakahara K, Tanioka T (1981) Follow-up study of thymomas with special reference to their clinical stages. Cancer 48: 2485–2492

Masaoka A, Hashimoto T, Shibata K, Yamakawa Y, Nakamae K, Iizuka M (1989) Thymomas associated with pure red cell aplasia. Histologic and follow-up studies. Cancer 64: 1872–1878

Matani A, Dritsas C (1973) Familial occurrence of thymoma. Arch Pathol 95: 90–91

Matsuno Y, Mukai K, Noguchi M, Sato Y, Shimosato Y (1989) Histochemical and immunohistochemical evidence of glandular differentiation in thymic carcinoma. Acta Pathol Jpn 39: 433–438

Matsuno Y, Mukai K, Uhara H, Akao I, Furuya S, Sato Y, Hirohashi S, Shimosato Y (1992) Detection of Epstein-Barr virus DNA in a Japanese case of lymphoepithelioma-like thymic carcinoma. Jpn J Cancer Res 83: 127–130

McGuire LJ, Huang DP, Teoh R, Arnold M, Wong K, Lee JCK (1988) Epstein-Barr virus genome in thymoma and thymic lymphoid hyperplasia. Am J Pathol 131: 385–390

McManus KG, Allen MS, Trastek VF, Deschamps C, Crotty TB, Pairolero PC (1994) Lipothymoma with red cell aplasia, hypogammaglobulinemia, and lichen planus. Ann Thorac Surg 58: 1534–1536

Medeiros LJ, Bhagat SKM, Naylor P, Fowler D, Jaffe ES, Stetler-Stevenson M (1993) Malignant thymoma associated with T-cell lymphocytosis: A case report with immunophenotypic and gene rearrangement analysis. Arch Pathol Lab Med 117: 279–283

Mentzel T, Kriegsmann J, Kosmehl H, Katenkamp D (1995) Ektopisches hamartomatöses Thymom. Fallbericht mit besonderer Berücksichtigung der Differentialdiagnose. Pathologe 16: 359–363

Michal M, Neubauer L (1993) Carcinoma arising in ectopic hamartomatous thymoma. A previously unpublished occurrence. Report of two cases. Zentralbl Pathol 139: 381–386

Michal M, Neubauer L, Fakan F (1996) Carcinoma arising in ectopic hamartomatous thymoma. An ultrastructural study. Pathol Res Pract 192: 610–618

Miller JFAP, Dukor P (1964) Die Biologie des Thymus nach dem heutigen Stand der Forschung. Karger, Basel

Mirra M, Zanella M, Bussani R, Falconieri G (1997) Intrapericardial thymoma. Report of two incidental autopsy cases and review of the literature. Arch Pathol Lab Med 121: 59–63

Miyauchi A, Kuma K, Matsuzuka F, Matsubayashi S, Kobayashi A, Tamai H, Katayama S (1985) Intrathyroidal epithelial thymoma: an entity distinct from squamous cell carcinoma of the thyroid. World J Surg 9: 128–134

Mizuno T, Hashimoto T, Masaoka A (1990) Distribution of fibronectin and laminin in human thymoma. Cancer 65: 1367–1374

Mokhtar N, Hsu S-M, Lad RP, Haynes BF, Jaffe ES (1984) Thymoma: Lymphoid and epithelial components mirror the phenotype of normal thymus. Hum Pathol 15: 378–384

Monden Y, Uyama T, Kimura S, Taniki T (1991) Extrathymic malignancy in patients with myasthenia gravis. Eur J Cancer 27: 745–747

Moran C, Koss M (1993) Rhabdomyomatous thymoma. Am J Surg Pathol 17: 633–636

Moran CA, Travis WD, Rosado de Christenson M, Koss MN, Rosai J (1992) Thymomas presenting as pleural tumors: Report of eight cases. Am J Surg Pathol 16: 138–144

Moran CA, Suster S (1995) Mucoepidermoid Carcinomas of the thymus. A clinicopathologic study of six cases. Am J Surg Pathol 19: 826–834

Moran CA, Suster S, Fishback NF, Koss MN (1995) Primary intrapulmonary thymoma: A clinicopathologic and immunohistochemical study of eight cases. Am J Surg Pathol 19: 304–312

Morell A, Keller H (1988) Immundefekt und andere parathymische Syndrome bei Thymom. Ergeb Inn Med Kinderheilkd 57: 185–216

Morinaga S, Sato Y, Shimosato Y, Sinkai T, Tsuchiya R (1987) Multiple thymic squamous cell carcinomas associated with mixed type thymoma. Am J Surg Pathol 11: 982–988

Morrison IM (1958) Tumours and cysts of the mediastinum. Thorax 13: 294–307

Mottet NK (1964) Malignant thymoma. Am J Clin Pathol 41: 61–71

Mousseau M, Schaerer R (1989) A critical study of the role of chemotherapy in the treatment of malignant thymomas: The Grenoble experience. In: Sarrazin R, Vrousos C, Vincent F (eds) Thymic tumors. 7th Cancer Research Workshop, Grenoble 1987. Karger, Basel München Paris London New York New Delhi Singapore Tokyo Sydney, pp 137–143

Moysset I, Lloreta J, Miguel A, Vadell C, Ribalta T, Estrach T, Serrano S (1997) Thymoma associated with CD4+ lymphopenia, cytomegalovirus infection, and Kaposi's sarcoma. Hum Pathol 28: 1211–1213

Mukai K, Sato Y, Hirohashi S, Shimosato Y (1990) Expression of ras p21 protein by thymoma. Virchows Arch B Cell Pathol 59: 11–16

Müller-Hermelink HK, Kirchner T (1989) The diagnosis of thymic epithelial tumors. In: Sarrazin R, Vrousos C, Vincent F (eds) Thymic tumors. 7th Cancer Research Workshop, Grenoble 1987. Karger, Basel München Paris London New York New Delhi Singapore Tokyo Sydney, pp 37–44

Müller-Hermelink HK, Marino M, Palestro G, Schumacher U, Kirchner T (1985) Immunohistological evidences of cortical and medullary differentiation in thymoma. Virchows Arch [Pathol Anat] 408: 143–161

Müller-Hermelink HK, Marino M, Palestro G (1986) Pathology of thymic epithelial tumors. Curr Top Pathol 75: 207–268

Mullen B, Richardson JD (1986) Primary anterior mediastinal tumors in children and adults. Ann Thorac Surg 42: 338–345

Murakami S, Shamoto M, Miura K, Takeuchi J (1984) A thymic tumor with massive proliferation of myoid cells. Acta Pathol Jpn 34: 1375–1383

Nakahara K, Ohno K, Hashimoto J, Maeda H, Miyoshi S, Sakurai M, Monden Y, Kawashima Y (1988) Thymoma: Results with complete resection and adjuvant postoperative irradiation in 141 consecutive patients. J Thorac Cardiovasc Surg 95: 1041–1047

Namba T, Brunner NG, Grob D (1978) Myasthenia gravis in patients with thymoma, with particular reference to onset after thymectomy. Medicine 57: 411–433

Neale AE, Menten ML (1948) Tumors of the thymus in children. Am J Dis Child 76: 102–108

Nemoto K, Ishikawa H, Ohnishi Y, Nakamura T, Ohsaki N (1987) Hodgkin's disease accompanied with thymoma. Acta Pathol Jpn 37: 1505–1512

Niehues T, Harms D, Jurgens H, Gobel U (1996) Treatment of pediatric malignant thymoma: Long-term remission in a 14-year-old boy with EBV-associated thymic carcinoma by aggressive, combined modality treatment. Med Pediatr Oncol 26: 419–424

Nishimura M, Kodama T, Nishiyama H, Nishiwaki Y, Yokose T, Shimosato Y (1997) A case of sarcomatoid carcinoma of the thymus. Pathol Int 47: 260–263

Ochs BA, Hofmann W, Franke WW, Otto HF (1986) Immunhistochemische und biochemische Untersuchungen der Cytokeratine im normalen menschlichen Thymusepithel und in Thymomen. Verh Dtsch Ges Pathol 70: 591

O'Gara RW, Horn RC, Enterline HT (1958) Tumors of the anterior mediastinum. Cancer 11: 562–590

Otto HF (1984) Pathologie des Thymus. In: Doerr W, Seifert G (Hrsg) Spezielle pathologische Anatomie, Bd 17. Springer, Berlin Heidelberg New York Tokyo

Otto HF (1992) Nomenklatur-immanente Probleme in der Onkologie, dargestellt am Beispiel primär thymogener Geschwülste. Chirurg 63: 109–112

Palestro G, Geuna M, Novero D, Godio L, Ciccone G, Azzoni L (1990) Immunophenotype of thymoma-associated lymphoid cell component of T-cell type. A new analytic procedure in keeping with structural heterogeneities. Virchows Arch B Cell Pathol 59: 297–304

Pan CC, Wu HP, Yang CF, Chen WY, Chiang H (1994) The clinicopathologic correlation of epithelial subtyping in thymoma: A study of 112 consecutive cases. Hum Pathol 25: 893–899

Park HS, Shin DM, Lee JS, Komaki R, Pollack A, Putnam JB, Cox JD, Hong WK (1994) Thymoma. A retrospective study of 87 cases. Cancer 73: 2491–2498

Paties C, Zangrandi A, Vasallo G, Rindi G, Solcia E (1991) Multidirectional carcinoma of the thymus with neuroendocrine and sarcomatoid components and carcinoid syndrome. Pathol Res Pract 187: 170–177

Patton DF, Ribeiro RC, Jenkins JJ, Sixbey JW (1994) Thymic carcinoma with a defective Epstein-Barr virus encoding the BZLF1 trans-activator. J Infect Dis 170: 7–12

Payne CB, Morningstar WA, Chester EH (1966) Thymoma of the pleura masquerading as diffuse mesothelioma. Am Rev Respir Dis 94: 441–446

Pedraza MA (1977) Thymoma – Immunological and ultrastructural characterization. Cancer 39: 1455–1461

Pescarmona E, Rendina EA, Venuta F, D'Arcangelo E, Pagani M, Ricci C, Ruco LP, Baroni CD (1990) Analysis of prognostic factors and clinicopathologic staging of thymoma. Ann Thorac Surg 50: 534–538

Pescarmona E, Giardini R, Brisigotti M, Callea F, Pisacane A, Baroni CD (1992) Thymoma in childhood: A clinicopathological study of five cases. Histopathology 21: 65–68

Peterson RDA, Cooper MD, Good RA (1965) The pathogenesis of immunologic deficiency diseases. Am J Med 38: 579–604

Pich A, Chiarle R, Chiusa L, Palestro G (1994) Argyrophilic nucleolar organizer region counts predict survival in thymoma. Cancer 74: 1568–1574

Pich A, Chiarle R, Chiusa L, Ponti R, Geuna M, Casadio C, Maggi G, Palestro G (1995) Long-term survival of thymoma patients by histologic pattern and proliferative activity. Am J Surg Pathol 19: 918–926

Pich A, Chiarle R, Chiusa L, Ponti R, Geuna M, Palestro G (1996) p53 expression and proliferative activity predict survival in non-invasive thymomas. Int J Cancer 69: 180–183

Pollack A, El-Naggar AK, Cox JD, Ro JY, Sahin A, Komaki R (1992) Thymoma. The prognostic significance of flow cytometric DNA analysis. Cancer 69: 1702–1709

Pollack A, Komaki R, Cox JD, Ro JY, Oswald MJ, Shin DM, Putnam JB (1992) Thymoma: Treatment and prognosis. Int J Radiat Oncol Biol Phys 23: 1037–1043

Pope RH, Osgood R (1953) Reticular perithelioma of the thymus. Am J Pathol 29: 85–103

Quintanilla-Martinez L, Wilkins EW, Ferry JA, Harris NL (1993) Thymoma – morphologic subclassification correlates with invasiveness and immunohistologic features: A study of 122 cases. Hum Pathol 24: 958–969

Quintanilla-Martinze L, Wilkins EW, Choi N, Efird J, Hug E, Harris NL (1994) Thymoma. Histologic subclassification is an independent prognostic factor. Cancer 74: 606–617

Ramon y Cajal S, Suster S (1991) Primary thymic epithelial neoplasms in children. Am J Surg Pathol 15: 466–474

Ribet M (1989) Therapeutic strategies in inoperable thymomas: Secondary resection after preoperative X-ray therapy. In: Sarrazin R, Vrousos C, Vincent F (eds) Thymic tumors. 7th Cancer Research Workshop, Grenoble 1987. Karger, Basel München Paris London New York New Delhi Singapore Tokyo Sydney, pp 144–146

Rivner MH, Swift TR (1990) Thymoma: Diagnosis and management. Semin Neurol 10: 83–88

Robins-Browne RM, Green R, Katz J, Becker D (1977) Thymoma, pure red cell aplasia, pernicious anaemia and condidiasis: A defect in immunohomeostasis. Br J Haematol 36: 5–13

Rogers BHG, Manaligod JR, Blazek WV (1968) Thymoma associated with pancytopenia and hypogammaglobulinemia. Report of a case and review of the literature. Am J Med 44: 154–164

Rosai J (1985) Intrathyroidal epithelial thymoma. World J Surg 9: 134–135

Rosai J (1987) The pathology of thymic neoplasia. In: Berard CW, Dorfman RF, Kaufman N (eds) International Academy of Pathology Monograph: Malignant lymphoma. Williams & Wilkins, Baltimore London Los Angeles Sydney, pp 161–183

Rosai J, Levine GD (1976) Tumors of the thymus. In: Atlas of tumor pathology. Sec Ser, Fasc 13. Armed Forces Institute of Pathology, Washington, DC

Rosai J, Limas C, Husband EM (1984) Ectopic hamartomatous thymoma. A distinctive benign lesion of lower neck. Am J Surg Pathol 8: 501–513

Rosenberg JC (1993) Neoplasms of the mediastinum. In: DeVita VT, Hellman S, Rosenberg SA (eds) Cancer. Principles & practice of oncology, 4th edn. J.B. Lippincott Company, Philadelphia, pp 759–775

Rosenow EC, Hurley BT (1984) Disorders of the thymus. A review. Arch Intern Med 144: 763–770

Rubin JW, Ellison RG, Moore HV, Pai GP (1981) Factors affecting response to thymectomy for myasthenia gravis. J Thorac Cardiovasc Surg 82: 720–728

Saeed IT, Fletcher CDM (1990) Ectopic hamartomatous thymoma containing myoid cells. Histopathology 17: 572–574

Salyer WR, Eggleston JC (1976) Thymoma. A clinical and pathological study of 65 cases. Cancer 37: 229–249

Sato Y, Watanabe S, Mukai K, Kodama T, Upton MP, Goto M, Shimosato Y (1986) An immunohistochemical study of thymic epithelial tumors. II. Lymphoid component. Am J Surg Pathol 10: 862–870

Sauter ER, Sardi A, Hollier LH, Cooper ES, Bolton JS (1990) Prognostic value of DNA flow cytometry in thymomas and thymic carcinomas. South Med J 83: 656–659

Savino W, Berrih S, Dardenne M (1984) Thymic epithelial antigen, acquired during ontogeny and defined by the anti-p 19 monoclonal antibody, is lost in thymomas. Lab Invest 51: 292–296

Savino W, Manganella G, Verley JM, Wolff A, Berrih S, Levasseur P, Binet J-P, Dardenne M, Bach J-F (1985) Thymoma epithelial cells secrete thymic hormone but do not express class II antigens of the major histocompatibility complex. J Clin Invest 76: 1140–1146

Sawai T, Tuchikawa K (1990) Kasposi's sarcoma developed in a patient with a thymoma in the setting of excess numbers of CD8-positive cells in the peripheral blood. Arch Pathol Lab Med 114: 611–613

Sawyers JL, Foster JH (1968) Surgical treatment of thymomas. Arch Surg 96: 814–817

Schmincke A (1926) Pathologie des Thymus. In: Henke F, Lubarsch O (Hrsg) Handbuch der speziellen pathologischen Anatomie und Histologie, Bd VIII: Drüsen mit innerer Sekretion. Springer, Berlin, S 760–809

Seifert G (1996) Oralpathologie I. Pathologie der Speicheldrüsen. In: Doerr W, Seifert G (Hrsg) Spezielle pathologische Anatomie, Bd 1/I, 2. Aufl. Springer, Berlin Heidelberg New York Tokyo

Sellors TH, Thackray AC, Thomson AD (1967) Tumours of the thymus: A review of 88 operation cases. Thorax 22: 193–220

Seybold WD, McDonald JR, Clagett OT, Good CA (1950) Tumors of the thymus. J Thorac Surg 20: 195–215

Shachor Y, Radnay J, Bernheim J, Rozenszajn A, Bruderman I, Klajman A, Steiner ZP (1988) Malignant thymoma with peripheral blood lymphocytosis. Cancer 61: 1222–1227

Sherman ME, Black-Schaffer S (1990) Diagnosis of thymoma by needle biopsy. Acta Cytol 34: 63–68

Shih D-F, Wang J-S, Tseng H-H, Tiao W-M (1997) Primary pleural thymoma. Arch Pathol Lab Med 121: 79–82

Shimosato Y (1994) Controversies surrounding the subclassification of thymoma. Cancer 74: 542–544

Shimosato Y, Kameya T, Nagai K, Suemasu K (1977) Squamous cell carcinoma of the thymus: An analysis of eight cases. Am J Surg Pathol 1: 109–121

Shimosato Y, Mukai K (1977) Tumors of the mediastinum. In: Atlas of tumor pathology, 3th ser, fasc 21. Armed Forces Institute of Pathology, Washington, DC

Silverman NA, Sabiston DC (1980) Mediastinal masses. Surg Clin North Am 60: 757–777

Simmonds M (1913) Über maligne Thymusgeschwülste. Z Krebsforsch 12: 280–285

Skinnider LF, Alexander S. Horsman D (1982) Concurrent thymoma and lymphoma: A report of two cases. Hum Pathol 13: 163–166

Slater G, Papatestas AE, Genkins G, Kornfeld P, Horowitz StH, Bender A (1978) Thymoma in patients with myasthenia gravis. Ann Surg 188: 171–174

Smith GP, Perkins SL, Segal GH, Kjeldsberg CR (1994) T-cell lymphocytosis associated with invasive thymomas. Am J Clin Pathol 102: 447–453

Smith PS, McClure J (1982) Unusual subcutaneous mixed tumour exhibiting adipose, fibroblastic, and epithelial components. J Clin Pathol 35: 1074–1077

Smith WF, deWall RA, Krumholz RA (1970) Giant thymoma. Chest 58: 383–385

Snover DC, Levine GD, Rosai J (1982) Thymic carcinoma: Five distinctive histological variants. Am J Surg Pathol 6: 451–470

Souadjian JV, Silverstein MN, Titus JL (1968) Thymoma and cancer. Cancer 22: 1221–1225

Souadjian JV, Enriquez P, Silverstein MN, Pepin J-M (1974) The spectrum of diseases associated with thymoma. Coincidence or syndrome? Arch Intern Med 134: 374–379

Stephens M, Khalil J, Gibbs AR (1987) Primary clear cell carcinoma of the thymus gland. Histopathology 11: 763–765

Su L, Beals T, Bernacki EG, Giordano TJ (1977) Spindle epithelial tumor with thymus-like differentiation: A case report with cytologic, histologic, immunohistologic, and ultrastructural findings. Mod Pathol 10: 510–514

Suarez Vilela D, Salas Valien JS, Gonzalez Moran MA, Izquierdo Garcia F, Riera Valesco JR (1992) Thymic carcinosarcoma associated with a spindle cell thymoma: an immunohistochemical study. Histopathology 21: 263–268

Suster S, Moran CA (1996) Primary thymic epithelial neoplasms showing combined features of thymoma and thymic carcinoma. A clinicopathologic study of cases. Am J Surg Pathol 20: 1469–1480

Suster S, Moran CA, Chan JKC (1997) Thymoma with pseudosarcomatous stroma: Report of an unusual histologic variant of thymic epithelial neoplasm that may simulate carcinosarcoma. Am J Surg Pathol 21: 1316–1323

Suster S, Rosai J (1991) Thymic carcinoma: A clinicopathologic study of 60 cases. Cancer 67: 1025–1032

Suster S, Rosai J (1992) Cystic thymomas. A clinicopathologic study of ten cases. Cancer 69: 92–97

Symmers D (1932) Malignant tumors and tumor-like growths of the thymic region. Ann Surg 95: 544–572

Takacs L, Savino W, Monostori E, Ando I, Bach J-F, Dardenne M (1987) Cortical thymocyte differentiation in thymomas: An immunohistologic analysis of the pathologic microenvironment. J Immunol 138: 687–698

Tanaka M, Shimokawa R, Matsubara O, Aoki N, Kamiyama R, Kasuga T, Hatakeyama S (1982) Mucoepidermoid carcinoma of the thymic region. Acta Pathol Jpn 32: 703–712

Tateyama H, Mizuno T, Tada T, Eimoto T, Hashimoto T, Masaoka A (1993) Thymic epithelial tumours: Evaluation of malignant grade by quantification of proliferating cell nuclear antigen and nucleolar organizer regions. Virchows Arch A Pathol Anat 422: 265–269

Tateyama H, Eimoto T, Tada T, Mizuno T, Inagaki H, Hata A, Sasaki M, Masaoka A (1995) p53 protein expression and p53 gene mutation in thymic epithelial tumors. An immunohistochemical and DNA sequencing study. Am J Clin Pathol 104: 375–381

Tateyama H, Eimoto T, Tada T, Inagaki H, Hattori H, Takino H (1997) Apoptosis, bcl-2 protein, and Fas antigen in thymic epithelial tumors. Mod Pathol 10: 983–991

Taubenberger JK, Jaffe ES, Medeiros J (1991) Thymoma with abundant L26-positive „asteroid" cells: A case report with an analysis of normal thymus and thymoma specimens. Arch Pathol Lab Med 115: 1254–1257

Thomas CV, Manivel JC (1987) Thymic carcinoma and aplastic anemia: Report of a previously undocumented association. Am J Hemato 25: 333–335

Thomas J, Wolf-Peeters C de, Tricot G, Bekaert J, Broeckaert-van-Orshoven A (1983) T-cell chronic lymphocytic leukemia in a patient with invasive thymoma in remission with chemotherapy. Cancer 52: 313–317

Thomson AD, Thackray AC (1957) The histology of tumours of the thymus. Brit J Cancer 11: 348–357

Truong LD, Loody DR, Cagle PT, Jackson-York GL, Schwartz MR, Wheeler TM (1990) Thymic carcinoma. A clinicopathologic study of 13 cases. Am J Surg Pathol 14: 151–166

Tsuchiya R, Koga K, Matsuno Y, Mukai K, Shimosato Y (1994) Thymic carcinoma: Proposal for pathological TNM and staging. Pathol Int 44: 505–512

Ulbright TM, Santa Cruz DJ (1981) Kaposi's sarcoma: Relationship with hematologic, lymphoid, and thymic neoplasia. Cancer 47: 963–973

Valderrama E, Kahn LB, Wind E (1983) Extraskeletal osteosarcoma arising in an ectopic hamartomatous thymus. Report of a case and review of the literature. Cancer 51: 1132–1137

Van der Kwast TH, van Vliet E, Cristen E, van Ewijk W, van der Heul RO (1985) An immuno-histologic study of the epithelial and lymphoid components of six thymomas. Hum Pathol 16: 1001–1008

Verley JM, Hollmann KH (1985) Thymoma: A comparative study of clinical stages, histologic features, and survival in 200 cases. Cancer 55: 1074–1086

Verley JM, Hollmann KH (1992) Tumours of the mediastinum. Kluwer Academic Publishers, Dordrecht Boston London

Vessey MP, Doll R (1972) Thymectomy and cancer – a follow-up study. Br J Cancer 26: 53–58

Wadon A (1934) Thymoma intratracheale. Zentralbl Allg Pathol 60: 308–312

Wakely PE, Frable WJ, Kornstein MJ (1993) Role of intraoperative cytopathology in pediatric surgical pathology. Hum Pathol 24: 311–315

Waldmann TA, Strober W, Blaese RM, Strauss AJL (1967) Thymoma, hypogammaglobulinemia and absence of eosinophils. J Clin Invest 46: 1127–1128

Walker AN, Mills SE, Fechner RE (1990) Thymomas and thymic carcinomas. Semin Diagn Pathol 7: 250–265

Walter E, Willich E, Webb WR (eds) (1992) The thymus. Diagnostic imaging, functions, and pathologic anatomy. Springer, Berlin Heidelberg New York Tokyo

Wasserman P, Epstein JW (1939) Congenital carcinoma of the thymus with extensive general-ized metastases. J Pediatr 14: 798–804

Watanabe H (1966) A pathological study of thymomas. Acta Pathol Jpn 16: 323–358

Watanabe I, Tezuka F, Yamaguchi M, Sagawa J, Kaise N (1996) Thymic carcinoma of the thyroid. Case report. Pathol Int 46: 450–456

Watts RG, Kelly DR (1990) Fatal varicella infection in a child associated with thymoma and immunodeficiency (Good's syndrome). Med Pediatr Oncol 18: 246–251

Weirich G, Schneider P, Fellbaum C, Brauch H, Nathrath W, Scholz M, Präuer H, Höfler H (1997) p53 alterations in thymic epithelial tumours. Virchows Arch 431: 17–23

Weissberg D, Goldberg M, Pearson FG (1973) Thymoma. Ann Thorac Surg 16: 141–147

Wick MR, Scheithauer BW, Weiland LH, Bernatz PE (1982) Primary thymic carcinomas. Am J Surg Pathol 6: 613–630

Wick MR, Simpson RW, Niehans GA, Scheithauer BW (1990) Anterior mediastinal tumors: A clinicopathologic study of 100 cases, with emphasis on immunohistochemical analysis. Progr Surg Pathol 11: 79–119

Wilkins EW, Castleman B (1979) Thymoma: A continuing survey at the Massachusetts General Hospital. Ann Thorac Surg 28: 252–255

Wilkins EW, Edmunds LH, Castleman B (1966) Cases of thymoma at the Massachusetts General Hospital. J Thorac Cardiovas Surg 52: 322–330

Wilkins EW, Grillo HC, Scannell G, Moncure AC, Mathisen DJ (1991) Role of staging in prognosis and management of thymoma. Ann Thorac Surg 51: 888–892

Wolfe JT, Wick MR, Banks PM, Scheithauer BW (1983) Clear cell carcinoma of the thymus. Mayo Clin Proc 58: 365–370

Wong KF, Chau KF, Chan JK, Chu YC, Li CS (1995) Pure red cell aplasia associated with thymic lymphoid hyperplasia and secondary erythropoietin resistance. Am J Clin Pathol 103: 346–347

Wu T-C, Kuo T-T (1993) Study of Epstein-Barr virus early RNA1 (EBER 1) expression by in situ hybridization in thymic epithelial tumors of chinese patients in Taiwan. Hum Pathol 24: 235–238

Yamakawa Y, Masaoka A, Hashimoto T, Niwa H, Mizuno T, Fujii Y, Nakahara K (1991) A tentative tumor-node-metastasis classification of thymoma. Cancer 68: 1984–1987

Yoshioka R, Sato Y, Kogure A, Ohira H, Takagi T, Kuroda M, Miyata M, Obara K, Nishimaki T, Kasukawa R (1995) Association of primary sclerosing cholangitis, thymoma and hypogammaglobulinemia. Liver 15: 53–55
Zeok JV, Todd EP, Dillon M, DeSimone P, Utley JR (1979) The role of thymectomy in red cell aplasia. Ann Thorax Surg 28: 257–260

10.2 Thymus-Karzinoide

Chalk S, Donald KJ (1977) Carcinoid tumour of the thymus, including discussion of the morphological diagnosis and the cell origin. Virchows Arch A Pathol Anat Histol 377: 91–96
Chetty R, Batitang S, Govender D (1997) Large cell neuroendocrine carcinoma of the thymus. Histopathology 31: 274–276
DeLellis RA, Dayal Y, Wolfe HJ (1984) Carcinoid tumors: Changing concepts and new perspectives. Am J Surg Pathol 8: 295–300
DeLellis RA, Wolfe HJ (1976) Calcitonin in spindle cell thymic carcinoid tumors. Arch Pathol Lab Med 100: 340
Dorval T, Pouillart P (1988) Interferons in the treatment of solid tumors. A general review. Bull Cancer 75: 885–888
Economopoulos GC, Lewis JW, Lee MW, Silverman NA (1990) Carcinoid tumors of the thymus. Ann Thorac Surg 50: 58–61
Fishman ML, Rosenthal S (1976) Optic nerve metastasis from a mediastinal carcinoid tumour. Br J Ophthalmol 60: 583–588
Floros D, Dosios Th, Tsourdis A, Yiatromanolakis N (1982) Carcinoid tumor of the thymus with multiple endocrine adenomatosis. Patho Res Pract 175: 404–409
Gerl H, Knappe G, Rohde W, Stahl F, Wolff H, Martin H (1990) Cushing-Syndrom bei CRF-produzierendem mediastinalem Karzinoid. Dtsch Med Wochenschr 115: 332–336
Hearn PR, Reynolds CL, Johansen K, Woodhouse NJ (1988) Lung carcinoid with Cushing's syndrome: Control of serum ACTH and cortisol levels using SMS 201–995 (sandostatin). Clin Endocrinol 28: 181–185
Heitz PhU, Klöppel G, Polak JM, Staub J-J (1981) Ectopic hormone production by endocrine tumors: Localization of hormones at the cellular level by immunocytochemistry. Cancer 48: 2029–2037
Herbst WM, Kummer W, Hofmann WJ, Otto HF, Heym C (1987) Carcinoid tumors of the thymus. An immunohistochemical study. Cancer 60: 2465–2470
Ho FC, Ho JC (1977) Pigmented carcinoid tumour of the thymus. Histopathology 1: 363–369
Hofmann WJ, Otto HF (1989) Pathology of tumors of the thymic region. In: Martini N, Vogt-Moykopf I (eds) Thoracic surgery: Frontiers and uncommon neoplasms. Mosby, St. Louis Baltimore Toronto, pp 157–175
Hofmann WJ, Otto HF (1992) Carcinoid tumors of the thymus. Pathologic features. In: Walter E, Willich E, Webb WR (eds) The thymus. Diagnostic imaging, functions, and pathologic anatomy. Springer, Berlin Heidelberg New York Tokyo, pp 148–156
Hofmann WJ, Wöckel W, Thetter O, Otto HF (1995) Melanotic paraganglioma of the posterior mediastinum. Virchows Arch 425: 641–646
Hosoda S, Suzuki H, Kito H, Hiai H, Akamine Y, Murakami M, Kosukegawa K, Kato N, Yura J, Miyachi Y (1975) Argyrophilic thymic carcinoid. Clinicopathologic study of four cases. Acta Pathol Jpn 25: 717–740
Huntrakoon M, Lin F, Heitz PU, Tomita T (1984) Thymic carcinoid tumor with Cushing's syndrome. Report of a case with electron microscopic and immunoperoxidase studies for Neuron-specific Enolase and Corticotropin. Arch Pathol Lab Med 108: 551–554
Judge DM, Changaris DG, Harvey HR, Trapukdi S (1976) Malignant APUDoma (carcinoid) of the anterior mediastinum. Simplified methods of demonstrating biogenic amines in endocrine neoplasms. Arch Pathol Lab Med 100: 491–494
Kameya T (1990) Spectrum of neuroendocrine marker substance production in carcinoid tumors revealed by immunohistochemistry. In: Lechago J, Kameya T (eds) Endocrine pathology update, Vol 1. Field and Wood, Medical Publishers, New York, pp 151–169

Kodama T, Watanabe S, Sato Y, Shimosato Y, Miyazawa N (1986) An immunohistochemical study of thymic epithelial tumors. I. Epithelial component. Am J Surg Pathol 10: 26–33

Kuo T-T (1994) Carcinoid tumor of the thymus with divergent sarcomatoid differentiation: Report of a case with histogenetic consideration. Hum Pathol 25: 319–323

Lagrange W, Dahm HH, Karstens J, Feichtinger J, Mittermayer C (1987) Melanocytic neuroendocrine carcinoma of the thymus. Cancer 59: 484–488

Levine GD, Rosai J (1978) Thymic hyperplasia and neoplasia. A review of current concepts. Hum Pathol 9: 495–515

Lowenthal RM, Gumpel JM, Kreel L, McLaughlin JE, Skeggs DBL (1974) Carcinoid tumour of the thymus with systemic manifestations: a radiological and pathological study. Thorax 29: 553–558

Marchevsky AM, Dikman SH (1979) Mediastinal carcinoid with an incomplete Sipple's syndrome. Cancer 43: 2497–2501

Müller-Hermelink HK, Marino M, Palestro G (1986) Pathology of thymic epithelial tumors. Curr Top Pathol 75: 207–268

Otto HF, Hüsselmann H (1976) Thymus-Carcinoid. Fallbericht und Literaturübersicht. Z Krebsforsch 88: 55–67

Otto HF, Hüsselmann H, Gebbers J-O (1977) Thymus-Carcinoide. Ultrastrukturelle und histochemische Untersuchungen. Verh Dtsch Ges Pathol 61: 122–126

Parish JM, Marschke RF, Dines DE, Lee RE (1981) Etiologic considerations in superior vena cava syndrome. Mayo Clin Proc 56: 407–413

Rao U, Takita H (1977) Carcinoid tumour of possible thymic origin: Case report. Thorax 32: 771–776

Rode J, Dhillon AP, Doran JF (1985) PGP 9.5, a new marker for human neuroendocrine tumors. Histopathology 9: 147–158

Rode J, Dhillon AP, Thompson RJ, Craig R, Leathem A (1986) Neuroendocrine cells in thymus and thymic carcinoid. J Pathol 148: 105 A (Abstr)

Rosai J, Higa E (1972) Mediastinal endocrine neoplasm, of probable thymic origin, related to carcinoid tumor. Clinicopathologic study of 8 cases. Cancer 29: 1061–1074

Rosai J, Higa E, Davie J (1972) Mediastinal endocrine neoplasm in patients with multiple endocrine adenomatosis. A previously unrecognized association. Cancer 29: 1075–1083

Rosai J, Levine GD (1976) Tumors of the thymus. Atlas of tumor pathology, Sec Ser, Fasc 13. Armed Forces Institute of Pathology, Washington, DC

Rosai J, Levine G, Weber WR, Higa E (1976) Carcinoid tumors and oat cell carcinomas of the thymus. Pathol Ann 11: 201–226

Salyer WR, Salyer DC, Egleston JC (1976) Carcinoid tumors of the thymus. Cancer 37: 958–973

Shimosato Y, Mukai K (1997) Tumors of the mediastinum. In: Atlas of tumor pathology, Third Ser, Fasc 21. Armed Forces Institute of Pathology, Washington, DC

Stewart CA, Kingston CW (1980) Carcinoid tumour of the thymus with Cushing's syndrome. Pathology 12: 487–494

Sundström C, Wilander E (1976) Thymic carcinoid. A case report. Acta Path Microbiol Scand Sect A 84: 311–316

Suster S, Moran CA (1995) Thymic carcinoid with prominent mucinous stroma. Report of a distinctive morphologic variant of thymus neuroendocrine neoplasm. Am J Surg Pathol 19: 1277–1285

Swinborne-Sheldrake K, Gray GF, Glick AD (1985) Thymic epithelial neoplasms. 8th Med J 78: 790–800

Viebahn R, Hiddemann W, Klinke F, Bassewith DB von (1985) Thymus Carcinoid. Pathol Res Pract 180: 445–448

Wick MR, Bernatz PE, Carney JA, Brown LR (1982) Primary mediastinal carcinoid tumors. Am J Surg Pathol 16: 195–205

Wick MR, Rosai J (1990a) Endocrine pathology of the thymus: An update. In: Lechago J, Kameya T (eds) Endocrine pathology update. Vol 1. Field and Wood, Medical Publishers, New York, pp 215–236

Wick MR, Rosai J (1990b) Neuroendocrine, germ cell, and nonepithelial tumors. In: Givel J-C (ed) Surgery of the thymus. Pathology, associated disorders and surgical technique. Springer, Berlin Heidelberg New York Tokyo, pp 109–150

Wick MR, Scheithauer BW (1982) Oat-cell carcinoma of the thymus. Cancer 49: 1652–1657
Wick MR, Scheithauer BW (1984) Thymic carcinoid. A histologic, immunohistochemical, and ultrastructural study of 12 cases. Cancer 53: 475–484
Wick MR, Scheithauer BW, Kovacs K (1983) Neuron-specific enolase in neuroendocrine tumors of the thymus, bronchus, and skin. Am J Clin Pathol 79: 703–707
Wick MR, Scott RE, Li C-Y, Carney JA (1980) Carcinoid tumor of the thymus. A clinicopathologic report of seven cases with a review of the literature. Mayo Clin Proc 55: 246–254
Wöckel W, Hofmann WJ, Rolle A, Thetter O, Schmölder A, Schopohl J, Suren H (1990) Morphologie und Klinik des Thymuskarzinoids. Dtsch Med Wochenschr 115: 412–417
Wollensak G, Herbst EW, Beck A, Schaefer H-E (1992) Primary thymic carcinoid with Cushing's syndrome. Virchows Arch A Pathol Anat 420: 191–195
Zahner J, Borchard F, Schmitz U, Schneider W (1994) Thymuskarzinoid bei multipler endokriner Neoplasie Typ I. Dtsch Med Wochenschr 119: 135–140
Zeiger MA, Swartz SE, MacGillivray DC, Linnoila I, Shakir M (1992) Thymic carcinoid in association with MEN syndromes. Ann Surg 58: 430–434

10.3 Mesenchymale Thymustumoren

Friedman NB (1967) Tumors of the thymus. J Thorac Cardiovasc Surg 53: 163–182
Pachter MR, Lattes R (1963a) Mesenchymal tumors of the mediastinum. I. Tumors of fibrous tissue, adipose tissue, smooth muscle, and striated muscle. Cancer 16: 74–94
Pachter MR, Lattes R (1963b) Mesenchymal tumors of the mediastinum. II. Tumors of blood vascular origin. Cancer 16: 95–107
Pachter MR, Lattes R (1963c) Mesenchymal tumors of the mediastinum. III. Tumors of lymph vascular origin. Cancer 16: 108–117
Ringertz N, Lidholm SO (1956) Mediastinal tumors and cysts. J Thorax Surg 31: 458–487
Swanson PE (1991) Soft tissue neoplasms of the mediastinum. Semin Diagn Pathol 8: 14–34
Tesseraux H (1959) Physiologie und Pathologie des Thymus. In: Zwanglose Abhandlungen aus dem Gebiet der inneren Sekretion, Bd 9. Joh. Ambros. Barth, Leipzig
Whittaker LD, Lynn HB (1973) Mediastinal tumors and cysts in the pediatric patients. Surg Clin North Am 53: 893–904

10.3.1 Thymolipome/Thymoliposarkome

Alfaro A (1988) Myasthenia gravis and thymolipoma (letter, comment). Acta Neurol Scand 80: 263
Alfaro A, Gilsanz A, Cervello MA, Antolin MA, Alberola C, Villoslada C (1982) Oftalmoplejia cronica en un caso de miastenia grave, hipertiroidismo timolipoma. Med Clin (Barcelona) 79: 236–241
Allen PW (1981) Tumors and proliferations of adipose tissue. A clinicopathologic approach. Masson, New York Paris Barcelona Milan Mexico City Rio de Janeiro
Almog CH, Weissberg D, Herczeg E, Pajewski M (1977) Thymolipoma simulating cardiomegaly: A clinicopathological rarity. Thorax 32: 116–120
Barnes RDS, O'Gorman P (1962) Two cases of aplastic anaemia associated with tumors of the thymus. J Clin Pathol 15: 264–268
Benton C, Gerard P (1966) Thymolipoma in a patient with Graves' disease. Case report and review of the literature. J Thorac Cardiovasc Surg 51: 428–433
Bigelow NH, Ehler AA (1952) Lipothymoma: An unusual benign tumor of the thymus gland. J Thorax Surg 23: 528–538
Boetsch CH, Swoyer GB, Adams A, Walker JH (1966) Lipothymoma. Report of two cases. Dis Chest 50: 539–543
Cristallini EG, Nati S, Ascani S, Bolis GB (1993) Concurrent thymic stroma sarcoma (Thymoliposarcoma) and breast carcinoma. Report of a case. Pathologica 85: 543–548
De Nictolis M, Goteri G, Campanati G, Prat J (1995) Elastofibrolipoma of the mediastinum. A previously undescribed benign tumor containing abnormal elastic fibers. Am J Surg Pathol 19: 364–367
Dunn BH, Frkovich G (1956) Lipomas of the thymus gland. Am J Pathol 32: 41–51

Falor WH, Ferro FE (1956) Lipothymoma. Surgery 39: 291–296

Hall GFM (1948) A case of thymolipoma with observations on a relationship to intrathoracic lipomata. Br J Surg 36: 321–324

Havlicek F, Rosai J (1984) A sarcoma of thymic stroma with features of liposarcoma. Am J Clin Pathol 82: 217–224

Henry K (1978) The thymus gland. In: Symmers WStC (ed) Systemic pathology, 2nd edn, Vol 2. Churchill Livingstone, Edinburgh London New York, pp 893–924

Hirai T, Ito M, Abe R (1989) Small thymolipoma in association with myasthenia gravis (jap). Nippon Kyoba Geka Gakkai Zasshi 37: 2229–2232

Hoeven KH van, Brennan MF (1993) Lipothymoadenoma of the parathyroid. Arch Pathol Lab Med 117: 312–314

Hofmann WJ, Otto HF (1992) Mesenchymal tumors (thymolipoma). Pathologic features. In: Walter E, Willich E, Webb WR (eds) The thymus. Diagnostic imaging, functions, and pathologic anatomy. Springer, Berlin Heidelberg New York Tokyo, pp 174–180

Hull MT, Warfel KA, Kotylo P, Goheen MP, Brown JW (1995) Proliferating thymolipoma: Ultrastructural, immunohistochemical, and flow cytometric study. Ultrastruct Pathol 19: 75–81

Iseki M, Tsuda N, Kishikawa M, Shimada O, Hayashi T, Kawahara K, Tomita M (1990) Thymolipoma with striated myoid cells. Histological, immunohistochemical, and ultrastructural study. Am J Surg Pathol 14: 395–398

Jaghada V, Ramaswamy G (1984) An unusual case of thymolipoma with hamartomatous changes. Arch Pathol Lab Med 108: 611–612

Jones H, Yaman M, Penn CRH, Clarke T (1993) Primary stromal sarcoma of the thymus with areas of liposarcoma. Histopathology 23: 81–82

Klimstra DS, Moran CA, Perino G, Koss MN, Rosai J (1995) Liposarcoma of the anterior mediastinum and thymus. A clinicopathologic study of 28 cases. Am J Surg Pathol 19: 782–791

Korhonen LK, Laustela E (1968) Thymolipoma. Scand J Thorax Cardiovasc Surg 2: 147–150

Lange I (1916) Ueber ein Lipom des Thymus. Zentralbl Allg Pathol 27: 97–101

Lebrun J, Ajchenbaum F, Troussard X, Galateau F, Leporrier M, Lacombe C, Casadevall N, Varet B, Vernant JP, Binet JL, Piette M, Dreyfus B (1985) Leucemic lymphoide chronique, erythroblastopenie, thymolipome. Noev Revue fr Hemat 27: 29–37

Le Marc'hadour F, Pinel N, Pasquier B, Dieny A, Stoebner P, Couderc P (1991) Thymolipoma in association with myasthenia gravis. Am J Surg Pathol 15: 802–809

Lim YC (1980) Mediastinal chondrolipoma. Am J Surg Pathol 4: 407–409

Mathey J, Renaud P (1962) Concerning 61 cases of thymic surgery. Nouv Presse Med 47: 2191–2193

McManus KG, Allen MS, Trastek VF, Deschamps C, Crotty TB, Pairolero PC (1994) Lipothymoma with red cell aplasia, hypogammaglobulinemia, and lichen planus. Ann Thorac Surg 58: 1534–1536

Mikkelsen B (1984) Thymolipoma in association with late-onset myasthenia gravis. J Neurol Neurosurg Psychiatry 47: 26–217

Moigneteau C, Cornet E, Gordeef A, Dubigeon P, Guillement JM (1967) Le thymolipome. J Chir (Paris) 94: 509–520

Moran CA, Rosado-de-Christenson M, Suster S (1995) Thymolipoma: Clinicopathologic review of 33 cases. Mod Pathol 8: 741–744

Moran CA, Zeren H, Koss MN (1994) Thymofibrolipoma. A histologic variant of thymolipoma. Arch Pathol Lab Med 118: 281–282

Mullen B, Richardson JD (1986) Primary anterior mediastinal tumors in children and adults. Ann Thorac Surg 42: 338–345

Okumori M, Mabuchi M, Nakagawa M (1983) Malignant thymoma associated with liposarcoma of the mediastinum. A case report. Jpn J Surg 13: 512–518

Olanow CW, Lane RJM, Roses AD (1982) Thymectomy in late-onset myasthenia gravis. Arch Neurol 39: 82–87

Otto HF, Löning Th, Lachenmayer L, Janzen RWCh, Gürtler KF, Fischer K (1982) Thymolipoma in association with myasthenia gravis. Cancer 50: 1623–1628

Pan CH, Chiang CY, Chen SS (1988) Thymolipoma in patients with myasthenia gravis: Report of two cases and review. Acta Neurol Scand 78: 16–21

Pillai R, Yeoh N, Addis B, Peckham M, Goldstraw P (1985) Thymolipoma in association with Hodgkin's disease. J Thorac Cardiovasc Surg 90: 306–308

Pissarra F, Carvalho M, Morais C, Fortuna J, Goncalves JG, Joao-Neto M (1995) Muscular diseases in hyperthyroidism (report). Acta Med Port 8: 501–504

Politis J, Funahashi A, Gehlsen JA, DeCock D, Stengel BF, Choi H (1979) Intrathoracic lipomas. J Thorac Cardiovasc Surg 77: 550–556

Reintgen D, Fetter BF, Roses A, McCarty KS (1978) Thymolipoma in association with myasthenia gravis. Arch Pathol Lab Med 102: 463–466

Ringe B, Dragojevic D, Frank G, Borst HG (1979) Thymolipoma – a rare, benign tumor of the thymus gland. Two case reports and review of the literature. Thorac Cardiovas Surg 27: 369–374

Rosado de Christenson ML, Pugatch RD, Moran CA, Galobardes J (1994) Thymolipoma: Analysis of 27 cases. Radiology 193: 121–126

Rubin M, Mishkin S (1954) The relationship between mediastinal lipomas and the thymus. J Thorac Surg 27: 494–502

Schweitzer DL, Aguam AS (1977) Primary liposarcoma of the mediastinum. Report of a case and review of the literature. J Thorac Cardiovasc Surg 74: 83–97

Scully NM (1960) Lipothymoma with cystic lymphangioma: Case report. Am Surg 26: 400–404

Sirpal YM, Chadha SK, Banarjee AK (1995) Thymolipoma – a rare mediastinal tumor: Report of two cases and review of the literature. Indian J Cancer 32: 23–26

Teplick JG, Nedwich A, Haskin ME (1973) Roentgenographic features of thymolipoma. Am J Roentgenol 117: 873–877

Toyama T, Mizuno T, Masaoka A, Shibata K, Yamakawa Y, Niwa H, Torii K (1995) Pathogenesis of thymolipoma: Report of tree cases. Surg Today 25: 86–88

Trites AEW (1966) Thyrolipoma, thymolipoma and pharyngeal lipoma: A syndrome. Can Med Assoc J 95: 1254–1259

Trüber E, Sadony V, Donhuijsen K (1979) Mediastinales Lipom: Ein diagnostisches Problem? Fortschr Röntgenstr 130: 617–619

Wick MR, Rosai J (1990) Neuroendocrine, germ cell, and nonepithelial tumors. In: Givel J-C (ed) Surgery of the thymus. Pathology, associated disorders and surgical technique, pp 109–150. Springer, Berlin Heidelberg New York London Paris Tokyo Hong Kong

Yamamura M, Shimizu Y, Suehiro S, Myamoto T, Nakamura K (1993) A case of thymic cyst and thymolipoma with ocular myasthenia gravis (jap). Nippon Kyobu Geka Gakkai Zasshi 41: 461–466

Yamamura M, Aoki K, Takanashi S, Tadokoro M, Furuta S, Takizawa M (1994) A case report of thymolipoma with high titer of serum anti-acetylcholine receptor antibodies. Thymolipoma, a review of 49 reports in Japan (jap) Nippon Kyoba Geka Gakkai Zasshi 42: 237–242

Yamanaka N, Araki S, Sato Y (1987) Thymolipoma in association with myasthenia gravis (jap) Rinsho Shinkeigaku 27: 663–666

10.3.2 Neurogene Tumoren

Adam A, Hochholzer L (1981) Ganglioneuroblastoma of the posterior mediastinum. A clinicopathologic review of 80 cases. Cancer 47: 373–381

Alguacil-Garcia A, Halliday WC (1987) Thymic carcinoma with focal neuroblastoma differentiation. Am J Surg Pathol 11: 474–479

Argani P, Erlandson RA, Rosai J (1997) Thymic neuroblastoma in adults. Report of three cases with special emphasis on this association with the syndrome of inappropriate secretion of antidiuretic hormone. Am J Clin Pathol 108: 537–543

Asada Y, Marutsuka K, Mitsukawa T, Kuribayashi T, Taniguchi S, Sumiyoshi A (1996) Ganglioneuroblastoma of the thymus: an adult case with the syndrome of inappropriate secretion of antidiuretic hormone. Hum Pathol 27: 506–509

Askin FB, Rosai J, Sibley RK, Dehner LP, McAlister WH (1979) Malignant small cell tumor of the thoracopulmonary region in childhood: a distinctive clinicopathologic entity of uncertain histogenesis. Cancer 43: 2438–2451

Buthker W, Feltkamp-Vroom T, Groen AS, Wieberdink J (1964) Sympathicoblastoma of the anterior mediastinum. Dis Chest 46: 373–381

Kilton LJ, Aschenbrener C, Burns CP (1976) Ganglioneuroblastoma in adults. Cancer 37: 974–983

Salter JE, Gibson D, Ordonez NG, Mackay B (1995) Neuroblastoma of the anterior mediastinum in an 80-year-old women. Ultrastruct Pathol 19: 305–310

Schwartz WB, Bennett W, Curelop S, Bartter FC (1957) A syndrome of renal sodium loss and hyponatremia probably resulting from inappropriate secretion of antidiuretic hormone. Am J Med 23: 529–542

Shields TW, Reynolds M (1988) Neurogenic tumors of the thorax. Surg Clin North Am 68: 645–668

Shimosato Y, Mukai K (1997) Tumors of the mediastinum. In: Atlas of tumor pathology, 3rd Ser, Fasc 21. Armed Forces of Pathology, Washington, DC

Swanson PE (1991) Soft tissue neoplasms of the mediastinum. Semin Diagn Pathol 8: 14–34

Talerman A, Gratama S (1983) Primary ganglioneuroblastoma of the anterior mediastinum in a 61-year-old woman. Histopathology 7: 967–975

10.3.3 Tumoren histiozytärer und dendritischer Zellen

Abramson SJ, Berdon WE Reilly BJ, Kuhn JP (1987) Cavitation of anterior mediastinal masses in children with Histiocytosis-X: Report of four cases with radiographic, pathologic findings and clinical follow up. Pediatr Radiol 17: 10–14

Beatty EC (1963) Eosinophilic granuloma of parotid gland and thymus. Am J Dis Child 105: 119–122

Ben-Ezra J, Bailey A, Azumi N, Delsol G, Stroup R, Sheibani K, Rappaport H (1991) Malignant Histiocytosis X. A distinct clinicopathologic entity. Cancer 68: 1050–1060

Bertrand Y, Dutour A, Manel AM, Souillet G, Philippe N (1993) Histiocytose Langerhansienne associee a une myasthenie chez un nourrisson. Pediatrie 48: 780–782

Bove KE, Hurtubise P, Wong KY (1985) Thymus in untreated systemic Histiocytosis X. Pediatr Pathol 4: 99–115

Bramwell NH, Burns BF (1986) Histiocytosis X of the thymus in association with myasthenia gravis. Am J Clin Pathol 86: 224–227

Burns BF, Colby TV, Dorfman RF (1983) Langerhans' cell granulomatosis (histiocytosis X) associated with malignant lymphomas. Am J Surg Pathol 7: 529–533

Callihan TR (1995) Langerhans' cell histiocytosis (Histiocytosis X). Major problems in pathology, Vol 16: Surgical pathology of the lymph nodes and related organs, 2nd edn. WB Saunders Comp, Philadelphia London Toronto Montreal Sydney Tokyo, pp 534–559

Ceci A, De-Terlizzi M, Toma MG, Calculli G, Caputo R, Castello M, Indolfi P, Rosati D (1988) Heterogeneity of immunological patterns in Langerhans histiocytosis and response to crude calf thymic extract in 11 patients. Med Pediatr Oncol 16: 111–115

Chan JKC, Fletcher CDM, Nayler SJ, Cooper K (1997) Follicular dendritic cell sarcoma. Clinicopathologic analysis of 17 cases suggesting a malignant potential higher than currently recognized. Cancer 79: 294–313

Consolini R, Cini P, Cei B, Bottone E (1987) Thymic dysfunction in histiocytosis X. Am J Pediatr Hematol Oncol 9: 146–148

Daneshbod K, Kissane JM (1978) Idiopathic differentiated histiocytosis. Am J Clin Pathol 70: 381–389

De Graaf JH, Tamminga RYJ, Kamps WA, Timens W (1994) Langerhans' cell histiocytosis: expression of leukocyte cellular adhesion molecules suggests abnormal homing and differentiation. Am J Pathol 144: 466–472

De Graaf JH, Tamminga RYJ, Kamps WA, Timens W (1995) Expression of cellular adhesion molecules in Langerhans' cell histiocytosis and normal Langerhans' cells. Am J Pathol 147: 1161–1171

De Graaf JH, Tamminga RYJ, Dam-Meiring A, Kamps WA, Timens W (1996) The presence of cytokines in Langerhans' cell histiocytosis. J Pathol 180: 400–406

Eftekhari F, Shirkhoda A, Cangir A (1986) Cavitation of a mediastinal mass following chemotherapy for Histiocytosis-X. CT demonstration. J Comput Assist Tomogr 10: 130–132

Egeler RM, Neglia JP, Puccetti DM, Brennan CA, Nesbit ME (1993) Association of Langerhans cell histiocytosis with malignant neoplasms. Cancer 71: 865–873

Emile JF, Peuchmauer M, Fraitag S, Bodemer C, Brousse N (1993) Immunohistochemical detection of granulocyte/macrophage colony-stimulating factor in Langerhans' cell histiocytosis. Histopathology 23: 327–332

Favara BE, McCarthy RC, Mierau GW (1983) Histiocytosis X. Hum Pathol 14: 663–676

Feltkamp CA, Heerde P van, Feltkamp-Vroom ThM, Koudstaal J (1981) A malignant tumor arising from interdigitating cells: Light microscopical, ultrastructural, immuno- and enzyme-histochemical characteristics. Virchows Arch [Pathol Anat] 393: 183–192

Gilcrease MZ, Rajan B, Ostrowski ML, Ramzy I, Schwartz MR (1997) Localized thymic Langerhans' cell histiocytosis and its relationship with myasthenia gravis. Immunohistochemical, ultrastructural, and cytometric studies. Arch Pathol Lab Med 121: 134–138

Halicek F, Rosai J (1984) Histioeosinophilic granulomas in the thymuses of 29 myasthenic patients: A complication of pneumomediastinum. Hum Pathol 15: 1137–1144

Hamoudi AB, Newton WA, Mancer K, Penn GM (1982) Thymic changes in histiocytosis. Am J Clin Pathol 77: 169–173

Hanson CA, Jaszcz W, Kersey JH (1989) True histiocytic lymphoma: histopathologic, immunophenotypic and genotypic analysis. Br J Haematol 73: 187–198

Hathaway WE, Githens JH, Blackburn WR, Fulginiti V, Kempe CH (1965) Aplastic anemia, histiocytosis and erythrodermia in immunologically deficient children. N Engl J Med 273: 953–958

Jaffe ES (1995) Malignant histiocytosis and true histiocytic lymphoma. Major problems in pathology, Vol 16: Surgical pathology of the lymph nodes and related organs. 2nd edn. Saunders, Philadelphia London Toronto Montreal Sydney Tokyo, pp 560–593

Jaffe R (1987) Pathology of Histiocytosis X. Perspect Pediatr Pathol 9: 4–47

Joyce MJ, Pitel PA (1996) Monocytes, macrophages, and histiocytosis. In: Gross S, Roath S (eds) Hematology. A problem-oriented approach, pp 431–444. Williams & Wilkins, Baltimore Philadelphia London Paris Bangkok Buenos Aires Hong Kong Munich Sydney Tokyo Wroclaw

Leikin S, Puruganan G, Frankel A, Steerman R, Chandra R (1973) Immunologic parameters in histiocytosis X. Cancer 32: 796–802

Lemos LB, Hamoudi AB (1978) Malignant thymic tumor in an infant (malignant histiocytoma). Arch Pathol Lab Med 102: 84–89

Lieberman PH, Jones ChR, Steinman RM, et al. (1996) Langerhans cell (eosinophilic) granulomatosis. A clinicopathologic study encompassing 50 years. Am J Surg Pathol 20: 519–552

Nakata H, Suzuki H, Sata Y, Kawahara H, Horie A (1982) Histiocytosis X with anterior mediastinal mass as its initial manifestation. Pediatr Radiol 12: 84–85

Newton WA, Hamoudi AB, Shannon BZ (1987) Role of the thymus in histiocytosis-X. Hematol Oncol Clin North Am 1: 63–74

Nezelof C, Frileux-Herbet F, Cronier-Sachot J (1979) Disseminated histiocytosis X. Analysis of prognostic factors based on a retrospective study of 50 cases. Cancer 44: 1824–1838

Oberman HA (1961) Idiopathic histiocytosis: A clinicopathologic study of 40 cases and review of the literature on eosinophilic granuloma of bone, Hand-Schüller-Christian disease and Letterer-Siwe disease. Pediatrics 28: 307–327

Odagiri K, Nishihira K, Hatekeyama S, Kobayashi K (1991) Anterior mediastinal masses with calcifications on CT in children with histiocytosis-X (Langerhans cell histiocytosis). Pediatr Radiol 21: 550–551

Osband ME (1987) Immunotherapy of histiocytosis X. Hematol Oncol Clin North Am 1: 131–145

Osband ME, Parkman R (1978) Demonstration that histiocytosis X may be an autoimmune disorder and successful treatment with thymic humoral factor. Pediatr Res 12: 470

Osband ME, Lipton JM, Lavin P, Levey R, Vawter G, Greenberger JS, McCaffrey RP, Parkman R (1981) Histiocytosis-X. Demonstration of abnormal immunity, T-cell histmaine H_2-receptor deficiency, and successful treatment with thymic extract. N Engl J Med 304: 46–153

Perez-Ordonez B, Erlandson RA, Rosai J (1996) Follicular dendritic cell tumor. Report of 13 additional cases of a distinctive entity. Am J Surg Pathol 20: 944–955

Pescarmona E, Rendina EA, Ricci C, Baroni CD (1989) Histiocytosis X and lymphoid follicular hyperplasia of the thymus in myasthenia gravis. Histopathology 14: 465–470

Pritchard J (1979) Histiocytosis X: Natural history and management in childhood. Clin Exp Dermatol 4: 421–433

Quintanilla-Martinez L, Zuckerberg LR, Harris NL (1992) Prethymic adult lymphoblastic lymphome: a clinicopathologic and immunohistochemical analysis. Am J Surg Pathol 16: 1075–1084

Siegal GP, Dehner LP, Rosai J (1985) Histiocytosis X (Langerhans' cell granulomatosis) of the thymus. A clinicopathologic study of four childhood cases. Am J Surg Pathol 9: 117–124

Sims DG (1977) Histiocytosis X. Follow-up of 43 cases. Arch Dis Child 52: 433–440

Sumner TE, Auringer ST, Preston AA (1993) Thymic calcifications in histiocytosis X. Pediatr Radiol 23: 204–205

Szporn AH, Dikman S, Jagirdar J (1984) True histiocytic lymphoma of the thymus. Report of a case and a study of the distribution of histiocytic cells in the fetal and adult thymus. Am J Clin Pathol 82: 734–737

The Writing Group of the Histiocyte Society (1987) Histiocytosis syndromes in children. Lancet 1: 208–209

Turner RR, Colby TV, Wood GS, Horning SJ, Beckstead JH, Warake RA (1984) Histiocytic malignancies: morphologic, immunologic and enzymatic heterogeneity. Am J Surg Pathol 8: 485–500

Weiss LM (1992) Histiocytic and dendritic cell proliferations. In: Knowles DM (ed) Neoplastic hematopathology. Williams & Wilkins, Baltimore Hong Kong London Munich Philadelphia Sydney Tokyo, pp 1459–1484

Wettrell G, Svenningsen NW, Nordenfelt E, Lindholm K (1973) Clinical manifestations of Letterer-Siwe disease in the neonatal period. Acta Paediatr Scand 62: 321–323

Willman CL, Busque L, Griffith BB, Favara BE, McClain KL, Duncan MH, Gilliland DG (1994) Langerhans' cell histiocytosis (histiocytosis X) – a clonal proliferative disease. N Engl J Med 331: 191–193

Wright-Browne V, McClain KL, Talpaz M, Ordonez N, Estrov Z (1997) Physiology and pathophysiology of dendritis cells. Hum Pathol 28: 563–579

10.4 Maligne Lymphome

Addis BJ, Isaacson PG (1986) Large cell lymphoma of the mediastinum: a B-cell tumour of probable thymic origin. Histopathology 10: 379–390

Battaglia S, Barbolini G, Botticelli AR (1981) Thymoma mimicking Hodgkin's disease of the thymus. Pathol Res Pract 172: 205–210

Berard CM, Dorfman RF (1974) Histopathology of malignant lmyphomas. Clin Hematol 3: 39–76

Bergh NP, Gatzinsky P, Larsson S, Lundin P, Ridell B (1978) Tumors of the thymus and thymic region: II. Clinicopathologic studies on Hodgkin's disease of the thymus. Ann Thorac Surg 25: 99–106

Bernard A, Boumsell L, Reinherz EL et al. (1981) Cell surface characterization of malignant T cells from lymphoblastic lymphoma using monoclonal antibodies: evidence for phenotypic differences between malignant T cells from patients with acute lymphoblastic leukemia and lymphoblastic lymphoma. Blood 57: 1105–1110

Brandter LB, Smith CIE, Hammarström L, Lindemalm C, Christensson B (1989) Clonal immunoglobulin gene rearrangements in primary mediastinal clear cell lymphoma. Leukemia 3: 122–129

Cavalli F, Losa GA, Luscieti P (1988) Das mediastinale, großzellige und sklerosierende Lymphom: Eine neue Variante der B-Zell-Lymphome. Schweiz Krebs-Bulletin 3: 7–10

Cazals-Hatem D, Lepage E, Brice P, Ferrant A, d'Agay MF, Baumelou E, Briere J, Blanc M, Gaulard P, Biron P, Schlaifer D, Diebold J, Audouin J (1996) Primary mediastinal large B-cell lymphoma. A clinicopathologic study of 141 cases compared with 916 nonmediastinal large B-cell lymphomas, a GELA („Groupe d'Etude des Lymphomes de l'Adulte") study. Am J Surg Pathol 20: 877–888

Colby TV, Hope RT, Warnke RA (1982) Hodgkin's disease: a clinicopathologic study of 659 cases. Cancer 49: 1848–1858

Crist WM, Shuster JJ, Falletta J, Pullen DJ, Berard CW, Vietti TJ, Alvarado CS, Roper MA, Prasthofer E, Grossi CE (1988) Clinical features and outcome in childhood T-cell leukemia-lymphoma according to stage of thymocyte differentiation: a pediatric oncology group study. Blood 72: 1891–1897

Davis RD, Oldham HN, Sabiston DC (1987) Primary cysts and neoplasms of the mediastinum: recent changes in clinical presentation, methods of diagnosis, management, and results. Ann Thorac Surg 44: 229–237

Davis RE, Dorfman RF, Warnke RA (1990) Primary large-cell lymphoma of the thymus: A diffuse B-cell neoplasm presenting as primary mediastinal lymphoma. Hum Pathol 21: 1262–1268

Eichelmann A, Koretz K, Mechtersheimer G, Möller P (1992) Adhesion receptor profile of thymic B-cell lymphoma. Am J Pathol 141: 729–741

Ewing J (1916) The thymus and its tumors: report of three cases of thymoma. Surg Gynecol Obstet 22: 461–472

Fechner (1969) Hodgkin's disease of the thymus. Cancer 23: 16–23

Feller AC, Parwaresch MR, Stein H, Ziegler A, Herbst H, Lennert K (1986) Immunphenotyping of T-lymphoblastic lymphoma/leukemia: correlation with normal T-cell maturation. Leuk Res 10: 1025–1031

Grogan TM (1985) Hodgkin's disease. In: Jaffe ES (ed) Surgical pathology of the lymph nodes and related organs. Saunders, Philadelphia, pp 86–134

Harris NL, Jaffe ES, Stein H, Banks PM, Chan JKC, Cleary ML, Delsol G, DeWolf-Peeters Ch, Falini B, Gatter KC, Grogan TM, Isaacson PG, Knowles DM, Mason DY, Müller-Hermelink HK, Pileri SA, Piris MA, Ralfkiaer E, Warnke RA (1994) A revised European-American classification of lymphoid neoplasms: A proposal from the International Lymphoma Study Group. Blood 84: 1361–1392

Hofmann WJ, Otto HF (1992) Thymic involvement in malignant lymphomas and leukemia. Pathologic features. In: Walter E, Willich E, Webb WR (eds) The thymus. Diagnostic imaging, functions, and pathologic anatomy. Springer, Berlin Heidelberg New York Tokyo, pp 156–159

Isaacson PG, Chan JKC, Tang C, Addis BJ (1990) Low-grade B-cell lymphoma of mucosa-associated lymphoid tissue arising in the thymus. A thymic lymphoma mimicking myoepithelial sialadenitis. Am J Surg Pathol 14: 342–351

Isaacson PG, Norton AJ (1994) Extranodal lymphomas. Churchill Livingstone, Edinburgh London Madrid Melbourne New York Tokyo

Jacobs JC, Katz RL, Shabb N, El-Naggar A, Ordonez NG, Pugh W (1992) Fine needle aspiration of lymphoblastic lymphoma: a multiparameter diagnostic approach. Acta Cytol 36: 887–894

Jacobson JO, Aisenberg AC, Lamarre L, Willett CG, Linggood RM, Miketic LM, Harris NL (1988) Mediastinal large cell lymphoma. An uncommon subset of adult lymphoma curable with combined modality therapy. Cancer 62: 1893–1898

Joos S, Otano-Joos MI, Ziegler S, Brüderlein S, DuManoir S, Bentz M, Möller P, Lichter P (1996) Primary mediastinal (thymic) B-cell lymphoma is characterized by gains of chromosomal material including 9p and amplification of the REL gene. Blood 87: 1571–1578

Katz A, Lattes R (1969) Granulomatous thymoma or Hodgkin's disease of the thymus? A clinical and histologic study and a re-evaluation. Cancer 23: 1–15

Keller AR, Castleman B (1974) Hdogkin's disease of the thymus gland. Cancer 33: 1615–1623

Knauf WU, Möller P, Ho AD, Dörken B, Heger G, Hunstein W (1989) Mediastinal clear cell lymphoma – a distinct entity of B-cell derived lymphoma as shown by immunotyping and analysis of gen rearrangements. Blut 59: 346

Knowles DM (1992) Lymphoblastic lymphoma. In: Knowles DM (ed) Neoplastic hematopathology. Williams & Wilkins, Baltimore Hong Kong London Munich Philadelphia Sydney Tokyo, pp 715–747

Kornstein MJ (1995) Pathology of the thymus and mediastinum. Major problems in pathology, Vol 33. Saunders, Philadelphia London Toronto Montreal Sydney Tokyo

Lamarre L, Jacobson JO, Aisenberg AC, Harris NL (1989) Primary large cell lymphoma of the mediastinum. A histologic and immunophenotypic study of 29 cases. Am J Surg Pathol 13: 730–739

Lattes R (1962) Thymoma and other tumors of the thymus: an analysis of 107 cases. Cancer 15: 1224–1260

Lavabre-Bertrand T, Donadio D, Fegueux N, Jessueld D, Taib J, Charlier D, Rousset T, Emberger J-M, Baldet P, Navarro M (1992) A study of 15 cases of primary mediastinal lymphoma of B-cell type. Cancer 69: 2561–2566

Lazzarino M, Orlandi E, Paulli M, Sträter J, Klersy C, Gianelli U, Gargantini L, Rousset MT, Gambacorta M, Marra E, Lavabre-Bertrand T, Magrini U, Manegold C, Bernasconi C, Möller P (1997) Treatment outcome and prognostic factors for primary mediastinal (thymic) B-cell lymphoma: A multicenter study on 106 patients. J Clin Oncol 15: 1646–1653

Lennert K, Feller AC (1990) Histopathologie der Non-Hodgkin-Lmyphome (nach der aktualisierten Kiel-Klassifikation). Springer, Berlin Heidelberg New York Tokyo

Levasseur Ph, Kaswin R, Rojas-Miranda A, N'Guimbous J-F, Merlier M, LeBrigand H (1976) Profil des tumeurs chirurgicales du mediastin. A propos d'une serie de 742 operes. Nouv Presse Med 5: 2857–2859

Lichtenstein AK, Levine A, Taylor OR, Boswell W, Rossman S, Feinstein DI, Lukes RJ (1980) Primary mediastinal lymphoma in adults. Am J Med 68: 509–514

Lowenhaupt E, Brown R (1951) Carcinoma of the thymus of granulomatous type: a clinical and pathological study. Cancer 4: 1193–1209

Lukes RJ, Collins RD (1975) New approaches to the classification of the lymphomata. Br J Cancer 31, Suppl II: 1–28

Marshall AHE, Wood C (1957) The involvement of the thymus in Hodgkin's disease. J Pathol 73: 163–166

Menestrina F, Chilosi M, Bonetti F, Lestani M, Scarpa A, Novelli P, Doglioni C, Todeschini G, Ambrosetti A, Fiore-Donati L (1986) Mediastinal large cell lymphoma of B-type, with sclerosis: histopathological and immunohistochemical study of eight cases. Histopathology 10: 589–600

Mir R, Anderson J, Strauchen J, Nissen NI, Cooper R, Rafla S, Canellos GP, Bloomfield CD, Gottlieb AJ, Peterson B, Marcos M (1993) Hodgkin's disease in patients 60 years of age or older. Cancer 71: 1857–1866

Möller P, Lämmler B, Eberlein-Gonska M, Feichter GE, Hofmann WJ, Schmitteckert H, Otto HF (1986a) Primary mediastinal clear cell lymphoma of B-cell type. Virchows Arch [Pathol Anat] 409: 79–92

Möller P, Lämmler B, Herrmann B, Otto HF, Moldenhauer G, Momburg F (1986b) The primary mediastinal clear cell lymphoma of B-cell type has variable defects in MHC antigen expression. Immunology 59: 411–417

Möller P, Herrmann B, Moldenhauer G, Momburg F (1987a) Defective expression of MHC class I antigens is frequent in B-cell lymphomas of high-grade malignancy. Int J Cancer 40: 32–39

Möller P, Moldenhauer G, Momburg F, Lämmler B, Eberlein-Gonska M, Kiesel S, Dörken B (1987b) Mediastinal lymphoma of clear cell type is a tumor corresponding to terminal steps of B cell differentiation. Blood 69: 1087–1095

Möller P, Hofmann WJ, Mielke B, Otto HF (1989a) Das primär mediastinale, hellzellige B-Zell-Lymphom ist ein epithelassoziiertes Thymuslymphom. Pathologe 10: 234–239

Möller P, Matthaei-Maurer U, Hofmann WJ, Dörken B, Moldenhauer G (1989b) Immunophenotypic similarities of mediastinal clear-cell lymphoma and sinusoidal (monocytoid) B cells. Int J Cancer 43: 10–16

Möller P, Beck N, Schmitteckert H, Schlüter M, Hofmann WJ, Otto HF (1991) Das primär mediastinale/thymische B-Zell-Lymphom – ein neuer Mediastinaltumortyp junger Erwachsener. In: Drings P, Vogt-Moykopf (Hrsg) Thoraxtumoren. Diagnostik – Staging – gegenwärtiges Therapiekonzept, S 366–373. Springer, Berlin Heidelberg New York London Paris Tokyo Hong Kong Barcelona Budapest

Momburg F, Herrmann B, Moldenhauer G, Möller P (1987) B-cell lymphomas of high-grade malignancy frequently lack HLA-DR, -DP and -DQ antigens and associated invariant chain. Int J Cancer 40: 598–603

Mori N, Oka K, Yoda Y, Abe T, Kojima M (1988) Leu-4 (CD3) antigen expression in the neoplastic cells from T-ALL and T-lymphoblastic lymphoma. Am J Clin Pathol 90: 244–249

Mullen B, Richardson JD (1986) Primary anterior mediastinal tumors in children and adults. Ann Thorac Surg 42: 338–345

Nakagawa A, Nakamura S, Koshikawa T, Nakayama A, Nagasaka T, Motoori T, Kojima M, Hosomura Y, Ueda R, Mori S, Asai J, Suchi T (1993) Clinicopathologic study of primary mediastinal non-lymphoblastic non-Hodgkin's lymphomas among the Japanese. Acta Pathol Jpn 43: 44–54

Nathwani BN, Diamond LW, Winberg CD, Kim H, Bearman R, Glick JH, Jones SE, Gams RA, Nissen NI, Rappaport H (1981) Lymphoblastic lymphoma: clinicopathologic study of 95 patients. Cancer 48: 2347–2357

Nathwani BN, Kim H, Rappaport H (1976) Malignant lymphoma, lymphoblastic. Cancer 38: 964–983

Nickels J, Franssila K, Hjelt L (1973) Thymoma and Hodgkin's disease of the thymus. Acta Pathol Microbiol Scand, Sect A 81: 1–5

Null JA, LiVolsi VA, Glenn WWL (1977) Hodgkin's disease of the thymus (granulomatous thymoma) and myasthenia gravis: a unique association. Am J Clin Pathol 67: 521–525

Otto HF (1992) Nomenklatur-immanente Probleme in der Onkologie, dargestellt am Beispiel primär thymogener Geschwülste. Chirurg 63: 109–112

Peck B (1977) Hypertrophic osteoartropathy with Hodgkin's disease of the mediastinum. JAMA 238: 1400–1401

Perrone T, Frizzera G, Rosai J (1986) Mediastinal diffuse large-cell lymphoma with sclerosis. A clinicopathologic study of 60 cases. Am J Surg Pathol 10: 176–191

Remigio PA (1971) Granulomatous thymoma associated with erythroid hypoplasia. Am J Clin Pathol 55: 68–72

Rosai J, Levine GD (1976) Tumors of the thymus. In: Atlas of tumor pathology, Ser 2, Fasc 13. Armed Forces Institute of Pathology, Washington, DC

Rosen PJ, Feinstein DI, Pattengale PK, Tindle BH, Williams AH, Cain MJ, Bonorris JB, Parker JW, Lukes RJ (1987) Convoluted lymphocytic lymphoma in adults. A clinicopathologic entity. Ann Intern Med 89: 319–324

Sandlund JT, Magrath IT (1997) Lymphoblastic lymphoma. In: Magrath IT (ed) The Non-Hodgkin's lymphoma, 2nd edn. Arnold, London Sydney Auckland, pp 813–828

Scarpa A, Bonetti F, Menestrina F, Menegazzi M, Chilosi M, Lestani M, Bovolenta C, Zamboni G, Fiore-Donati L (1987) Mediastinal large cell lymphoma with sclerosis. Genotypic analysis establishes its B nature. Virchows Arch [Pathol Anat] 412: 17–21

Scarpa A, Borgato L, Chilosi M, Capelli P, Menestrina F, Bonetti F, Zamboni G, Pizzolo G, Hirohashi S, Fiore-Donati L (1991) Evidence of c-myc gene abnormalities in mediastinal large B-cell lymphoma of young adult age. Blood 78: 780–788

Scully RE, Galdabini JJ, McNeely BU (1976) Case records of the Massachusetts General Hospital. Case 50-1976. New Engl J Med 295: 1367–1374

Sheibani K, Nathwani BN, Winberg CD, Burke JS, Swartz WG, Blayney D, van de Velde S, Hill LR (1987) Antigenically defined subgroups of lymphoblastic lymphoma: relationship to clinical presentation and biologic behavior. Cancer 60: 183–190

Steiner PE (1943) Hodgkin's disease. The incidence, distribution, nature and possible significance of the lymphogranulomatous lesions in the bone marrow: A review with original data. Arch Pathol 36: 627–637

Sternberg C (1916) Leukosarkomatose und Myeloblastenleukämie. Beitr Pathol Anat 61: 75–100

Sturm SB (1973) The natural history, histopathology, staging, and mode of spread of Hodgkin's disease. Ser Haematol 6: 20–115

Takagi N, Shigeo N, Yamamoto K, Kunishima K, Takagi I, Suyama M, Shinoda M, Sugiura T, Oyama A, Suzuki H, Koshikawa T, Kontani K, Ueda R, Takahashi T, Ariyoshi Y, Suchi T (1992) Malignant lymphoma of mucosa-associated lymphoid tissue arising in the thymus of a patient with Sjögren's syndrome. A morphologic, phenotypic, and genotypic study. Cancer 69: 1347–1355

Trump DL, Mann RB (1982) Diffuse large cell and undifferentiated lymphomas with prominent mediastinal involvement. A poor prognostic subset of patients with non-Hodgkin's lymphoma. Cancer 50: 277–282

Tsang P, Cesarman E, Chadburn A, Liu Y-F, Knowles DM (1996) Molecular characterization of primary mediastinal B cell lymphoma. Am J Pathol 148: 2017–1025

Verley JM, Hollmann KH (1992) Tumours of the mediastinum. Kluwer Academic Publishers, Dordrecht Boston London

Weiss LM, Bindl JM, Picozzi VJ, Link MP, Warnke RA (1986) Lymphoblastic lymphoma: an immunophenotype study of 26 cases with comparison to T cell acute lymphoblastic leukemia. Blood 67: 474–478

Zinzani PL, Bendani M, Frezza G, Gherlinzoni F, Merla E, Salvucci M, Magagnoli M, Babini L, Tura S (1996) Primary mediastinal B-cell lymphoma with sclerosis: Clinical and therapeutic evaluation of 22 patients. Leuk Lymphoma 21: 311–316

11 Tumorähnliche Thymusläsionen

Bailey LL, Lynn Hilde R, Smith TR, Thompson RJ (1977) Cervico-mediastinal thymic cyst with vocal cord paralysis. Cancer 39: 347–349

Baron RL, Sagel SS, Baglan RJ (1981) Thymic cysts following radiation therapy for Hodgkin disease. Radiology 141: 593–597

Behring C, Bergman F (1963) Thymic cyst of the neck. Acta Pathol Microbiol Scand 59: 45–50

Bieger RC, McAdams AJ (1966) Thymic cysts. Arch Pathol 82: 535–541

Breckler IA, Johnston DG (1956) Choristoma of the thymus. Am J Dis Child 92: 175–178

Cote R, Fortin C (1961) Thymic cysts of the neck. Can J Surg 4: 566–569

Delamarre J, Dupas JL, Muir JF (1987) Gardner's syndrome and epidermoid cyst of the thymus. Gastroenterol Clin Biol 11: 421–423

Dubois P (1850) Du diagnostic de la syphilis consideree comme une des causes possibles de la mort du foetus. Gaz Med de Paris 21: 392–395

Duprez A, Cordier R, Schmitz P (1962) Tuberculoma of the thymus. First case of surgical excision. J Thorac Cardiovasc Surg 44: 115–120

Dyer NH (1967) Cystic thymomas and thymic cysts. Thorax 22: 408–421

Ewing J (1940) Neoplastic diseases, 4th ed. Saunders, Philadelphia, p 1000

Fahmy S (1974) Cervical thymic cysts: their pathogenesis and relationship to branchial cysts. J Larnygol Otol 88: 47–60

Fielding JF, Farmer AW, Lindsay WK, Conen PE (1963) Cystic degeneration in persistent cervical thymus: a report of four cases in children. Can J Surg 6: 178–186

Froboese C (1969) Mediastinum. In: Doerr W, Seifert G, Uehlinger E (Hrsg) Spezielle pathologische Anatomie, Bd 4. Springer, Berlin Heidelberg New York, S 431–634

Furuya S, Baba S (1971) Cervical thymic cysts and parathyroid cysts. Keio J Med 20: 103–114

Gaeckle DJ, Gerbert ML (1962) Thymic cyst of the neck. Am J Surg 103: 755–757

Gilmour JR (1941) Some developmental abnormalities of the thymus and parathyroids. J Pathol Bacteriol 52: 213–218

Giraud G, Negre E, Thevenet A, Beraud P (1963) Cyste hydatique du thymus. Presse Med 71: 1375–1376

Guba AM, Adam AE, Jaques DA, Chambers RG (1978) Cervical presentation of thymic cysts. Am J Surg 136: 430–436

Herlitzka AJ, Gale JW (1958) Tumors and cysts of the mediastinum. AMA Arch Surg 76: 697–706

Hyde TL, Sellers ED, Owen M (1944) Thymic cyst of the neck. Texas State J Med 39: 539–540

Indeglia RA, Shea MA, Grage TB (1967) Congenital cysts of the thymus gland. Arch Surg 94: 149–152

Jaramillo D, Perez-Atayde A, Griscom NT (1989) Apparent association between thymic cysts and prior thoracotomy. Radiology 172: 207–209

Katz M, Piekarski JD, Bayle-Weisgerber C, Laval-Jeantet M, Teillet F (1977) Masses mediastinales residuelles post-radiotherapiques au cours de la maladie de Hodgkin. Ann Radiol (Paris) 20: 667–672

Kopac Z (1939) Beitrag zur Kenntnis des Thymus cysticus bei Erwachsenen. Beitr Pathol Anat 102: 560–572

Krech WG, Storey CF, Umiker WC (1954) Thymic cysts: Review of the literature and report of two cases. J Thorax Surg 27: 477–493

Lamesch A, Capesius C, Theisen-Aspesberro MC (1974) Cervical thymic cysts in infants and children. Z Kinderchir 14: 213–219

Leong ASY (1990) Thymic cysts. In: Givell-C (ed) Surgery of the thymus. Pathology associated disorders and surgical technique. Springer, Berlin Heidelberg New York Tokyo, pp 71–77

Leong AS, Brown JH (1984) Malignant transformation in a thymic cyst. Am J Surg Pathol 8: 471–475

Liang SB, Ohtsuki Y, Sonobe H, Iwata J, Furihata M, Ido E, Watanabe R, Ohmori K, Ohtsuka S (1996) Multiocular thymic cysts associated with thymoma. A case report. Pathol Res Pract 192: 1283–1287

Mikal S (1974) Cervical thymic cyst: case report and review of the literature. Arch Surg 109: 558–562

Mishalani SH, Lones MA, Said JW (1995) Multilocular thymic cyst. A novel thymic lesion associated with human immunodeficiency virus infection. Arch Pathol Lab Med 119: 467–470

Murray JA, Parker AC (1984) Mediastinal Hodgkin's disease and thymic cysts. Acta Haematol (Basel) 71: 282–284

Ribbert H (1912) Die Entwicklungsstörung der Thymusdrüse bei kongenitaler Lues. Frankf Z Pathol 11: 209–218

Ringertz N, Lidholm SO (1956) Mediastinal tumors and cysts. J Thorac Surg 31: 458–487

Rosai J, Levine GD (1976) Tumors of the thymus. In: Atlas of tumor pathology. Sec Ser, Fasc 13. Armed Forces Institute of Pathology, Washington, DC

Ross MA, Korenchevsky V (1941) The thymus of the rat and sex hormones. J Pathol Bacteriol 52: 349–360

Schambacher A (1903) Über die Persistenz von Drüsenkanälen in der Thymus und ihre Beziehung zur Entstehung der Hassallschen Körperchen. Virochws Arch [Pathol Anat] 172: 368–394

Scully RE, Mark EJ, McNeely BU (1982) Case records of the Massachusetts General Hospital (case 47). N Engl J Med 307: 1391–1397

Shier KH (1963) The morphology of the epithelial thymus: observations on lymphocyte-depleted and fetal thymus. Lab Invest 12: 316–326

Shier KJ (1981) The thymus according to Schambacher: Medullary ducts and reticular epithelium of thymus and thymomas. Cancer 48: 1183–1199

Sieger L, Higgins RG, Adelsberg S van, Isaacs H (1974) Acute thymic hemorrhage. An unusual cause of respiratory distress in infancy. Am J Dis Child 128: 86–87

Simmonds M (1908) Die Thymus bei kongenitaler Syphilis. Virchows Arch [Pathol Anat] 194 (Beiheft) 213–224

Speer FD (1938) Thymic cysts: Report of a thymus presenting cysts of three types. NY Med Coll Flower Hosp Bull 1: 142–150

Suster S, Barbato D, Carlson G, Rosai J (1991) Multilocular thymic cysts with pseudoepitheliomatous hyperplasia. Hum Pathol 22: 455–460

Suster S, Rosai J (1991) Multilocular thymic cyst: an acquired reactive process. Study of 18 cases. Am J Surg Pathol 15: 388–398

Tesseraux H (1959) Physiologie und Pathologie des Thymus. In: Zwanglose Abhandlungen aus dem Gebiet der inneren Sekretion, Bd 9. Joh. Ambros. Barth, Leipzig

Walter E, Willich E, Hofmann WJ, Otto HF, Webb WR, DeGeer G (1992) Tumor-like (nonneoplastic) conditions of the thymus and/or mediastinum. In: Walter E, Willich E, Webb WR (eds) The thymus. Diagnostic imaging, functions, and pathologic anatomy. Springer, Berlin Heidelberg New York Tokyo, pp 195–204

Weller RW, Pearce AE, Rapoport M (1951) Thymic cyst of the neck. Arch Pathol 52: 569–573

Wolley MM, Isaacs H, Lindesmith G, Wollmer DM, Adelsberg S van (1974) Spontaneous thymic hemorrhage in the neonate: Report of two cases. J Pediatr Surg 9: 231–233

12.1.1 Keimzelltumoren/Teratome

Aygun C, Slawson RG, Bajaj K, Salazar OM (1984) Primary mediastinal seminoma. Urology 23: 109–117

Bailey D, Bauman R, Marks A (1988) Use of anti-seminoma monoclonal antibody to confirm the diagnosis of mediastinal seminoma. APMIS 96: 206–210

Battifora H, Sheibani K, Tubbs RR, Kopinski MI, Sun TT (1984) Antikeratin antibodies in tumor diagnosis: distinction between seminoma and embryonal carcinoma. Cancer 54: 843–848

Beckstead JH (1983) Alkaline phosphatase histochemistry in human germ cell neoplasms. Am J Surg Pathol 7: 341–349

Bergh NP, Gatzinsky P, Larsson S, Lundin P, Riddell B (1978) Tumors of the thymus and thymic region: III. Clinicopathological studies on teratomas and tumors of germ cell type. Ann Thorac Surg 25: 107–111

Berry CL, Keeling J, Hilton C (1969) Teratoma in infancy and childhood: a review of 91 cases. J Pathol 98: 241–252

Bordi C, DeVita O, Pollice L (1985) Full pancreatic endocrine differentiation in a mediastinal teratoma. Hum Pathol 16: 961–964

Brown K, Collins JD, Batra P, Steckel RJ, Kagan AR (1989) Mediastinal germ cell tumor in a young woman. Med Pediatr Oncol 17: 164–167

Buerki H, Locher GW, Graepel P, Ruchti Ch, Brun del Reg, Hess MW (1977) Humoral antibodies against spermatopoietic cells associated with mediastinal germinoma. J Pathol 121: 183–186

Burns BF, McCaughey WTE (1986) Unusual thymic seminomas. Arch Pathol Lab Med 110: 539–541

Bush SE, Martinez A, Bagshaw MA (1981) Primary mediastinal seminoma. Cancer 48: 1877–1882

Canty TG, Siemens R (1978) Malignant mediastinal teratoma in a 15-year-old girl. Cancer 41: 1623–1626

Carney JA, Thompson DP, Johnson CL, Lynn HB (1972) Teratomas in children: clinical and pathologic aspects. J Pediatr Surg 7: 271–282

Carter D, Bibro MC, Touloukian RJ (1982) Benign clinical behavior of immature mediastinal teratoma in infancy and childhood: Report of two cases and review of the literature. Cancer 49: 398–402

Cox JD (1975) Primary malignant germinal tumors of the mediastinum: a study of 24 cases. Cancer 36: 1162–1168

Daniel RA, Diveley WL, Edwards WH, Chamberlain N (1960) Mediastinal tumors. Ann Surg 151: 783–795

Davis RD, Oldham HN, Sabiston CD (1987) Primary cysts and neoplasms of the mediastinum: recent changes in clinical presentation, methods of diagnosis, management and results. Ann Thorac Surg 44: 229–237

DeBlois GG (1995) Germ cell tumors. In: Kornstein MJ (1995) Pathology of the thymus and mediastinum. Saunders, Philadelphia London Toronto Montreal Sydney Tokyo, pp 172–190

DeMent SH (1990) Association between mediastinal germ cell tumors and hematologic malignancies: An update. Hum Pathol 21: 699–703

DeMent SH, Eggleston JC, Spivak JL (1985) Association between mediastinal germ cell tumors and hematologic malignancies. Report of two cases and review of the literature. Am J Surg Pathol 9: 23–30

Denk H, Moll R, Weybora W, Lackinger E, Venningerholz F, Beham A, Franke WW (1987) Intermediate filaments and desmosomal plaque proteins in testicular seminomas and non-seminomatous germ cell tumours as revealed by immuno-histochemistry. Virchows Arch A 410: 295–307

Dulmet EM, Macchiariani P, Suk B, Verley JM (1993) Germ cell tumors of the mediastinum: a thirty year experience, Cancer 72: 1894–1901

Dunn PJS (1984) Pancreatic tissue in benign mediastinal teratoma. J Clin Pathol 37: 1105–1109

Economou J, Trump D, Holmes E, Eggleston J (1982) Management of primary germ cell tumors of the mediastinum. J Thorac Cardiovasc Surg 83: 643–649

Fox MA, Vix VA (1980) Endodermal sinus (yolk sac) tumors of the anterior mediastinum. AJR 135: 291–294

Friedman NB (1951) The comparative morphogenesis of extragenital and gonadal teratoid tumors. Cancer 4: 265–276

Friedman NB, Velde RL Van de (1981) Germ cell tumors in man, pleiotropic mice, and continuity of germplasm and somatoplasm. Hum Pathol 12: 772–776

Gonzalez-Crussi F (1982) Extragonadal teratomas. In: Atlas of tumor pathology. 2nd Ser, Fasc 18. Armed Forces Institute of Pathology, Washington, DC

Gooneratne S, Keh P, Sreekanth S, Recant W, Talerman A (1985) Anterior mediastinal endodermal sinus (yolk sac) tumor in a female infant. Cancer 56: 1430–1433

Hailemariam S, Engeler DS, Bannwart F, Amin MB (1997) Primary mediastinal germ cell tumor with intratubular germ cell neoplasia of the testis – further support for germ cell origin of these tumors. A case report. Cancer 79: 1031–1036

Hodge J, Aponte G, McLaughlin E (1959) Primary mediastinal tumors. J Thorac Cardiovasc Surg 37: 730–744

Hofmann WJ, Otto HF (1992) Germ cell tumors and teratomas. Pathologic anatomy. In: Walter E, Willich E, Webb WR (eds) The thymus. Diagnostic imaging, functions, and pathologic anatomy. Springer, Berlin Heidelberg New York Tokyo, pp 180–182

Honicky RE, DePapp EW (1973) Mediastinal teratoma with endocrine function. Am J Dis Child 126: 650–653

Hurt RD, Bruckman JE, Farrow GM, Bernatz PhE, Hahn RG, Earle JD (1982) Primary anterior mediastinal seminoma. Cancer 49: 1658–1663

Irie T, Watanabe H, Kawaoi A, Takeuchi J (1982) Alpha-fetoprotein (AFP), human chorionic gonadotropin (HCG), and carcinoembryonic antigen (CEA) demonstrated in the immature glands of mediastinal teratocarcinoma. A case report. Cancer 50: 1160–1165

Jacobsen GK, Jacobsen M, Praetorius-Clausen P (1981) Distribution of tumor-associated antigens in the various histologic components of germ cell tumors of the testis. Am J Surg Pathol 5: 257–266

Kay PH, Wells FC, Goldstraw P (1987) A multidisciplinary approach to primary nonseminomatous germ cell tumors of the mediastinum. Ann Thorac Surg 44: 578–582

Kersh CR, Constable WC, Hahn SS, Spaulding CA, Eisert DR, Jenrette JM, Marks RD, Grayson J (1990) Primary malignant extragonadal germ cell tumors. An analysis of the effect of radiotherapy. Cancer 65: 2681–2685

Kitzis M, Weiss AM, Michel F, Giul R, Nussaume O, Monteau M, Dournovo P, Thibault Ph (1981) Les seminomes thymiques. Nouv Presse Med 10: 337–340

Knapp RH, Fritz SR, Reiman HM (1982) Primary embryonal carcinoma and choriocarcinoma of the mediastinum. A case report. Arch Pathol Lab Med 106: 507–509

Knapp RH, Hurt RD, Payne S, Farrow GM, Lewis BD, Hahn RG, Muhm JR, Earle JD (1985) Malignant germ cell tumors of the mediastinum. J Thorac Cardiovasc Surg 89: 82–89

Kornstein MJ (1995) Pathology of the thymus and mediastinum. Saunders, Philadelphia London Toronto Montreal Sydney Tokyo

Kurman RJ, Scardino PT, McIntire KR, Waldmann TA, Javadpour N (1977) Cellular localization of alpha-fetoprotein and human chorionic gonadotropin in germ cell tumors of the testis using an indirect immunoperoxidase technique: a new approach to classification utilizing tumor markers. Cancer 40: 2136–2151

Kuzur ME, Cobleigh MA, Greco A, Einhorn LH, Oldham RK (1982) Endodermal sinus tumor of the mediastinum. Cancer 50: 766–774

Lachman MF, Kim K, Koo BC (1986) Mediastinal teratoma associated with Klinefelter's syndrome. Arch Pathol Lab Med 110: 1067–1971

Lancaster KJ, Liang CY, Myers JC, McCabe KM (1997) Goblet cell carcinoid arising in a mature teratoma of the mediastinum. Am J Surg Pathol 21: 109–113

Lemarie E, Assouline PS, Diot P, Reynard J, Levasseur P, Droz J, Ruffie P (1992) Primary mediastinal germ cell tumors. Results of a French retrospective study. Chest 102: 1477–1483

Levine GD (1973) Primary thymic seminoma – A neoplasm ultrastructurally similar to testicular seminoma and distinct from epithelial thymoma. Cancer 31: 729–741

Lewis BD, Hurt RD, Payne WS, Farrow GM, Knapp RH, Muhm JR (1983) Benign teratomas of the mediastinum. J Thorac Cardiovasc Surg 86: 727–731

Manivel C, Jessurun J, Wick MR, Dehner LP (1987) Placental alkaline phosphatase immunoreactivity in testicular germ-cell neoplasms. Am J Surg Pathol 11: 21–29

Martini N, Golbey RB, Hajdu SI, Whitmore WF, Beattie EJ (1974) Primary mediastinal germ cell tumors. Cancer 33: 763–769

McNeil MM, Leong ASY, Sage RE (1981) Primary mediastinal embryonal carcinoma in association with Klinefelter's syndrome. Cancer 47: 343–345

Moran CA, Suster S (1997a) Primary germ cell tumors of the mediastinum. I. Analysis of 322 cases with special emphasis on teratomatous lesions and a proposal for histopathologic classification and clinical staging. Cancer 80: 681–690

Moran CA, Suster S (1997b) Yolk sac tumors of the mediastinum with prominent spindle cell features: A clinicopathologic study of three cases. Am J Surg Pathol 21: 1173–1177

Moran CA, Suster S (1997c) Hepatoid yolk sac tumors of the mediastinum: A clinicopathologic and immunohistochemical study of four cases. Am J Surg Pathol 21: 1210–1214

Moran CA, Suster S (1997d) Primary mediastinal choriocarcinomas: A clinicopathologic and immunohistochemical study of eight cases. Am J Surg Pathol 21: 1007–1012

Moran CA, Suster S, Przygodzki RM, Koss MN (1997a) Primary germ cell tumors of the mediastinum. II. Mediastinal seminomas – A clinicopathologic and immuno-histochemical study of 120 cases. Cancer 80: 691–698

Moran CA, Suster S, Koss MN (1997b) Primary germ cell tumors of the mediastinum. III. Yolk sac tumor, embryonal carcinoma, choriocarcinoma, and combined nonteratomatous germ cell tumors of the mediastinum – A clinicopathologic and immunohistochemical study of 64 cases. Cancer 80: 699–707

Moriconi WJ, Taylor S, Huntrakoon M, MacArthur R, Bixler TJ (1985) Primary mediastinal germinomas in females: a case report and review of the literature. J Surg Oncol 29: 176–180

Morinaga S, Nomori H, Kobayashi R, Atsumi Y (1994) Well-differentiated adenocarcinoma arising from mature cystic teratoma of the mediastinum (teratoma with malignant transformation). Report of a surgical case. Am J Clin Pathol 101: 531–534

Mukai K, Adams WR (1979) Yolk sac tumor of the anterior mediastinum. Case report with light- and electronmicroscopic examination and immunohistochemical study of alpha-fetoprotein. Am J Surg Pathol 3: 77–83

Mullen B, Richardson JD (1986) Primary anterior mediastinal tumors in children and adults. Ann Thorac Surg 42: 338–345

Nichols CR (1991) Mediastinal germ cell tumors. Clinical features and biologic correlates. Chest 99: 79–119

Nichols CR (1992) Mediastinal germ cell tumors. Semin Thorac Cardiovasc Surg 4: 45–50

Nichols CR, Hoffman R, Einhorn LH, Williams S, Wheeler L, Garnick M (1985) Hematologic malignancies associated with primary mediastinal germ-cell tumors. Ann Int Med 102: 603–609

Nichols CR, Roth BJ, Heerema NA, Griep J, Tricot G (1990) Hematologic neoplasia associated with primary mediastinal germ-cell tumors. N Engl J Med 322: 1425–1429

Niehans GA, Manivel C, Copland G, Scheithauer B, Wick M (1988) Immunohistochemistry of germ cell and trophoblastic neoplasms. Cancer 62: 1113–1123

Norris HJ, Zirkin HJ, Benson WL (1976) Immature malignant teratoma of the ovary: a clinical and pathologic study of 58 cases. cancer 37: 2359–2372

Oberman HA, Libcke JH (1964) Malignant germinal neoplasms of the mediastinum. Cancer 17: 498–507

Pachter MR, Lattes R (1964) „Germinal“ tumors of the mediastinum: A clinicopathologic study of adult teratomas, teratocarcinomas, choriocarcinomas and seminomas. Dis Chest 45: 301–310

Polansky SM, Barwick KW, Ravin CE (1979) Primary mediastinal seminoma. Am J Roentgenol 132: 17–21

Przygodzki RM, Moran CA, Suster S, Khan MA, Swalsky PA, Bakker A, Koss MN, Finkelstein SD (1996) Primary mediastinal and testicular seminomas: A comparison of K-ras-2 gene sequence and p53 immunoperoxidase analysis of 26 cases. Hum Pathol 27: 975–979

Raghavan D, Barrett A (1980) Mediastinal seminomas. Cancer 46: 1187–1191

Recondo J, Libshitz HI (1978) Mediastinal extragonadal germ cell tumors. Urology 11: 369–375

Reynolds TF, Yagoda A, Vurgin D, Golbey R (1979) Chemotherapy of mediastinal germ cell tumors. Semin Oncol 6: 113–115

Ringertz N, Lidholm SO (1956) Mediastinal tumors and cysts. J Thorac Surg 31: 458–487

Saabye J, Elbirk A, Andersen K (1987) Teratomas of the mediastinum. Scand J Thorac Cardiovasc Surg 21: 271–272

Saegesser F, Zoupanos G, Jayet A, Gardiol D (1972) Tumeurs germinales malignes du mediastin. Ann Chir Thorac Cardiovasc 11: 71–82

Sandhaus L, Strom RL, Mukai K (1981) Primary embryonal-choriocarcinoma of the mediastinum in a woman: a case report with immunohistochemical study. Am J Clin Pathol 75: 573–578

Sass M, Jao W, Horn T, Keh PC (1983) Mediastinal yolk sac tumor: ultrastructural and immuno-fluorescent studies. Ultrastruc Pathol 4: 67–73

Schantz A, Sewall W, Castleman B (1972) Mediastinal germinoma. A study of 21 cases with an excellent prognosis. Cancer 30: 1189–1194

Schlumberger HG (1946) Teratoma of the anterior mediastinum in the group of military age. A study of sixteen cases, and review of the theories of genesis. Arch Pathol 41: 398–444

Schlumberger HG (1951) Tumors of the mediastinum. In: Atlas of tumor pathology, Fasc 18. Armed Forces Institute of Pathology, Washington, DC

Sickels EA, Belliveau RE, Wiernik PH (1974) Primary mediastinal choriocarcinoma in the male. Cancer 33: 1196–1203

Sloane JP, Ormerod MG (1981) Distribution of epithelial membrane antigen in normal and neoplastic tissues and its value in diagnostic tumor pathology. Cancer 47: 1786–1795

Suda K, Mizuguchi K, Hebisawa A, Wakabayashi T, Saito S (1984) Pancreatic tissue in teratoma. Arch Pathol Lab Med 08: 835–837

Thomas WJ, Kelleher JF, Duval-Arnould B (1981) Successful treatment of metastatic extragona-dal endodermal sinus (yolk sac) tumor in childhood. Cancer 48: 2371–2374

Toner GC, Geller NL, Lin SY, Bosl GJ (1991) Extragonadal and poor risk nonseminomatous germ cell tumors. Cancer 67: 2049–2057

Truong LD, Harris L, Mattioli C, Hawkins E, Lee A, Wheeler T, Lane M (1986) Endodermal sinus tumor of the mediastinum. A report of seven cases and review of the literature. Cancer 58: 730–739

Ulbright TM, Loehrer PJ, Roth LM, Einhorn LH, Williams SD, Clark SA (1984) The development of non-germ cell malignancies within germ cell tumors: a clinico-pathologic study of 11 cases. Cancer 54: 1824–1833

Wartenberg H (mit Beiträgen von Breucker H, Holstein AF, Dvorak M, Tesarik J) (1993) Entwicklung der Genitalorgane und Bildung der Gameten. In: Hinrichsen KV (Hrsg) Human-embryologie. Lehrbuch und Atlas der vorgeburtlichen Entwicklung des Menschen. Springer, Berlin Heidelberg New York Tokyo Hong Kong, S 745–822

Wenger ME, Dines DE, Ahmann DL, Good CA (1968) Primary mediastinal choriocarcinoma. Mayo Clin Proc 43: 570–575

Wick MR, Rosai J (1990) Neuroendocrine, germ cell, and nonepithelial tumors. In: Givel J-C (ed) Surgery of the thymus. Pathology, associated disorders and surgical technique. Springer, Berlin Heidelberg New York Tokyo, pp 109–150

Wright CD, Kesler KA, Nichols CR, Mahomed Y, Einhorn LH, Miller ME, Brown JW (1990) Primary mediastinal nonseminomatous germ cell tumors: results of a multimodality approach. J Thorac Cardiovasc Surg 99: 210–217

Wychulis AR, Payne WS, Clagett OTh, Woolner LB (1971) Surgical treatment of mediastinal tumors. A 40 year experience. J Thorac Cardiovasc Surg 62: 379–391

12.2 Solitäre fibröse Pleura-(Mediastinal-)Tumoren

Briselli MF, Mark EJ (1986) Solitary fibrous tumors of the pleura and benign extrapleural tumors of mesothelial origin. In: Antman K, Aisner J (eds) Asbestos-related malignancy. Grune & Stratton, Orlando, pp 165–178

Briselli MF, Mark EJ, Dickersin GR (1981) Solitary fibros tumors of the pleura: eight cases and review of 360 cases in the literature. Cancer 47: 2678–2689

Brockmann M, Müller K-M (1991) Die pathologische Anatomie der primären und sekundären Pleuratumoren. In: Drings P, Vogt-Moykopf I (Hrsg) Thoraxtumoren. Diagnostik – Staging – gegenwärtiges Therapiekonzept, S 271–284. Springer, Berlin Heidelberg New York Tokyo

Bürrig K-F, Kastendieck H (1984) Ultrastructural observations on the histogenesis of localized fibrous tumours of the pleura (benign mesothelioma). Virochws Arch [Pathol Anat] 403: 413–424

Doglioni C, Dei Tos AP, Laurino L, Iuzzolino P, Chiarelli C, Celio MR, Viale G (1996) Calretinin. In: A novel immunocytochemical marker for mesothelioma. Am J Surg Pathol 20: 1037–1046

Doucet J, Dardick I, Srigley JR, van Nostrand AWP, Bell MA, Kahn HJ (1986) Localized fibrous tumour of serosal surfaces. Immunohistochemical and ultrastructural evidence for a type of mesothelioma. Virchows Arch [Pathol Anat] 409: 349–363

England DM, Lochholzer L, McCarthy MJ (1989) Localized benign and malignant fibrous tumors of the pleura: a clinicopathologic review of 223 cases. Am J Surg Pathol 13: 640–658

Flint A, Weiss SW (1995) CD-34 and keratin expression distinguishes solitary fibrous tumor (fibrous mesothelioma) of pleura from desmoplastic mesothelioma. Hum Pathol 26: 428–431

Foster EA, Ackerman LV (1960) Localized mesotheliomas of the pleura. The pathologic evaluation of 18 cases. Am J Clin Pathol 34: 349–364

Gotzos V, Vogt P, Celio MR (1996) The calcium binding protein Calretinin is a selective marker for malignant pleural mesotheliomas of the epithelial type. Path Res Pract 192: 137–147

Hanau CA, Miettinen M (1995) Solitary fibrous tumor: histological and immunohistochemical spectrum of benign and malignant variants presenting at different sites. Hum Pathol 26: 440–449

Hernandez FJ, Fernandez BB (1974) Localized fibrous tumors of pleura: a light and electron microscopic study. Cancer 34: 1667–1674

Shimosato Y, Mukai K (1997) Tumors of the mediastinum. In: Atlas of tumor pathology, 3rd Ser, Fasc 21. Armed Forces Institute of Pathology, Washington, DC

Steinetz C, Clarke R, Jacobs GH, Abdul-Karim FW, Petrelli M, Tomashefski JF (1990) Localized fibrous tumors of the pleura: correlation of histopathological, immuno-histochemical and ultrastructural features. Pathol Res Pract 186: 344–357

Witkin GB, Rosai J (1989) Solitary fibrous tumor of the mediastinum. A report of 14 cases. Am J Surg Pathol 13: 547–557

12.3.1 Mediastinale Zysten

Abell MA (1956) Mediastinal cysts. Arch Pathol 61: 360–379

Bernheim J, Griffel B, Versano S, Bruderman I (1980) Mediastinal leiomyosarcoma in the wall of a bronchial cyst [letter]. Arch Pathol Lab Med 104: 221

Boyd DP, Midell AI (1968) Mediastinal cysts and tumors: an analysis of 96 cases. Surg Clin North Am 48: 493–505

Chuang MT, Barba FA, Kaneko M, Teirstein AS (1981) Adenocarcinoma arising in an intrathoracic duplication cyst of foregut origin: a case report with review of the literature. Cancer 47: 1887–1890

Cohen AJ, Thompson L, Edwards FH, Bellamy RF (1991) Primary cysts and tumors of the mediastinum. Ann Thorac Surg 51: 378–386

Davis RD, Oldham HN, Sabiston DC (1987) Primary cysts and neoplasms of the mediastinum: recent changes in clinical presentation, methods of diagnosis, management, and results. Ann Thorac Surg 44: 229–237

Fallon M, Gordon ARG, Lendrum AC (1954) Mediastinal cysts of foregut origin associated with vertebral abnormalities. Brit J Surg 41: 520–533

Marchevsky AM, Kaneko M (1992) Surgical pathology of the mediastinum, 2nd edn. Raven Press, New York

Olsen JB, Clemmensen O, Andersen K (1991) Adenocarcinoma arising in a foregut cyst of mediastinum. Ann Thorac Surg 51: 497–499

Ovrum E, Birkeland S (1979) Mediastinal tumors and cysts. A review of 91 cases. Scand J Thorac Cardiovas Surg 13: 161–168

Ringertz N, Lidholm SO (1956) Mediastinal tumors and cysts. J Thorac Surg 31: 458–487

Sirivella S, Ford WB, Zikria EA, Miller WH, Samadani SR, Sullivan ME (1985) Foregut cysts of the mediastinum: results in 20 consecutive surgically treated cases. J Thorac Cardiovasc Surg 90: 776–782

Uyama T, Monden Y, Sumitomo M (1989) CEA and CA 19-9 in benign pulmonary or mediastinal cystic lesions. J Surg Oncol 41: 103–108

Whittaker LD, Lynn HB (1973) Mediastinal tumors and cysts in the pediatric patient. Surg Clin North Am 53: 893–904

12.3.2 Angiofollikuläre Lymphknotenhyperplasie

Abel H, Mall W, Zieger G, Krüger R, Volkmer I (1980) Das Castleman-Lymphom. Angiofollikuläre Lymphknotenhyperplasie als diagnostisches und therapeutisches Problem. Dtsch Med Wochenschr 105: 1536–1541

Bartoli E, Massarelli G, Soggia G, Tanda F (1980) Multicentric giant lymph node hyperplasia. A hyperimmune syndrome with a rapidly progressive course. Am J Clin Pathol 73: 423–426

Baruch Y, Ben Arie Y, Kerner H, Lorber M, Best LA, Gershoni Baruch R (1991) Giant lymph node hyperplasia (Castleman's disease): a clinical study of eight patients. Postgrad Med J 67: 366–370

Brandt SJ, Bodine DM, Dunbar CE, Nienhuis AW (1990) Dysregulated interleukin 6 expression produces a syndrome resembling Castelman's disease in mice. J Clin Invest 86: 592–599

Castleman B (1954) Pathological discussion, case records of the Massachusetts General Hospital, Case 40011. N Engl J Med 250: 26–30

Castleman B (1955) Tumors of the thymus gland. In: Atlas of tumor pathology, Sec V, Fasc 19. Armed Forces Institute of Pathology, Washington, DC

Castleman B, Iverson L, Menendez VP (1956) Localized mediastinal lymph node hyperplasia resembling thymoma. Cancer 9: 822–830

Chan WC, Hargreaves H, Keller J (1984) Giant lymph node hyperplasia with unusual clinicopathologic features. Cancer 53: 2135–2139

Chen KTK (1984) Castleman's disease and Kaposi's sarcoma. Am J Surg Pathol 8: 287–293

Couch WD (1980) Giant lymph node hyperplasia with thrombotic thrombocytopenic purpura. Am J Clin Pathol 74: 340–344

Crane AR, Carrigan PT (1953) Primary subpleural intrapulmonic thymoma. J Thorac Surg 25: 600–605

Dickson D, Ben-Ezra JM, Reed J, Flax H, Janis R (1985) Multicentric giant lymph node hyperplasia, Kaposi's sarcoma, and lymphoma. Arch Pathol Lab Med 109: 1013–1018

Diebold J, Marche C, Audoin J, Aubert JP, Le Tourneau A, Bouton C, Reynes M, Wizniak J, Capron F, Tricottet V (1985) Lymph node modification in patients with the acquired immunodeficiency syndrome (AIDS) or with AIDS related complex (ARC). Pathol Res Pract 180: 590–611

Emson HE (1973) Extrathoracic angiofollicular lymphoid hyperplasia with coincidental myasthenia gravis. Cancer 31: 241–245

Fisher ER, Sieracki JC, Goldenberg DM (1970)Identity and nature of isolated lymphoid tumors (so-called nodal hyperplasia, hamartoma, and angiomatous hamartoma) as revealed by histologic, electron microscopic, and heterotransplantation studies. Cancer 25: 1286–1300

Flendrig JA (1969) Het benigne reuzenlymfoom (the benign giant lymphoma). Proefschrift, Katholieke Universiteit te Nijmegen. N.V. Drukkerij Helmond, Helmond, The Netherlands

Forsee JH, Farnacci CJ, Balke HA (1953) Ectopia of primary thymic tumors. Ann Surg 138: 922–924

Frizzera G (1985) Castleman's disease: more questions than answers. Hum Pathol 16: 202–205

Frizzera G (1988) Castleman's disease and related disorders. Semin Diagn Pathol 5: 346–364

Frizzera G (1992) Atypical lymphoproliferative disorders. In: Knowles DM (ed) Neoplastic hematopathology. Williams & Wilkins, Baltimore Hong Kong London Munich Philadelphia Sydney Tokyo, pp 459–495

Frizzera G, Massarelli G, Banks PM, Rosai J (1983)A systemic lymphoproliferative disorder with morphologic features of Castleman's disease. Pathological findings in 15 patients. Am J Surg Pathol 7: 211–231

Gaba A, Stein RS, Sweet DL, Variakojis D (1978) Multicentric giant lymph node hyperplasia. Am J Clin Pathol 69: 86–90

Geary CG, Fox H (1978) Giant lymph node hyperplasia of the mediastinum and refractory anaemia. J Clin Pathol 31: 757–760

Gerald W, Kostianovsky M, Rosai J (1990) Development of vascular neoplasia in Castleman's disease. Report of seven cases. Am J Surg Pathol 14: 603–614

Hall PA, Donaghy M, Cotter FE, Stansfield AG, Levinson DA (1989) An immunohistological and genotypic study of the plasma cell form of Castleman's disease. Histopathology 14: 333–346

Harris NL (1984) Hypervascular follicular hyperplasia and Kaposi's sarcoma in patients at risk for AIDS [Letter]. N Engl J Med 310: 462–463

Harrison EG, Bernatz PhE (1963) Angiofollicular mediastinal lymph-node hyperplasia resembling thymoma. Arch Pathol 75: 284–292

Hartmeier SH, Steurer J, Christen R, Fehr J, Schleiffenbaum B (1997) „Castleman's Disease" – seltene Ursache eines Status febrilis mit Lymphadenopathie. Dtsch Med Wochenschr 122: 1141–1146

Jones EL, Crocker J, Gregory J, Guibarra M, Curran RC (1984) Angiofollicular lymph node hyperplasia (Castleman's disease): An immunohistochemical and enzyme-histochemical study of the hyaline-vascular form of lesion. J Histopathol 144: 131–147

Karcher DS, Pearson CE, Butler WM, Hurwitz MA, Cassell PE (1981) Giant lymph node hyperplasia involving the thymus with associated nephrotic syndrome and myelofibrosis. Am J Clin Pathol 77: 100–104

Keller AR, Hochholzer L, Castleman B (1972) Hyaline-vascular and plasma-cell types of giant lymphnode hyperplasia of the mediastinum and other locations. Cancer 29: 670–683

Kessler E (1985) Multicentric giant lymph node hyperplasia. A report of seven cases. Cancer 56: 2446–2451

Lachant NA, Sun NC, Leong LA, Oseas RS, Prince HE (1985) Multicentric angiofollicular lymph node hyperplasia (Castleman's disease) followed by Kaposi's sarcoma in two homosexual-males with acquired immunodeficiency syndrome (AIDS). Am J Clin Pathol 83: 27–33

Lee SL, Rosner F, Rivero I, Feldman F, Hurwitz A (1965) Refractory anemia with abnormal iron metabolism. Its remission after resection of hyperplastic mediastinal lymphnodes. N Engl J Med 272: 761–766

Leger Ravet MB, Peuchmaur M, Devergne O, Audouin J, Raphael M, Van Damme J, Galanaud P, Diebold J, Emilie D (1991) Interleukin-6 gene expression in Castleman's disease. Blood 78: 2923–2930

Leibetseder F, Thurner J (1973) Angiofollikuläre Lmyphknotenhyperplasie (Zwiebelschalenlymphom). Med Klin 68: 817–820

Lowenthal DA, Filippa DA, Richardson ME, Bertoni M, Straus DJ (1987) Generalized lymphadenopathy with morphologic features of Castleman's disease in an HIV-positive man. Cancer 60: 2454–2458

Marsh HJ, Colbourn DS, Donovan V, Staszewski H (1990) Systemic Castleman's disease in association with Evan's syndrome and vitiligo. Med Pediatr Oncol 18: 169–172

Matsuda H, Mori M, Yasumoto K, Sugimachi K (1988) Angiofollicular lymph node hyperplasia arising from the intercostal space. Thorac 43: 337–338

Martin JME, Bell B, Ruether BA (1985) Giant lymph node hyperplasia (Castleman's disease) of hyalin vascular type. Clinical heterogeneity with immunohistologic uniformity. Am J Clin Pathol 84: 439–446

McCarty MJ, Vukelja SJ, Banks PM, Weiss RB (1995) Angiofollicular lymph node hyperplasia (Castleman's disease). Cancer Treat Rev 21: 291–310

Miller RT, Mukai K, Banks PM, Frizzera G (1984) Systemic lymphoproliferative disorder with morphologic features of Castleman's disease. Immunoperoxidase study of cytoplasmic immunoglobulins. Arch Pathol Lab Med 108: 626–630

Mito M, Takahashi M, Suda T, Yagisawa K, Shinada S, Moriyama Y, Shibata A (1991) Thrombocytosis and erythropoietin-unresponsive anemia in patients with Castleman's disease. Am J Hematol 36: 77–78

Ohyashiki JH, Ohyashiki K, Kawakubo K, Serizawa H, Abe K, Mikata A, Toyama K (1994) Molecular genetic, cytogenetic, and immunophenotypic analyses in Castleman's disease of the plasma cell type. Am J Clin Pathol 101: 290–295

Radaszkiewicz T, Hansmann M-L, Lennert K (1989) Monoclonality and polyclonality of plasma cells in Castleman's disease of the plasma cell variant. Histopathology 14: 11–24

Rosai J, Levine GD (1976) Tumors of the thymus. In: Atlas of tumor pathology, 2nd Ser, Fasc 13. Armed Forces Institute of Pathology, Washington, DC

Salisbury JR (1990) Castleman's disease in childhood and adolescence: report of a case and review of literature. Pediatr Pathol 10: 609–615

Samuels TH, Hamilton PA, Ngan B (1990) Mediastinal Castleman's disease: demonstration with computed tomography and angiography. Can Assoc Radiol J 41: 380–383

Steinberg JJ, Huang PL, Ljubich P, Lee Huang S (1990) Anti-erythropoietin antibodies in hyperviscosity syndrome associated with giant lymph node hyperplasia (GLNH: Castleman's disease). Br J Hematol 74: 543–544

Tanda F, Massarelli G, Costanzi G (1983) Multicentric giant lymph node hyperplasia: An immunohistochemical study. Hum Pathol 14: 1053–1058

Van den Oord JJ, De Wolf-Peeters C, Tricot G, Desmet VJ (1984) Distribution of lymphocyte subsets in a case of angiofollicular lymphnode hyperplasia. Am J Clin Pathol 82: 491–495

Virmani R, Bewtra C, McAllister HA, Schulte RD (1982) Intrapericardial giant lymph node hyperplasia. Am J Surg Pathol 6: 475–481

Weisenburger DD, DeGowin RL, Gibson DPh, Armitage JO (1979) Remission of giant lymph node hyperplasia with anemia after radiotherapy. Cancer 44: 457–462

Weisenburger DD, Nathwani BN, Winberg CD, Rappaport H (1985) Multicentric angiofollicular lymph node hyperplasia: A clinicopathologic study of 16 cases. Hum Pathol 16: 162–172

Yabuhara A, Yanagiwawa M, Murata T, Kawai H, Komiyama A, Akjabane T, Itoh M, Ishii E, Fujimoto J, Hata J-I (1989) Giant lymph node hyperplasia (Castleman's disease) with spontaneous production of high levels of B-cell differentiation factor activity. Cancer 63: 260–265

Yoshizaki K, Matsuda T, Nishimoto N, Kuritani T, Taeho L, Aozasa K, Nakahata T, Kawai H, Tagoh H, Komori T, Kishimoto S, Hirano T, Kishimoto H (1989) Pathogenetic significance of interleukin-6 (IL-6/BSF-2) in Castleman's disease. Blood 74: 1360–1367

Zettergren L (1961) Probably neoplastic proliferation of lymphoid tissue (follicular lymphoreticuloma). Acta Pathol Microbiol Scand 51: 113–126

12.3.3 Fibrosierende Mediastinitis

Arnett EN, Bacos JM, Macher AM, Marsh HB, Savage DD, Fulmer JD, Roberts WC (1977) Fibrosing mediastinitis causing pulmonary arterialhypertension without pulmonary venous hypertension. Clinical and necropsy observations. Am J Med 63: 634–643

Baum GL, Green RA, Schwarz J (1960) Enlarging pulmonary histoplasmoma. Am Rev Respir Dis 82: 771–726

Berry DF, Buccigrossi D, Peabody J, Peterson KL, Moser KM (1989) Pulmonary vascular occlusion and fibrosing mediastinitis. Chest 89: 296–301

British Medical Journal – Leading article (1971) Mediastinal and hilar fibrosis. Br Med J 6: 639–640

Carlin BW, Moser KM (1987) Pulmonary artery obstruction due to malignant fibrous histocytoma. Chest 92: 173–175

Dent RG, Godden DJ, Stovin PGI, Stark JE (1983) Pulmonary hyalinising granuloma in association with retroperitoneal fibrosis. Thorax 38: 955–956

Dines DE, Payne WS, Bernatz PE, Pairolero PC (1979) Mediastinal granuloma and fibrosing mediastinitis. Chest 75: 320–324

Dozois RR, Bernatz PE, Woolner LB, Andersen HA (1968) Sclerosing mediastinitis involving major bronchi. Mayo Clin Proc 43: 557–569

Fenner MN, Moran JP, Dillon JC, Madura JA (1987) Retroperitoneal fibrosis and sclerosing mediastinitis. Inn Med 80: 334–338

Harpaz N, Gribetz AR, Krellenstein DJ, Marchevsky AM (1986) Inflammatory pseudotumor of the thymus. Ann Throac Surg 42: 331–333

Hewlett TH, Steer A, Thomas DE (1966) Progressive fibrosing mediastinitis. Ann Thorac Surg 2: 345–357

Holman WL, Sethi GK, Scott SM (1990) Coronary artery bypass grafting with unanticipated fibrosing mediastinitis. Ann Thorac Surg 49: 321–322

Hoogsteden HC, Zondervan PE, Hezik EJ van, Dijksterhuis EKL, Hilvering C (1988) Fibrosing mediastinitis. Neth J Med 33: 182–186

James EC, Harris SS, Dillenburg CJ (1980) Tracheal stenosis: an unusual presenting complication of idiopathic fibrosing mediastinitis. J Cardiovasc Surg 80: 410–413

Kalweit G, Huwer H, Straub U, Gams E (1996) Mediastinal compression syndromes due to idiopathic fibrosing mediastinitis – report of three cases and review of the literature. Thorac Cardiovasc Surg 44: 105–109

Katzenstein A-LA, Mazur MT (1980) Pulmonary infarct: an unusual manifestation of fibrosing mediastinitis. Chest 77: 521–524

Kornstein MJ (1995) Pathology of the thymus and mediastinum. Saunders, Philadelphia London Toronto Montreal Sydney Tokyo

Kountz PD, Molina PL, Sagel StS (1989) Fibrosing mediastinitis in the posterior thorax. Am J Roentgenol 153: 489–490

Kunkel WM, Clagett OT, McDonald JR (1954) Mediastinal granulomas. J Thorac Surg 27: 565–574

Light AM (1978) Idiopathic fibrosis of mediastinum: a discussion of three cases and review of the literature. J Clin Pathol 131: 78–88

Marchevsky AM (1990) Mediastinal tumor-like conditions and tumors that can simulate thymic neoplasms. In: Givel J-C (ed) Surgery of the thymus. Pathology, associated disorders and surgical technique. Springer, Berlin Heidelberg New York Tokyo, pp 151–162

Marchevsky AM, Kaneko M (1992) Surgical pathology of the mediastinum, 2nd edn. Raven Press, New York

Otto HF (1992) Zur differentialdiagnostischen Problematik der fibrosierenden Mediastinitis. Pathologe 13: 90–94

Oulmont N (1855) Des obliteration de la veine cave superieure. Baillere, Paris

Peabody JW, Brown RB, Sullivan MB, Cannon A (1958) Mediastinal granulomas. A revised concept of their incidence and etiology. J Thorac Surg 35: 384–396

Ramakantan R, Shah P (1990) Dysphagia due to mediastinal fibrosis in advanced pulmonary tuberculosis. Am J Roentgenol 154: 61–63

Schowengerdt CG, Suyemoto R, Main FB (1969) Granulomatous and fibrous mediastinitis. A review and analysis of 180 cases. J Thorac Cardiovasc Surg 57: 365–379

Scully RE, Mark EJ, McNeely WF, McNeely BU (1989) Case records of the Massachusetts General Hospital. Weekly clinicopathological exercises. N Engl J Med 320: 380–389

Sobrinho-Simoes MA, Vaz-Saleiro J, Wagenvoort CA (1981) Mediastinal and hilar fibrosis. Histopathology 5: 53–60

Strimlan CV, Dines DE, Payne WS (1975) Mediastinal granuloma. Mayo Clin Proc 50: 702–705

Westhoff M (1988a) Riedel-Struma and fibröse Mediastinitis. Positive therapeutische Beeinflußbarkeit durch Corticoide. Dtsch Med Wochenschr 113: 337–341

Westhoff M (1988b) Riedel-Struma and fibröse Mediastinitis. Ihre Beziehungen zur multifokalen Fibrose. Dtsch Med Wschr 113: 348–351

Wieder S, Rabinowitz JG (1977) Fibrous mediastinitis: a late manifestation of mediastinal histoplasmosis. Radiology 125: 305–312

Wold LE, Weiland LH (1983) Tumefactive fibroninflammatory lesions of the head and neck. Am J Surg Pathol 7: 477–482

Yacoub MH, Thompson VC (1971) Chronic idiopathic pulmonary hilar fibrosis. A clinicopathological entity. Thorax 26: 365–375

13 Thymusmetastasen

Kornstein MJ (1995) Pathology of the thymus and mediastinum. Major problems in pathology, Vol 33, Saunders, Philadelphia London Toronto Montreal Sydney Tokyo

Marchevsky AM, Kaneko M (1992) Surgical pathology of the mediastinum, 2nd edn. Raven Press, New York

Middleton G (1966) Involvement of the thymus by metastatic neoplasms. Br J Cancer 20: 345–353

Rosai J, Levine GD (1976) Tumors of the thymus. In: Atlas of tumor pathology, 2nd Ser, Fasc 13. Armed Forces Institute of Pathology, Washington, DC

Shimosato Y, Mukai K (1997) Tumors of the mediastinum. In: Atlas of tumor pathology, 3rd Ser, Fasc 21. Armed Forces Institute of Pathology, Washington, DC

Sachverzeichnis